Urologen im Nationalsozialismus

Deutsche Gesellschaft für Urologie e.V.
Uerdinger Straße 64
40474 Düsseldorf

Umschlag: Alexander von Lichtenberg (Mitte 1930er Jahre) und Universitätsakte (1936)

Die Deutsche Nationalbibliothek
verzeichnet diese Publikation
in der Deutschen Nationalbibliografie;
detaillierte Daten sind im Internet über
https://portal.d-nb.de/ abrufbar.

Inh. Dr. Nora Pester
Wilhelmstraße 118, 10963 Berlin
info@hentrichhentrich.de
http://www.hentrichhentrich.de

Satz: Barbara Nicol
Korrektorat: Christian Maier
Druck: druckhaus köthen

1. Auflage 2011

Printed in Germany
ISBN 978-3-942271-39-4

Urologen im Nationalsozialismus

Zwischen Anpassung und Vertreibung

Herausgegeben von M. Krischel, F. Moll,
J. Bellmann, A. Scholz, D. Schultheiss,
im Auftrag der
Deutschen Gesellschaft für Urologie

HENTRICH & HENTRICH

Inhalt

Einleitung

Teil 1: Urologen im Nationalsozialismus in Deutschland

Teil 2: Urologen im Nationalsozialismus in Österreich

Teil 3: Fachentwicklung, Forschung und medizinische Praxis der Urologie im Nationalsozialismus

Teil 4: Nach 1945

Geleitwort

Das Erinnern an die Zeit des Nationalsozialismus in Deutschland hat verschiedene Phasen durchlaufen. Mit zunehmendem zeitlichem Abstand wird das Erinnern, so sollte man meinen, leichter. Aber auch die Erinnerung von Institutionen und Verbänden ist noch immer schwierig und mit vielfältigen Tabus behaftet. 65 Jahre nach dem Ende des Zweiten Weltkrieges hat die Deutsche Gesellschaft für Urologie sich nun intensiv mit ihrer eigenen Geschichte in der Zeit des „Dritten Reiches" beschäftigt und legt dazu diesen Doppelband vor.

Warum erst jetzt und warum jetzt noch?
Dass diese Aufarbeitung spät kommt, hat mehrere Gründe. Anderen Institutionen, wie dem Deutschen Außenministerium oder auch der Deutschen Gesellschaft für Chirurgie, ist es auch nicht früher gelungen. Die institutionalisierte Scham, die Schonung der eigenen Lehrer und Weggefährten, die Scheu vor einer „Nestbeschmutzung" – ganz verschiedene Motivationslagen führten auch bei unserer Gesellschaft dazu, dass die notwendige Aufarbeitung lange nicht in Angriff genommen wurde. Dass es anderen ähnlich ging, darf keine Entschuldigung sein.

Eindeutig klar ist aber, dass eine Aufarbeitung auch „jetzt noch" dringend notwendig ist. Dies schulden wir als Gesellschaft zuallererst unseren Kollegen, die damals wegen ihrer Religion oder politischen Ansichten diffamiert, aus der Deutschen Gesellschaft für Urologie ausgeschlossen, ins Exil gedrängt, verhaftet oder getötet wurden. Dieses Unrecht kann nicht wiedergutgemacht werden und diese Schande lastet auf unserer Gesellschaft. Die Verstoßenen und Geächteten wenigstens heute durch Angedenken und durch Anerkennung der Schuld zu ehren, ist eine unerlässliche Notwendigkeit und Pflicht.

Den Herausgebern und Autoren dieses zweibändigen Werkes sind die Deutsche Gesellschaft für Urologie und damit wir alle deshalb zu Dank verpflichtet. Die Darstellung schließt an das im Jahre 2007 vom Arbeitskreis Geschichte herausgegebene Werk „Urologie in Deutschland" an, in dem aber der Aspekt der Verstrickung und Schuld im Nationalsozialismus viel zu kurz kam. Das Projekt soll jedoch nicht als etwas Endgültiges und Abschließendes angesehen werden; einen finalen Punkt zu setzen, ist hier nicht möglich.

Es ist notwendig, die eigene Geschichte zu kennen und anzuerkennen. Was im Leben für jeden einzelnen Menschen gilt, gilt auch für eine Gesellschaft wie die unsere. Schuld kann nur dann verarbeitet werden, wenn man sie anerkennt und um Vergebung bittet. Aus Fehlern lernen kann man zudem nur dann, wenn man diese Fehler kennt, versteht und darauf hinarbeitet, sie in Zukunft zu vermeiden.

In diesem Sinne und zu diesem Zweck veröffentlicht die Deutsche Gesellschaft für Urologie dieses Werk. Wir hoffen, dass es weite Verbreitung finden wird.

Prof. Dr. Oliver Hakenberg
Generalsekretär der DGU

Prof. Dr. Joachim Steffens
Präsident der DGU 2010/2011

Prof. Dr. Wolfgang Weidner
Präsident der DGU 2009/2010

Prof. Dr. Dr. h.c. Manfred Wirth
Präsident der DGU 2008/2009

Vorwort der Herausgeber

Der vorliegende Doppelband zur Geschichte der Urologie im Nationalsozialismus ist das Ergebnis eines langjährigen Forschungsprojektes. Ausgang war das 100. Jubiläum der Gründung der DGU im Jahr 2006. Aus diesem Anlass veröffentlichte der Arbeitskreis Geschichte der Urologie den Sammelband „Urologie in Deutschland: Bilanz und Perspektiven", in dem sich Urologen zum ersten Mal kritisch mit der Vergangenheit des eigenen Faches und der Fachgesellschaften im Nationalsozialismus auseinandersetzten. Für diesen Band war geplant gewesen, auch Medizinhistoriker mit besonderer Expertise für die Medizin im „Dritten Reich" einzubeziehen, so dass eine Einordnung der Vorgänge in der Urologie, wie etwa die Vertreibung als „nicht-arisch" klassifizierter Urologen und die Anpassung führender Persönlichkeiten an die nationalsozialistische Gesundheitspolitik, in einen breiteren historischen Kontext gestellt werden sollten.

Leider kam es im Jahr 2006 durch den Tod des avisierten Historikers nicht zu einer so breiten Auseinandersetzung mit der Geschichte. Zwar wurde das begangene Unrecht an den vertriebenen Kollegen benannt und deutlich gemacht, dass sich die verbliebenen Urologen ihr Fach in einem Prozess einer „geschmeidigen Anpassung" in die Politik des nationalsozialistischen Regimes einfügten, aber die quantitative Dimension der Vertreibung, die einzelnen Schicksale der in die Emigration oder den Tod getriebenen Kollegen und das Maß, in dem die neue Fachelite politisches Wohlverhalten gegen fachpolitische und persönliche Vorteile eintauschte, war noch nicht bekannt.

Aus diesem Grund trat die DGU im Frühjahr 2009 an medizinhistorische Institute heran, um ein kooperatives Forschungsprojekt zu beginnen. In den letzten zweieinhalb Jahren arbeiteten dann Mediziner und Medizinhistoriker aus Deutschland, Österreich und den USA gemeinsam an den Themen, die nun in diesem Band unter dem Titel „Urologen im Nationalsozialismus: Zwischen Anpassung und Vertreibung" versammelt sind. Absichtlich steht dabei nicht die Urologie als Fach, sondern die Urologen als handelnde Personen und in Opferrollen gedrängte Menschen im Mittelpunkt der Analyse.

Aus dem Untertitel werden zwei große Gruppen deutlich: Auf der einen Seite stehen diejenigen, die sich – häufig sehr bereitwillig – an die nationalsozialistische Gesundheitspolitik anpassten und dabei Rassenideologie, Orientierung an der Volksgesundheit statt am individuellen Patientenwohl und rassenhygienisch motivierte Eingriffe in Körper und Autonomie von Menschen unterstützten. Auf der anderen Seite steht eine große Gruppe von urologisch tätigen Ärzten, die jüdischen Glaubens waren oder zwar ein katholisches oder evangelisches Bekenntnis abgelegt hatten, jedoch aufgrund der Religion ihrer Eltern oder Großeltern von den Nationalsozialisten als Juden verfolgt und aus ihren Positionen, dem Beruf und – wenn sie nicht fliehen konnten oder wollten – dem Leben gedrängt wurden. In der Ärzteschaft in Deutschland machten Mediziner, die auf Grund dieser breiten Klassifikation als Juden galten, etwa ein Sechstel aus. In einigen Fachrichtungen, etwa der Kinderheilkunde oder der Dermatologie ist aus der historischen Forschung bekannt, dass der Anteil bis zu doppelt so hoch war, also bis zu einem Drittel ausmachte; dies gilt auch für die Urologie. Hier ist es außerdem so, dass sich in den deutschsprachigen Zentren der urologischen Forschung und Praxis in der ersten Hälfte des 20. Jahrhunderts, Berlin und Wien, vor der Machtergreifung der Nationalsozialisten in Deutschland 1933 bzw. dem „Anschluss" Österreichs 1938 auch unter den führenden Persönlichkeiten, etwa den Vorstandmitgliedern der

1907 gegründeten DGU und den Herausgebern der wissenschaftlichen Zeitschriften, viele jüdische oder jüdischstämmige Mediziner befanden.

Mit diesen beiden großen Themenkomplexen beschäftigten sich im Rahmen des Forschungsprojektes zwei der involvierten medizinhistorischen Institute. Die Anpassung der Fachelite in Deutschland nach 1933 und die Gründung und Kongresse der nationalsozialistisch geprägten Gesellschaft Reichsdeutscher Urologen wurden an der Universität Ulm von Prof. Dr. Heiner Fangerau und seinem Mitarbeiter Matthis Krischel, M.A., erforscht. Mit den verdrängten „nicht-arischen" Urologen beschäftigten sich an der Technischen Universität Dresden Prof. Dr. Albrecht Scholz und seine Mitarbeiterin Julia Bellmann, M.A. (diese ist seit 2011 in Ulm). Die Situation in Österreich wurde vom Institut für Medizingeschichte der Medizinischen Universität Wien und der dort ansässigen Internationalen Nitze-Leiter-Forschungsgesellschaft durch Prof. Dr. Dr. Michael Hubenstorf, Doz. Dr. Manfred Skopec und ihre Mitarbeiterin Mag. Friederike Butta-Bieck untersucht. Bei der Klärung von Schicksalswegen nach der Emigration, insbesondere in die USA, wirkten Prof. Dr. Rainer Engel vom William P. Didusch Center for Urologic History der American Urologic Association und seine Mitarbeiterin Tupper Stevens mit. Koordiniert wurde das Projekt durch den Archivar der DGU Prof. Dr. Dirk Schultheiss und den Curator des Museums und Archivs der DGU Dr. Friedrich Moll, M.A..

Entlang der durch die Forschergruppen aufgezeigten Achsen ist auch der vorliegende Aufsatzband gegliedert. Er wird eingeleitet mit dem Kapitel „Urologie im Nationalsozialismus – Eine medizinische Fachgesellschaft zwischen Professionalisierung und Vertreibung" von Heiner Fangerau. Darin geht der Autor auf die Rolle von Fachgesellschaften in der Historiographie der Medizin im Nationalsozialismus ein. Daneben stellt er in dem Beitrag insbesondere die Professionalisierung in den Mittelpunkt, die die Urologie in Deutschland in der ersten Hälfte des 20. Jahrhunderts erfahren hat und stellt die These auf, dass die führenden Urologen im Nationalsozialismus durch regimekonformes Verhalten ein Stück Fachunabhängigkeit erkauften.

Darauf folgen vier Teile, von denen zwei eine geographische Ausrichtung – Deutschland und Österreich – haben. Im Teil zu Deutschland enthält das Kapitel von Matthis Krischel vor allem die Institutionengeschichte der Urologie im Nationalsozialismus. Er beschreibt darin den Gleichschaltungsprozess in der Urologie, in dem die 1907 gegründete und teils durch jüdische Ärzte geprägte Gesellschaft nach 1933 einschlief und statt dessen Mitte der 1930er Jahre die „Gesellschaft Reichsdeutscher Urologen" gegründet wurde, die deutlich nationalsozialistisch geprägt war und die 1936 und 1937 zwei Kongresse veranstaltete.

In dem darauf folgenden Kapitel von Julia Bellmann „Die Lebenswege der jüdischen Urologen während des Nationalsozialismus" wird die quantitative Dimension der Vertreibung der jüdischen und „nicht-arischen" Urologen in den 1930er und 1940er Jahren aufgezeigt. Diese Gruppe wird dabei auf Grundlage der Reichsmedizinalkalender der 1930er Jahre bestimmt. Bei der Nachverfolgung der Lebenswege der Ärzte stehen die verschiedenen Reaktionen auf ihre Verdrängung im Mittelpunkt: Bleiben, Suizid und Emigration.

In dem Kapitel „Zerrissene Leben: Das Schicksal jüdischer Urologen zwischen ‚Ausschaltung', Emigration und Wiedergutmachung" von Friedrich Moll werden beispielhaft fünf Schicksale beschrieben, die Opfer der nationalsozialistischen Verfolgung ab 1933 erlitten. Dabei stehen die Berliner Urologen Leopold Casper, Alexander von Lichtenberg, Eugen Joseph, Paul Rosenstein und Felix Opfer im Mittelpunkt. Die Bandbreite der Konsequenzen der Verfolgung reicht dabei vom Suizid über die schwierige Auswanderung bis zu einer, an deren Ende der Emigrant noch erfolgreich medizinisch praktizieren konnte.

In ähnlicher Weise zeichnet Matthis Krischel in dem Kapitel „Karrieren führender Urologen im Nationalsozialismus" die Lebenswege von fünf Urologen nach, die nach 1933 nicht aus Deutschland bzw. Österreich vertrieben wurden, sondern zur Elite des Fachs aufstiegen. An den Beispielen von Eduard Pflaumer, Otto Ringleb, Ludwig Kielleuthner, Hans Rubritius, Hans Boeminghaus und Karl Heusch macht der Autor deutlich, dass viele Mitglieder der Führungsriege des Faches im Nationalsozialismus Mitglieder der NSDAP oder SS waren und dass diese engen Regimeverbindungen in der Nachkriegszeit kaum thematisiert wurden.

Der zweite Teil beschäftigt sich mit der Urologie in Österreich. Unter dem Titel „'Juden sind nicht erwünscht': Vertreibung jüdischer Urologen aus Österreich" beschreibt Friederike Butta-Bieck das Wirksamwerden der Nürnberger Rassengesetze und ihre Auswirkungen auf österreichische und insbesondere Wiener Urologen ab 1938. Exemplarisch beschreibt sie das Schicksal Viktor Blums und weist auf weitere vertriebene und ermordete österreichische Urologen hin.

Wiederum die Karrieristen und institutionelle Ebene nimmt Michael Hubenstorf in seinem Kapitel „Urologie und Nationalsozialismus in Österreich" in den Blick. Er beschreibt, dass bereits vor 1938 einige österreichische Urologen mit dem Nationalsozialismus sympathisierten, und zeichnet nach einem Überblick über die urologischen Kliniken Wiens in den 1930er Jahren die Karrierewege von Friedrich Kroiss, Hans Rubritius, Koloman Haslinger und Theodor Hryntschak exemplarisch nach.

Den dritten Teil bilden Beiträge zu enger medizinisch gefassten Aspekten der Urologie in den 1930er und 1940er Jahren. In seinem Kapitel „Die Zerschlagung der Sexualwissenschaft – Auswirkungen auf die Fachentwicklung der Andrologie und Sexualmedizin" stellt Dirk Schultheiss vor, wie ein weltweit führender Wissenschaftszweig in Deutschland durch die Nationalsozialisten eliminiert wurde. Eine selbstbestimmte Sexualität wurde dem Individuum nicht zugestanden und andrologische Forschung orientierte sich zunehmend an der Volksgesundheit und Rassenhygiene und diente der Förderung erbgesunden Nachwuchses.

Albrecht Scholz beschreibt in dem Kapitel „'Ein Volk mit Geburtenstillstand oder Geburtenrückgang geht unter' – Geschlechtskrankheiten im Nationalsozialismus" die Geschlechtskrankenfürsorge im „Dritten Reich" und im Zweiten Weltkrieg und geht dabei sowohl auf die soziale Dimension als auch auf die Entwicklung neuer Therapien, wie etwa des Salvarsans, aber auch auf die Bedeutung der „Neuen Deutschen Heilkunde" für das Thema ein.

In dem Kapitel „Forschung zur und Praxis der Sterilisation und Kastration von Männern im Nationalsozialismus" gehen Matthis Krischel und Friedrich Moll auf die im Nationalsozialismus gesetzlich legitimierte Sterilisation und Kastration ein und beschreiben dabei die akademische Diskussion über und die klinische Praxis der Operation am Mann. Dabei zeichnen sie besonders den wissenschaftlichen Diskurs in Lehrbüchen und Fachzeitschriften nach und weisen schließlich auf medikamentöse und radiologische Sterilisations- und Kastrationsversuche in Konzentrationslagern hin.

Der letzte Teil beschäftigt sich mit der Wahrnehmung der nationalsozialistischen Vergangenheit nach 1945. In dem Kapitel „Zur Emigration von Urologen während der Zeit des Nationalsozialismus" beschäftigen sich Friedrich Moll und Rainer Engel beispielhaft mit Migrationen in die USA und nach Palästina und mit den Problemen, die sich den Flüchtlingen häufig auch noch nach einer Flucht aus Deutschland stellten. Ebenso wird thematisiert, warum nur selten Migranten nach dem Zweiten Weltkrieg nach Deutschland zurückkehrten.

Das Kapitel „Urologie in Ost und West nach 1945 – Kontinuitäten und Brüche" von Thorsten Halling thematisiert schließlich die Wahrnehmung der Vergangenheit in der unmittelbaren Nachkriegszeit sowie in Ost- und Westdeutschland bis in die 1970er Jahre. Dabei stellt er heraus, dass die Deutungsmacht über die Geschichte direkt nach dem Krieg bei bereits vor 1945 führenden Männern lag, so dass es zu einer kritischen Auseinandersetzung nicht kam. Später gab es zwischen Urologen in der DDR und BRD viele Gemeinsamkeiten und gemeinsame Interessen, so dass bis in die 1970er Jahre hinein enge professionelle und persönliche Kontakte bestanden.

Zusätzlich zu den im Aufsatzband versammelten Arbeiten finden sich im Registerband ein von Julia Bellmann bearbeitetes Register von mehr als 240 bisher bekannten, aus Deutschland vertriebenen Urologen. Außerdem findet sich in dem Band eine Sammlung von teils schwer zugänglichen Quellen zur Geschichte der Urologie im Nationalsozialismus. Gerade diese Quellensammlung mag als Hinweis darauf dienen, dass die an diesem Forschungsprojekt Beteiligten diesen Band zwar als bedeutendes Zwischenergebnis verstehen, der zugleich wichtige Beiträge zur Geschichte der Urologie und zur Geschichte medizinischer Fachgesellschaften im Nationalsozialismus beisteuert, wir aber gleichzeitig das Projekt nicht für beendet erklären wollen. Vielmehr hoffen wir, durch unsere Arbeiten zu einer breiteren Diskussion um die angesprochenen Themen sowohl unter Medizinern wie auch unter Historikern anregen zu können.

Am Zustandekommen von Büchern sind immer viele Menschen beteiligt, die das vorliegende Publikationsvorhaben gefördert, unterstützt und mit großem Engagement realisiert haben.

Die Herausgeber danken dem Vorstand der Deutschen Gesellschaft für Urologie für den Auftrag und für die finanzielle Ausstattung des Projektes. Die wissenschaftliche Verantwortung dafür lag ausschließlich bei den einzelnen Autoren, die völlig freie Hand hatten.

Bewusst haben sich die Herausgeber und die DGU bei dieser Publikation mit Hentrich & Hentrich für einen Verlag entschieden, der sich seit drei Jahrzehnten gegen das Vergessen und Verdrängen und für die Erinnerung an jüdisches Leben in Deutschland engagiert. Wir danken dem Verlag für die intensive Betreuung, die das Zustandekommen des Doppelbandes und die Verbreitung der Forschungsergebnisse ermöglicht hat.

Ulm, Köln, Dresden und Gießen,
den 25. Juli 2011
Die Herausgeber

Urologie im Nationalsozialismus – Eine medizinische Fachgesellschaft zwischen Professionalisierung und Vertreibung

Heiner Fangerau

Die Urologie als eine erst relativ spät im medizinischen Fächerkanon offiziell etablierte und professionalisierte Disziplin[1] gehörte auch in Bezug auf die historische Betrachtung ihrer Geschichte im Nationalsozialismus sicherlich nicht zu den Fachrichtungen, deren Bearbeitung höchste Priorität unter Medizinhistorikern genoss. Während diese Vernachlässigung angesichts der Tatsache, dass es sich bei der Urologie um ein kleines Spezialgebiet mit vergleichsweise wenig Fachärzten handelt, auf den ersten Blick nachvollziehbar erscheint, so verwundert sie gleichermaßen, wenn man bedenkt, dass die erste ordentliche Professur für Urologie mit Besoldung im Jahr 1937 eingerichtet wurde, eine seltene Habilitation rein für Urologie gegen den Widerstand vieler Chirurgen im Jahre 1942 erfolgte und eine breitere Einrichtung von urologischen Abteilungen in Krankenhäusern erst nach 1933 vollzogen wurde. Gleichzeitig wurden fast 30 % aller Ärzte, die auf urologischem Gebiet tätig waren, im nationalsozialistischen Deutschland als „nichtarisch" klassifiziert, aus ihrer Heimat verjagt, umgebracht oder in den Selbstmord getrieben. Darüber hinaus stellt sich zuletzt die Frage, warum bisher auch der Themenkomplex der Sterilisation bei Männern nach dem „Gesetz zur Verhütung erbkranken Nachwuchses" von 1933 kaum unter urologischer Perspektive behandelt wurde.

Allein diese Eckpunkte mögen umreißen, warum die Urologie im Nationalsozialismus seit einigen Jahren zum einen mehr in den Fokus des Interesses, zumindest der deutschsprachigen auf diesem Gebiet tätigen Mediziner, gerückt ist, und warum sich zum anderen die Rekonstruktion der Entwicklung der deutschen Urologie im Nationalsozialismus vielleicht sogar paradigmatisch als Muster oder Modell dafür eignet zu illustrieren, mit welcher Geschwindigkeit und welcher Zielgerichtetheit medizinische Disziplinen sich – auch zur Etablierung ihres eigenen Fachgebietes – nach 1933 mit den neuen Machthabern arrangierten. Gerade auch der Urologie schienen sich unter geänderten Vorzeichen des Verständnisses von Krankheit und Gesundheit Chancen zu bieten, eigene Interessen zu verfolgen und durchzusetzen, was dazu führte, dass moralische Grundsätze über Bord geworfen und Handlungsoptionen bzw. -spielräume relativ einseitig zu Ungunsten von zum Beispiel jüdischen Kollegen oder so genannten erbkranken Patienten ausgelegt und ausgenutzt wurden.[2] Die Idee des Verhältnisses von „Politik und Wissenschaft als Ressource füreinander"[3] scheint im Lichte der Urologie als Fachdisziplin im Nationalsozialismus eine potenzierte Bestätigung zu erfahren.

Mit dem vorliegenden Band soll der Versuch unternommen werden, die Vielschichtigkeit und Verwobenheit der einzelnen Stränge, die den Weg der Urologie in den Nationalsozialismus und im Nationalsozialismus ausmachten, aus verschiedenen Perspektiven zu betrachten. Damit sollen zum einen einige Mosaiksteine zum Gesamtbild der Medizin im Nationalsozialismus beigetragen und zum anderen ein möglichst umfassender Einblick in die Spezifika des urologischen Weges gegeben werden. Dieser Einblick soll zuletzt auch dazu dienen, anderen Forschern in folgenden Arbeiten Vergleiche mit weiteren medizinischen Disziplinen zu ermöglichen. Dies erscheint sinnvoll, weil es über den komparatistischen Ansatzes möglich sein kann, letztendlich die vielfältigen Fach- und Fächergeschichten der Medizin im Nationalsozialismus zu einer Fachgeschichte der Medizin im Nationalsozialismus zu systematisieren und zusammenzuführen.[4] Doch bevor in den folgenden Kapiteln die Geschichte der Urologie im Nationalsozialismus im Speziellen in den Blick genommen werden kann, seien hier einige bisher in der historischen Forschung gut aufgearbeitete zentrale Aspekte der Medizin im Nationalsozialismus kurz rekapituliert, um, nach einigen kurzen Erwägungen zur Aufarbeitung der Geschichte von Fachdisziplinen im Nationalsozialismus allgemein, eine Einordnung der Urologie in das Gesamtbild zu ermöglichen.

Medizin im Nationalsozialismus

Nachdem es bis weit in die 1980er Jahre gedauert hat, bis eine neue Generation begann,[5] sich mit den Verfehlungen und Verbrechen der Medizin im Nationalsozialismus auseinanderzusetzen, sind die Werke zu diesem Themenkomplex inzwischen Legion. Einen Überblick auch über den Stand der Literatur und bisher angelegte Ordnungen bietet das kürzlich veröffentlichte Werk „Medizin und Nationalsozialismus. Bilanz und Perspektiven der Forschung“ von Robert Jütte, Wolfgang Eckart, Hans-Walter Schmuhl und Winfried Süß, das neben einer hervorragenden Darstellung der zentralen Fakten auch eine bibliographische Übersicht bietet.[6] Zur Einordnung der Urologie in die Geschichte der Medizin im Nationalsozialismus und zum Verständnis der besonderen Bedeutung, die auch diesem kleinen Fach in diesem Kontext zukam, seien einige Eckpunkte dieser Epoche als Referenzpunkte für die folgenden Kapitel in aller Kürze skizziert. Aus den vielfältigen Themenkreisen und Perspektiven, die sich aus der Beschäftigung mit dem Nationalsozialismus ergeben, möchte ich dafür zwei für die Betrachtung der Urologie besonders relevante Topoi hervorheben. Neben der Erb- und Rassenpolitik des NS-Staates als eine seiner ideologischen und gesundheitspolitischen Säulen ist dies vor allem die Vertreibung von Ärztinnen und Ärzten, die in der nationalsozialistischen Gesetzgebung als „jüdisch“ oder „nicht-arisch“ klassifiziert worden waren. Andere zentrale Aspekte wie zum Beispiel die Ermordung psychiatrischer Patienten im Rahmen der so genannten Aktion T4, die „Kindereuthanasie“ oder von Ärzten durchgeführte Menschenversuche in Konzentrationslagern werden hier unter Verweis auf weiterführende Literatur nicht behandelt.[7]

Rassenhygiene

Die Erb- und Rassenpolitik des Nationalsozialismus fußte im Wesentlichen auf eugenischen Ideen des ausgehenden 19. Jahrhunderts, die vor allem nach dem Ersten Weltkrieg in Deutschland unter dem Namen Rassenhygiene verbreitet wurden.[8] Eugenische Wissenschaftler wie Francis Galton, Charles Davenport, Wilhelm Schallmayer (der übrigens selbst eine Zeitlang als Urologe tätig war) oder Alfred Ploetz hatten im ausgehenden 19. und beginnenden 20. Jahrhundert den Versuch unternommen, gesellschaftliche Umwälzungen und soziale Krisen in den Staaten Westeuropas und den USA mit dem Zunehmen defekter biologischer Grundlagen zu erklären. Ihre zentrale These bestand darin, dass sie eine Reihe sozialer Verhaltensweisen ebenso für erblich erachteten wie eine Reihe von Behinderungen, Krankheiten oder Eigenschaften wie Intelligenz. Nach dieser Lesart war das soziale Verhalten eines Individuums durch Erbanlagen determiniert, weshalb nur eine Erbselektion effektiv soziale und gesundheitspolitische Probleme bekämpfen konnte. Folglich bestand das gesundheits- und sozialpolitische Ziel der Eugeniker darin, Gruppen, die in ihrem Sinne an erblichen

Defekten litten, von der Fortpflanzung und damit von Vererbungsprozessen auszuschließen. Die Weitergabe degenerierter Erbanlagen an kommende Generationen sollte verhindert werden (so genannte negative Eugenik). Gleichzeitig sollten für günstig gehaltene Anlagen gefördert werden (so genannte positive Eugenik). So sollten Krankheiten eingedämmt und Gesellschaften sozial sowie moralisch aufgewertet werden. Diese Ideen und Gedanken erschienen vielen Zeitgenossen auch deshalb logisch und die abgeleiteten Maßnahmen deshalb sinnvoll zu sein, weil sie meinten, nicht die kinderarmen wirtschaftlich erfolgreichen Schichten, sondern die kinderreichen „Proletarier" bestimmten die Bevölkerungsentwicklung und damit den „mittleren Wert" einer Population bzw. eines Volkes. In dieser so genannten differentiellen Fruchtbarkeit der unterschiedlichen Gesellschaftsschichten sahen sie eine von der Zivilisation verursachte, in der Zukunft drohende Gefahr der Degeneration.

Neben Kriterien der erblichen „Wertigkeit" von Menschen, die sich auf soziale Herkunft oder Devianzen bezogen, wurden auch schon früh rassistische Vorstellungen von der Ungleichheit der „Menschenrassen" in den eugenischen Diskurs eingeführt. Vor allem Rassenanthropologen propagierten die Reinhaltung der von ihnen postulierten Rassen aus eugenischen Gründen, da sie fürchteten, dass Rassenmischungen einen negativen Effekt auf die „Qualität" der Nachkommen hätten. Diese Strategie der Vermischung und Hierarchisierung von Kategorisierungen wurde stilbildend für die Vorgehensweise der eugenischen Theoretiker.[9]

Eugeniker bemühten sich weltweit von Anfang an um Lobbyarbeit für eugenische Gesetze. Besonders nach dem Ersten Weltkrieg, als Überfremdungsängste die öffentlichen Debatten auch in Europa beeinflussten und als die Folgen des Krieges die bestehenden sozialen Probleme noch verstärkt hatten, boten Eugeniker mit ihren Theorien technokratische und biopolitische Lösungen für eine Reihe von sozialen Problemen. Sie kämpften z.B. gegen Alkoholismus, Kriminalität, soziales Ungleichgewicht, die differentielle Geburtenrate und eine Reihe von „Erbkrankheiten". Dabei traten sie als aktive soziale Bewegung auf. So konnten sie Unterstützung in allen politischen Lagern finden. Die „positive Eugenik" im Blick, betrieben sie Propaganda für Eheberatungsstellen oder die „richtige" Partnerwahl. Im Sinne negativer eugenischer Maßnahmen bemühten sie sich um die Umsetzung von Sterilisationsgesetzen, die bei bestimmten Indikationen freiwillige Sterilisationen ermöglichen und Zwangssterilisationen vorschreiben sollten.

Im Zuge ihrer Institutionalisierung in Deutschland hatte sich die Rassenhygiene auf diese Weise schon lange vor 1933 als medizinische Disziplin konstituiert.[10] Dabei hatte sie ein neues Denken in die Medizin hinein getragen: Aus der am Patienten orientierten Individualhygiene war eine am „Volkswohl" orientierte Erbhygiene geworden. Die Nationalsozialisten richteten ihre Ideologie an dem Modell der Rassenhygiene aus und machten sie zum Kern ihrer Gesundheits- und Rassenpolitik. Das erste rassenhygienische Gesetzeswerk, das unter den Nationalsozialisten am 1.1.1934 in Kraft trat, war das „Gesetz zur Verhütung erbkranken Nachwuchses", das die Zwangssterilisierung von Personen vorsah, die an „angeborenem Schwachsinn", „Schizophrenie", „manisch-depressivem Irrsein", „erblicher Fallsucht" (Epilepsie), „erblichem Veitstanz" (Chorea Huntington), „erblicher Blindheit", „erblicher Taubheit", „schweren körperlichen Mißbildungen" und „schwerem Alkoholismus" litten. Im Rahmen dieses Gesetzes wurden Erbgesundheitsgerichte eingerichtet, deren Aufgabe darin bestand, über etwaige Zwangssterilisierungen nach Einspruch der Betroffenen zu entscheiden. Rassenhygieniker und der Erblichkeitslehre kundige Ärzte fungierten an den Gerichten als Gutachter. Einen weiteren Eckpfeiler in der Umsetzung des rassenhygienischen Programms bildete das „Gesetz zur Vereinheitlichung des Gesundheitswesens" vom 3.7.1934. Dieses Gesetz diente dazu, ein staatlich organisiertes Netzwerk von Gesundheitsämtern mit Medizinalbeamten aufzubauen, das Kernaufgaben staatlicher Sanitätsaufsicht und Gesundheitsfürsorge mit den neuen rassenhygienischen Leitlinien verknüpfen sollte. „Beratungsstellen für Erb- und Rassenpflege" dienten zum Beispiel auch der erbbiologischen Erfassung der ganzen Bevölkerung. Als weitere rassenhygienische Gesetze, die sich nun gegen eine breite Schicht der Bevölkerung richten sollten, folgten das „Gesetz zum Schutze des deutschen Blutes und der Deutschen Ehre“, das Eheschließungen und außerehelichen Geschlechtsverkehr zwischen „Juden und Staatsangehörigen deutschen oder artverwandten Blutes“ verbot, und das „Ehegesundheitsgesetz“ vom 18.10.1935, das die Eheschließung „erbungesunder Ehen“ verhindern sollte.

Damit bildete die Rassenhygiene der Nationalsozialisten die Grundlage für die Diskriminierung und Verstümmelung eines nicht geringen Teils der deutschen Bevölkerung. Etwa 400.000 Personen wurden zwischen 1933 und 1945 auf Basis des „Gesetzes zur Verhütung erbkranken Nachwuchses“ zwangssterilisiert, wobei die Frage der Beteiligung von Urologen an den Zwangssterilisierungen noch nicht abschließend beantwortet worden ist.[11]

„Selbstgleichschaltung“ und Vertreibung

Nach dem 30. Januar 1933 näherte sich die organisierte Ärzteschaft sehr schnell den neuen Machthabern an und vollzog eine politische „Gleichschaltung“, wie die nationalsozialistische Politik selbst den Vorgang der Vereinheitlichung des gesellschaftlichen und politischen Lebens im Sinne des Nationalsozialismus bezeichnete. Diese teilweise als Selbst-Gleichschaltung anzusehende vorauseilende Angleichung an z. B. das Führerprinzip in Verbänden oder die Absetzung „jüdischer“ Vorstandsmitglieder von Vereinen und Gesellschaften erfolgte unter Federführung des Nationalsozialistischen Deutschen Ärztebundes (NSDÄB) auf drei Ebenen. Sukzessive gaben sich Ständeorganisationen, Ärztekammern und staatliche Medizinalbehörden zum Teil unter Zwang zum Teil ohne jeden direkten Druck eine neue nationalsozialistische Führung.

Gerade hier stellt sich in diesem Band die Frage nach dem Vorgehen der deutschen Urologen. Für die ärztlichen Spitzenverbände, den Deutschen Ärztevereinsbund und den Verband deutscher Ärzte (Hartmannbund) gilt, dass sie mit dem Nationalsozialistischen Deutschen Ärztebund (NSDÄB) zusammengeschlossen wurden. Die erst 1932 etablierten regionalen Ärztekammern wurden binnen eines Jahres aufgelöst. Hatte der NSDÄB am 30.1.1933 nur 2.786 Mitglieder so waren 1938 etwa 50 % der deutschen Ärzte in ihm organisiert. Gleichzeitig waren in der Gesamtbetrachtung etwa 45 % der deutschen Ärzte Mitglied der NSDAP, 26 % gehörten der SA an und 7 % waren in der SS organisiert.[12] Parallel zu dieser Ein- und Unterordnung in die Strukturen des nationalsozialistischen Staates erfolgte im Gegenzug eine Stärkung der organisierten Ärzteschaft durch Zentralisierung ihrer Organisationen. So wurde 1933 die Kassenärztliche Vereinigung Deutschlands gegründet und 1936 die Reichsärztekammer eingerichtet, die nun in zentralisierter Form ärztliche Interessen, etwa gegenüber den Krankenkassen, vertreten sollten. Der Reichsärztekammer mussten alle praktizierenden Ärzte angehören.

Die Ausschaltung der jüdischen Kollegen vollzog die deutsche Ärzteschaft sowohl in eigener Regie und als auch unter staatlichem Zwang. In eigener Regie beschloss das Bündnis aus Spitzenverbänden und NSDÄB schon 10 Tage nach dem Zusammenschluss die Entfernung von Juden und Marxisten aus allen Vorständen und Ausschüssen. Somit kam die organisierte Ärzteschaft staatlichen Maßnahmen in vorauseilendem Gehorsam zuvor. Nach dem 1. April 1933, einem Tag des allgemeinen Judenboykotts, an dem Angehörige der SA und SS in Uniform die Eingänge von Praxen jüdischer Ärzte, Büros jüdischer Anwälte sowie Geschäften jüdischer Kaufleute blockiert hatten, folgten eine Vielzahl staatlicher Eingriffe in die Berufsfreiheit jüdischer Ärzte, von denen hier exemplarisch vier genannt seien[13]:

- Das „Gesetz zur Wiederherstellung des Berufsbeamtentums“ vom 07.04.1933 bestimmte, so genannte nicht-arische Beamte in den Ruhestand zu versetzen.
- Eine Verordnung des Reichsarbeitministeriums vom 22.4.1933 erklärte die Tätigkeit

von Kassenärzten „nicht-arischer" Abstammung für beendet und verbot ihre Neuzulassung.
- Am 10.8.1933 verbot der Kommissar für die ärztlichen Spitzenverbände „arischen" Ärzten die Zusammenarbeit mit „jüdischen" Kollegen.
- Am 25.7.1938 wurde allen noch in Deutschland verbliebenen jüdischen Ärzten die Approbation entzogen.

Insgesamt wurden 8.000–9.000 jüdische Ärzte (von einer Gesamtzahl von ca. 52.500 Ärzten) aus dem Beruf gedrängt, zur Emigration gezwungen oder am Ende umgebracht. Unter diesen waren auch etliche Urologen, wie in diesem Band gezeigt werden wird. Auf der anderen Seite standen die Vertreibenden oder bisher nicht in aktive Vertreibungen involvierte Urologen, die einfach frei gewordene Lücken füllten, ohne zu fragen, wer denn vor ihnen eine bestimmte nun vakante Position bekleidet hatte. Im Wesentlichen lassen sich hier unter den Urologen drei Handlungstypen beschreiben, die im Kapitel „Karrieren führender Urologen im Nationalsozialismus" näher ausgeführt werden. Neben überzeugten Nationalsozialisten und Antisemiten sowie Urologen, die sich durch das Ausscheiden der jüdischen Kollegen bessere Verdienstmöglichkeiten versprachen, standen diejenigen, die sich emotional und ideologisch durch eine Rolle als Hüter der „Volksgesundheit" angesprochen fühlten oder Fachvertreter, die die neuen Bedingungen des Nationalsozialismus dazu nutzen wollten, die Urologie zu professionalisieren und von der Chirurgie zu emanzipieren.

Warum Fachgesellschaften?

Was nun die Urologie und andere medizinische Disziplinen angeht, so bestehen Forschungsdesiderate insbesondere noch zu den Problemkreisen der Gleichschaltung und Nazifizierung sowie zur Entnazifizierung von medizinischen Fachgesellschaften nach dem Zweiten Weltkrieg. Doch warum sollte gerade diese Geschichte von Fachgesellschaften relevant, interessant und notwendig sein? Einige grundsätzliche Erwägungen mögen helfen, diese Frage zu beantworten.

Zum einen bietet der Blick auf Fachgesellschaften ein Vehikel, fokussiert ein bestimmtes Kollektiv von Akteuren mit einem mehr oder weniger eng definierten medizinischen und wissenschaftlichen Handlungsprofil zu betrachten. Zum anderen scheint die Untersuchung von Fachgesellschaften auch deshalb für die Geschichte der Medizin im Nationalsozialismus von besonderem Wert zu sein, weil die Mitwirkung und Mitgliedschaft in einer Fachgesellschaft indirekt einige Aspekte des Selbstverständnisses und der Motive von handelnden Personen transportiert. Ein disziplinär konstituiertes Selbstverständnis gebündelt mit Motiven wiederum begründet Handeln (und Nicht-Handeln) einer Person als Teil eines Faches im Nationalsozialismus.

Für disziplinär organisierte Fächer, ihre Disziplinenbildung und Professionalisierung spielen gerade in der Geschichte der Medizin Fachgesellschaften eine nicht unbedeutende Rolle.[14] Während die Motive der Spezialisierung und Professionalisierung eher nach außen gerichtet sind, wirken in Fachgesellschaften wie in Vereinen Repräsentations- und Geselligkeitsmotive nach innen. Da sich Gesellschaften über den Kontakt von Personen bilden, aber „eine direkte Interaktion zwischen allen Mitgliedern [...] definitionsgemäß nicht erforderlich ist", bleiben Vereine und Gesellschaft unabhängig vom Wechsel ihrer Mitglieder über längere Zeiträume bestehen.[15] Allein daher ist eine Beschäftigung mit der Geschichte von Fachgesellschaften im Nationalsozialismus notwendig, um zum einen den Einfluss der nationalsozialistischen Herrschaft auf die Strukturen und Handlungsspielräume von Gesellschaften zu analysieren und zum anderen die Einschnitte, die der Nationalsozialismus zum Beispiel durch die Bedrängung von als „nichtarisch" klassifizierten Mitglieder verursacht hat, nicht aus der Genealogie heute noch existierender Gesellschaften herauszulösen.

Über diese eher soziologischen Kategorien hinaus scheint es für das Verständnis der Rolle eines disziplinär organisierten Faches und seiner Vertreter wie der Urologie und der Urologen im Nationalsozialismus hilfreich zu sein, wenn auch sozialphilosophische und psychologische Kategorien in die Betrachtung mit einbezogen werden, da sie zumindest heuristische Leitlinien bieten können, die Geschichte eines Faches im Spiegel seiner Fachgesellschaft zu rekonstruieren. Zu diesen gehören zum Beispiel (und unter anderen):

- die Kategorie der *Selbstkonstitution* als Ausdruck der Sicht auf die eigene Person, die sich unter anderem auch aus einer Mitgliedschaft in einer Fachgesellschaft oder einem Verein speisen kann,
- die *Anerkennung* als auf Gegenseitigkeit ausgerichtete Kategorie, die Fachgesellschaftsmitgliedern als Teil der Fachgesellschaft gewährt wird oder die sie sich gegenseitig gewähren,
- die *Verantwortung* als Ausdruck eines Versprechens in einer Fachgesellschaft füreinander einzutreten,
- sowie die daraus erwachsende *Kollegialität*.

Letztendlich bedeutet die Selbstbeschreibung als Urologe oder Urologin mit der dazugehörigen Mitgliedschaft in einer Fachgesellschaft, dass die Mitglieder sich und einander durch diese Mitgliedschaft Selbstkonstitution, Anerkennung und gegenseitige kollegiale Verantwortungsübernahme versprechen. Für ein kleines Fach wie die Urologie erscheinen diese Aspekte von besonderer Wichtigkeit zu sein, da sich über die Fachgesellschaft die Mitglieder und Vertreter eines chirurgischen Querschnittfaches als Urologen vor sich selbst und voreinander definieren. Unter Berücksichtigung dieser strukturgebenden Kategorien wiederum erhält eine medizinische Fachgesellschaft als Zusammenschluss eine überindividuelle Komponente, die sowohl nach innen auf die Mitglieder als auch nach außen auf Umfeld und Umgebung wirkt, und die gleichzeitig verdeutlicht, auf wie vielen Ebenen die Eingliederung in den nationalsozialistischen Staat Verwerfungen auch z. B. in der Urologie nach sich gezogen hat, etwa durch Missachtung ehemaliger Mitglieder oder eine fachliche disziplinäre Neuorientierung auf eine dem „Volkswohl" verpflichtete Medizin.

Einordnung und Ordnung einer nicht abschließenden Geschichte der Urologie im Nationalsozialismus

Zur Rekonstruktion der Geschichte einer Fachgesellschaft wie der Urologie im Nationalsozialismus bietet es sich an, eine Ordnung des vorliegenden Materials vorzunehmen, die sich quer zu diesen vier Kategorien der Selbstkonstitution, Anerkennung, Verantwortung und Kollegialität liegend auch an ihnen orientiert. Dabei ergeben sich notgedrungen Überschneidungen, da diese Ordnung nur schematisch als Orientierung erfolgen kann und keineswegs ein sich natürlich ergebendes Ordnungssystem darstellt.

So kann zunächst nach Strukturen und Institutionen gefragt werden, nach denen ein Fach sich gliedert. Im Zentrum des Erkenntnisinteresses steht dabei die Analyse der Veränderung von Strukturen und Institutionen durch und während der nationalsozialistischen Herrschaft. Gleichzeitig geraten durch diese Fokussierung auch die mit Strukturen und Institutionen verbundenen Prozesse der Institutionalisierung und Professionalisierung des Faches in den Blick. Es drängen sich Vergleiche zu deren Gestaltung zwischen 1933 und 1945 mit den Verhältnissen während der Weimarer Republik einerseits und dem geteilten Nachkriegsdeutschland andererseits auf.

Als Zweites kann die Frage nach Akteuren und ihren Netzwerken gestellt werden, um zu untersuchen, welche Handlungsspielräume sich ihnen im Nationalsozialismus boten, wie sie – gegebenenfalls von Fall zu Fall – unterschiedlich agierten und welche Aktionsräume sie in welcher Form und wie ausgestalteten. Hier greifen kollektive Betrachtungen im Sinne von Kollektivbiographien, quantitative Betrachtungen und Individualbiographien ineinander. Verbunden mit diesen Analysen ist auch die gezielte Fokussierung auf Vertriebene und Ausgeschlossene auf der einen sowie auf „Nutznießer“ oder „Täter“ auf der anderen Seite.

Als Drittes ist die fachbezogene Ideen- und Wissenschaftsgeschichte, das heißt die Entwicklung der Zielrichtungen, Konzepte und Schwerpunkte einer Disziplin in den Blick zu nehmen. Wie wirkte sich beispielsweise die nationalsozialistische Ideologie auf die Denkrichtung und Themen eines Faches wie der Urologie aus? Wie stellte sie sich beispielsweise im Zusammenhang mit Ideen der „Volksgesundheit“ konzeptuell und terminologisch auf und wie trug sie beispielsweise Forschungen und Praktiken zur Unfruchtbarmachung nach eugenischen Gesichtspunkten bei?

Zuletzt kann der Versuch gemacht werden, das Handeln einzelner Fachvertreter oder in kollektiver Betrachtung des Faches zu bewerten und im Hinblick auf medizinethische Standards der Zeit sowie allgemeine moralische Richtschnüre zu befragen. Von großer Bedeutung für die Bewertung des Handelns von Urologen und ihrer Gesellschaft im Nationalsozialismus erscheint hier der Umstand, dass die 1907 gegründete Deutsche Gesellschaft für Urologie sich als medizinische Gesellschaft zumindest ideell auch den deutschen ärztlichen Standesordnungen verpflichtet hatte. In diesen waren seit Ende des 19. Jahrhunderts die Forderung nach Kollegialität als moralischer Standard festgeschrieben, Regelungen für die Selbstbezeichnung als Facharzt diskutiert oder auch ärztlichen Pflichten aufgestellt worden, die zum Beispiel forderten, keimendes Leben zu erhalten und die Fortpflanzungsfähigkeit nicht ohne zwingenden Grund zu vernichten.[16]

Die Vertreibung von Kollegen, die Ausrichtung der Urologie im Umfeld der nationalsozialistischen Gesundheitspolitik sowie das Problem der institutionellen Spezialisierung werden vor diesem Hintergrund in mehreren Kapiteln dieses Buches behandelt und bewertet. Dies gilt auch für den Umgang der urologischen Fachgesellschaft mit ihrer Geschichte nach 1945.

Forschungsdesiderate

Die Geschichte der Urologie im Nationalsozialismus hat, wie die Geschichte der Medizin im Nationalsozialismus im Allgemeinen, mit dem Jahr 1945 nicht etwa einen Abschluss gefunden. Vielmehr wirkten die Jahre der NS-Diktatur auch in der Urologie noch bis weit in die 1980er Jahre hinein nach. Die schon seit 1933 in Opferrollen gedrängten Personen blieben zu größten Teilen auch nach 1945 in einer den Tätern gegenüber unterlegenen Position. Sie waren vertrieben worden, schämten sich ihrer Opferrolle oder waren schwer traumatisiert. Bürokratische Hürden, Verwaltungsnormen und eine Verwaltungssprache, die nicht dem erlittenen Leid entsprach, sowie gelegentlich eine Portion Unwille auf Seiten der Bürokratie erschwerten gesetzliche Versuche der finanziellen Entschädigung der Opfer.[17] Insbesondere das Nachkriegsverhältnis von in Deutschland verbliebenen und aus Deutschland vertriebenen Urologen bedarf weiterer Analysen und stellt eines von den Forschungsdesideraten dar, die in diesem Buch nur ansatzweise Berücksichtigung finden können.

Weitere Desiderate bestehen in der Rekonstruktion der Lebenswege von emigrierten Urologen nach dem Verlassen Deutschlands oder der Untersuchung des Verhältnisses von Urologen in der BRD und der DDR bzw. der jeweiligen Entwicklung der Disziplin in beiden deutschen Staaten.

Aber auch für die Zeit zwischen 1933 und 1945 bestehen Forschungslücken gerade in Bezug auf die Urologie fort, die ebenfalls bis in die Zeit nach dem Krieg hineinwirkten. So ist die urologische Behandlung von Insassen von Konzentrationslagern oder fragliche urologische Forschung an diesen[18] ebenso wenig einer umfassenden systematischen historischen Analyse unterzogen worden wie urologische Spätfolgen der Lagerhaft und deren Behandlung nach dem Krieg, auf deren grundsätzliche Relevanz schon Paul Matussek in seiner Untersuchung über die Folgen der Konzentrationslagerhaft hingewiesen hat.[19] Das historische Forschungsdesiderat gilt sowohl für die frühen

Konzentrationslager der Jahre 1933–1934 als auch für die späteren „Vernichtungslager".[20]

Das vorliegende Buch wird nicht alle diese Lücken schließen. Gleichzeitig aber wird hier der Versuch unternommen, die Fragestellungen der weiteren Forschung zugänglich zu machen, indem die bisherigen Befunde zur Urologie im Nationalsozialismus geschildert und der Öffentlichkeit präsentiert werden. Somit soll auch Material zur Verfügung gestellt werden, die Geschichte der Urologie mit der anderer Fachgesellschaften im Nationalsozialismus zu vergleichen. Gerade der Vergleich einzelner Fachgesellschaften wird es – so meine These – ermöglichen, neue Muster des Verhaltens von Ärztinnen und Ärzten und den durch sie vertretenen Institutionen zu erkennen, ihre Aktionsräume zu identifizieren und somit zumindest auf dem kleinen Feld der Betrachtung von institutionellen Disziplinenentwicklungen ein vielleicht zu sehr vereinheitlichendes Bild medizinischer Disziplinen im Nationalsozialismus herauszufordern.

Anmerkungen

1 Der Facharzt wurde 1924 eingeführt, in den Folgejahren wurde er in der Regel im Zusammenhang mit dem Facharzt für Chirurgie erworben.

2 Auf die verschiedenen Handlungsoptionen und -spielräume hat z. B. Volker Roelcke verschiedentlich hingewiesen, zuletzt auch im Zusammenhang mit Überlegungen zur Psychiatrie im Nationalsozialismus. Vgl. Roelcke V (2010) Psychiatrie im Nationalsozialismus. Historische Kenntnisse, Implikationen für aktuelle ethische Debatten. Nervenarzt 81: 1317–1325; Roelcke V (2010) Medicine during the Nazi period: Historical facts and some implications for teaching medical ethics and professionalism. In: Rubenfeld S (Hrsg): Medicine after the Holocaust. From the Master Race to the Human Genome and Beyond. Palgrave Macmillan, New York, S 17–28.

3 Ash M (2002) Wissenschaft und Politik als Ressourcen für einander. In: vom Bruch R, Kaderas B (Hrsg): Wissenschaften und Wissenschaftspolitik. Bestandsaufnahmen zu Formationen, Brüchen und Kontinuitäten im Deutschland des 20. Jahrhunderts. Steiner, Stuttgart, S 32–51.

4 Im Zusammenhang mit der Aufarbeitung der Psychiatrie im Nationalsozialismus im Auftrag der Deutschen Gesellschaft für Psychiatrie, Psychotherapie und Nervenheilkunde wurde ein solcher Vergleich zum Beispiel im Rahmen eines von Volker Roelcke und Hans-Walter Schmuhl organisierten Workshops zur Geschichte medizinischer Fachgesellschaften im Nationalsozialismus angestrebt, der am 17. und 18. Juni 2011 in Berlin stattfand.

5 Zum Aspekt der wissenschaftlichen Generationen vgl. u. a. Koppitz U; Halling Th, Fangerau H (2009) Nazifizierung und Entnazifizierung am Beispiel der Medizinischen Akademie Düsseldorf. In: Schleiermacher S, Schagen U (Hrsg): Wissenschaft macht Politik: Hochschule in den politischen Systembrüchen 1933 und 1945. Steiner, Stuttgart 2009, S 149–169.

6 Jütte R, Eckart W U, Schmuhl H-W, Süss W (Hrsg) (2011) Medizin und Nationalsozialismus: Bilanz und Perspektiven der Forschung. Wallstein, Göttingen. Unter Verweis auf dieses Werk verzichte ich in diesem Aufsatz auf den Versuch, eine vollständige bibliographische Übersicht zu geben.

7 Vgl. z.B. Rotzoll M, Hohendorf G, Fuchs P, Richter P, Mundt C, Eckart W (Hrsg) (2010) Die nationalsozialistische „Euthanasie"-Aktion „T4" und ihre Opfer: Geschichte und ethische Konsequenzen für die Gegenwart. Schöningh, Paderborn; Henke K-D (Hrsg) (2008) Tödliche Medizin im Nationalsozialismus: von der Rassenhygiene zum Massenmord. Böhlau, Köln; Mitscherlich A, Mielke F (1960) Medizin ohne Menschlichkeit. Dokumente des Nürnberger Ärzteprozesses. Fischer, Frankfurt.

8 Vgl. zu hierzu und zum Folgenden vor allem Weindling P (1989) Health, Race, and German Politics between National Unification and Nazism, 1870–1945. Cambridge University Press, Cambridge; Weingart P, Kroll J, Bayertz K (1988) Rasse, Blut und Gene: Geschichte der Eugenik und Rassenhygiene in Deutschland. Suhrkamp, Frankfurt. Für eine Übersicht siehe auch Fangerau H, Noack Th (2006) Rassenhygiene in Deutschland und Medizin im Nationalsozialismus. In: Schulz S, Steigleder K, Fangerau H, Paul N (Hrsg): Geschichte, Theorie und Ethik der Medizin. Suhrkamp, Frankfurt, S 224–246.

9 Allen G E (1983) The misuse of biological hierarchies: the American eugenics movement, 1900–1940. History and Philosophy of the Life Sciences 5(2): 105–28.

10 Vgl. Fangerau H (2001) Etablierung eines rassenhygienischen Standardwerkes 1921–1941. Der Baur-Fischer-Lenz im Spiegel der zeitgenössischen Rezensionsliteratur. Lang, Frankfurt.

11 Bock G (2010) Zwangssterilisation im Nationalsozialismus. Studien zur Rassenpolitik und Geschlechter_politik. MV-Wissenschaft, Münster.

12 Kater M H (2000) Ärzte als Hitlers Helfer. Europa Verlag, Hamburg.

13 Vgl. u.a. Bleker J, Jachertz N (1993) Medizin im „Dritten Reich". Deutscher Ärzteverlag, Köln.

14 Vgl. u.a. für die Neurologen und Neurochirurgen Gavrus D (2011) Men of Dreams and Men of Action: Neurologists, Neurosurgeons, and the Performance of Professional Identity, 1920–1950. Bulletin of the History of Medicine 85(1): 57–92. Für die Rolle von Fachgesellschaften bei der Professionalisierung siehe exemplarisch Jenkinson J (1991) The Role of Medical Societies in the Rise of the Scottish Medical Profession 1730–1939. Social History of Medicine 4(2): 253–275.

15 Müller-Jentsch W (2008) Der Verein – ein blinder Fleck der Organisationssoziologie. Berliner Journal für Soziologie 18(3): 476–502, hier: S 480.

16 Die Standesordnung für die deutschen Ärzte vom 5.9.1926 ist hier von besonderem Interesse. Für die Einordnung dieser Ordnungen und eine weiter führende Diskussion siehe Taupitz J (1991) Die Standesordnungen der freien Berufe: geschichtliche Entwicklung, Funktionen, Stellung im Rechtssystem. De Gruyter, Berlin, S 203–311, für den hier angedeuteten Komplex siehe vor allem S 248–294.

17 Vgl. Frei N, Brunner J, Goschler C (2009) Die Praxis der Wiedergutmachung. Wallstein, Göttingen. Zur Beschäftigung mit der Seite der von Verfolgung und Ermordung Betroffenen vor und nach dem Krieg vgl. auch die Übersicht: Fangerau H, Krischel M (2011) Der Wert des Lebens und das Schweigen der Opfer: Zum Umgang mit den Opfern nationalsozialistischer Verfolgung in der Medizinhistoriographie. In: Westermann S, Kühl R, Ohnhäuser T (Hrsg): NS-„Euthanasie" und Erinnerung. Vergangenheitsaufarbeitung – Gedenkformen – Betroffenenperspektiven. Lit-Verlag, Bielefeld, S 19–28.

18 Vgl. Staiman V R, O'Toole K M, Rubin M A, Lowe F C (1996) Giant malignant fibrous histiocytoma of the testis/spermatic cord: Psychologic and possible etilogic complications of unethical Nazi medical experimentation. Urology 48(6): 939–43.

19 Matussek P (1971) Die Konzentrationslagerhaft und ihre Folgen. Springer, Berlin.

20 Vgl. u.a. Benz W, Distel B (2005) Terror ohne System. Die ersten Konzentrationslager im Nationalsozialismus 1933–1935. München; Kaienburg H (2001) Nationalsozialistische Konzentrationslager 1933–1945. Die Veränderung der Existenzbedingungen. Metropol, Berlin.

Gleichschaltung und Selbstgleichschaltung der deutschen Urologie im Nationalsozialismus

Matthis Krischel

Die Gleichschaltung der deutschen Ärzteschaft und ihrer Standesinstitutionen wurde oftmals keineswegs von außen erzwungen, sondern vielmehr aus der Ärzteschaft heraus betrieben. Insbesondere zu einzelnen Universitäten[1], Akademien[2], Fakultäten und Kliniken[3] sind in den letzten Jahren fruchtbare Studien entstanden. Auch medizinische Fachgesellschaften haben begonnen, sich mit ihrer Geschichte im Nationalsozialismus auseinanderzusetzen[4]. An diesen Studien lässt sich auch ein Umdenken der Fachgesellschaften erkennen. So wurde etwa in den 1970er Jahren noch geschrieben, „dass die damalige Vertretung der Psychiater, trotz ihrer scheinbar weitreichenden Befugnisse, ex officio niemals Aktionen wie die ‚Euthanasie' gedeckt, befürwortet oder gefördert hat. Auch deswegen sind die wiederholten Versuche, das Fehlverhalten oder die Verbrechen einzelner Psychiater dieser Zeit ‚der deutschen Psychiatrie' anzulasten, als objektiv unbegründet zurückzuweisen."[5] Nachdem ab den 1980er Jahren die Medizin im Nationalsozialismus zu einem intensiv beforschten Thema der deutschsprachigen Medizingeschichte wurde, rückte insbesondere die Rolle der Ärzteschaft für Eugenik- und Euthanasieprogramme in den Mittelpunkt des Interesses. Folglich hat seit dem auch die Deutsche Gesellschaft für Psychiatrie und Nervenheilkunde ihre Rolle neu bewertet. Dies führte dazu, dass das Thema auf ihrem Kongress im November 2010[6] und in Veröffentlichungen[7] zentral thematisiert wurde.

Insbesondere die Arbeiten zur Geschichte der Kinderheilkunde und Dermatologie sind gute Referenzpunkte für die Aufarbeitung der Geschichte der Urologie, da die genannten Fächer vor 1933 einen großen Anteil jüdischer und jüdischstämmiger Ärzte gemeinsam hatten. Der moderne historiographische Anspruch an eine solche Untersuchung fordert sowohl begangenes Unrecht zu benennen, als auch die Opfer, soweit möglich, zu rehabilitieren.[8] Daher sollen in diesem Beitrag zur Geschichte des Faches Urologie im Nationalsozialismus „Opfer" und „Täter" in dem Sinne symmetrisch behandelt werden, dass sowohl auf Mediziner wie auf Patienten eingegangen wird, und unter den Medizinern sowohl auf diejenigen, die aus ihren Stellungen, ihrer Heimat und sogar aus dem Leben gedrängt wurden, wie auch auf diejenigen, die im breiten Spannungsfeld zwischen Anpassung und Begeisterung mit dem nationalsozialistischen System kooperierten.[9]

Der Anteil der Mitglieder in der NSDAP unter den nicht als jüdisch klassifizierten urologisch arbeitenden Ärzten entsprach sicherlich mindestens dem Reichsdurchschnitt, der unter Medizinern mit 45 % den höchsten Stand unter vergleichbaren Berufsgruppen wie Rechtsanwälten oder Lehrern erreichte.[10] Exemplarisch für Oberschlesien haben Birgit Methfessel und Albrecht Scholz[11] herausgearbeitet, dass männliche Ärzte deutlich häufiger Parteimitglieder waren als Frauen. Auch dies spricht dafür, dass in der männlich geprägten Urologie der Anteil der Parteimitglieder überdurchschnittlich hoch war. Die Mitgliedschaft in Partei, SA und SS war für viele Ärzte jedoch neben einer ideologischen auch eine Karriereentscheidung. So zeigen Methfessel und Scholz, dass der Anteil der Mitglieder unter den Oberärzten am höchsten war, gefolgt von leitenden Ärzten, Chefärzten und schließlich Assistenzärzten.

Im Folgenden werde ich zeigen, dass auch unter den Urologen eine Mitgliedschaft in NSDAP und SS der Karriere nützlich war.[12] Für die gesamte deutsche Urologie lässt sich zudem feststellen, dass sie sich der nationalsozialistischen Sprache, Ideologie und Gesundheitspolitik bewusst annäherte, indem sie die jüdischen und jüdischstämmigen Mediziner vertrieb, auf medizinischen Fachkongressen bewusst deutschnational auftrat und den Wert des Faches für die Volksgesundheit betonte. Im Gegenzug erhoffte und erhielt die Urologie in den 1930er Jahren wachsende Unabhängigkeit von der Chirurgie, dezidiert urologische Kliniken und universitäre Positionen.

Aus diesen Gründen erscheint es angemessen, von einer Beziehung zwischen Medizin und Politik zu sprechen, in der beide Seiten als Ressourcen füreinander dienen und bei der die Medizin von der Politik Geld, Positionen und Sozialprestige erhielt, während die Politik von der Medizin im Gegenzug Personal, Wissen und rhetorische Verstärkung erwarb. Mitchell Ash weist insbesondere darauf hin, „daß solche Ressourcenensembles im Prinzip *gegenseitig mobilisierbar* sind“ und die analytische Stärke besitzen, „daß Wissenschaftler dabei nicht nur als Opfer der jeweiligen Verhältnisse, sondern ihrem Elitenstatus entsprechend als bewußt, zuweilen recht selbstbewußt handelnde Subjekte verstanden werden können.“[13]

So war die Führungsspitze der GRU durchaus bereit, sich in den Dienst des Regimes und der neuen Gesundheitspolitik zu stellen und etwa ihr Handeln an der Volksgesundheit statt am Wohl des einzelnen Patienten auszurichten. Gleichzeitig erwartete sie als Gegenleistung eine Stärkung der eigenen Positionen sowie des Fachgebietes Urologie. Vor diesem Hintergrund erscheint es nicht zufällig, dass Otto Ringleb 1937 den ersten ordentlichen Lehrstuhl für Urologie erhielt, zudem an der prestigeträchtigen Berliner Universität, und Karl Heusch sich 1942 bei Ringleb im Fach Urologie habilitieren konnte. Dies ist insofern ungewöhnlich, da die meisten Habilitationen urologisch tätiger Ärzte im Fach Chirurgie oder in Chirurgie und Urologie gestattet wurden. Es hat den Anschein, dass die Urologie in Deutschland aus fachpolitischer Sicht durchaus davon profitiert hat, sich in den Dienst des NS-Regimes gestellt zu haben.

Ausschaltung und Vertreibung jüdischer Mediziner

Die Vertreibung missliebiger Ärzte und Wissenschaftlern erfolgte auf mehrere Weisen: zum einen auf der Basis von Gesetzen, die die Nationalsozialisten sehr schnell nach ihrer Machtübernahme erließen, zum anderen aber auch durch vorauseilenden Gehorsam der Universitäten, Kliniken und Gesellschaften.[14]

Beamtete Mediziner, einschließlich Professoren und unbesoldeten Honorarprofessoren, wurden aufgrund des „Gesetzes zur Wiederherstellung des Berufsbeamtentums“ vom 7. April 1933 aus ihren Positionen gedrängt. Das Gesetz bot mehrere Ansatzpunkte: Nach § 3, Absatz 1 waren „Beamte, die nicht arischer Abstammung sind [...] in den Ruhestand zu versetzen; soweit es sich um Ehrenbeamte handelt, sind sie aus dem Amtsverhältnis zu entlassen.“ Dies galt, gemäß Abs. 2, zunächst „nicht für Beamte, die bereits seit dem 1. August 1914 Beamte gewesen sind oder die im Weltkrieg an der Front für das Deutsche Reich oder für seine Verbündeten gekämpft haben oder deren Vater oder Söhne im Weltkrieg gefallen sind.“ Es ist jedoch anzumerken, dass der „Frontkämpferstatus“ sehr kritisch überprüft wurde und etwa Ärzte, die zwar im Kriegsdienst gewesen, jedoch abseits der Front in einem Reservelazarett Dienst getan hatten, ihn nicht zuerkannt bekamen. Die „Erste Verordnung zur Durchführung des Gesetzes“ vom 11. April 1933 klärte, was unter „nicht arischer“ Abstammung zu verstehen war. In Abs. 2.1 heißt es dort:

> Als nicht arisch gilt, wer von nicht arischen, insbesondere jüdischen Eltern oder Großeltern abstammt. Es genügt, wenn ein Elternteil oder ein Großelternteil nicht arisch ist. Dies ist insbesondere dann anzunehmen, wenn ein Elternteil oder ein Großelternteil der jüdischen Religion angehört hat.

In Zweifelsfällen hatte laut Abs. 2.3 ein „beim Reichsministerium des Inneren bestellter[r]

März 1933	Gleichschaltung der Ärzteverbände, Ausschluss jüdischer Mitglieder
April 1933	Boykott jüdischer Ärzte und Rechtsanwälte, „Gesetz zur Wiederherstellung des Berufsbeamtentums", Entzug der Kassenzulassung, Verbot der Neuzulassung, „Gesetz gegen die Überfüllung deutscher Schulen und Hochschulen", NC für Juden
Mai 1933	„Gesetz über Ehrenämter": Juden aus Positionen in Gremien enthoben
Juli 1933	Privatkassen übernehmen die Kosten jüdischer Ärzte nur bei jüdischen Patienten
Oktober 1933	Verbot von Praxisgemeinschaften „arischer" und „nicht-arischer" Ärzte, Überweisungsverbot für dt. Ärzte an „fremdrassige Ärzte"
Februar 1935	Ariernachweis für Approbation
September 1935	Nürnberger Gesetze, Reichsbürgergesetz
März 1936	Rassenhygiene Prüfungsfach
Juli 1938	Aufhebung der „Bestallung" aller jüdischen Ärzte; es gibt noch 709 jüdische „Krankenbehandler" in Deutschland, die nur noch Juden behandeln dürfen
Dezember 1939	Doktoranden müssen Zitate von Juden rot markieren
September 1941	Judenstern wird Pflicht im Reichsgebiet
Oktober 1941	Schutzhaft von 6 Monaten „wer freundschaftlich mit Juden in der Öffentlichkeit verkehrt"

Chronik von Maßnahmen zur Verdrängung jüdischer Ärzte und Medizinstudenten[16]

Sachverständige[r] für Rassenforschung" zu entscheiden. Diese breite, nationalsozialistische Definition von „nicht-arisch" bzw. „jüdisch" war verantwortlich für die große Anzahl der auf Grund des Gesetzes entlassenen Personen, die schließlich auch Mediziner wie Alexander von Lichtenberg betraf, die sich selbst als römisch-katholisch betrachteten.[15] Personen, die selbst in diese breite Kategorie nicht einzuordnen waren, konnten nach §4 des gleichen Gesetzes auch noch entlassen werden, wenn sie „nach ihrer bisherigen politischen Betätigung nicht die Gewähr dafür bieten, daß sie jederzeit rückhaltlos für den nationalen Staat eintreten" würden.

Für die Berliner Urologische Gesellschaft[17] ist der Gleichschaltungsprozess gut dokumentiert.[18] Im Rückblick schreibt Werner Forßmann (1904–1979): „Merkwürdigerweise war in der Urologie der Anteil jüdischer Fachärzte besonders hoch. Deshalb brachen auch nach 1933 alle urologischen Wissenschaftlichen Gesellschaften in Deutschland zusammen. Mit großer Mühe bauten Ringleb und Heusch zunächst die Berliner Urologische Gesellschaft wieder auf und gründeten danach die Deutsche Gesellschaft für Urologie neu […]."[19]

Mit dem Inkrafttreten der Rassengesetze 1933 legte der Vorstand der Berliner Urologischen Gesellschaft (BUG) seine Ämter nieder. Die Gesellschaft tagte in diesem Jahr nicht, und als sie 1934 wieder zusammentrat, verkündete der kommissarische Vorsitzende B. Klose, dass Karl

Heusch ihm mitgeteilt habe, „daß er vom Ministerium des Inneren beauftragt sei, die Berliner Urologische Gesellschaft neu zu gestalten."[20] Obwohl dieser Auftrag nicht direkt nachzuvollziehen ist, scheint es wahrscheinlich, dass Heusch ihn durch seine Beziehung zum späteren „Reichsgesundheitsführer" Leonardo Conti erhielt, die er seit 1930 pflegte.[21]

Einen Hinweis darauf, als wie erfolgreich die Nationalsozialisten den vorauseilenden Gehorsam der Ärzteschaft einschätzten, gibt die Aussage des Vorsitzenden des Nationalsozialistischen Deutschen Ärztebundes (NSDÄB), Gerhard Wagner, der bereits am 2. April 1933 angibt: „die Entfernung von Juden und Marxisten aus den Vorständen und Ausschüssen habe sich ohne Schwierigkeiten erreichen lassen und sei im allgemeinen durchgeführt".[22]

Urologen waren auch sonst im gleichen Maß wie andere Ärzte von der nationalsozialistischen Gesundheitspolitik betroffen. Die immer weiter eskalierenden Maßnahmen gegen „nichtarische" Mediziner sind an anderer Stelle gut dokumentiert.[23] Ihre Auswirkung auf die Masse der urologisch tätigen Ärzte in Deutschland wird im Kapitel von Julia Bellmann beschrieben, während im Kapitel „Zerrissene Leben" an einigen, ausgewählten Beispielen die persönlichen Schicksale illustriert werden.

Die 1907 gegründete Deutsche Gesellschaft für Urologie und die Gesellschaft Reichsdeutscher Urologen im Nationalsozialismus[24]

Auch in der 1907 gegründeten (alten) Deutsche Gesellschaft für Urologie (DGfU) hatten jüdische Mediziner wichtige Rollen eingenommen. Nach preußischem Recht hatte die DGfU sich 1929 um die Eintragung ins Vereinsregister am Amtsgericht Berlin-Charlottenburg bemüht und wurde am 8. April 1930 eingetragen. Den Antrag hatten der Kassenführer Alfred Rothschild und der Schriftführer Arthur Lewin (1866–1939) (beide aus Berlin) unterzeichnet. Mit der Machtergreifung der Nationalsozialisten und den Nürnberger Gesetzen begann die

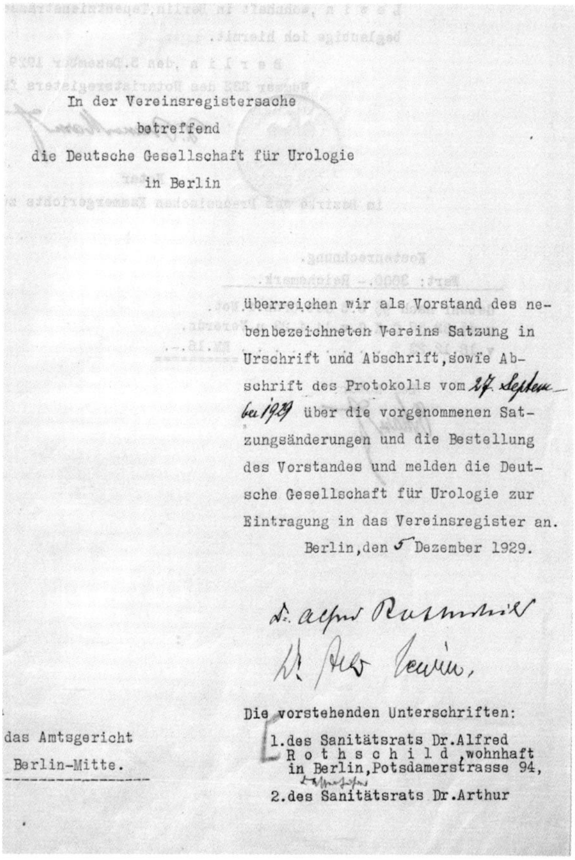

In der Vereinsregistersache
betreffend
die Deutsche Gesellschaft für Urologie
in Berlin

überreichen wir als Vorstand des nebenbezeichneten Vereins Satzung in Urschrift und Abschrift, sowie Abschrift des Protokolls vom 27. September 1929 über die vorgenommenen Satzungsänderungen und die Bestellung des Vorstandes und melden die Deutsche Gesellschaft für Urologie zur Eintragung in das Vereinsregister an.

Berlin, den 5 Dezember 1929.

das Amtsgericht
Berlin-Mitte.

Die vorstehenden Unterschriften:
1. des Sanitätsrats Dr. Alfred Rothschild, wohnhaft in Berlin, Potsdamerstrasse 94,
2. des Sanitätsrats Dr. Arthur

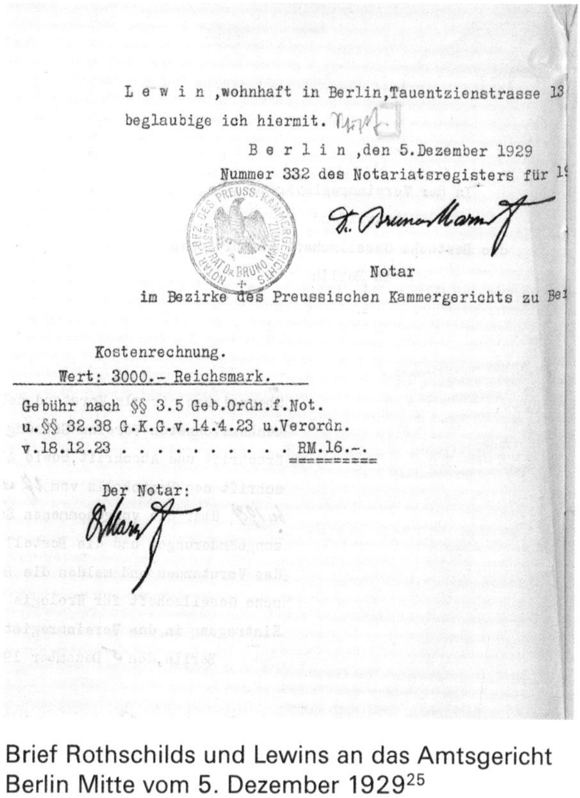

Lewin, wohnhaft in Berlin, Tauentzienstrasse 13
beglaubige ich hiermit.
Berlin, den 5. Dezember 1929
Nummer 332 des Notariatsregisters für 1

Notar
im Bezirke des Preussischen Kammergerichts zu Be

Kostenrechnung.
Wert: 3000.- Reichsmark.
Gebühr nach §§ 3.5 Geb.Ordn.f.Not.
u.§§ 32.38 G.K.G.v.14.4.23 u.Verordn.
v.18.12.23 . . . . RM.16.-.

Der Notar:

Brief Rothschilds und Lewins an das Amtsgericht Berlin Mitte vom 5. Dezember 1929[25]

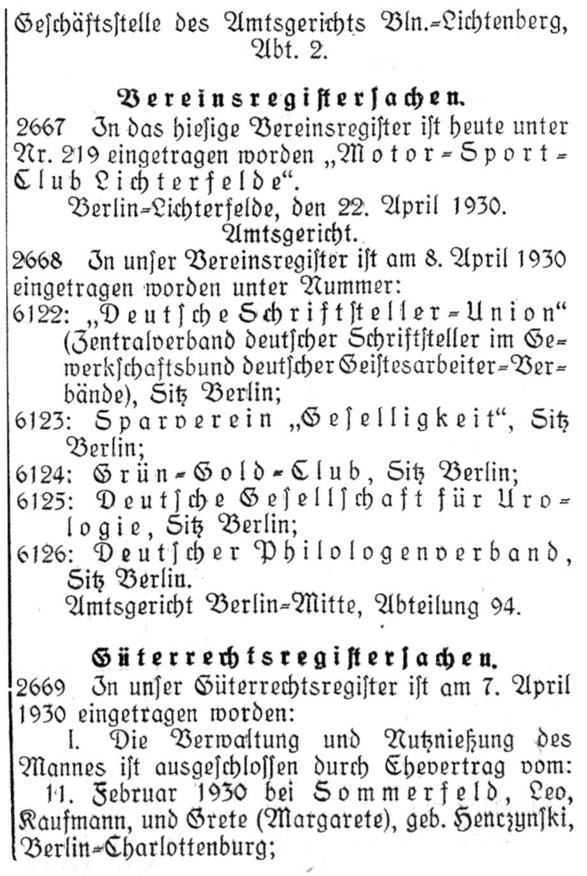

Geschäftsstelle des Amtsgerichts Bln.-Lichtenberg, Abt. 2.

Vereinsregistersachen.

2667 In das hiesige Vereinsregister ist heute unter Nr. 219 eingetragen worden „Motor-Sport-Club Lichterfelde".

Berlin-Lichterfelde, den 22. April 1930.

Amtsgericht.

2668 In unser Vereinsregister ist am 8. April 1930 eingetragen worden unter Nummer:

6122: „Deutsche Schriftsteller-Union" (Zentralverband deutscher Schriftsteller im Gewerkschaftsbund deutscher Geistesarbeiter-Verbände), Sitz Berlin;

6123: Sparverein „Geselligkeit", Sitz Berlin;

6124: Grün-Gold-Club, Sitz Berlin;

6125: Deutsche Gesellschaft für Urologie, Sitz Berlin;

6126: Deutscher Philologenverband, Sitz Berlin.

Amtsgericht Berlin-Mitte, Abteilung 94.

Güterrechtsregistersachen.

2669 In unser Güterrechtsregister ist am 7. April 1930 eingetragen worden:

I. Die Verwaltung und Nutznießung des Mannes ist ausgeschlossen durch Ehevertrag vom: 11. Februar 1930 bei Sommerfeld, Leo, Kaufmann, und Grete (Margarete), geb. Henczynski, Berlin-Charlottenburg;

Öffentlicher Anzeiger zum 18. Stück des Amtsblatts für den Landespolizeibezirk Berlin, ausgegeben Berlin am 26. April 1930, Seite 446[26]

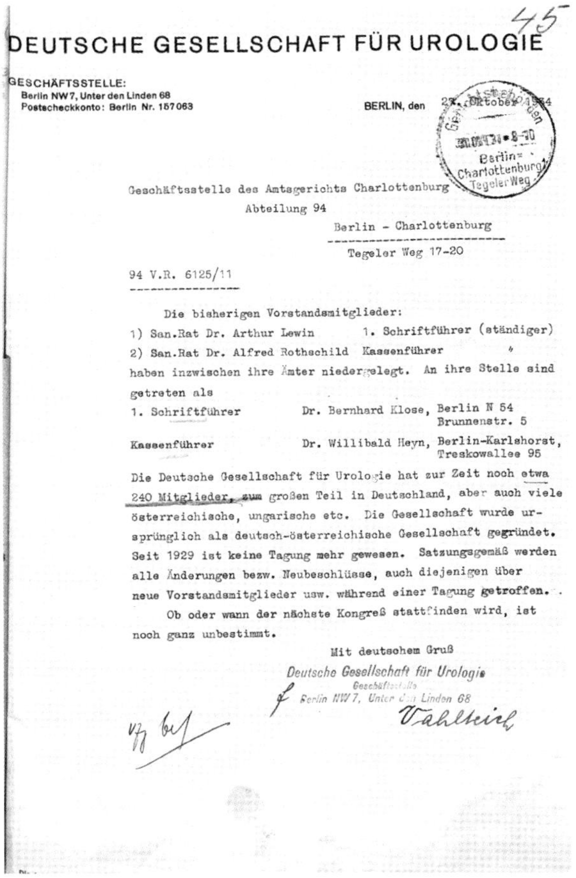

45

DEUTSCHE GESELLSCHAFT FÜR UROLOGIE

GESCHÄFTSSTELLE:
Berlin NW 7, Unter den Linden 68
Postscheckkonto: Berlin Nr. 157063

BERLIN, den 27. Oktober 1934

Geschäftsstelle des Amtsgerichts Charlottenburg
Abteilung 94
Berlin - Charlottenburg
Tegeler Weg 17-20

94 V.R. 6125/11

Die bisherigen Vorstandsmitglieder:

1) San.Rat Dr. Arthur Lewin 1. Schriftführer (ständiger)

2) San.Rat Dr. Alfred Rothschild Kassenführer

haben inzwischen ihre Ämter niedergelegt. An ihre Stelle sind getreten als

1. Schriftführer Dr. Bernhard Klose, Berlin N 54 Brunnenstr. 5

Kassenführer Dr. Willibald Heyn, Berlin-Karlshorst, Treskowallee 95

Die Deutsche Gesellschaft für Urologie hat zur Zeit noch etwa 240 Mitglieder, zum großen Teil in Deutschland, aber auch viele österreichische, ungarische etc. Die Gesellschaft wurde ursprünglich als deutsch-österreichische Gesellschaft gegründet. Seit 1929 ist keine Tagung mehr gewesen. Satzungsgemäß werden alle Änderungen bezw. Neubeschlüsse, auch diejenigen über neue Vorstandsmitglieder usw. während einer Tagung getroffen.

Ob oder wann der nächste Kongreß stattfinden wird, ist noch ganz unbestimmt.

Mit deutschem Gruß

Deutsche Gesellschaft für Urologie
Geschäftsstelle
Berlin NW 7, Unter den Linden 68

Vahlteich

Brief Vahlteichs an das Amtsgericht Charlottenburg vom 27. Oktober 1934[31]

DGfU schnell zu wanken. Insbesondere nach dem Reichsbürgergesetz durften die jüdischen Mitglieder der Gesellschaft keine Ämter mehr bekleiden.

Im Oktober 1934 teilte die DGfU dem Amtsgericht Charlottenburg mit, dass die „bisherigen Vorstandmitglieder" Lewin und Rothschild „ihre Ämter niedergelegt" hätten und Bernhard Klose als Schriftführer und Willibald Heyn (beide Berlin) als Kassenführer an deren Stelle getreten seien. In dem Schreiben wird die Anzahl der Mitglieder der Gesellschaft auf „noch etwa 240" angegeben.[27] Im April 1938 teilt die DGfU auf Anfrage des Amtsgerichts mit, „[d]ie Geschäfte der Deutschen Gesellschaft für Urologie haben bis jetzt noch geruht. Ein Teil der Mitglieder, so auch der derzeitige 1. Vorsitzende, Herr Professor Rubritius, wohnen im früheren Lande Österreich. Durch den vollzogenen Anschluss wird in absehbarer Zeit eine Neuordnung der bestehenden urologischen Gesellschaften notwendig werden."[28] Beide Briefe sind mit „Vahlteich" unterzeichnet. Dabei handelt es sich wohl um Johanna Vahlteich,[29] eine Mitarbeiterin Victor Salles, der beim Springer-Verlag in Berlin für den Bereich Medizin zuständig war und zu dieser Zeit die Geschäfte der DGfU verwaltete.[30]

Im Juni 1939, also nach dem Anschluss Österreichs, schrieb Ludwig Kielleuthner an das Amtsgericht:

> Bei der Generalversammlung [der DGfU 1929 in München] wurde Herr Professor Dr. Hans Rubritius, Wien, IX. Porzellangasse 43 zum Vorsitzenden der deutschen Gesellschaft für Urologie gewählt. Da seit dieser Zeit kein Kongress dieser Gesellschaft abgehalten wurde, ist Herr Professor Dr. Hans Rubritius immer noch Vorsitzender dieser Gesellschaft.

Gesellschaft Reichsdeutscher Urologen

Schriftführer Dr. Karl Heusch

BERLIN N, den 193
Rudolf-Virchow-Krankenhaus
Urologische Abteilung

Sehr geehrter Herr Kollege!

Auf Vorschlag des Herrn Kielleuthner (München) traten im Sommer Mitglieder der z. Zt. ruhenden Deutschen Gesellschaft für Urologie zusammen und beschlossen die vorläufige Trennung der reichsdeutschen und österreichischen Mitglieder. Jetzt haben sich die reichsdeutschen Fachgenossen zur

„Gesellschaft Reichsdeutscher Urologen"

vereinigt. Vorstand und Satzungen sind inzwischen vom Reichsinnenministerium sowie vom Präsidium des Reichsgesundheitsamtes bestätigt worden. Die gerichtliche Eintragung steht bevor.

Wir fordern hierdurch sämtliche Urologen Deutschlands auf, ausnahmslos ihre Beitrittserklärung auf anliegender Karte zu vollziehen. Die Belange der Volksgesundheit und des selbsterwählten Faches erfordern heute eine festgeschlossene Front der Fachurologen Deutschlands.

Außerdem sind uns als ordentliche Mitglieder alle Ärzte anderer Fachgruppen, die sich mit der Urologie berühren, also der Chirurgen, Gynäkologen, Dermatologen und der inneren Medizin, herzlich willkommen.

Die Deutsche Urologie, begründet durch das unvergängliche Werk Max Nitzes, kämpft um ihre Geltung in Deutschland und damit um die Ergebnisse einer geistigen Großtat, ohne die sich heute eine neuzeitliche Urologie in aller Welt nicht denken läßt.

Der 1. Kongreß findet in der zweiten Hälfte des April 1936 statt. Nähere Mitteilungen folgen nach der Beitrittserklärung.

Heil Hitler!

Ringleb, I. Vorsitzender
Kielleuthner, II. Vorsitzender
Heusch, Schriftführer

Aktenkonvolut Heusch, ca. 1935, Museum und Archiv, Deutsche Gesellschaft für Urologie, Düsseldorf, mit freundlicher Genehmigung

Ich bitte daher, den Genannten in das Vereinsregister als Vorsitzenden der deutschen Gesellschaft für Urologie einzutragen.[32]

Noch im gleichen Monat wandte sich Rubritius als Vorsitzender der DGfU zum ersten Mal an das Amtsgericht und bestätigt Heyn und Klose als Schrift- und Kassenführer.[33] Im Oktober 1939 hatte die DGfU noch 131 Mitglieder und ein Vereinsvermögen von RM 22.200.[34] Das letzte Schreiben Rubritius' an das Amtsgericht stammt aus dem September 1942, weniger als ein Jahr vor seinem Tod. In dem Schreiben gibt er „[a]ls derzeitiger Vorsitztender der Deutschen Gesellschaft für Urologie" an, dass auf Grund des Krieges keine Kongresse stattfinden könnten und daher der Vorstand bisweilen im Amt bliebe.[35]

Die Gesellschaft Reichsdeutscher Urologen

Bereits Mitte der 30er Jahre wurde die Gesellschaft Reichsdeutscher Urologen (GRU) gegründet, aus der bis zum Anschluss 1938 die Österreicher ausgeschlossen blieben, die seit 1909 fester Bestandteil der DGfU gewesen waren. Die Gründung erfolgte auf Initiative Ludwig Kielleuthners (1876–1972). Otto Ringleb (1875–1946) wurde zum ersten Vorsitzenden, Kielleuthner zum zweiten Vorsitzenden und Karl Heusch (1894-1986) zum Schriftführer bestimmt.[36] Im Schreiben Karl Heuschs zur Gründung der GRU nennt er „die Belange der Volksgesundheit und des selbsterwählten Faches"[37] als Gründe, der neuen Gesellschaft beizutreten.

Bemerkenswert ist die Parallelität der beiden deutschen urologischen Fachgesellschaften, die seit der Gründung der GRU bestand. Der Grund für die Gründung der GRU scheint zu sein, dass in Österreich vor dem Anschluss 1938 jüdische Urologen weiter in der Führung des Faches vertreten blieben und eine Zusammenarbeit der nationalsozialistisch eingestellten deutschen Urologen mit ihnen kaum denkbar erschien. Mit der Gründung der GRU wurde zunächst Ringleb, danach Pflaumer zum Vorsitzenden der beiden Kongresse in Eisenach gewählt. Für den dritten Kongress, der kriegsbedingt nicht stattfand, war zunächst Boeminghaus, später Rubritius als Präsident vorgesehen.

Nach dem Anschluss Österreichs an das Deutsche Reich im März 1938 wurde für das gleiche Jahr der dritte Kongress der GRU, wieder in Eisenach, angekündigt. In der Mitteilung heißt es, dass es „Verhandlungen mit mit den Rechtsvertretern der alten deutschen Gesellschaft für Urologie", also Rubritius, gegeben habe. Offensichtlich gab es Bestrebungen, die verschiedenen deutschen, österreichischen und deutsch-österreichischen Fachgesellschaften wieder zu vereinigen. Für diese Interpretation spricht der nächste Absatz, in dem es heißt: „Dem Zusammenschluss steht jetzt nichts mehr im Wege und so wird die alte deutsche Gesellschaft für Urologie wegen der fortgeschrittenen Zeit erst im nächsten Jahre in Wien wieder tagen."[38] Bereits auf dem zweiten Kongress der GRU 1937 war auf Vorschlag des Vorsitzenden Pflaumer folgendes Telegramm an die Österreichische Gesellschaft für Urologie verabschiedet worden: „Die Gesellschaft Reichsdeutscher Urologen ist über die Teilnahme zahlreicher Berufskameraden aus Österreich hocherfreut; sie hofft auf weitere besonders enge Zusammenarbeit mit den Berufs- und Fachgenossen in Österreich."[39]

Zusammengeschlossen werden sollten die DGfU, die 1935 aus der Wiener Urologischen Gesellschaft hervorgegangene Österreichische Gesellschaft für Urologie und die GRU. Die Wahl Wiens als nächsten Kongressort deutet eine Kontinuität zur alten DGU an, die vor 1929 stets im Wechsel in Berlin und Wien getagt und 1932 Wien als nächsten Tagungsort vorgesehen hatte. Auf Grund der angespannten politischen Lage wurde der dritte Kongress der GRU jedoch abgesagt. Der 1939 in Wien geplante Kongress wurde zunächst als dritte Tagung der GRU und später als Kongress der DGfU angekündigt, dann zweimal von seinem designierten Präsidenten Rubritius verschoben und zuletzt wegen des Beginns des Zweiten Weltkrieges abgesagt.[40]

Die Gründung der Gesellschaft Reichsdeutscher Urologen kann einerseits als Akt der (Selbst-)Gleichschaltung auf der institutionellen

Ebene der Urologie verstanden werden. Andererseits erhofften die beteiligten Mediziner jedoch zu Recht, von Staats- und Parteiorganisationen persönlich, fachlich und fachpolitisch für ihr Entgegenkommen belohnt zu werden. Diesen Prozess haben Rathert und Moll bereits 2007 treffend als „geschmeidige Anpassung“ bezeichnet.[41]

Den Urologen, die zwischen 1933 und 1945 in Deutschland und zwischen 1938 und 1945 in Österreich in die Führungspositionen des Faches aufstiegen, konnte dies nur mit Billigung der nationalsozialistischen Partei- und Regierungsbürokratie gelingen. In Kapitel „Karrieren führender Urologen“ werden einige ausgesuchte Karrierewege nachgezeichnet. Dabei fällt ins Auge, dass die große Mehrzahl untersuchten Personen Mitglieder der NSDAP und viele fördernde oder sogar aktive Mitglieder der SS waren.

Die (alte) Deutsche Gesellschaft für Urologie war eigentlich eine deutsch-österreichische. Dies wird deutlich aus der paritätischen Besetzung der Posten des Vorsitzenden, stellvertretenden Vorsitzenden und Schriftführers durch jeweils einen Deutschen und einen Österreicher bei der Gründung der Gesellschaft bei der konstituierenden Sitzung 1906 in Stuttgart,[42] der Liste der Kongresspräsidenten, sowie aus der Wahl der Tagungsorte Wien und Berlin, die sich von 1907 bis 1928 zu jedem Kongress abwechselten.[43] Der letzte Kongress der DGfU fand 1929 unter dem Kongresspräsidenten Kielleuthner in München statt. Bereits seit 1931 war Hans Rubritius (1876–1943) als Präsident des nächsten Kongresses in Wien vorgesehen gewesen. Auf Grund der wirtschaftlichen Verhältnisse wurde der Kongress zunächst auf 1932, dann auf 1933 verschoben.

In dem Einladungsschreiben an potentielle Mitglieder der GRU nennt ihr Schriftführer Karl Heusch (ca. 1935) als Motive für die Gründung der neuen Gesellschaft „die Belange der Volksgesundheit und des selbstgewählten Faches“, welche eine „festgeschlossene Front

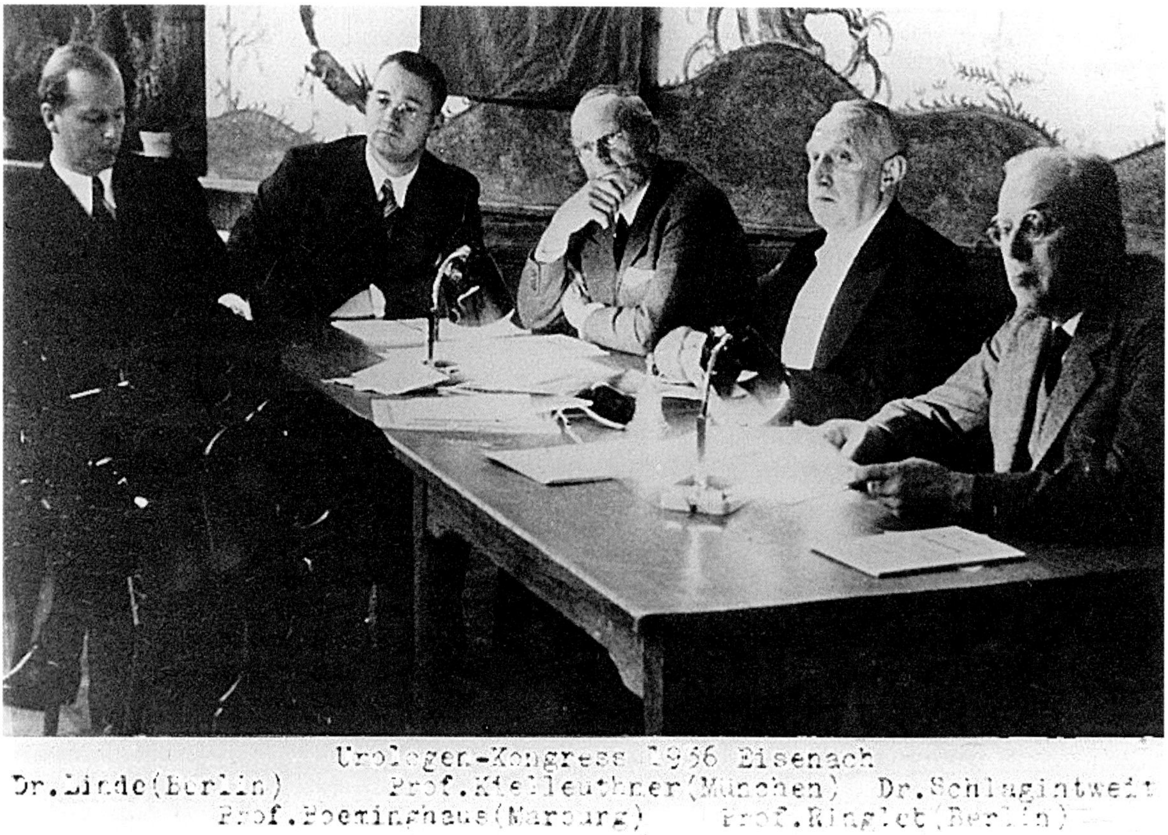

Urologen beim GRU-Kongress in Eisenach 1936, Museum und Archiv, Deutsche Gesellschaft für Urologie, Düsseldorf, mit freundlicher Genehmigung

der Fachurologen Deutschlands“ erforderten. Hieraus wird die Programmatik der neuen Gesellschaft deutlich: Einerseits wolle sie sich eindeutig in den Dienst der nationalsozialistischen Gesundheitspolitik, einschließlich ihrer bevölkerungspolitischen Dimension, stellen, andererseits hoffte sie im Gegenzug auf eine Stärkung des Faches Urologie.

Ein Themenkomplex, der in dem Einladungsschreiben nicht angesprochen wird, ist die personelle Situation der Urologie in Deutschland nach 1933. Nachdem jüdische Ärzte sukzessiv aus Leitungspositionen und Praxis gedrängt worden waren, konnten und mussten ihre Positionen mit neuen Personen besetzt werden. Dass Antisemitismus und der Zugang zu bisher von jüdischen Ärzten besetzten Positionen für einen Teil der „reichsdeutschen“ Urologen Motive für ihr Handeln waren, wird etwa aus einem Lebenslauf deutlich, den Otto Ringleb im September 1937, eine Woche nach seiner Aufnahme in die SS, schrieb. Darin werden seine Feindbilder deutlich, wenn er schreibt:

> Meine akademische Laufbahn war zunächst gehemmt, so fleissig ich auch wissenschaftlich tätig war, durch die Ausstrahlung des Hasses der Juden und des Widerstandes der Chirurgen gegen die Urologie. [...] Über den Kampf mit den Berliner Arzt-Juden könnte ich ein Buch schreiben. Ich hatte es nicht nur am Geldbeutel erfahren, was die Ablehnung dieser Leute bedeutet, sondern soviel Gemeinheiten und Hass von dieser Gesellschaft auch im wissenschaftlichen Schrifttum kennengelernt, dass zu einer Begründung der hier zur Verfügung stehende Raum nicht ausreichen würde.[44]

Durch die Vertreibung der größten Kapazitäten der Urologie, etwa Leopold Casper, Alexander von Lichtenberg und Paul Rosenstein aus Berlin, wurden deren Positionen frei, und konnten mit systemkonformen Urologen wie Otto Ringleb und Karl Heusch besetzt werden. Neben politischem Einfluss gewannen die verbleibenden Urologen auch dadurch mehr Gewicht, dass weniger Kollegen für die Krankenversorgung zur Verfügung standen, so dass die verbleibenden Urologen größere Anforderungen stellen konnten. So stimmte etwa der Leiter der Chirurgie an der Berliner Charité Ferdinand Sauerbruch (1875–1951) der Einrichtung des Ordinariats für Urologie 1937 und seiner Besetzung mit Otto Ringleb zu, „um nach dem Weggang von Lichtenberg[s] dessen ‚wertvolle Patienten‘ an die Charité zu binden“.[45]

Neben personellen und fachpolitischen Veränderungen verschob sich jedoch auch das Behandlungsspektrum der Urologen. So weist Fritz Schultze-Seemann darauf hin, dass insbesondere in Berlin, aber auch im Rest Deutschlands, „Endoskopiker und Venerologen ganz besonders betroffen“ durch den Antisemitismus waren und ihre Positionen aufgeben mussten, „so daß fortan wieder die Urochirurgen an Übergewicht gewinnen konnten“.[46]

Während der Phase der Trennung der deutschen und österreichischen Urologie wurde im November 1935 die Wiener Urologische Gesellschaft in Österreichische Urologische Gesellschaft umbenannt.[47] Die Trennung war laut Ringleb im Sommer 1934 beschlossen worden. Gründe dafür nennt er nicht. Neben innerösterreichischen Gründen mag jedoch dazu beigetragen haben, dass nachdem die Nationalsozialisten unter den deutschen Urologen ihre jüdischen Fachkollegen erfolgreich aus der Führungsebene der DGfU und Zeitschrift für Urologie gedrängt hatten, nicht auf gleicher Ebene mit den jüdischen Kollegen aus Österreich verkehren und mit ihnen Kongressposten teilen wollten. Indizien, die diese Interpretation stützen, sind etwa die Anwesenheit österreichischer Urologen auf den GRU-Kongressen sowie die Bestimmung Rubrizius' zum Kongresspräsidenten und Wahl Wiens als Kongressort für den avisierten dritten Reichsdeutschen Kongress 1939, also nach dem „Anschluss“ Österreichs an das Deutsche Reich und die Übernahme der Nürnberger Rassengesetze dort.

Kongresse der Gesellschaft Reichsdeutscher Urologen

Als die GRU 1936 in Eisenach zu ihrem ersten Kongress zusammentrat, versammelte man sich zuerst an Maximilian Nitzes Grab dort.[48] Ringleb, der von 1902 bis zu Nitzes Tod 1906 bei ihm Privatassistent gewesen war, hielt eine Rede, in der er auf die Bedeutung Nitzes und seines „Blasenrohrs“ für die Urologie einging.[49]

Aus dem Vortragsprogramm der Tagung lässt sich die Ausrichtung der Reichsdeutschen Gesellschaft deutlich erkennen. In seinem Begrüßungsvortrag forderte Ringleb eine Unabhängigkeit der Urologie von der Chirurgie in Praxis und Lehre und begründete dies damit, dass die Urologie zwar, wie etwa auch die Gynäkologie, einen chirurgischen Anteil habe, jedoch die „Eingriffe[...] von innen her, die also mit Tastgeräten allein (Katheterung, Behandlungen der Harnröhrenengen, das Steineknacken) oder mit dem Sichtgerät, dem Cystoskop“[50] fachkonstituierend seien. Hier wird die aktiv durch die Wahl des Tagungsortes konstruierte Kontinuität von Nitze über dessen direkten Schüler Ringleb zur durch die Endoskopie konstituierten Urologie deutlich. Ringleb beschloss den Vortrag, indem er seine Fachkollegen aufforderte:

> Sprechen und schreiben Sie deutsch! [...] Wenn sich jeder Urologe Mühe gibt, an der Sprache in den Vorträgen und Veröffentlichungen zu arbeiten und zu feilen, so wird unser Fachschrifttum mit der Zeit gepflegter erscheinen. Vor allem aber folgen wir hier den Richtlinien unseren großen Führers, dessen Wege wir mitgehen, wohin auch immer, und dessen Werke jeder von uns tatkräftig zu unterstützen hat. So wollen wir ihm auch treue Gefolgschaft geloben und mitarbeiten am Heil der uns anvertrauten Kranken, zum Wohl unseres Vaterlandes. Mit dem Rufe: Unser Führer Adolf Hitler ‚Sieg Heil!‘ eröffne ich hiermit die I. Tagung der Gesellschaft Reichdeutscher Urologen![51]

In den weiteren Kongressbeiträgen zeigt sich, dass sich Deutschtümelei und Orientierung an der Volksgesundheit keineswegs auf reine Rhetorik beschränkten, sondern die wissenschaftlichen Arbeiten prägten. In seinem Vortrag „Urologie und Volksgesundheit“ stellte Karl Heusch die Rolle einer professionalisierten Uro-

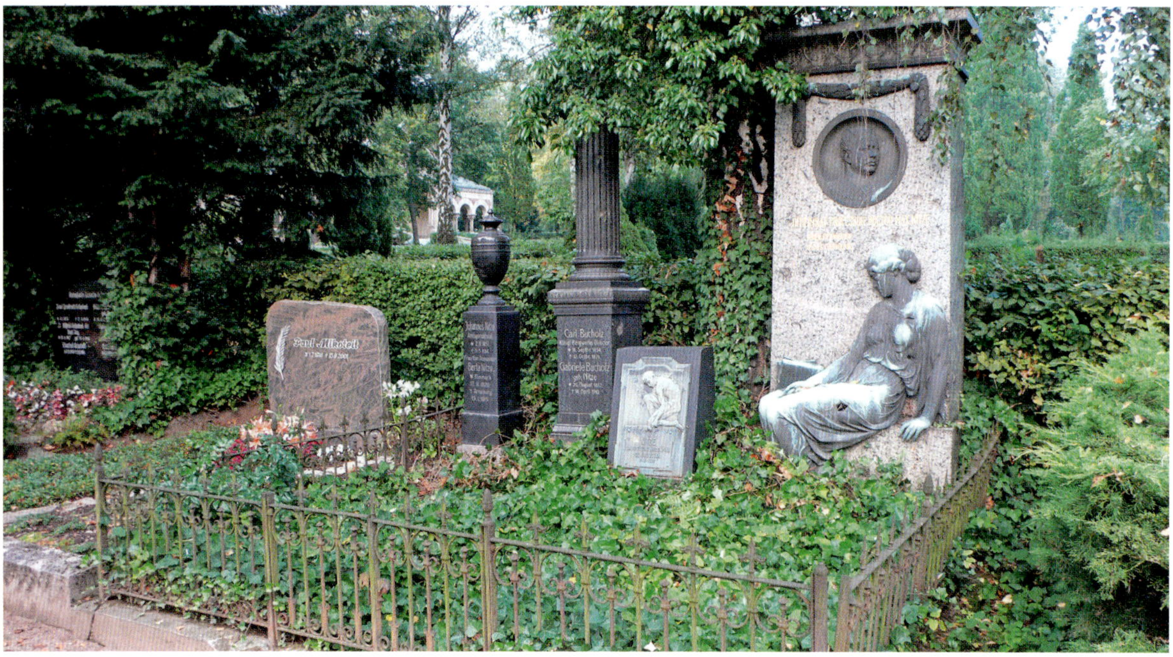

Grab Maximilian Nitzes in Eisenach, Foto von J. Keyn (2009), mit freundlicher Genehmigung

logie für die Volksgesundheit heraus. Er betonte darauf hin, dass Deutschland im internationalen Vergleich an 14. Stelle stünde, was die urologischen Professuren (Heusch spricht fälschlich von Lehrstühlen) pro Einwohner angehe und wies auf den bereits erfolgten und potenziellen Nutzen einer verbesserten und professionalisierten urologischen Ausbildung für die Volksgesundheit sowie programmatisch auf Kongressvorträge zu entsprechenden Themen hin. Dazu zählen die „noch unbesiegte [...] Volksseuche Gonorrhöe" und insbesondere die „Wiederherstellung der Potentia generandi beim Manne" (Richter-Greifswald in seinem Vortrag „Gonorrhöe und Ehe"), schwangerschaftserhaltende Ureter- und Nierenoperationen, erbliche Krankheiten des „Harnstromgebiets" (Gruber-Göttingen) und „die reichsgesetzlichen Maßnahmen zur Verhütung erbkranken Nachwuchses" (Boeminghaus-Marburg, Schultze-Berlin) sowie die Erhaltung von Arbeitskräften bei Gesundheit (Haeberle-Berlin).[52] Auf den letzen Punkt ging Heusch besonders ein und fragte:

> Wieviel Millionen könnten an Rentenverfahren, an Rentenzahlungen, an nutzlosen Behandlungskosten, an Krankengeldern und Ähnlichem jährlich gespart, wieviel sinnlose Schmerzen und Leiden könnten aus der Welt geschafft, wieviele Simulanten und unwürdige Nutznießer der öffentlichen Gesundheitspflege könnten entlarvt werden; auf der anderen Seite: wieviel mehr Soldaten- und Arbeiterbataillone könnten in unserem Vaterland antreten, kurz, wie sehr könnte die Lebensleistung des gesamten deutschen Volkes gesteigert werden, bei einer Planung der Urologie in Deutschland, die ihren Aufgaben und Möglichkeiten angemessen wäre?[53]

Aus diesem Zitat wird deutlich, dass klassische Ziele des ärztlichen Handelns, wie das Vermeiden von Schmerzen und Leid, gleichberechtigt neben neue, wie etwa das Ausheben von Soldaten und Arbeitern, gestellt werden. Diese Stärkung der Volksgesundheit konnte zum einen durch verbesserte Gesundheitsfürsorge und Prävention[54] erreicht werden. Zum anderen sollten durch das Ermöglichen und Erhalten erwünschten Nachwuchses und das Vermeiden von unerwünschtem Nachwuchs die Quantität und Qualität des Volkes erhöht werden.[55]

Die Rassenhygiene als entscheidender Teil der nationalsozialistischen Gesundheitspolitik spielte in der Urologie eine große Rolle. Das „Gesetz zur Verhütung erbkranken Nachwuchses" vom 14. Juli 1933 erlaubte ab 1934 die zwangsweise Sterilisation von Menschen, die an bestimmten Krankheiten litten, die man für erblich hielt. Für die Sterilisation des Mannes wurde fast ausschließlich die Vasektomie verwendet, die meist von Allgemeinchirurgen, aber auch von Urologen ausgeführt wurde. Somit verwundert es nicht, dass sich in chirurgischen und urologischen Fachzeitschriften zahlreiche Artikel zur Technik der Sterilisation erschienen und Hans Boeminghaus gemeinsam mit dem Gynäkologen Hans Naujoks eines der für Deutschland in den 1930er Jahren wichtigsten Handbücher der Sterilisation und Kastration verfasste.[56] Mit urologischen Beiträgen zu Forschung und Praxis der Kastration und Sterilisation im Nationalsozialismus beschäftigt sich im Detail Kapitel „Forschung zur und Praxis der Sterilisation und Kastration...".

Nachdem die Annäherung der GRU an die nationalsozialistische Gesundheitspolitik die erwünschte Wirkung gezeigt hatte, war das Programm des zweiten GRU-Kongresses, der nur ein Jahr später ebenfalls in Eisenach stattfand, inhaltlich weniger stark ideologisch geprägt. Die Rhetorik blieb trotzdem streng nationalsozialistisch. So bemerkte der Kongresspräsident Eduard Pflaumer[57] in seiner Eröffnungsansprache etwa:

> Ich hoffe, unsere Tagung wird Ihnen beweisen, daß die Urologie in Deutschland trotz mancher Schwierigkeiten ihre alte Höhe gewahrt hat. Wir sind auch überzeugt, daß unsere ausländischen Freunde unser liebes Deutschland heute besser, schöner und fester als je zuvor finden werden. Daß dem so ist, verdanken wir allein unserem Führer Adolf Hitler. Ich bitte Sie, ihm Dank, Treue und Verehrung zu bekunden, indem Sie sich erheben und dadurch mit folgendem Telegramm einverstanden erklären: „Die auf der Wart-

burg tagende Gesellschaft Reichsdeutscher Urologen entbietet dem hehren Führer des Vaterlandes denkbaren Gruß und das Gelöbnis freuiger Gefolgschaft und Arbeit".[58]

Bei den Schwierigkeiten, die Pflaumer anspricht, handelt es sich zweifellos um die Vertreibung etwa eines Drittels der Urologen aus Deutschland, die allermeisten davon aufgrund ihrer jüdischen Religion oder Herkunft.[59] Insbesondere unter den vor 1933 führenden Persönlichkeiten des Faches, die häufig in Berlin und Wien tätig waren, war dieser Anteil eher noch höher.

Auf der gleichen Tagung überbrachte im Namen der Argentinischen Gesellschaft für Urologie der von dort stammende Urologe Ricardo Ercole eine Maximilian Nitze gewidmete Bronzetafel, die an dessen Grab aufgestellt wurde. Pflaumer dankte der

> befreundeten Gesellschaft und ihrem Vorsitzenden für die Ehrung Nitzes und [freute sich], Deutschland den Ausdruck freundschaftlicher Gefühle seitens einer großen Nation übermitteln zu dürfen, die [...] auch in schwerster Bedrängnis die Freundschaft gehalten hat, indem sie als einziger Staat Amerikas Deutschland nicht den Krieg erklärte.[60]

Gemeint ist hier der Erste Weltkrieg.

Weiter ging Pflaumer in seiner Eröffnungsrede auf das Verhältnis von Chirurgie und Urologie ein, indem er einen Artikel im Ärzteblatt kommentiert, der sich für die Einheit der „große[n] Mutter Chirurgie" und gegen Sonderrechte, Pflichtvorlesungen und Prüfungsfächer für kleinere Spezialfächer ausspricht, unter denen auch explizit die Urologie genannt ist. Als Reaktion forderte Pflaumer für die Urologie mehr Gewicht und Unabhängigkeit ein. Er argumentierte, sie müsse in der ärztlichen Ausbildung „obligatorisches Lehr- und Prüfungsfach" und in Forschung und Lehre nicht von Allgemeinchirurgen, sondern von Urologen vertreten werden. Pflaumer schloss mit der Hoffnung auf eine „ersprießliche[...] Zusammenarbeit zwischen allen Chirurgen einerseits und großen oder kleinen Spezialfächern anderseits [...]" und fuhr fort:

Der Dank der Nachwelt.

Niederlegung einer Gedenkplatte am Nitzegrab als Ausklang der Urologentagung.

Die Eisenacher Urologentagung, die einen so überaus erfolgreichen Verlauf genommen hat und auch im nächsten Jahre wieder in der Wartburgstadt abgehalten werden soll, fand ihren Ausklang mit einer letzten Weihestunde am Grabe Max Nitzes auf unserem Friedhof. Der argentinische Vertreter, Dr. Ricardo Ercole, hatte es nach der Havarie seines Schiffes nun doch noch möglich machen können, in Eisenach zu erscheinen und die von der argentinischen Gesellschaft gestiftete Gedenkplatte mitzubringen. Diese Platte wurde nun gestern vormittag am Grabe des Begründers der urologischen Wissenschaft feierlich niedergelegt.

Unser Bild zeigt von links nach rechts: Professor Dr. Pflaumer (Tagungsleiter), Dr. Ricardo Ercole-Argentinien, Professor Dr. Ringleb (Vorsitzender der Gesellschaft Reichsdeutscher Urologen).

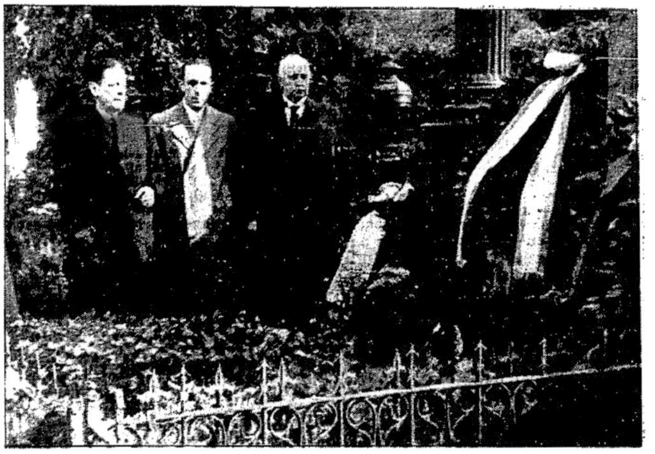

Photo: Beyer.

Bericht aus der Eisenacher Tagespost vom 11. Oktober 1937 über den zweiten Kongress der GRU, aus dem Stadtarchiv Eisenach

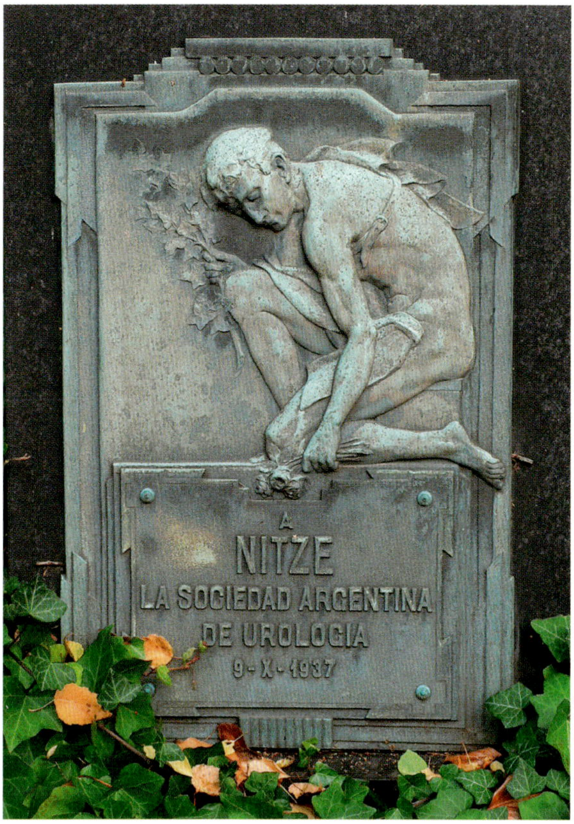

Bronzetafel der Argentinischen Gesellschaft für Urologie, Foto von J. Keyn (2009), mit freundlicher Genehmigung

> Dann wird zum Wohle unseres Volkes jeder zu seinem Recht kommen, ohne daß einem ein Recht genommen wird. Unser Wahlspruch aber sei: Jeder für Alle, und Alle für Eines, unser Deutschland, durch Einen unseren Führer Adolf Hitler! Unser Führer Sieg Heil![61]

Hier wird erneut die Taktik sichtbar, Nationalismus und Nationalsozialismus als Verbündete im Aushandlungsprozess um Unabhängigkeit von der Chirurgie einzusetzen.

Zeitschriften

Auch auf der Ebene der Zeitschriften kam es ab 1933 zu Veränderungen. Bereits 1933 mussten Artur Lewin, Paul Rosenstein, Leopold Casper und Eugen Joseph das Herausgebergremium bzw. die Redaktion der Zeitschrift für Urologie verlassen. In die Schriftleitung wurden Hans Boeminghaus, Eduard Pflaumer und Ludwig Rehn neu berufen, während Hans Rubritius, Victor Schmieden und Ludwig Kielleuthner von Herausgebern zu Schriftleitern wurden. Dies führte insgesamt zu einer Stärkung chirurgisch orientierter Ärzte in der Schriftleitung. Als ausländische Mitherausgeber verblieben neben den Österreichern noch Fedorow-Leningrad, Fronstein-Moskau und Illyes-Budapest.[62] Erst mit dem Jahreswechsel 1936/1937 änderte die Zeitschrift für Urologie ihren Untertitel von „Organ der Deutschen Gesellschaft für Urologie“ in „Organ der Gesellschaft Reichsdeutscher Urologen“.

Die Zeitschrift Ikonographia urologica war bereits seit 1911 geplant gewesen, um neben den streng wissenschaftlichen Zeitschriften ein Medium zu schaffen, in dem „jeder Urologe oder andere Arzt, der eine bemerkenswerte urologische Beobachtung gemacht hatte, dem aber Zeit oder Lust fehlte, um darüber eine wissenschaftliche Arbeit zu schreiben, oder dem diese Einzelbeobachtung als nicht genügend für einen größeren Aufsatz erschien“ eine Veröffentlichung zu ermöglichen, damit „auch Einzelbeobachtungen nicht der Wissenschaft verlorengehen“ sollten.[63] Die Ikonographia urologica erschien in den Jahrgängen 1928 bis 1932. Es erschien bei Stilke in Berlin und zeichnete sich vor allem dadurch aus, dass cystoskopische Abbildungen in Farbe gedruckt wurden. Die Herausgeber waren Victor Blum, Friedrich Necker, Carl Posner und Alfred Rothschild. Gründe für die Einstellung der Ikonographia urologica mögen zum einen finanzieller Natur gewesen sein, das jüdisch geprägte Herausgebergremium hat aber sicherlich auch eine Rolle gespielt.

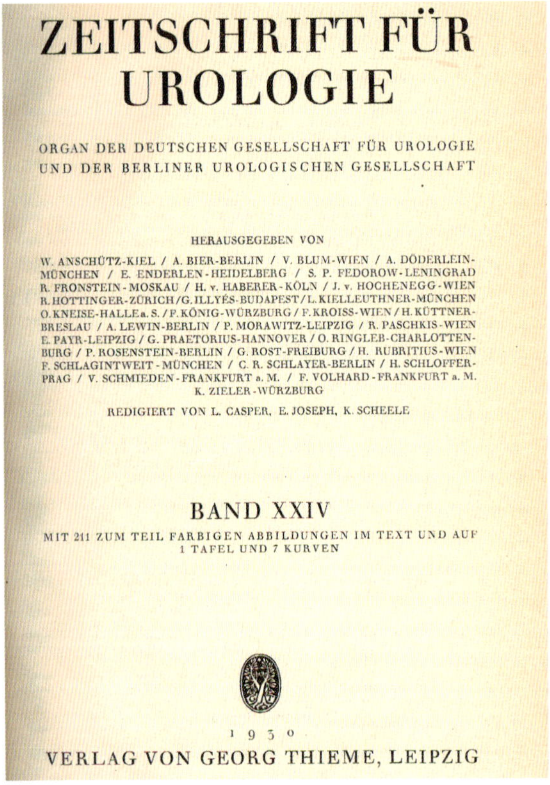

ZEITSCHRIFT FÜR
UROLOGIE

ORGAN DER DEUTSCHEN GESELLSCHAFT FÜR UROLOGIE
UND DER BERLINER UROLOGISCHEN GESELLSCHAFT

HERAUSGEGEBEN VON

W. ANSCHÜTZ-KIEL / A. BIER-BERLIN / V. BLUM-WIEN / A. DÖDERLEIN-MÜNCHEN / E. ENDERLEN-HEIDELBERG / S. P. FEDOROW-LENINGRAD R. FRONSTEIN-MOSKAU / H. v. HABERER-KÖLN / J. v. HOCHENEGG-WIEN R. HOTTINGER-ZÜRICH / G. ILLYÉS-BUDAPEST / L. KIELLEUTHNER-MÜNCHEN O. KNEISE-HALLE a. S. / F. KÖNIG-WÜRZBURG / F. KROISS-WIEN / H. KÜTTNER-BRESLAU / A. LEWIN-BERLIN / P. MORAWITZ-LEIPZIG / R. PASCHKIS-WIEN E. PAYR-LEIPZIG / G. PRAETORIUS-HANNOVER / O. RINGLEB-CHARLOTTENBURG / P. ROSENSTEIN-BERLIN / G. ROST-FREIBURG / H. RUBRITIUS-WIEN F. SCHLAGINTWEIT-MÜNCHEN / C. R. SCHLAYER-BERLIN / H. SCHLOFFER-PRAG / V. SCHMIEDEN-FRANKFURT a. M. / F. VOLHARD-FRANKFURT a. M. K. ZIELER-WÜRZBURG

REDIGIERT VON L. CASPER, E. JOSEPH, K. SCHEELE

BAND XXIV

MIT 211 ZUM TEIL FARBIGEN ABBILDUNGEN IM TEXT UND AUF 1 TAFEL UND 7 KURVEN

1 9 3 0
VERLAG VON GEORG THIEME, LEIPZIG

Zeitschrift für Urologie, 1930, Museum und Archiv, Deutsche Gesellschaft für Urologie, Düsseldorf, mit freundlicher Genehmigung

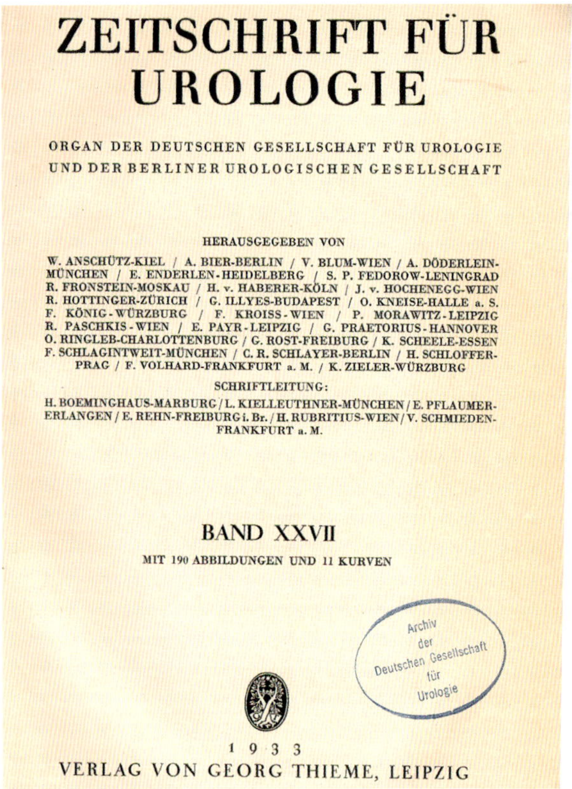

ZEITSCHRIFT FÜR
UROLOGIE

ORGAN DER DEUTSCHEN GESELLSCHAFT FÜR UROLOGIE
UND DER BERLINER UROLOGISCHEN GESELLSCHAFT

HERAUSGEGEBEN VON

W. ANSCHÜTZ-KIEL / A. BIER-BERLIN / V. BLUM-WIEN / A. DÖDERLEIN-MÜNCHEN / E. ENDERLEN-HEIDELBERG / S. P. FEDOROW-LENINGRAD R. FRONSTEIN-MOSKAU / H. v. HABERER-KÖLN / J. v. HOCHENEGG-WIEN R. HOTTINGER-ZÜRICH / G. ILLYES-BUDAPEST / O. KNEISE-HALLE a. S. F. KÖNIG-WÜRZBURG / F. KROISS-WIEN / P. MORAWITZ-LEIPZIG R. PASCHKIS-WIEN / E. PAYR-LEIPZIG / G. PRAETORIUS-HANNOVER O. RINGLEB-CHARLOTTENBURG / G. ROST-FREIBURG / K. SCHEELE-ESSEN F. SCHLAGINTWEIT-MÜNCHEN / C. R. SCHLAYER-BERLIN / H. SCHLOFFER-PRAG / F. VOLHARD-FRANKFURT a. M. / K. ZIELER-WÜRZBURG

SCHRIFTLEITUNG:

H. BOEMINGHAUS-MARBURG / L. KIELLEUTHNER-MÜNCHEN / E. PFLAUMER-ERLANGEN / E. REHN-FREIBURG i. Br. / H. RUBRITIUS-WIEN / V. SCHMIEDEN-FRANKFURT a. M.

BAND XXVII

MIT 190 ABBILDUNGEN UND 11 KURVEN

Archiv der Deutschen Gesellschaft für Urologie

1 9 3 3
VERLAG VON GEORG THIEME, LEIPZIG

Zeitschrift für Urologie, 1933 mit geänderten Herausgebern und Schriftleitung, Museum und Archiv, Deutsche Gesellschaft für Urologie, Düsseldorf, mit freundlicher Genehmigung

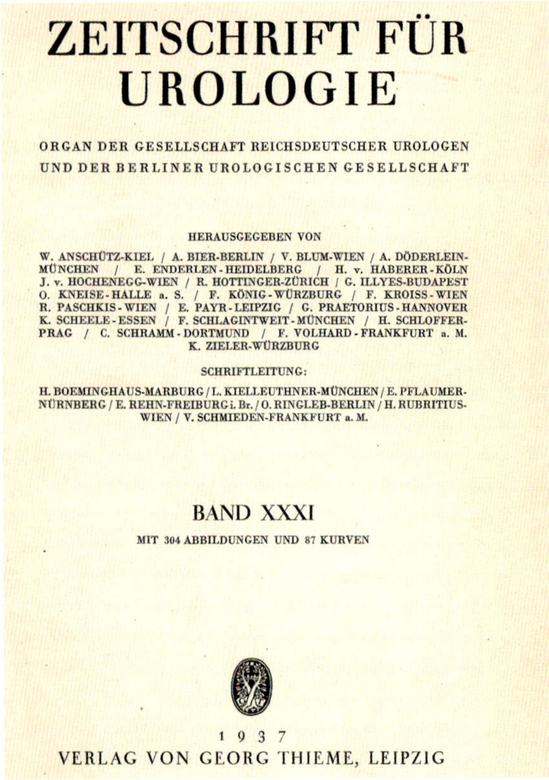

ZEITSCHRIFT FÜR
UROLOGIE

ORGAN DER GESELLSCHAFT REICHSDEUTSCHER UROLOGEN
UND DER BERLINER UROLOGISCHEN GESELLSCHAFT

HERAUSGEGEBEN VON

W. ANSCHÜTZ-KIEL / A. BIER-BERLIN / V. BLUM-WIEN / A. DÖDERLEIN-MÜNCHEN / E. ENDERLEN-HEIDELBERG / H. v. HABERER-KÖLN J. v. HOCHENEGG-WIEN / R. HOTTINGER-ZÜRICH / G. ILLYES-BUDAPEST O. KNEISE-HALLE a. S. / F. KÖNIG-WÜRZBURG / F. KROISS-WIEN R. PASCHKIS-WIEN / E. PAYR-LEIPZIG / G. PRAETORIUS-HANNOVER K. SCHEELE-ESSEN / F. SCHLAGINTWEIT-MÜNCHEN / H. SCHLOFFER-PRAG / C. SCHRAMM-DORTMUND / F. VOLHARD-FRANKFURT a. M. K. ZIELER-WÜRZBURG

SCHRIFTLEITUNG:

H. BOEMINGHAUS-MARBURG / L. KIELLEUTHNER-MÜNCHEN / E. PFLAUMER-NÜRNBERG / E. REHN-FREIBURG i. Br. / O. RINGLEB-BERLIN / H. RUBRITIUS-WIEN / V. SCHMIEDEN-FRANKFURT a. M.

BAND XXXI

MIT 304 ABBILDUNGEN UND 87 KURVEN

1 9 3 7
VERLAG VON GEORG THIEME, LEIPZIG

Zeitschrift für Urologie, 1937 als Organ der Gesellschaft Reichsdeutscher Urologen, Museum und Archiv, Deutsche Gesellschaft für Urologie, Düsseldorf, mit freundlicher Genehmigung

Fazit

Wie tief nationalsozialistische Konzepte und Vokabular in die Gedankenwelt der deutschen Urologen eingedrungen waren, zeigt sich an einem Beispiel aus der Nachkriegszeit.[64] Der Kampf der Urologie um Anerkennung als eigenständiges Fachgebiet innerhalb der Medizin ging in dieser Zeit weiter. In einer Stellungnahme zum Verhältnis von Chirurgie und Urologie, in der für die letztere Freiheit in Forschung und Lehre gefordert wird, wie sie nur durch eigenständige Abteilungen, Habilitationen und (in Konsequenz) Lehrstühle, gewährleistet werden könne, wird von der „grossen Bedeutung [des] Faches für die Volksgesundheit"[65] gesprochen. Die gleiche Formulierung findet sich auch in einem Memorandum der Gesellschaft an die Kultusministerien der Länder, die Fakultäten der medizinischen Hochschulen, die Ärztekammern (Facharztausschüsse) und das Präsidium des Deutschen Ärztetages vom 20. Oktober 1950, das sich der gleichen Frage widmet.[66]

Anmerkungen

1 Hoßfeld U (2003) Kämpferische Wissenschaft. Studien zur Universität Jena im Nationalsozialismus. Böhlau, Wien.

2 Koppitz U, Halling Th, Fangerau H (2009) Nazifizierung und Entnazifizierung am Beispiel der Medizinischen Akademie Düsseldorf. In: Schleiermacher S, Schagen U (Hrsg): Wissenschaft macht Politik. Steiner, Stuttgart, S 149–169.

3 Al-Fartwski H (2007) Die Entwicklung der Klinik Golzheim (1926–2006). Shaker Verlag, Aachen.

4 Seidler (Kinderärzte), Eppinger, Scholz (Dermatologen), Rohrbach (Augenheilkunde).

5 Ehrhardt, H E (1972) 130 Jahre Deutsche Gesellschaft für Psychiatrie und Nervenheilkunde. Steiner, Wiesbaden, S 15.

6 http://www.dgppn.de/dgppn/geschichte/kommission-zur-aufarbeitung-der-geschichte/sonderseite-psychiatrie-im-nationalsozialismus.html (3.6.2011).

7 Roelcke V (2010) Psychiatrie im Nationalsozialismus. Historische Kenntnisse, Implikationen für aktuelle ethische Debatten. Nervenarzt 81: 1317–1325.

8 Fangerau H, Krischel M (2011) Der Wert des Lebens und das Schweigen der Opfer: Zum Umgang mit den Opfern nationalsozialistischer Verfolgung in der Medizinhistoriographie. In: Westermann S, Kühl R, Ohnhäuser T (Hrsg.): NS-„Euthanasie" und Erinnerung. Vergangenheitsaufarbeitung – Gedenkformen – Betroffenenperspektiven. Lit-Verlag, Bielefeld, S 19–28.

9 Krischel M, Moll F, Engel R, Fangerau H (2010) Forschungsperspektiven zur Geschichte der Urologie in Deutschland, 1933–1945. Der Urologe 49(9): 1188–1193; Moll F, Krischel M, Fangerau H (2010) Urology in Germany, Nazism and World War II. In: Mattelaer J., Schultheiss D (Eds.): Europe – The Cradle of Urology. Arnhem, the Netherlands: History Office of the European Association of Urology, S 264–271.

10 Kater M H (2000) Ärzte als Hitlers Helfer. Deutsche Erstausgabe. Europa Verlag, Hamburg Wien.

11 Methfessel B, Scholz A (2006) Ärzte in der NSDAP: Regionale Unterschiede. Deutsches Ärzteblatt 103(16): A 1064–5.

12 S. dazu auch Sammelbiographien.

13 Mitchell A (2002) Wissenschaft und Politik als Ressourcen für einander. In: vom Bruch R, Kaderas B (Hrsg): Wissenschaften und Wissenschaftspolitik. Bestandsaufnahmen zu Formationen, Brüchen und Kontinuitäten im Deutschland des 20. Jahrhunderts. Steiner, Stuttgart, S 32–51.

14 Kümmel W (1985) Die Ausschaltung rassisch und politisch mißliebiger Ärzte. In: Kudlien F (Hrsg.): Ärzte im Nationalsozialismus. Kiepenheuer & Witsch, Köln, S 56–81.

15 Moll F, Krischel M, Rathert P, Fangerau H. (2010) Urologie und Nationalsozialismus. Alexander von Lichtenberg, 1880–1949. Der Urologe 49: 1182.

16 Siehe dazu Krischel M, Moll F, Engel R, Fangerau H (2010) Forschungsperspektiven zur Geschichte der Urologie in Deutschland, 1933–1945. Der Urologe 49(9): 1188–1193 sowie Kümmel W (1985) Die Ausschaltung rassisch und politisch mißliebiger Ärzte. In: F. Kudlien (Hrsg.): Ärzte im Nationalsozialismus. Köln, Kiepenheuer & Witsch, S. 56–81.
17 Zu deren Geschichte, siehe Schmitz J (1969) Die Berliner Urologische Gesellschaft von 1912–1961. Hilke, Berlin.
18 Schultze-Seemann F (1986) Geschichte der Deutschen Gesellschaft für Urologie 1906–1986. Springer, Berlin Heidelberg New York, S 94ff.
19 Forßmann W (1972) Selbstversuch. Erinnerungen eines Chirurgen. Fourier Verlag, Wiesbaden, S 165.
20 Klose B (1936) Eröffnungsansprache der Sitzung der BUG am 28. November 1934. Zeitschrift für Urologie 30: 53.
21 Siehe dazu den Abschnitt zu Karl Heusch im Kapitel „Karrieren führender Urologen im Nationalsozialismus" in diesem Band.
22 Walder K (1933). Bericht über die Sitzung des Geschäftsausschusses des Deutschen Ärztevereinsbundes am 2. April 1933. Deutsches Ärzteblatt 62: 142.
23 Hubenstorf M (1989) Von der „freien Arztwahl" zur Reichsärzteordnung. Ärztliche Standespolitik zwischen Liberalismus und Nationalsozialismus. In: Bleeker J und Jachertz N (Hrsg): Medizin im Dritten Reich. Deutscher Ärzteverlag, Köln, S. 112–131.
24 Dieser Anschnitt basiert zum Teil auf: Krischel M et al. (2011) Die 1907 gegründete Deutsche Gesellschaft für Urologie und die Gesellschaft Reichsdeutscher Urologen im Nationalsozialismus. Der Urologe 50(9), im Druck.
25 Landesarchiv Berlin, B Rep. 042, Nr. 26939, Bl. 2 r,v.
26 LArch Berlin B Rep. 042 Nr. 26939, Blatt 39v.
27 LArch Berlin B Rep. 042 Nr. 26939, Blatt 45.
28 LArch Berlin B Rep. 042 Nr. 26939, Blatt 51.
29 Görtze H (1994) Der Springer-Verlag. Stationen seiner Geschichte Teil II: 1945–1992, Springer, Berlin Heidelberg New York, S 9.
30 Sarkowski H (1992) Der Springer-Verlag. Stationen seiner Geschichte Teil I: 1842–1945, Springer, Berlin, S 332.
31 Landesarchiv Berlin, B Rep. 042, Nr. 26939, Bl. 45.
32 LArch Berlin B Rep. 042 Nr. 26939, Blatt 54.
33 LArch Berlin B Rep. 042 Nr. 26939, Blatt 56.
34 LArch Berlin B Rep. 042 Nr. 26939, Blatt 63a.
35 LArch Berlin B Rep. 042 Nr. 26939, Blatt 67.
36 Siehe dazu das Kapitel „Karrieren führender Urologen im Nationalsozialismus" in diesem Band.
37 Heusch K (o J) Brief an die potentiellen Mitglieder der GRU, aus der Personalakte Heuschs, Archiv und Museum der DGU, Düsseldorf.
38 Einlegeblatt in die Zeitschrift für Urologie 32 (1938), reproduziert in Schulze-Seemann F (Hrsg) (1987): Geschichte der Deutschen Gesellschaft für Urologie 1906 bis 1986. Springer Verlag, Berlin Heidelberg New York, S 108.
39 Pflaumer E: Eröffnungsansprache, gehalten auf der II. Tagung der GRU zu Eisenach, 7. bis 9. Oktober 1937. In: Mauermayer W, Schultze-Seemann F (Hrsg) (1979): Deutsche Gesellschaft für Urologie 1907–1978: Eröffnungsreden der Präsidenten 1.–30. Kongreß. Springer Verlag, Berlin Heidelberg New York, S 147.
40 Schultze-Seemann F (1986) Geschichte der Deutschen Gesellschaft für Urologie 1906–1986. Springer, Berlin Heidelberg New York, S 110.
41 Rathert P & Moll F (2007) Urologie in Deutschland im Spiegel der Kongresse der Deutschen Gesellschaft für Urologie. In: Arbeitskreis Geschichte der Urologie (Hrsg.): Urologie in Deutschland. Springer Verlag, Heidelberg, S 39.
42 Schulze-Seemann F (Hrsg) (1985): Geschichte der Deutschen Gesellschaft für Urologie 1906 bis 1986. Springer Verlag, Berlin Heidelberg New York, S 19–28, sowie die dort reproduzierten Primärquellen.
43 Mauermayer W, Schultze-Seemann F (Hrsg) (1979) Deutsche Gesellschaft für Urologie 1907–1978: Eröffnungsreden der Präsidenten 1.–30. Kongreß. Springer Verlag, Berlin Heidelberg New York.
44 Ringleb Otto: Lebenslauf vom 16. September 1937, Deutsches Bundesarchiv Berlin, BDC SSO, Ringleb, Otto.
45 Rathert P & Moll F (2007) Urologie in Deutschland im Spiegel der Kongresse der Deutschen Gesellschaft für Urologie. In: Arbeitskreis Geschichte der Urologie (Hrsg.): Urologie in Deutschland. Springer Verlag, Heidelberg, S 40.
46 Schultze-Seemann F (1986) Geschichte der Deutschen Gesellschaft für Urologie 1906–1986. Springer, Berlin Heidelberg New York, S 92.
47 Ein Vermerk findet sich in der Zeitschrift für urologische Chirurgie 42 (1937), S 241.
48 Zu Nitze, s. etwa Reuther M (2006) Maximilian Nitze (1848–1906), Geburtshelfer der Urologie. Der Urologe 45:1076–1083.
49 Ringleb O: Rede am Grab M. Nitzes, Vortrag, gehalten auf der I. Tagung der GRU zu Eisenach, 1. bis 3. X. 1936. In: Mauermayer W, Schultze-Seemann F (Hrsg) (1979) Deutsche Gesellschaft für Urologie 1907–1978: Eröffnungsreden der Präsidenten 1.–30. Kongreß. Springer Verlag, Berlin Heidelberg New York, S 137–140.
50 Ringleb O: Begrüßung, Vortrag, gehalten auf der I. Tagung der GRU zu Eisenach, 1. bis 3. X. 1936. In: Mauermayer W, Schultze-Seemann F (Hrsg) (1979) Deutsche Gesellschaft für Urologie 1907–1978: Eröffnungsreden der Präsidenten 1.–30. Kongreß. Springer Verlag, Berlin Heidelberg New York, S 142.
51 Ibid.
52 Heusch K (1937) Urologie und Volksgesundheit, Zeitschrift für Urologie 30 (12), S 828–9.
53 Ibid, hier S 829.
54 Zur nationalsozialistischen Präventionspolitik, siehe etwa Proctor R (2000) The Nazi War on Cancer, Princeton University Press, Princeton.
55 Zu pro- und antinathalistischer NS-Gesundheitspolitik, siehe Bock 1988.
56 Krischel M (2010) Hans Boeminghaus und die urologische Sterilisationsforschung. Urologische Nachrichten 10: 14–15.

57 Siehe dazu das Kapitel „Karrieren führender Urologen im Nationalsozialismus“ in diesem Band.
58 Pflaumer E: Eröffnungsansprache, gehalten auf der II. Tagung der GRU zu Eisenach, 7. bis 9. Oktober 1937. In: Mauermayer W, Schultze-Seemann F (Hrsg) (1979): Deutsche Gesellschaft für Urologie 1907–1978: Eröffnungsreden der Präsidenten 1.–30. Kongreß. Springer Verlag, Berlin Heidelberg New York, S 147.
59 Siehe dazu das Kapitel „Lebenswege der jüdischen Urologen …“ in diesem Band.
60 Pflaumer E: Eröffnungsansprache, gehalten auf der II. Tagung der GRU zu Eisenach, 7. bis 9. Oktober 1937. In: Mauermayer W, Schultze-Seemann F (Hrsg) (1979): Deutsche Gesellschaft für Urologie 1907–1978: Eröffnungsreden der Präsidenten 1.–30. Kongreß. Springer Verlag, Berlin Heidelberg New York, S 149.
61 Pflaumer E: Eröffnungsansprache, gehalten auf der II. Tagung der GRU zu Eisenach, 7. bis 9. Oktober 1937. In: Mauermayer W, Schultze-Seemann F (Hrsg) (1979): Deutsche Gesellschaft für Urologie 1907–1978: Eröffnungsreden der Präsidenten 1.–30. Kongreß. Springer Verlag, Berlin Heidelberg New York, S 151.
62 S. dazu auch Schultze-Seemann F (1986) Geschichte der Deutschen Gesellschaft für Urologie 1906–1986. Springer, Berlin Heidelberg New York, S 92–3.
63 Schultze-Seemann F (1986) Geschichte der Deutschen Gesellschaft für Urologie 1906–1986. Springer, Berlin Heidelberg New York, S 74–5.
64 Siehe dazu insbesondere das Kapitel Halling in diesem Band.
65 Stellungnahme des Ausschusses der Deutschen Gesellschaft für Urologie nach einer Sitzung am 25. September 1949, reproduziert in Schultze-Seemann F (1986) Geschichte der Deutschen Gesellschaft für Urologie 1906–1986. Springer, Berlin Heidelberg New York, S 119.
66 Reproduziert in Schultze-Seemann F (1986) Geschichte der Deutschen Gesellschaft für Urologie 1906–1986. Springer, Berlin Heidelberg New York, S 124–132.

Lebenswege der jüdischen Urologen während der Zeit des Nationalsozialismus

Julia Bellmann

Nach der Machtergreifung durch die Nationalsozialisten im Januar 1933 kam es innerhalb kurzer Zeit, wie auch in anderen medizinischen Fachrichtungen, zur beruflichen und gesellschaftlichen Ausgrenzung der jüdischen oder aus dem Judentum stammenden Urologen.

Bereits am 24. März 1933 beschlossen die ärztlichen Spitzenverbände, der Hartmannbund und der Deutsche Ärztevereinsbund, ihre „Selbstgleichschaltung" mit dem Nationalsozialistischen Deutschen Ärztebund (NSDÄB). Damit begann die Ausgrenzung und Verdrängung von jüdischen Kollegen aus den betroffenen medizinischen Fachgesellschaften. Nur eine Woche später, am 2. April, vermeldete der „Reichskommissar" des NSDÄB Gerhard Wagner (1888–1939), dass alle jüdischen und marxistischen Ärzte aus den führenden und entscheidungstreffenden Positionen der Spitzenverbände entfernt seien.[1]

Als Jude galt, wer jüdische Eltern oder Großeltern hatte. Dabei gab es die Unterscheidung von „Volljuden" und „Mischlingen". Durch die Bestimmung im Reichsbürgergesetz, besser bekannt als die Nürnberger Gesetze, vom 15. September 1935 und der 1. Verordnung vom Reichsbürgergesetz vom 14. November 1935 wurden diese Einordnungen näher definiert. Darin galt nach §2 Absatz 2 als jüdisch, wer von drei jüdischen Großeltern abstammte. Mit einem oder zwei jüdischen Großelternteilen galt man als „Mischling". Eine Ausnahme war laut §5, wer als „Mischling" einen jüdischen Elternteil hatte, einer jüdischen Religionsgemeinschaft angehörte oder mit einem „Volljuden" verheiratet war. In diesen Fällen wurde der Betreffende als „Volljude" eingestuft.[2]

Einen Tag vor der Meldung von Gerhard Wagner, am 1. April, kam es im gesamten Deutschen Reich zum „allgemeinen Judenboykott". Männer der SA und der SS postierten sich vor jüdischen Praxen, aber auch vor Anwaltskanzleien und Geschäften. Durch antijüdische Graffitis, Parolen und Warnungen auf Schaufenstern und Praxis- bzw. Kanzleischildern sollten Passanten und „arische" Kunden, Klienten und Patienten davor gewarnt werden, diese Geschäfte, Kanzleien und Praxen zu betreten, dort einzukaufen, sich behandeln oder beraten zu lassen. Für viele betroffene Ärzte war das bereits der erste Schritt, der ihre gesellschaftliche, aber auch wirtschaftliche Lage deutlich verschlechterte.[3]

Auf diese ersten öffentlichen Aktionen folgten im Laufe des Aprils weitere Maßnahmen, die die jüdischen Ärzte in ihrer Berufsausübung behinderten oder sie sogar ganz an ihrer Tätigkeit in Praxis, Forschung und Lehre hinderten. Dazu gehörte unter anderem das am 7. April erlassene „Gesetz zur Wiederherstellung des Berufsbeamtentums". Beamte, die als „nicht-arisch" oder als politisch nicht zuverlässig galten, wurden mit sofortiger Wirkung in den Ruhestand versetzt. Ausnahmen galten nur, wenn man bereits vor dem 1. August 1914 verbeamtet war oder im Ersten Weltkrieg als Frontkämpfer (Frontkämpferstatus) aktiv gewesen war beziehungsweise seinen Vater oder Sohn im Krieg verloren hatte. Gerade der Status als Frontkämpfer wurde sehr eng ausgelegt. Nur wer als Sanitätssoldat in einem Front- oder Seuchenlazarett länger als sechs Monate gedient hatte, dem wurde der Frontkämpferstatus zuerkannt. Als aktiver Soldat an der Front während des Ersten Weltkrieges gab es keine Mindestdienstzeit, um den Status zuerkannt zu bekommen.[4] Das Gesetz, das ursprünglich nur auf Beamte ausgelegt war, wurde durch erweiterte Verordnungen vom 24. April, 4. und 6. Mai auch auf nicht verbeamtete Personen ausgedehnt.[5] Für die Ärzte, die an den Universitäten, Gesundheitsämtern, staatlichen und kommunalen Krankenhäusern und anderen öffentlichen Einrichtungen arbeiteten, bedeutete dies oft den Verlust der Arbeitsstelle. Die Ärzte, denen man den Frontkämpferstatus verweigerte, legten Einspruch gegen die Entscheidung ein und bekamen, nach der Überprüfung durch die zuständigen Stellen, in vielen Fällen den Status des Frontkämpfers nachträglich anerkannt.

Weitere Gesetze und Verordnungen, die die jüdischen Ärzte an ihrer Berufsausübung hinderten, traten bald darauf in Kraft, so die Verordnung über „die Neuzulassung von nichtarischen und kommunistischen Kassenärzten und die Beendigung der Zulassung von nichtarischen und kommunistischen Kassenärzten"[6]. Die Ersatzkassen folgten dem Beispiel der gesetzlichen Kassen bereits im Juli und die Privatkassen übernahmen bei der Behandlung durch jüdische Ärzte nur noch die Kosten für „nicht-arische" Patienten. Für diese Verordnung galten die gleichen Ausnahmeregelungen wie auch für das „Gesetz zur Wiederherstellung des Berufsbeamtentums".[7] Die finanziellen Folgen durch den Kassenausschluss waren für viele niedergelassene Ärzte deutlich spürbar und bereits zu diesem Zeitpunkt gaben einige ihre Praxis auf und versuchten durch eine Emigration wieder eine berufliche Basis zu erlangen, von der sie und ihre Familien leben konnten. Durch die Ausnahmeregelungen, die besonders die älteren Ärzte begünstigte, waren es hauptsächlich die nach 1918 approbierten Ärzte, die sich zu diesem frühen Zeitpunkt für die Emigration entschieden.

Ein weiterer Schritt zur Ausgrenzung und Verdrängung war das Gesetz über die Ehrenämter vom 19. Mai 1933. Jüdische Ärzte mussten ihre ehrenamtlichen Positionen als Gutachter, Berater oder Vertrauensarzt sowie ihre Plätze in Ausschüssen und Gremien aufgeben. Die Entwicklung in der Urologie in den 1930er Jahren verlief parallel dazu. Die alte Deutsche Gesellschaft für Urologie (DGfU), die 1906 gegründet worden war, ruhte bereits ab 1933 und es wurde unter dem Vorsitz von Otto Ringleb (1875–1946) die Gesellschaft Reichsdeutscher Urologen (GRU) gegründet. Mit dem „Ruhenlassen" der alten Gesellschaft wurden auch die jüdischen Mitglieder von der Teilnahme an der neuen Gesellschaft ausgeschlossen, so zum Beispiel Leopold Casper (1859–1959) und Alexander von Lichtenberg (1880–1949), aber auch die bisher zum geschäftsführenden Vorstand der DGfU gehörenden Berliner Urologen Arthur Lewin (1866–1939) und Alfred Rothschild (1866–1942).[8] Näheres zum Prozess der Gleichschaltung findet sich im Kapitel „Gleichschaltung und Selbstgleichschaltung der deutschen Urologie im Nationalsozialismus".

Die letzte Verordnung, die den noch verbliebenen jüdischen Ärzten zum 30. September 1938 ihre Approbation endgültig entzog, war die Vierte Verordnung des Reichsbürgergesetzes vom 25. Juli 1938.[9] Danach durften nur noch wenige jüdische Mediziner unter der Bezeichnung „Krankenbehandler" und unter strengen Behandlungsauflagen weiter praktizieren. Durch die Aberkennung ihrer akademischen Titel und ihrer Zulassung zur medizinischen Praxis wurden sie ihrer beruflichen Stellung endgültig beraubt. Die Bezeichnung „Krankenbehandler" war diskriminierend und negierte ihre akademische Ausbildung. Darüber hinaus wurde durch diese Verordnung den jüdischen Ärzten nicht nur die Approbation entzogen, sondern sie ermöglichte es den Vermietern auch, die Praxisräume ihrer jüdischen Mieter zu kündigen. [10]

Mit dieser wichtigen Verordnung waren die jüdischen Mediziner aus der deutschen Ärztegemeinschaft vollständig verdrängt worden. Die noch verbliebenden „Krankenbehandler" waren durch die Entprofessionalisierung und die auferlegten Beschränkungen von ihrer bisherigen akademisch-medizinischen Laufbahn ausgeschlossen.

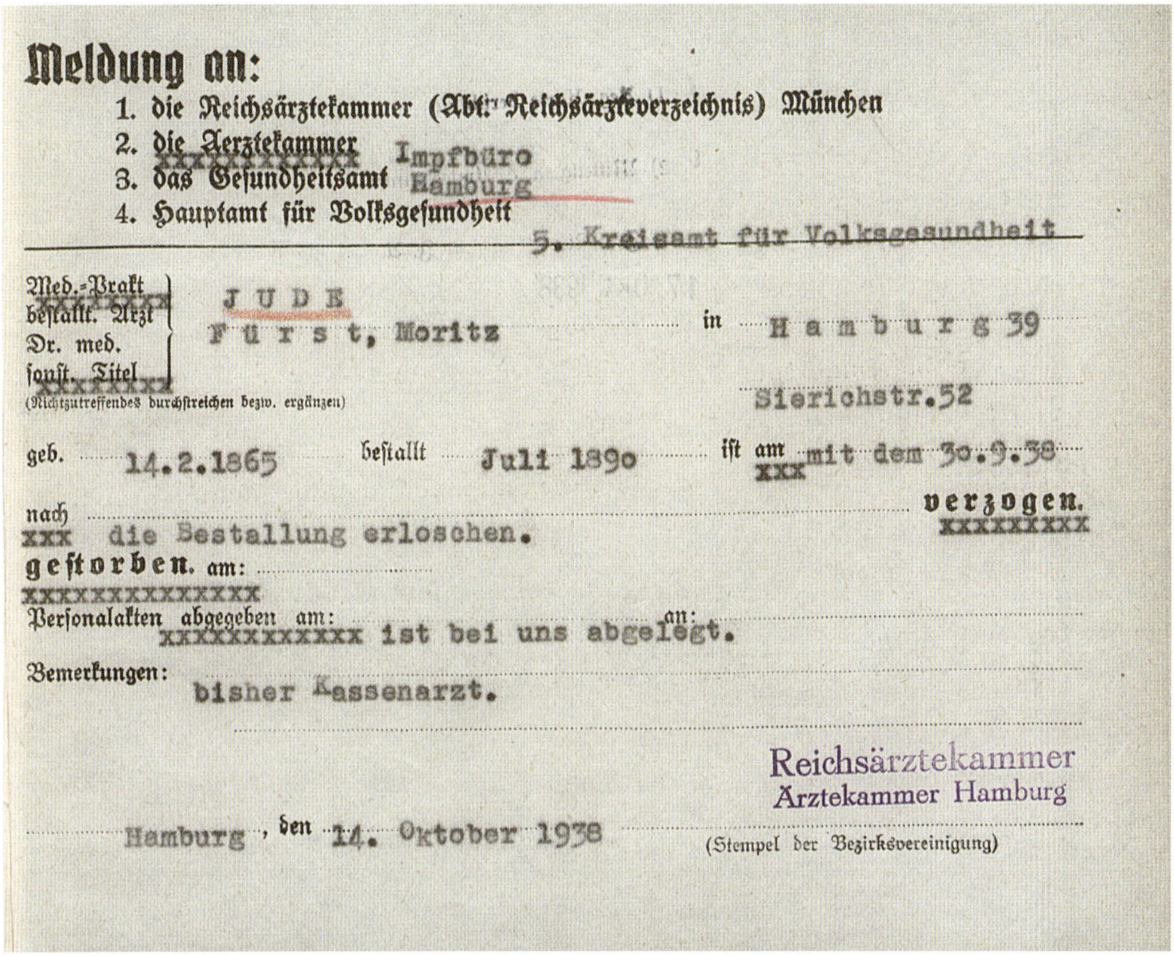

Meldung an:
1. die Reichsärztekammer (Abt. Reichsärzteverzeichnis) München
2. die Aerztekammer XXXXXXXXXXXX Impfbüro
3. das Gesundheitsamt Hamburg
4. Hauptamt für Volksgesundheit
5. Kreisamt für Volksgesundheit

Med.-Prakt. XXXXXXX
bestallt. Arzt
Dr. med.
sonst. Titel XXXXXXX
(Nichtzutreffendes durchstreichen bzw. ergänzen)

JUDE
Fürst, Moritz in Hamburg 39
Sierichstr.52

geb. 14.2.1865 bestallt Juli 1890 ist am XXX mit dem 30.9.38 verzogen. XXXXXXXX
nach XXX die Bestallung erloschen.
gestorben. am: XXXXXXXXXXXXX
Personalakten abgegeben am: an: XXXXXXXXXXX ist bei uns abgelegt.
Bemerkungen: bisher Kassenarzt.

Reichsärztekammer
Ärztekammer Hamburg

Hamburg, den 14. Oktober 1938 (Stempel der Bezirksvereinigung)

Mitteilung an die Ärztekammer Hamburg über den Approbationsentzug des Hamburger Urologen Dr. Moritz Fürst[11], mit freundlicher Genehmigung.

Die Fachentwicklung der Urologie bis 1933

Die Urologie hat sich relativ spät als eigenständiges Fach innerhalb der Medizin etabliert. Erst seit 1924 konnte die Bezeichnung „Facharzt für Urologie“ in der Regel in Zusammenhang mit dem Facharzt für Chirurgie erworben werden. Das noch in der Entwicklung zur Eigenständigkeit befindliche Fach kennzeichnete sich dadurch, dass es oftmals unklare Grenzen gab, wer Urologe war oder wer die Bezeichnung nur zusätzlich zu seinem primären Fach führte. Daher wird die Aussage über die tatsächliche Anzahl der Urologen während der 1930er und 1940er Jahre in Deutschland erschwert. Durch diese späte Fachetablierung verschwimmen die Grenzen zu den vier Quellgebieten der Urologie. Vor 1924 findet man oft die Formulierung „Facharzt für Harnkrankheiten“ oder „Facharzt für Harnleiden“ in der Kombination mit einem der vier Quellgebiete Chirurgie, Dermato-Venerologie, Gynäkologie und Innere Medizin.

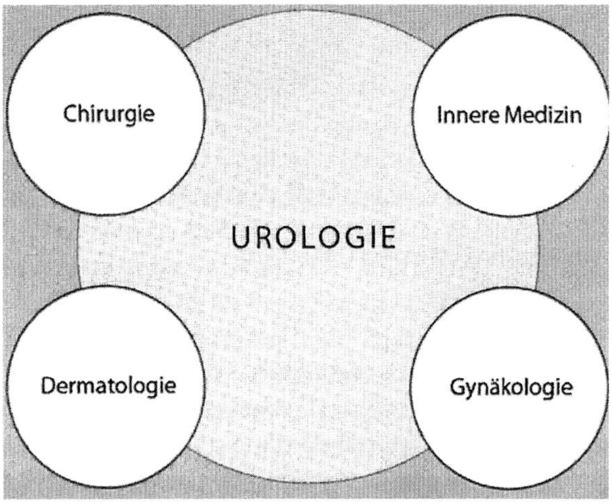

Die Quellfächer der Urologie[12]

Daher wurde durch Definition von vier wesentlichen Kriterien versucht, einen Rahmen als Basis für statistische Untersuchungen festzulegen. Die festgelegten Kriterien haben unterschiedliche Gewichtungen und gelten nicht als Ausschlusskriterien, wenn ein Kriterium oder alle Kriterien der zweiten bis vierten Ordnung nicht zutreffen.

- Das Kriterium erster Ordnung ist die Selbstauskunft der Mediziner in den Fragebögen zu den Reichsmedizinalkalendern (RMK). Es ist zugleich auch das Hauptkriterium, das den Kreis der biografisch untersuchten Ärzte festlegt.
- Als Kriterium zweiter Ordnung wurde die Mitgliedschaft in den unterschiedlichen Vorstandsgremien urologischer Fachgesellschaften – regional oder national – eine urologische Lehr- oder Forschungstätigkeit, sowie die Heraus- bzw. Mitherausgeberschaft von urologischen Fachzeitschriften bestimmt. Außerdem zählen auch die Leitung einer urologischen Abteilung oder Klinik oder eine herausgehobene akademische Stellung mit einem eindeutig urologischen Bezug zu einem Kriterium der zweiten Ordnung.
- Zu dem Kriterium dritter Ordnung gehören die einfachen Mitgliedschaften in den Fachgesellschaften, die urologische Ausrichtung in der praktischen Niederlassung und die wissenschaftliche Arbeit zu urologischen Themen, wie z. B. die Veröffentlichung von Artikeln, Beiträgen und der Teilnahme an Tagungen mit urologischem Bezug. Dieses Kriterium trifft auf den größten Teil der Mediziner zu, die den zu untersuchenden Personenkreis ausmachen.
- Als Letztes ist das Kriterium vierter Ordnung zu nennen, das zugleich auch das schwächste ist. Dazu zählte eine Schwerpunktsetzung in medizinischen Praktika und Famulaturen sowie die Wahl des Dissertationsthemas.

Die Quellenbasis zur Bestimmung des zu untersuchenden Personenkreises bilden die Reichsmedizinalkalender von 1933, 1935 und 1937, sowie die einzelnen Nachträge zu den drei Jahrgängen.[13]

Der Reichsmedizinalkalender wurde von dem praktischen Arzt Dr. Paul Börner (1829–1885)[14] begründet und erschien ab 1880 jährlich, später nur noch alle drei Jahre. Die letzte Ausgabe war der RMK von 1937, die für das Jahr 1940 avisierte Ausgabe wurde durch den Kriegsausbruch 1939 verschoben und nach dem Krieg wurde der RMK ganz eingestellt. In dem Kalender waren alle approbierten Ärzte des Deutschen Reiches und die deutschen Heilanstalten verzeichnet. Die Ärzte gaben über ihre fachliche Ausrichtung und ihre Anschrift eine Selbstauskunft, die durch einen Fragebogen abgefragt wurde. Ab 1933 wurde auch die Angabe gefordert, ob man „arisch" sei. 1937 wurden die „nicht-arischen" Ärzte durch einen Doppelpunkt vor ihren Namen gekennzeichnet.

Im Vorwort zur Ausgabe des RMK von 1937 heißt es:

> Eine schon seit 1933 wiederholt gewünschte und zuletzt parteiamtlich geforderte Ergänzung hat das vorliegende Handbuch durch die Kennzeichnung der im Sinne der Nürnberger Gesetze jüdischen Ärzte erfahren, vor deren Namen im Haupt-Ärzteverzeichnis ein Doppelpunkt (:) gesetzt worden ist. Es handelt sich dabei um eine Auswertung der für die Reichsärztekammer von jedem Arzt selbst ausgefüllten Fragebogen.[15]

Alle drei Jahrgänge wurden ausgewertet und jeder Arzt, der mit dem Piktogramm für Urologie gekennzeichnet war, wurde in einer Liste verzeichnet. Diese bildet auch die Basis für die Kurzbiographien im Registerband 2. Das Piktogramm war ein Zystoskop und wurde oft in Verbindung mit anderen Piktogrammen, meistens für Chirurgie und Dermatologie, als Facharztangabe hinter dem Namen geführt. Durch die Kennzeichnung der jüdischen Ärzte mit einem Doppelpunkt im Kalender von 1937 konnte die Gruppe der zu untersuchenden Urologen eingegrenzt werden. Außerdem konnten durch den Abgleich mit den verzeichneten Urologen in den RMKs von 1933 und 1937 weitere jüdische Ärzte identifiziert werden. Dazu wurden weitere Primärquellen aus Archiven, wie Polizeimeldebögen, Adressbücher, Einwohnerkarteien oder Quästurakten und Sekundärquellen[16] wie regionale[17] und fächerspezifische[18] Studien herangezogen. Eine große Problematik bei den Primärquellen war der kriegsbedingte Aktenverlust. So sind zum Beispiel in Potsdam, Chemnitz und Dresden gar keine oder nur sehr fragmentarische Überlieferungen des Aktenbestandes vorhanden, die es oft nicht möglich machen, die einzelnen Urologen genauer nachzuverfolgen.

Für die folgende statistische Auswertung wurden nur die Urologen berücksichtigt, die sich in den RMKs von 1933, 1935 und 1937 in der Selbstauskunft als Facharzt für Urologie bezeichnet haben und mit dem entsprechenden Piktogramm kenntlich gemacht wurden.

Für die drei Jahrgänge ergab sich eine Gesamtanzahl von 866 Ärzten, die sich als Urologe bezeichneten beziehungsweise urologisch tätig waren. Davon konnten bisher 241 Urologen als jüdisch oder aus dem Judentum stammend identifiziert werden. Das ist ein Anteil von 27,8 %. Bei den Dermatologen liegt der Anteil von jüdischen Ärzten bei ca. 25 % und bei den Pädiatern bei ca. 50 %.[19] Bei einer Gruppe von 47 Urologen konnte bisher noch nicht eindeutig geklärt werden, welcher Konfession sie angehörten bzw. ob sie aus dem Judentum stammten. Bei den jüdischen Urologen werden anhand der Kombination mit den anderen Fachgebieten, die noch fließend ineinander übergehenden Grenzen zwischen den vier Quellgebieten und der Urologie deutlich. Besonders häufig war die Kombination mit der Dermato-Venerologie und der Chirurgie.

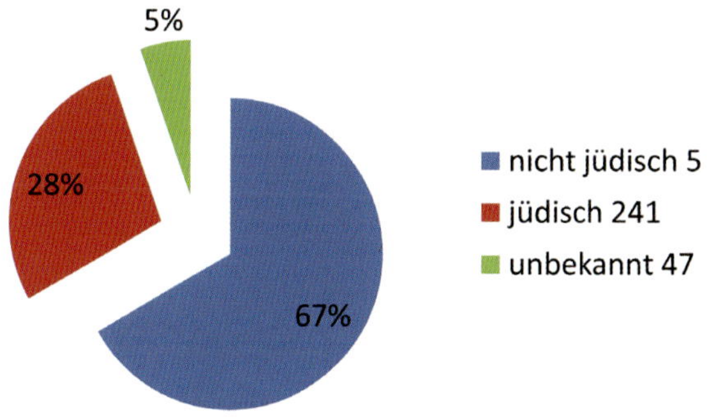

Diagramm 1: „Arische", jüdische und noch nicht einer der beiden Gruppen zugeordnete Urologen.

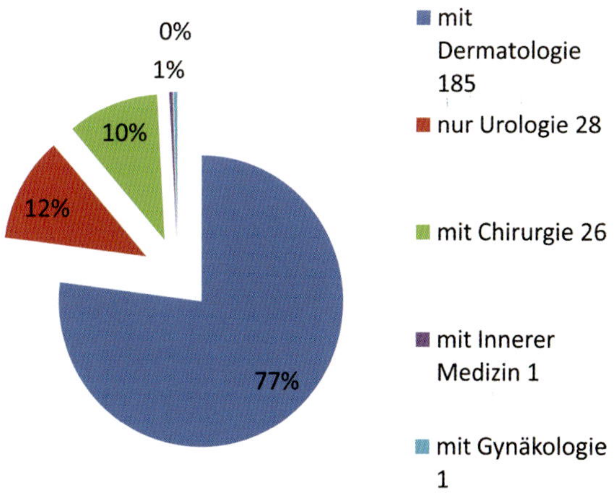

Diagramm 2: Fächerkombination mit den vier Quellgebieten und der Urologie.

Zwischen Emigration und Bleiben – die Wege der jüdischen Urologen

Bei der Gruppe der 241 jüdischen Urologen ist das Schicksal während des Nationalsozialismus von bisher 209 Personen bekannt, was zurzeit eine Aufklärungsrate von 87 % ausmacht.

Emigration	129, 2 Rückkehrer
Deportation	36
Verstorben	40
davon bekannte Suizide	10
in Deutschland überlebt	5

Tabelle 1: Schicksalswege der jüdischen Urologen

129 Urologen gelang es, zu emigrieren. Die Hauptemigrationsziele waren die USA, Palästina und Großbritannien. Nur zwei Ärzte kehrten nach 1945 wieder nach Deutschland zurück: Heinz Schmeidler (1896 – ?) aus Ägypten und Edmund Loeb (1887–1963) aus Frankreich. Ein Emigrant, der Magdeburger Otto Schlein (1895–1944), siedelte mit seiner Familie bereits 1936 in die Niederlande über. Nach dem Einmarsch der Deutschen Wehrmacht in die Niederlande 1940 waren die jüdischen Emigranten dort auch nicht mehr sicher. Dr. Schlein wurde 1942 mitsamt seiner Familie verhaftet und in verschiedene Konzentrationslager deportiert, bevor er mit Frau und Tochter 1944 in Auschwitz ermordet wurde. Bei den emigrierten Urologen waren es zumeist die jüngeren Ärzte, die den Neuanfang im Ausland wagten. Einerseits lag das an den Bestimmungen des „Gesetzes zur Wiederherstellung des Berufsbeamtentums“, dass die nach 1918 approbierten Ärzte meistens bereits 1933 ihre Zulassung verloren, andererseits war für sie der schwierige und meist sehr langwierige Neuanfang in ihrer neuen Heimat eher zu schaffen. Die älteren Ärzte scheuten den Schritt in den unsicheren Neubeginn oft, da sie ihr bisheriges Leben in Deutschland aufgeben mussten und damit alles, was sie sich bis dahin aufgebaut hatten. Sie hatten, im Gegensatz zu den jungen Kollegen, bei dem Wagnis im Ausland viel mehr zu verlieren. Aber auch die Bestimmungen über die Wiederzulassung zur ärztlichen Tätigkeit in den Emigrationsländern waren besonders für die älteren Urologen ein Hindernisgrund. Oft mussten die medizinischen Examen neu abgelegt werden, hinzu kamen Beschränkungen in der Zulassung von ausländischen Ärzten. Besonders im British Commonwealth wurde das sehr deutlich. Während die jüdischen Ärzte anfangs in den britischen Gebieten noch leicht Fuß fassen konnten, wurden mit der anhaltenden Flüchtlingswelle von jüdischen Emigranten rigorose Bestimmungen zur Neuniederlassung geschaffen.

USA	57
Palästina	27
Großbritannien	12
Unbekanntes Ziel	5
Frankreich	5
Holland	4
Ägypten	3
Südafrika, Schweden, China	je 2
Belgien, Siam, Chile, Mandschuko, Kanada, Bolivien, Brasilien, Uruguay, Mexiko, Ecuador	je 1

Tabelle 2: Emigrationsziele der jüdischen Urologen

Bei den Urologen, die nicht emigrierten, sahen die Wege während dieser Zeit unterschiedlich aus, entweder wurden sie deportiert, begingen Suizid, verstarben oder waren durch ihren

Status als „Mischling“ oder durch eine „Mischehe“ vor einer Deportation geschützt. Aber bei allen bedeutete das Bleiben in Deutschland den Rückzug in die innere Emigration. Das Leben, das sie bisher geführt hatten, war vorbei.[20]

Insgesamt 36 Urologen wurden in KZs deportiert, von denen nur einer überlebte. 40 Urologen verstarben zwischen 1933 und 1945, bei 10 von diesen ist ein Suizid bekannt. Wie zum Beispiel bei dem Berliner Urologen Eugen Joseph (1879–1933). Nach dem Entzug seiner Lehrbefugnis aufgrund des Gesetzes zur Wiederherstellung des Berufsbeamtentums beging er bereits am 24.12.1933 Suizid. Auch Dora Gerson (1884–1941), eine von drei jüdischen Ärztinnen, die urologisch tätig waren, beging Suizid. Die Dresdnerin war 1937 nach Hannover umgezogen und arbeitete dort als Hauswirtschaftlehrerin an der dortigen jüdischen Gartenbauschule. An ihrem 57. Geburtstag 1941 erhängte sie sich. Fünf Urologen, die während der herrschenden Diktatur in Deutschland blieben, überlebten durch ihren Status als „Mischlinge“ beziehungsweise durch ihre Ehe mit einem nicht verfolgten Ehepartner. Einer davon war der Berliner Hans Knopf (1882 – ?). Er war in einer so genannten Mischehe verheiratet und musste nach dem Approbationsentzug als „notdienstverpflichteter Krankenbehandler“ in einem Arbeitslager in Konin/ Wartheland arbeiten.

24 Urologen waren nach dem Entzug ihrer Approbation 1938 noch als „Krankenbehandler“ zugelassen, dazu gehörte auch Dora Gerson.

So unterschiedlich die Lebenswege und die individuellen Entscheidungen der jüdischen Urologen auch waren, eines hatten sie gemeinsam: Ihr bisheriges Leben, sowohl beruflich als auch privat, fand mit dem Beginn des Nationalsozialismus 1933 ein abruptes Ende. Sie standen vor der Entscheidung, ihr altes Leben hinter sich zu lassen, um in einem ihnen fremden Land neu anzufangen oder in Deutschland auszuharren und darauf zu hoffen, dass sich die politische Lage wieder änderte. Manch einer hoffte auch, dass er aufgrund seines „Deutschseins“ und der Betonung, dass er sich schon lange vom Judentum abgekehrt hatte, vor der Verfolgung sicher zu sein. Doch diese Hoffnung war oft vergeblich. Die jüdischen Urologen wurden aus ihrem Beruf verdrängt, wurden aus ihrer Heimat vertrieben oder verloren in vielen Fällen ihr Leben, wenn sie in Deutschland blieben. Dieses Schicksal brachte auch für die deutsche Urologie einschneidende Veränderungen mit sich, da mehr als ein Viertel der deutschen Urologen durch den Rassenwahn der Nationalsozialisten vertrieben und aus dem Fach verdrängt wurden. Es sollte noch lange dauern, bis sich das Fachgebiet von diesem Aderlass erholte.

Anmerkungen

1 Bericht über die Sitzung des Geschäftsausschusses des Deutschen Ärztevereinsbundes am 2. April, DÄB 62 (1933), S. 141–143.
2 Näheres zu dem Reichsbürgergesetz und der 1. Verordnung siehe unter: http://www.dhm.de/lemo/html/nazi/antisemitismus/nuernberg/index.html (8.8.2011)
3 Kümmel, WF (1993), Die „Ausschaltung" - Wie die Nationalsozialisten die jüdischen und politisch mißliebigen Ärzte aus dem Beruf verdrängten, in: Bleker, Johanna; Jachertz, Norbert (Hrsg.) Medizin im „Dritten Reich", Deutscher Ärzteverlag, Köln, S. 70–77. S. 72f.
4 Vgl. dazu: Hahn, J; Schwoch, R (2009); Anpassung und Ausschaltung, Die Berliner Kassenärztliche Vereinigung im Nationalsozialismus, Hentrich & Hentrich, Berlin, S. 69f.
5 Vgl. Villiez, A von (2009), Mit aller Kraft verdrängt. Entrechtung und Verfolgung nicht „arischer" Ärzte in Hamburg 1933–1945, Döllinger und Galitz Verlag, Hamburg, S.74.
6 Ärztliche Mitteilungen 18 (1933), S. 395f.
7 Villiez, (2009), S. 74f; Hahn, Schwoch, (2009), S. 64.
8 Krischel, M; Moll, F; Fangerau, H (2010), Forschungsperspektiven der Urologie in Deutschland, 1933–1945, Urologe 49, S. 1188–1193.
9 Reichsgesetzblatt I, 1938, S. 969.
10 Näheres zu den jüdischen Krankenbehandlern siehe bei: Hahn, Schwoch (2009), S.172 ff. Kapitel 8 - „Krankenbehandler" in Berlin.
11 StAHH 352–10 Gesundheitsverwaltung Personalakten Nr. 97.
12 Zitiert nach Urologie in Deutschland, Bilanz und Perspektiven, Springer, Heidelberg 2007, S. 29.
13 Reichsmedizinalkalender für Deutschland, Teil II Ärztliches Handbuch und Ärzteverzeichnis, begr. von P. Börner, Leipzig 1933; Reichsmedizinalkalender für Deutschland, Teil II, Nachtrag 1, September 1933, Leipzig 1933; Reichsmedizinalkalender für Deutschland, Teil II, Nachtrag II, Dezember 1933, Leipzig 1933; Reichsmedizinalkalender für Deutschland, Teil II, Nachtrag III, Juni 1934, Leipzig 1934; Reichsmedizinalkalender für Deutschland, Teil II Ärztliches Handbuch und Ärzteverzeichnis, begr. von P. Börner, Leipzig 1935; Reichsmedizinalkalender für Deutschland, Teil II, Nachtrag I, November 1935, Leipzig 1935; Reichsmedizinalkalender für Deutschland, Teil II; Nachtrag II, Juni 1936, Leipzig 1936; Reichsmedizinalkalender für Deutschland Teil II, Verzeichnis der deutschen Ärzte und Heilanstalten, Leipzig 1937; Reichsmedizinalkalender für Deutschland, Teil II, Nachtrag I, Verzeichnis der deutschen Ärzte und Heilanstalten, Leipzig 1937.
14 Zu Paul Börner siehe: Staehr, Christian, Dr. Paul Börner - Gründer der Deutschen Medizinischen Wochenschrift in Deutsche Medizinische Wochenschrift 124 (1999), S. 1119–1120.
15 Reichsmedizinalkalender 1937, S. VI.
16 Näheres dazu siehe im Registerband 2, dort wird eine Auswahl der verwendeten Primär- und Sekundärliteratur für die Erforschung der jüdischen Urologen wiedergegeben.
17 Z. B. Villiez, Mit aller Kraft verdrängt; Schwoch, Rebecca (Hrsg.), Berliner jüdische Kassenärzte und ihr Schicksal im Nationalsozialismus, Ein Gedenkbuch, Hentrich & Hentrich, Berlin 2009; Rueß, Susanne, Stuttgarter jüdische Ärzte während des Nationalsozialismus, Königshaus & Neumann, Würzburg 2009.
18 Eppinger, Sven, Das Schicksal der jüdischen Dermatologen Deutschlands in der Zeit des Nationalsozialismus, Mabuse, Frankfurt am Main 2001.
19 Eppinger, Das Schicksal der jüdischen Dermatologen; Seidler, Eduard, Kinderärzte, 1933–1945, entrechtet - geflohen - ermordet, Bouvier Verlag, Bonn 2000.
20 Näheres zu den einzelnen Biographien der jüdischen und aus dem Judentum stammenden Urologen in Band 2.

Zerrissene Leben: Das Schicksal jüdischer Urologen zwischen „Ausschaltung", Emigration und Wiedergutmachung

Friedrich Moll

Zur Einleitung

Die Erinnerung an den Nationalsozialismus und seiner Verbrechen ist wegen der Brisanz des Themas noch immer mit vielen Tabus belegt. Bereits bei der Untersuchung von Eponymen in der Medizin und auch in einer ersten Übersicht für das Fachgebiet Urologie fällt auf, dass die Namen von Persönlichkeiten sowie deren Hintergründe und Lebensläufe heute oft nur bedingt und teils nur rudimentär bekannt sind.[1]

Die Namen von jüdischen Wissenschaftlern wurden aufgrund der nationalsozialistischen Verfolgung ab 1933 aus vielfältigen publizistischen Zusammenhängen gelöscht und fanden nach dem Zweiten Weltkrieg – auch durch rasches Fortschreiten des Wissens in der Medizin – keinen Eingang mehr in die wissenschaftliche Literatur und damit in das kollektive Gedächtnis von Medizin und Urologie. Deshalb bleibt es eine überaus wichtige Aufgabe für die Deutsche Gesellschaft für Urologie, das Andenken an die jüdischen Kollegen sowie an weitere rassisch und politisch verfolgte Urologinnen und Urologen vor dem Vergessen zu bewahren und sich an diejenigen zu erinnern, die unter der Naziherrschaft ihre akademische Karriere unterbrechen, ihren Beruf und ihre Praxis aufgeben, ihr Land verlassen und ihre Gesundheit und sogar ihr Leben opfern mussten. Die Lebenswege dieser Kollegen, auch im vergleichsweise kleinen Bereich der Urologie, müssen der Nachwelt zur Mahnung dienen und dürfen deshalb nicht in Vergessenheit geraten.

Während eines von der Deutschen Gesellschaft für Urologie initiierten zweijährigen Forschungsprojektes konnten in Zusammenarbeit mit verschiedenen Forschungseinrichtungen[2] die Lebenswege jüdischer Kollegen in Detailuntersuchungen nachgezeichnet werden und ihr Schicksal zum Teil geklärt werden sowie die Folgen der nationalsozialistischen Machtübernahme für jüdische Urologen in Deutschland und Österreich anhand von exemplarischen Einzelschicksalen intensiver erforscht werden.

Die Analysen nehmen zum einen die unmittelbar erfahrenen Beeinträchtigungen, Schikanen, Verfolgungen sowie Ermordungen unter dem NS-Regime in den Blick und untersuchen zum anderen, welche Auswirkungen die Verfolgung auf das Lebensganze entfaltete. Sie lassen die Geschichte jüdischer Ärzte daher nicht – wie in der historiographischen Forschung bisher üblich – mit der Verfolgung enden, sondern blicken über die Epochenzäsur von 1945 hinaus. Die gezwungene Emigration erwies sich als weitere einschneidende Lebenserfahrung. Für die Zeit nach dem Krieg rücken die potenzielle Remigration und die Wiedergutmachung nationalsozialistischen Unrechts in das Blickfeld.

Leopold Casper – Grandseigneur der Deutschen Urologie

Leopold Casper[3], der wie viele Wissenschaftler des „langen 19. Jahrhunderts“[4] einem jüdischen Elternhaus entstammte, wurde am 29. Mai/31. Mai 1859 – er selbst gibt beide Daten in unterschiedlichen Zusammenhängen an – als jüngster Sohn eines aus der preußischen Provinz Posen nach Berlin zugewanderten Schafwollhändlers und der Tochter eines Papierfabrikanten aus der Neumark geboren. Die Ost-West-Binnenwanderung gilt in der historischen Forschung als Indikator für die Urbanisierung und damit auch Assimilierung der jüdischen Bevölkerung.[5]

Wie sah es um 1860 in Berlin aus?

Bettina von Arnim (1785–1859) und Wilhelm Grimm (1786–1859) waren 1859 gestorben. Der erste Bauboom setzte gerade ein, immer mehr Menschen, besonders auch mit jüdischem Bekenntnis, wanderten aus den ländlichen Gebieten der Mark, aus der Provinz Posen und Ostpreußen ein.[6] Das Köpenicker Feld wurde bebaut sowie erste Flächen vor den Stadttoren. Die Stadt entwickelte sich zur Metropole des preußischen Königreiches. Wedding, Moabit, Gesundbrunnen und Teile des Tiergartens wurden eingemeindet und damit die Stadtfläche um 70 % erweitert. In den nächsten zwanzig Jahren sollte sich die Bevölkerungszahl verdoppeln. Wenige Jahre zuvor (1854) hatte der Berliner Polizeipräsident Karl Ludwig Friedrich von Hinckeldey (1805–1856) einen Vertrag mit dem Königlichen Hof-Buchdrucker Ernst Litfaß (1816–1874) geschlossen, der diesem erlaubte, in der Stadt zunächst 150 kommerzielle Plakatsäulen aufzustellen, um das wilde Plakatieren einzudämmen und die Zensur der Annoncen zu erleichtern. Mit steigender Industrialisierung und Urbanisierung Mitte des 19. Jahrhunderts wurde auch die soziale Frage und insbesondere die damit verbundene Armenfürsorge nicht nur in Berlin dringlicher.[7]

Jüdische Ärzte im 19. und frühen 20. Jahrhundert

In Preußen konnten im 19. Jahrhundert die jüdische Bevölkerung ihre bis dahin wirtschaftlich wie rechtlich und sozial diskriminierte Stellung verbessern. Jüdische Ärzte besaßen seit dem Mittelalter trotz kirchlicher Feindseligkeiten ein hohes Ansehen.[8] Das Gleichstellungsedikt von 1812 brachte die Niederlassungs- und Gewerbefreiheit. Hiermit wurde das Recht der Freizügigkeit, der freien Berufswahl, der Eheschließung und des Grunderwerbs ermöglicht. Voraussetzung war die Annahme eines „fest bestimmten Familien-Namens“ und der Gebrauch der deutschen bzw. lateinischen (!) Sprache.

Auch in den Pflichten wurden sie den christlichen Preußen gleichgestellt. Trotzdem waren ihnen der Offiziersrang sowie höhere öffentliche Staatsämter verwehrt. In Paragraph acht des Ediktes hieß es: „Sie (die Juden) können daher akademische Lehr- und Schul- auch Gemeindeämter, zu welchem sie sich geschickt gemacht haben, verwalten.“ Ab 1822 wurden Juden per Kabinettsordre durch Intervention des Kultusministers von Altenstein (1770–1840) vom 18. August „wegen der bei der Ausführung sich zeigenden Missverhältnisses“ die Möglichkeit der Habilitation untersagt und damit der Zugang zu höheren akademischen Universitätsstellen unterbunden. Die Gleichstellung war somit partiell. Die Emanzipation stagnierte rasch und antijüdische Vorurteile erhielten zum Ende des 19. Jahrhunderts und zu Beginn des 20. Jahrhunderts durch neue rassische und biologische Theorien vielfache Nahrung.

Ein Großteil des deutschen Bildungsbürgertums, und damit auch der Ärzteschaft, zeigte einen Antisemitismus, der „integraler Bestandteil ihres elitären Selbstverständnisses“[9] war.

Viele jüdische Deutsche entschieden sich für den Arztberuf. Von öffentlichen Ämtern blieben sie auch zu Beginn des 20. Jahrhunderts ausgeschlossen. Da somit die Beamtenlaufbahn weitgehend unmöglich blieb, mussten sich jüdische oder aus dem Judentum stammende Akademiker vor allem auf die freien Berufe konzentrieren. Auch das Amt des Ordinarius war die absolute Ausnahme, die wissenschaftliche Karriere endete im Extraordinariat. Die Zahl der jüdischen Ordinarien lag am Beginn des 20. Jahrhunderts bei gerade 1,7 %.

Aufgrund der oben erwähnten zunehmenden Diskriminierung entschieden sich Ende des 19. Jahrhunderts und zu Beginn des 20. Jahrhunderts die meisten jüdischen Studenten von vornherein für das Medizinstudium: In Preußen wählten im Jahre 1888 nur 27 % aller Studenten die Medizin, aber fast 60 % aller jüdischen Studenten. Das führte dazu, dass Juden an einigen Universitäten, z. B. in Berlin oder Breslau, stark hervortraten.

Der Arztberuf versprach Unabhängigkeit, Selbstständigkeit, Status und relative Freiheit vor beruflicher Diskriminierung.[10] In Berlin war die Situation im Vergleich zum Reich sehr untypisch. Bei einem jüdischen Bevölkerungsanteil von 5 % war etwa ein Drittel der Ärzte jüdisch (1933 ca. 3.400 der Ärztinnen und Ärzte).

Ein wichtiger Gesichtspunkt für die Überrepräsentation von Juden im Fachgebiet der Urologie ist sicherlich, dass diese Nische, die auch die Behandlung von Erkrankungen der Geschlechtsorgane beinhaltete, als besonders „unangenehm“ galt und im mosaischen Glauben die Sexualität in vielfältigen Ausprägungen als selbstverständlich im täglichen Leben angesehen und integriert ist. Somit standen jüdische Mediziner der aufstrebenden Spezialdisziplin Urologie aufgeschlossener gegenüber. Auch in der Öffentlichkeit stellte das sich gerade erst etablierende Fachgebiet die Behandlung der Geschlechtskrankheiten nicht so offen heraus wie es die Dermatologen taten.

Viele Chirurgen und Internisten waren außerdem in ihrer Grundhaltung besonders konservativ und auch antisemitisch.[11] Weiterhin war die „blinde“ Blasensteinlithotripsie eine besonders gut dotierte fachspezifische Operation mit schon in der vorantibiotischen und vorantiseptischen Ära überdurchschnittlichen Heilerfolgen. Ob es weiterhin ein aus dieser Ausgrenzung resultierendes Gruppenbewusstsein jüdischer Kollegen gegeben hat, lässt sich anhand der vorliegenden Quellen nicht sicher bestätigen. Die wissenschaftlichen Schüler der untersuchten Kollegen konnten noch nicht in Gesamtheit nachgewiesen werden. Auf jeden Fall hatten bis 1933 jüdische Kollegen an der Entwicklung des Fachgebietes in wissenschaftlicher Hinsicht und im Rahmen der Patientenbetreuung der Urologie einen überproportionalen Anteil.

Der weitere Lebensweg von Leopold Casper – eine typische deutsch-jüdische Berufsentwicklung in der Urologie

Leopold Casper, der kurzzeitig auch auf eine Mädchenschule ging, besuchte die Königstädtische Realschule in Berlin bis zur heutigen 7. Klasse und dann nach dem Sophiengymnasium das Berliner Traditionsgymnasium „Zum Grauen Kloster“, das so berühmte Schüler wie Otto von Bismarck (1815–1898), den Pathologen Paul Langerhans (1847–1888) oder den Industriellen Johann Georg Halske (1814–1890) hervorgebracht hat. Über Jahrhunderte war dies die „höchste Bildungseinrichtung“ in Berlin, quasi die Kaderschmiede der geistigen Elite des preußischen Staates. Es ist bekannt, dass dieses Milieu für eine akademische Ausbildung sehr förderlich war, insbesondere da Bildungswerte in der jüdischen Kultur einen hohen Stellenwert haben. Zwischen 1870 und 1933 wurden mehr als 30 % aller Nobelpreise deutschen Gelehrten verliehen, ein Drittel von ihnen war jüdischer Abstammung, dies bei einem Anteil an der Bevölkerung von weniger als einem Prozent.[12] Viele Mitglieder jüdischer Gemeinden versuchten zu dieser Zeit, den westlichen bürgerlichen Lebensstil mit der Bildung und Neugestaltung der jüdischen Traditionen zu kombinieren. Als zu dieser Zeit benachteiligte Minderheit wählten viele Juden freie Berufe wie den des Rechtsanwaltes oder des Arztes. Das Selbstverständnis der jüdischen Deutschen war auch damals schon als Deutsche jüdischen Glaubens und/oder jüdischer Abstammung bestimmt und weniger als Juden im nationalen Sinne verstanden. Daran änderte auch der Zionismus nichts, den der Österreicher Theodor Herzl (1860–1904) Ende des 19. Jahrhunderts neu begründete.

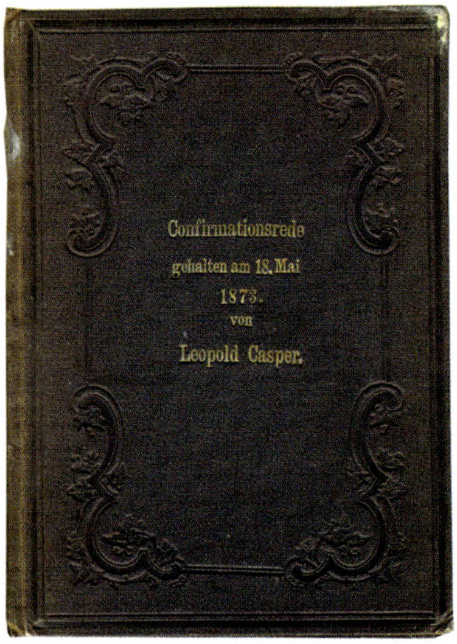

Zu Ostern 1879 erhielt Leopold Casper das „Zeugnis der Reife“ und studierte in Berlin Medizin. Er legte 1881 das „Tentamen physicum“ und 1883 das „Tentamen medicum et rigorosum“ nach der neuen preußischen Medizinal-Prüfungsordnung von 1861 ab und promovierte über die „Inversion der Gebärmutter“ bei Leopold Landau (1848–1920), ebenfalls ein assimilierter Jude und Betreiber einer privaten Berliner Frauenklinik sowie langjähriger Vorsitzender der Berliner Medizinischen Gesellschaft. Es ist typisch für diese Zeit, dass die Promotion noch während des Studiums 1883 erfolgte. Im März 1884 bestand er das medizinische Staatsexamen mit der Note „gut“.

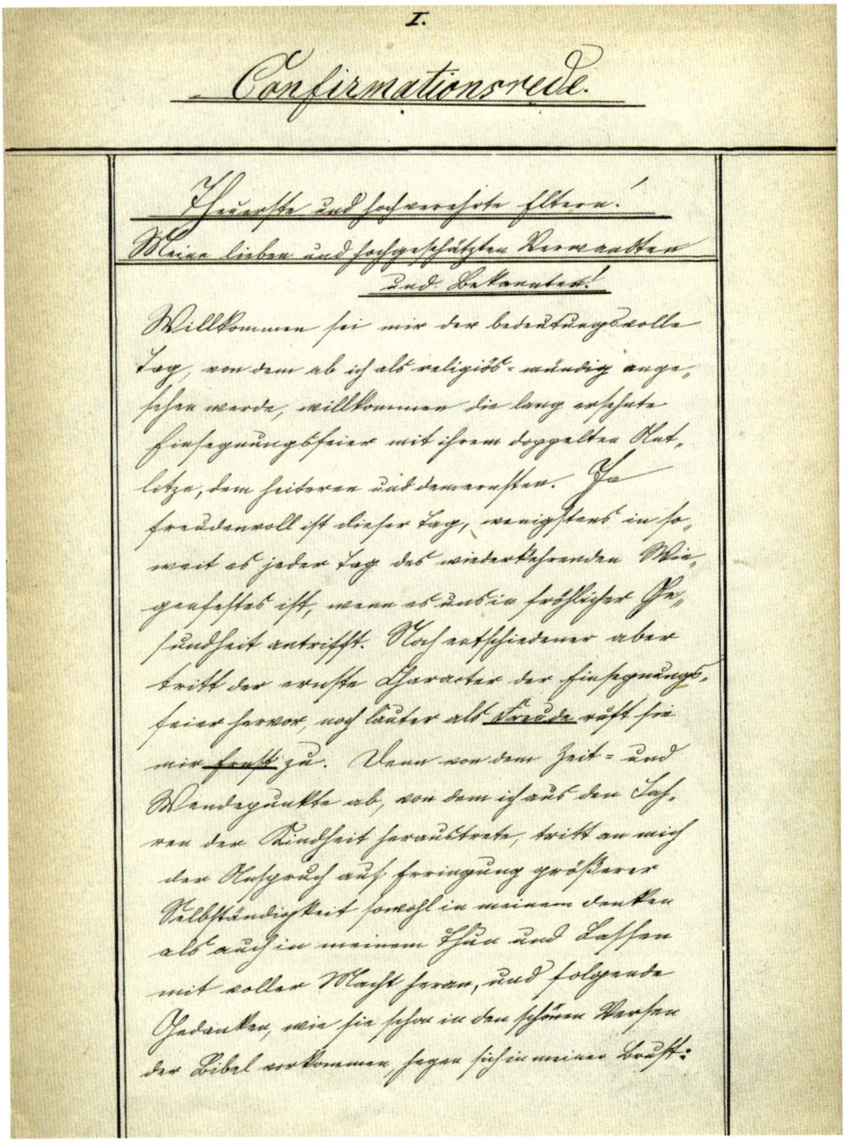
I.

Confirmationsrede.

Theuerste und hochverehrte Eltern!
Meine lieben und hochgeschätzten Verwandten und Bekannten!

Willkommen sei mir der bedeutungsvolle Tag, von dem ab ich als religiös-mündig angesehen werde, willkommen die lang ersehnte Einsegnungsfeier mit ihrem doppelten Antlitz, dem heiteren und dem ernsten.

Beispiel für die Assimilation der Familie von Leopold Casper zu Beginn der Deutschen Reichsgründung. Das jüdische Bar Mitzvah Ritual wird als „Confirmation“ umgedeutet, Leo Baeck Institute, New York American Center for Jewish History, mit freundlicher Genehmigung.

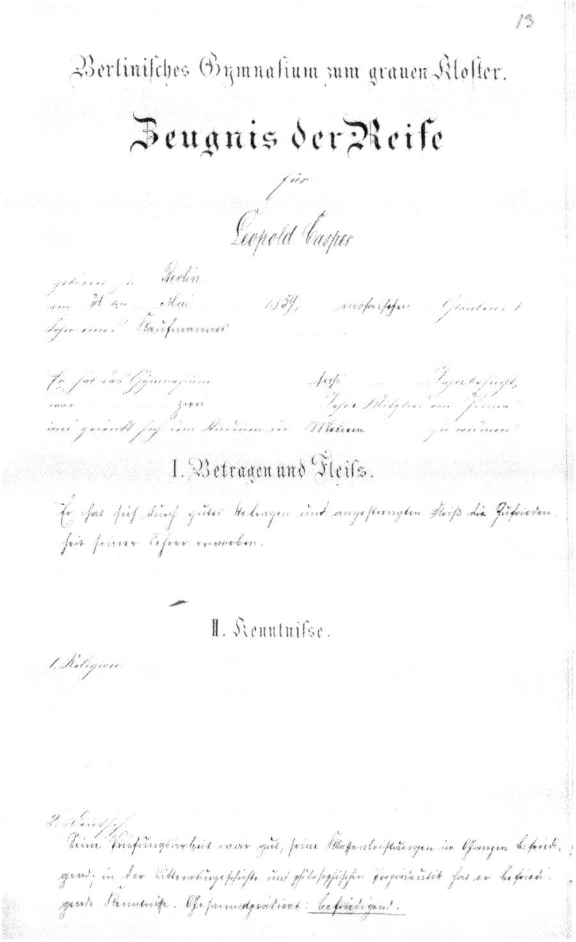

Berlinisches Gymnasium zum grauen Kloster.

Zeugnis der Reife

für

Leopold Casper

I. Betragen und Fleiß.

II. Kenntnisse.

Reifezeugnis Leopold Caspers 1879, Gymnasium zum Grauen Kloster, Berlin, Archiv, mit freundlicher Genehmigung.

Hieran schloss sich eine für die erste Urologengeneration typische „Bildungsreise“ mit einem Empfehlungsschreiben Bernhard von Langenbecks (1810–1887), Ordinarius der Berliner Chirurgischen Lehrkanzel, in die Weltzentren der Urologie an: nach London zu Sir Henry Thompson (1820–1904), dem britischen Nestor der „blinden“ Blasensteinlithotripsie, und nach Wien, zu Leopold von Dittel (1815–1898, seit 1861 Primar-Wundarzt der III. Chirurgischen Abteilung des AKH), dem vehementen Förderer der Zystoskopie und Propagandist der Sectio alta zur Blasensteinentfernung. Weiterhin besuchte er in Wien Robert Ultzmann (1842–1898, Arbeiten zur Harnchemie), der an der Allgemeinen Poliklinik das sich neu etablierende Fachgebiet kompetent vertrat.[13] Somit besaß Casper nach dieser Studienreise das für die Zeit notwendige Rüstzeug und aktuelle Wissen über noch nicht weitverbreitete und etablierte Diagnostik-(Zystoskopie-) und Therapietechniken (blinde Blasensteinlithotripsie, zystoskopische Blasentumorentfernungen), um sich in einer modernen Spezialpraxis in der Berliner Friedrichstraße 201 niederzulassen. Waren auch die ersten Jahre seiner urologisch-ärztlichen Tätigkeit noch nicht wirklich wirtschaftlich erfolgreich – er war auf die finanzielle Unterstützung seines Bruders Jacques angewiesen[14] – reüssierte er auf wissenschaftlichem Gebiet bereits mit Arbeiten zur Therapie der weitverbreiteten Gonorrhoe und mit Übersetzungen der Werke seines Lehrers Sir Henry Thompson („Die Strikturen der Harnröhre“, „Die Krankheiten der Harnwege“)[15].

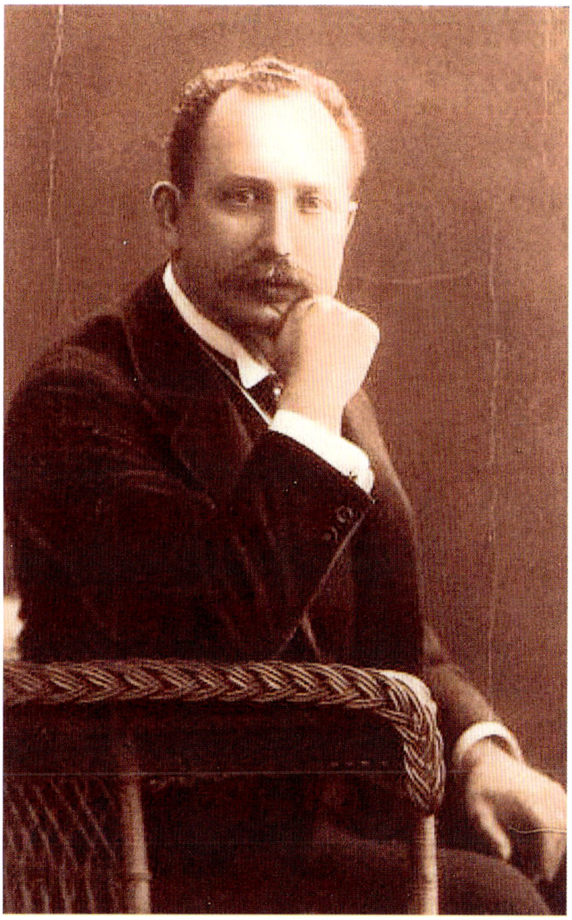

Leopold Casper (1859–1959) um 1890, vielleicht aus Anlass der Habilitation fotografiert, Dt. Gesellschaft für Urologie, Repro Keyn, mit freundlicher Genehmigung.

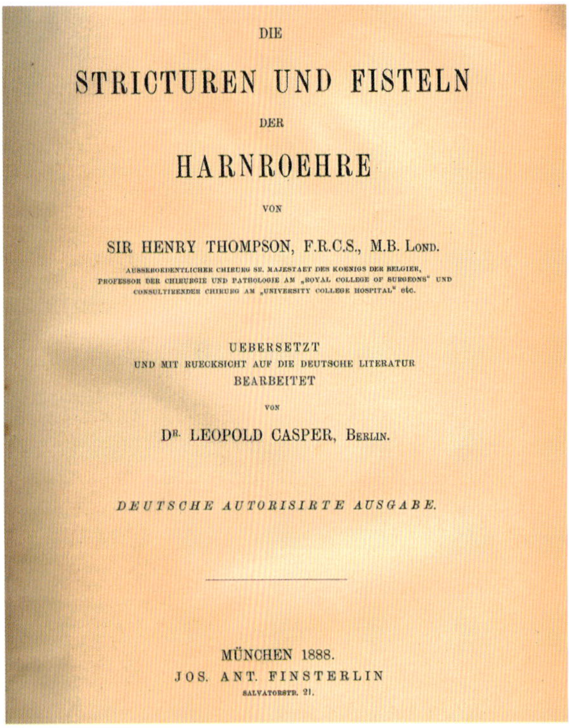

DIE

STRICTUREN UND FISTELN

DER

HARNROEHRE

VON

SIR HENRY THOMPSON, F.R.C.S., M.B. LOND.

AUSSERORDENTLICHER CHIRURG SE. MAJESTAET DES KOENIGS DER BELGIER,
PROFESSOR DER CHIRURGIE UND PATHOLOGIE AM „ROYAL COLLEGE OF SURGEONS" UND
CONSULTIRENDER CHIRURG AM „UNIVERSITY COLLEGE HOSPITAL" etc.

UEBERSETZT
UND MIT RUECKSICHT AUF DIE DEUTSCHE LITERATUR
BEARBEITET

VON

DR. LEOPOLD CASPER, BERLIN.

DEUTSCHE AUTORISIRTE AUSGABE.

MÜNCHEN 1888.
JOS. ANT. FINSTERLIN
SALVATORSTR. 21.

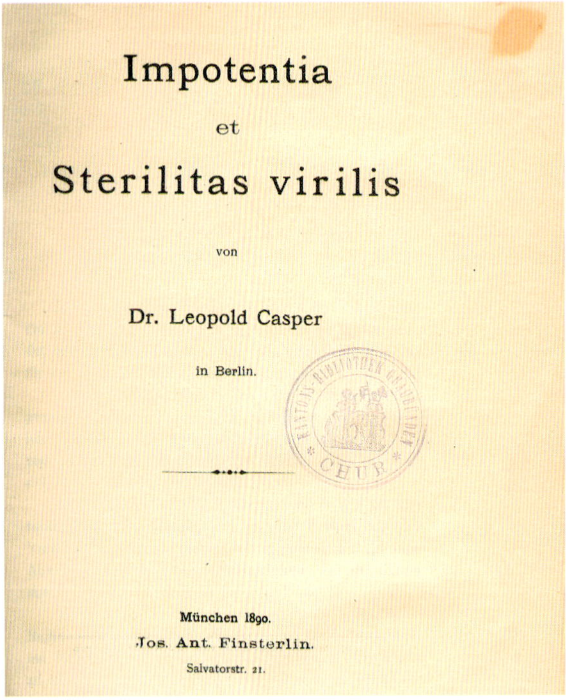

Impotentia

et

Sterilitas virilis

von

Dr. Leopold Casper

in Berlin.

München 1890.
Jos. Ant. Finsterlin.
Salvatorstr. 21.

Frontispiz früher Veröffentlichungen von Leopold Casper. Auch seine Lehrbuchübersetzungen der Werke von Sir Henry Thompson (1820–1904) waren, ähnlich den Übersetzungen von Carl Posner (1875–1928) zu Claude Bernard (1813–1878), ein wichtiges wissenschaftliches Betätigungsfeld zur Erlangung wissenschaftlicher Reputation.

Auch der etwas ältere Carl Posner (1854–1928) hatte mit Übersetzungen von Werken Claude Bernards (1813–1878) und Da Costas (1833–1900) aus der internationalen Literatur seine ersten wissenschaftlichen Meriten erworben. 1892 habilitierte er sich vor der Medizinischen Fakultät der Friedrich-Wilhelms-Universität mit eingereichten Arbeiten u. a. zur Pathophysiologie der Prostatahyperplasie und widerlegte die zu dieser Zeit bestehende These des Guyon Schülers P. E. Laundis (1856–1914) von 1885 zur gefäßsklerotischen Ursache des Erkrankungskomplexes.[16]

1895 konnte Leopold Casper erstmals den sicheren Ureterenkatheterismus beim Mann vor der Berliner Medizinischen Gesellschaft vorführen, was eine längere juristische Auseinandersetzung mit breitem Presseecho und Beleidigungsklagen des streitlustigen und sich leicht in seiner Ehre verletzt fühlenden „Erfinders" der Zystoskopie, Maximilian Nitze (1848–1906), zur Folge hatte.[17]

Anschließend entwickelte Casper, teils in Zusammenarbeit mit dem jüdischen Internisten Paul Friedrich Richter (1868–1935), der an der

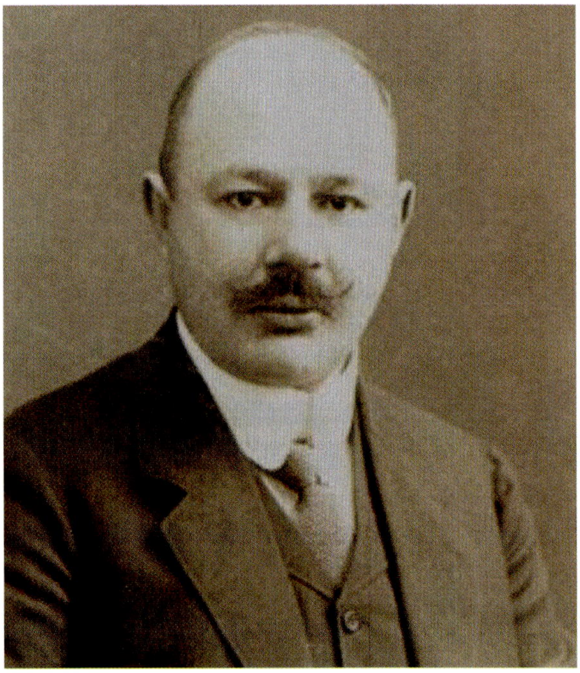

Paul Friedrich Richter (1868–1935), Repro Keyn, Museum und Archiv, Dt. Gesellschaft für Urologie, mit freundlicher Genehmigung.

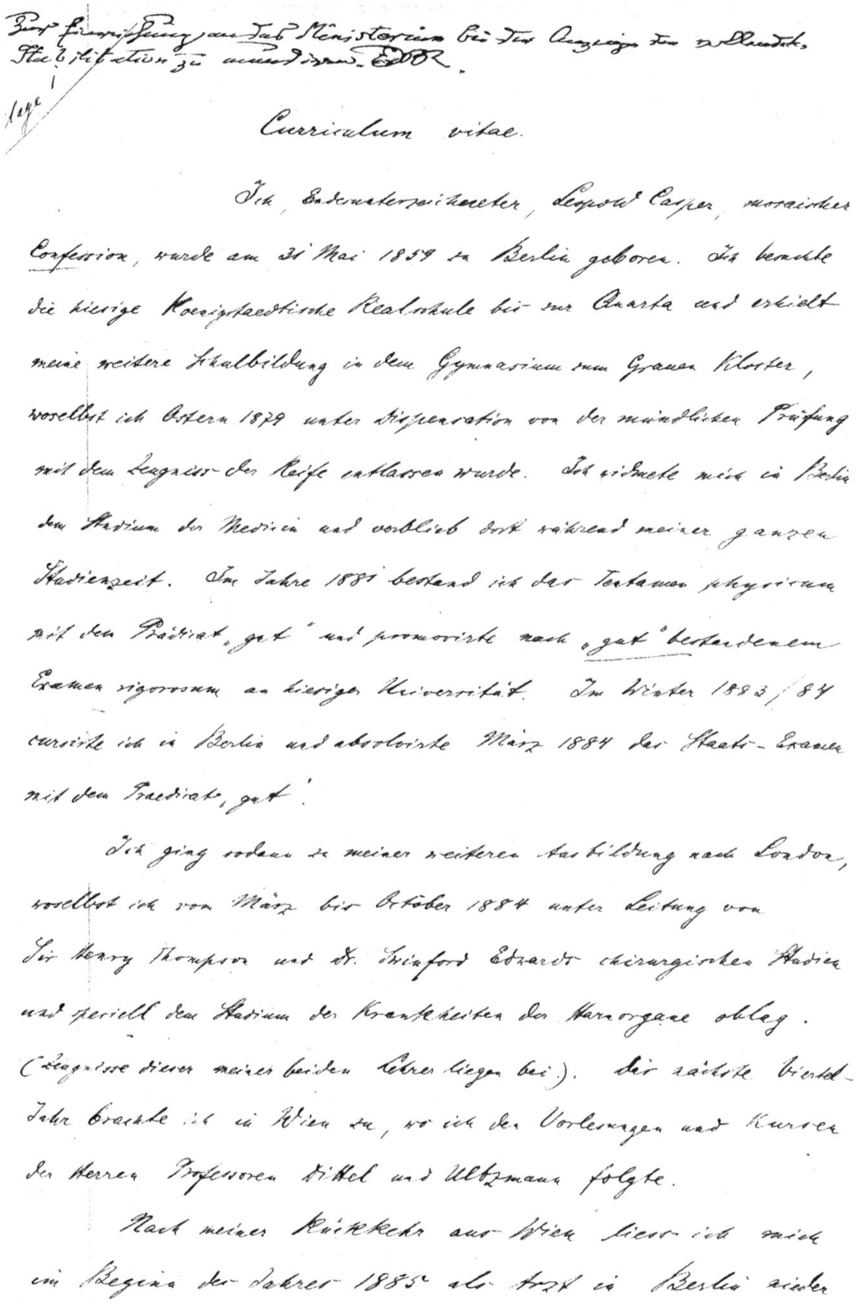

Curriculum vitae.

Ich, Endesunterzeichneter, Leopold Casper, mosaischer Confession, wurde am 31 Mai 1859 zu Berlin geboren. Ich besuchte die hiesige Koenigstaedtische Realschule bis zur Quarta und erhielt meine weitere Schulbildung in dem Gymnasium zum Grauen Kloster, woselbst ich Ostern 1879 unter Dispensation von der mündlichen Prüfung mit dem Zeugniss der Reife entlassen wurde. Ich widmete mich in Berlin dem Studium der Medicin und verblieb dort während meiner ganzen Studienzeit. Im Jahre 1881 bestand ich das Tentamen physicum mit dem Prädicat „gut“ und promovirte nach „gut“ bestandenem Examen rigorosum an hiesiger Universität. Im Winter 1883/84 [illegible] ich in Berlin und absolvirte März 1884 das Staats-Examen mit dem Praedicat „gut“.

Ich ging sodann zu meiner weiteren Ausbildung nach London, woselbst ich von März bis October 1884 unter Leitung von Sir Henry Thompson und Dr. Swinford Edwards chirurgischen Studien und speciell dem Studium der Krankheiten der Harnorgane oblag. (Zeugnisse dieser meiner beiden Lehrer liegen bei). Das nächste Viertel-Jahr brachte ich in Wien zu, wo ich den Vorlesungen und Kursen der Herren Professoren Dittel und Ultzmann folgte.

Nach meiner Rückkehr aus Wien liess ich mich im Beginn des Jahres 1885 als Arzt in Berlin nieder

Handschriftlicher Lebenslauf Leopold Caspers im Rahmen seiner Habilitation 1892 – Carl Posner (1854–1928) habilitierte sich 1889, Maximilian Nitze (1848–1906) 1890. Archiv Humboldt Universität Berlin, HUB UA UK, H 291, Med. Fak Nr. 1344/1 v82, mit freundlicher Genehmigung.

III. Medizinischen Universitätsklinik unter dem frühen „Nephrologen“ Hermann Senator (1834–1911, wiss. Schwerpunkt: Albuminausscheidung) tätig war, das Theoriegebäude der „funktionellen Nierendiagnostik“ (1901), das vor der Routineanwendung der Kreatininwertbestimmung sowie der Jod-Hippuran-Clearance in den 1950er Jahren die einzige sichere Methode zur Nierenfunktionsdiagnostik vor einer Operation war.[18]

Ebenfalls baute auf dem Harnleiterkatheterismus die retrograde Röntgendarstellung der Harnwege (Voelcker und v. Lichtenberg, Heidelberg, 1906) auf, die bis zur Entwicklung der Ausscheidungsurographie 1928 durch Moses Swick (1900–1985) und Alexander von Lichtenberg (s. u.) die einzige radiologische Methode zur bildhaften Darstellung des Nierenhohlsystems war. Diese Pionierleistungen der klinischen Forschung sollten lange Zeit wichtige

Alleinstellungsmerkmale der deutschsprachigen Urologie sein. 1929 beschrieb Leopold Casper einen selbsthaltenden Harnblasenkatheter, der noch heute gelegentlich in Gebrauch ist.

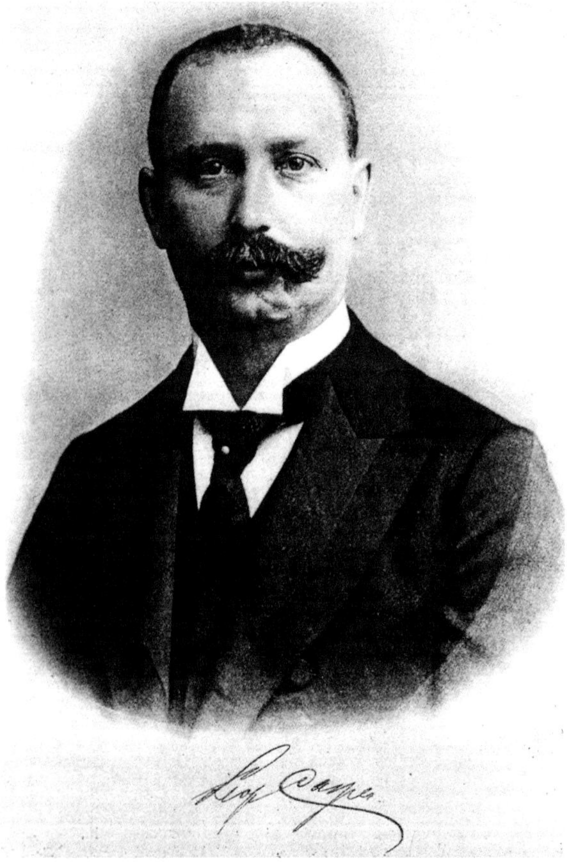

Leopold Casper um 1890, Repro Keyn, Museum und Archiv, Dt. Gesellschaft für Urologie, mit freundlicher Genehmigung.

Der amerikanische Urologe Hugh H. Young (1875–1945), seit 1897 Leiter des Department of Genito Urinary Surgery an der Johns Hopkins Universität, Baltimore, kam, wie für viele seiner Landleute typisch, für zwei Monate nach Berlin, um bei Casper das Zystoskopieren und den Harnleiter-Katheterismus zu erlernen,[19] wie ebenfalls der russische Urologe Sergej Fedoroff (1869–1936).[20]

Bereits 1903 entwickelte Casper ein über viele Jahre in der Urologie gebräuchliches Kathetergleitgel (Handelsnahme Katheterpurin® der Fa. Melzer, Meiningen). Sein Leitgedanke war dabei, das verwandte Öl, Vaselin oder Lanolin, zu ersetzen, da es im Rahmen der zeitgenössischen Techniken nur unzureichend durch Hitze sterilisierbar war. Gleichzeitig wollte er ein harnröhrenfreundlicheres Desinfektionsmittel hinzufügen. In der Substanz des Quecksilber-Oxyzyanid fand er ein geeignetes Präparat, das sowohl zur deutlichen Keimreduktion und damit Haltbarkeit des Präparates als auch zur Antisepsis der Harnröhre beitrug (Hg.oxycyanat. 0,246; Glyzerin 20,0, Tragakanth 2,0; Aqu.dest.sterilisat). In Zinntuben kam es in den Handel. Das am 23. Juli 1938 beim Patentamt eingetragene Warenzeichen lief für die Fa. Melzer in den 1990er Jahren aus und wird nun von der Fa. Farco, Köln, gehalten. Das Produkt war bis zum Zweiten Weltkrieg in Deutschland Synonym für Gleitgel zum Katheterismus und zur Zystoskopie schlechthin, wie viele Literaturstellen belegen. Gerade die Produktnennung in über die Urologie hinausgehenden Standardwerken wie der „Therapie an den Berliner Universitätskliniken", Urban und Schwarzenberg Verlag, sicherte den Verkaufserfolg über viele Jahrzehnte. Offene Weithalsgefäße mit Casperschem Katheterpurin gefüllt, gehörten zum typischen Armentarium jedes urologischen Untersuchungszimmers an allen größeren Kliniken oder der allgemeinärztlichen Praxis. Der Begriff war Eponym für Kathetergleitmittel bis in die 1970er Jahre. Da viele Arzneipräparationen ärztlicherseits nach Rezept verordnet wurden, waren in allen gängigen Lehrwerken zur Arzneimittel-Verordnung Rezeptbeispiele für „Kathetergleitmittel" aufgeführt, die im Wesentlichen auf der von Casper angegebenen Mischung basierten.[21]

Leopold Casper gab 1898 sein „Handbuch der Zystoskopie" bei Georg Thieme in Leipzig heraus, das fünf Auflagen erleben sollte. Ebenfalls wurde sein „Lehrbuch der Urologie", Urban und Schwarzenberg Verlag, Berlin–Wien, das sich besonders an den Allgemeinpraktiker wandte, ab 1903 mehrfach bis 1933 aufgelegt. Das Werk erschien ebenfalls als US-amerikanische Auflage (1906, 1910) und gehört damit, wie das Lehrbuch von Felix Guyon (1831–1920), zu den wenigen, international rezipierten Werken der frühen deutschsprachigen urologischen Fachliteratur.

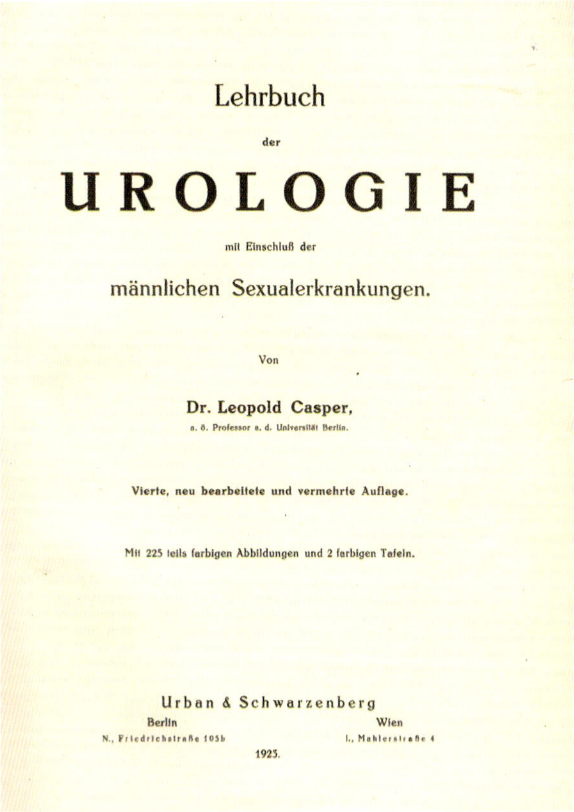

Lehrbuch

der

UROLOGIE

mit Einschluß der

männlichen Sexualerkrankungen.

Von

Dr. Leopold Casper,

a. ö. Professor a. d. Universität Berlin.

Vierte, neu bearbeitete und vermehrte Auflage.

Mit 225 teils farbigen Abbildungen und 2 farbigen Tafeln.

Urban & Schwarzenberg

Berlin — N., Friedrichstraße 105b

Wien — I., Mahlerstraße 4

1923.

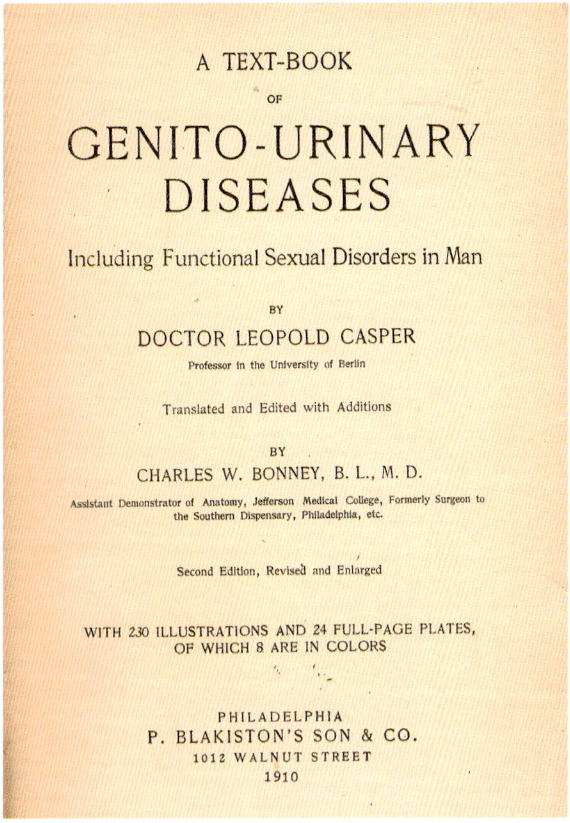

A TEXT-BOOK

OF

GENITO-URINARY DISEASES

Including Functional Sexual Disorders in Man

BY

DOCTOR LEOPOLD CASPER

Professor in the University of Berlin

Translated and Edited with Additions

BY

CHARLES W. BONNEY, B. L., M. D.

Assistant Demonstrator of Anatomy, Jefferson Medical College, Formerly Surgeon to the Southern Dispensary, Philadelphia, etc.

Second Edition, Revised and Enlarged

WITH 230 ILLUSTRATIONS AND 24 FULL-PAGE PLATES, OF WHICH 8 ARE IN COLORS

PHILADELPHIA

P. BLAKISTON'S SON & CO.

1012 WALNUT STREET

1910

Frontispiz des Lehrbuches der Urologie links deutsche 4. Auflage, rechts Ausgabe für die USA, 2. Auflage 1910 in der Übersetzung von Charles W. Bonney, Philadelphia, Repro Keyn, Archiv und Museum, Deutsche Gesellschaft für Urologie, mit freundlicher Genehmigung.

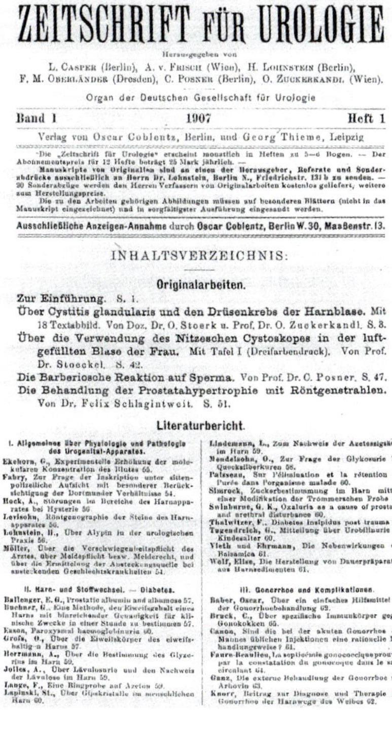

ZEITSCHRIFT FÜR UROLOGIE

Herausgegeben von

L. Casper (Berlin), A. v. Frisch (Wien), H. Lohnstein (Berlin), F. M. Oberländer (Dresden), C. Posner (Berlin), O. Zuckerkandl (Wien).

Organ der Deutschen Gesellschaft für Urologie

Band 1 — 1907 — Heft 1

Verlag von Oscar Coblentz, Berlin, und Georg Thieme, Leipzig

Die „Zeitschrift für Urologie" erscheint monatlich in Heften zu 5—6 Bogen. — Der Abonnementspreis für 12 Hefte beträgt 25 Mark jährlich. —

Manuskripte von Originalien sind an einen der Herausgeber, Referate und Sonderabdrücke ausschließlich an Herrn Dr. Lohnstein, Berlin N., Friedrichstr. 131b zu senden. — 30 Sonderabzüge werden den Herren Verfassern von Originalarbeiten kostenlos geliefert, weitere zum Herstellungspreise.

Die zu den Arbeiten gehörigen Abbildungen müssen auf besonderen Blättern (nicht in das Manuskript eingezeichnet) und in sorgfältigster Ausführung eingesandt werden.

Ausschließliche Anzeigen-Annahme durch Oscar Coblentz, Berlin W. 30, Maaßenstr. 13.

INHALTSVERZEICHNIS:

Originalarbeiten.

Zur Einführung. S. 1.
Über Cystitis glandularis und den Drüsenkrebs der Harnblase. Mit 18 Textabbild. Von Doz. Dr. O. Stoerk u. Prof. Dr. O. Zuckerkandl. S. 3.
Über die Verwendung des Nitzeschen Cystoskopes in der luftgefüllten Blase der Frau. Mit Tafel I (Dreifarbendruck). Von Prof. Dr. Stoeckel. S. 42.
Die Barberiosche Reaktion auf Sperma. Von Prof. Dr. C. Posner. S. 47.
Die Behandlung der Prostatahypertrophie mit Röntgenstrahlen. Von Dr. Felix Schlagintweit. S. 51.

Literaturbericht.

I. Allgemeines über Physiologie und Pathologie des Urogenital-Apparates.

Ekehorn, G., Experimentelle Erhöhung der molekularen Konzentration des Blutes 55.
Fabry, Zur Frage der Inskription unter sittenpolizeiliche Aufsicht mit besonderer Berücksichtigung der Dortmunder Verhältnisse 54.
Hock, A., Störungen im Bereiche des Harnapparates bei Hysterie 56.
Levisohn, Röntgenographie der Steine des Harnapparates 56.
Lohnstein, H., Über Alypin in der urologischen Praxis 56.
Möller, Über die Verschwiegenheitspflicht des Arztes, über Meldepflicht bezw. Melderecht, und über die Ermittelung der Ansteckungsquelle bei ansteckenden Geschlechtskrankheiten 54.
Lindemann, L., Zum Nachweis der Azetessigsäure im Harn 59.
Mendelsohn, O., Zur Frage der Glykosurie bei Quecksilberkuren 58.
Paisseau, Sur l'élimination et la rétention de l'urée dans l'organisme malade 60.
Simrock, Zuckerbestimmung im Harn mittels einer Modifikation der Trommerschen Probe 58.
Swinburne, G. K., Oxaluria as a cause of prostatic and urethral disturbance 60.
Thalwitzer, F., Diabetes insipidus post trauma 58.
Tugendreich, G., Mitteilung über Urobilinurie im Kindesalter 60.
Vieth und Ehrmann, Die Nebenwirkungen der Balsamica 61.
Wolf, Elise, Die Herstellung von Dauerpräparaten aus Harnsedimenten 61.

II. Harn- und Stoffwechsel. — Diabetes.

Ballenger, E. G., Prostatic albumin and albumose 57.
Buchner, G., Eine Methode, den Eiweißgehalt eines Harns mit hinreichender Genauigkeit für klinische Zwecke in einer Stunde zu bestimmen 57.
Eason, Paroxysmal haemoglobinuria 60.
Grofs, O., Über die Eiweißkörper des eiweißhaltigen Harns 57.
Herrmann, A., Über die Bestimmung des Glyzerins im Harn 59.
Jolles, A., Über Lävulosurie und den Nachweis der Lävulose im Harn 59.
Lange, F., Eine Ringprobe auf Azeton 59.
Lapinski, St., Über Gipskristalle im menschlichen Harn 60.

III. Gonorrhoe und Komplikationen.

Baber, Oscar, Über ein einfaches Hilfsmittel in der Gonorrhoebehandlung 62.
Bruck, C., Über spezifische Immunkörper gegen Gonokokken 65.
Canon, Sind die bei der akuten Gonorrhoe des Mannes üblichen Injektionen eine rationelle Behandlungsweise? 61.
Faure-Beaulieu, La septicémie gonococcique prouvée par la constatation du gonocoque dans le sang circulant 64.
Ganz, Die externe Behandlung der Gonorrhoe mit Arhovin 63.
Knorr, Beitrag zur Diagnose und Therapie der Gonorrhoe der Harnwege des Weibes 62.

Frontispiz Zeitschrift für Urologie Band 1, Heft 1, Leopold Casper im Herausgeber gremium, Repro Keyn, Archiv und Museum Dt. Gesellschaft für Urologie, mit freundlicher Genehmigung.

Casper war zudem seit der Gründung der renommierten „Zeitschrift für Urologie" bei Georg Thieme, Leipzig 1907, im Herausgebergremium vertreten, bis er 1933 aus der Schriftleitung vertrieben wurde.

Dieser „Self-Made-Man" gehörte zu den Gründungsmitgliedern der alten, 1906 in Stuttgart gegründeten Deutschen Gesellschaft für Urologie (DGfU). Hier bekleidete er wichtige Vorstandsposten. Da er ohne „chirurgische Prägung" seine Fachsozialisation erhalten hatte, konnte es sich stets, ohne in innere Konflikte und Brüche zu geraten, für eine uneingeschränkte fachliche Eigenständigkeit im Gegensatz zu seinen von Seiten der Chirurgie her geprägten Kollegen einsetzen. Hiervon zeugt beispielsweise seine heute noch gerne in unterschiedlichen Zusammenhängen zitierte Präsidentenrede „Die Urologie als Wissenschaft und Lehrfach" auf dem dritten Kongress der DGfU

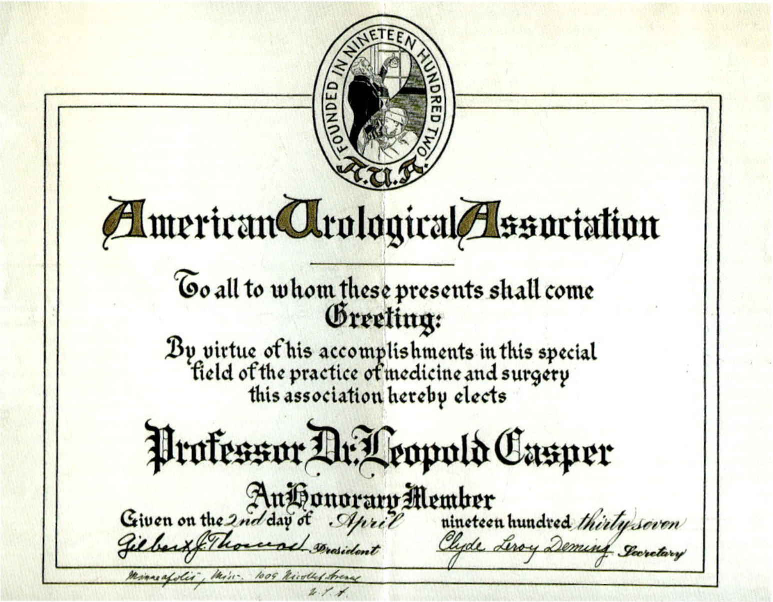

American Urological Association

To all to whom these presents shall come
Greeting:
By virtue of his accomplishments in this special field of the practice of medicine and surgery this association hereby elects

Professor Dr. Leopold Casper

An Honorary Member

Given on the 2nd day of April nineteen hundred thirty-seven

Gilbert J. Thomas President — Clyde Leroy Deming Secretary

Urkunde der Ehrenmitgliedschaft der AUA für Leopold Casper, W. P. Didusch Center for Urologic History, Repro T. Stevens, mit freundlicher Genehmigung.
Die Verleihung im Gründungsjahr der AUA 1902 an gerade diesen deutschen Wissenschaftler unterstreicht seine etablierte Stellung innerhalb der internationalen Urologie einerseits und gleichzeitig den Versuch der neu gegründeten Amerikanischen Gesellschaft, sich durch diesen Akt Reputation zu verschaffen und am Diskurs der Zeit teilzunehmen.
Urkunde aus dem Jahr 1937.

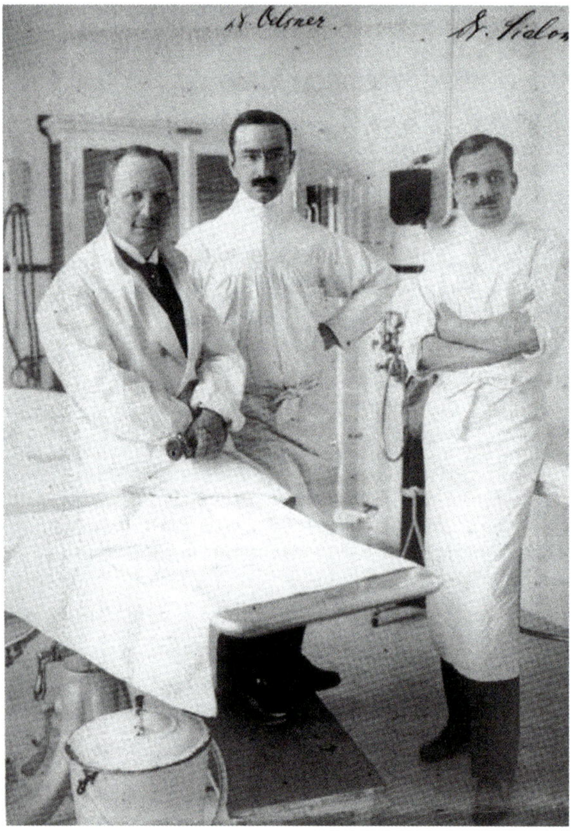

Leopold Casper (undatierte Fotografie) ca. um 1930, mit seinen Mitarbeitern Ölsner und Sidon, privat, Repro Keyn, mit freundlicher Genehmigung.

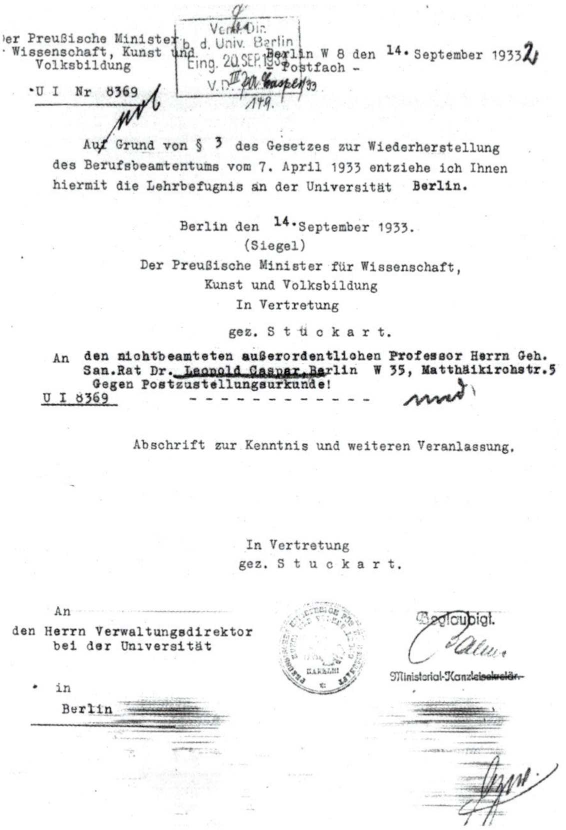

Der Preußische Minister für Wissenschaft, Kunst und Volksbildung

Berlin W 8 den 14. September 1933
Postfach -

U I Nr 8369

Auf Grund von § 3 des Gesetzes zur Wiederherstellung des Berufsbeamtentums vom 7. April 1933 entziehe ich Ihnen hiermit die Lehrbefugnis an der Universität Berlin.

Berlin den 14. September 1933.
(Siegel)
Der Preußische Minister für Wissenschaft, Kunst und Volksbildung
In Vertretung
gez. S t u c k a r t.

An den nichtbeamteten außerordentlichen Professor Herrn Geh. San.Rat Dr. Leopold Casper, Berlin W 35, Matthäikirchstr.5
Gegen Postzustellungsurkunde!
U I 8369

Abschrift zur Kenntnis und weiteren Veranlassung.

In Vertretung
gez. S t u c k a r t.

An
den Herrn Verwaltungsdirektor
bei der Universität
in
Berlin

Beglaubigt.
Ministerial-Kanzleisekretär.

Entzug der Lehrerlaubnis für Leopold Casper, 14.9.1933, HUB, UA UK - C11, mit freundlicher Genehmigung.

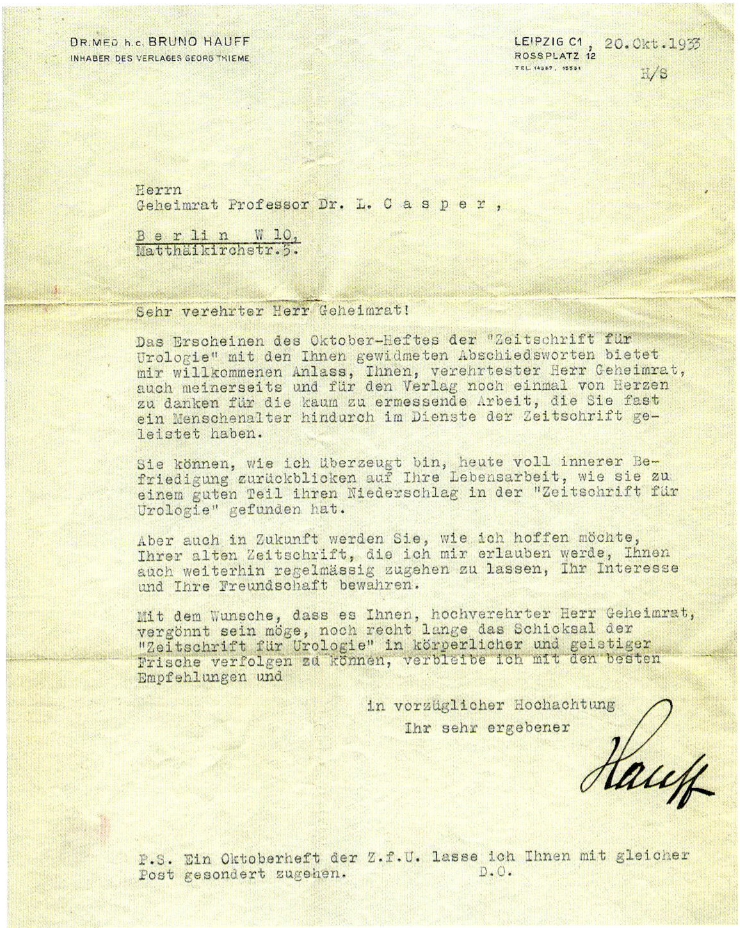

DR. MED. h.c. BRUNO HAUFF
INHABER DES VERLAGES GEORG THIEME

LEIPZIG C1, 20.Okt.1933
ROSSPLATZ 12
TEL. 14367, 15551

H/S

Herrn
Geheimrat Professor Dr. L. C a s p e r ,

B e r l i n W 10,
Matthäikirchstr.5.

Sehr verehrter Herr Geheimrat!

Das Erscheinen des Oktober-Heftes der "Zeitschrift für Urologie" mit den Ihnen gewidmeten Abschiedsworten bietet mir willkommenen Anlass, Ihnen, verehrtester Herr Geheimrat, auch meinerseits und für den Verlag noch einmal von Herzen zu danken für die kaum zu ermessende Arbeit, die Sie fast ein Menschenalter hindurch im Dienste der Zeitschrift geleistet haben.

Sie können, wie ich überzeugt bin, heute voll innerer Befriedigung zurückblicken auf Ihre Lebensarbeit, wie sie zu einem guten Teil ihren Niederschlag in der "Zeitschrift für Urologie" gefunden hat.

Aber auch in Zukunft werden Sie, wie ich hoffen möchte, Ihrer alten Zeitschrift, die ich mir erlauben werde, Ihnen auch weiterhin regelmässig zugehen zu lassen, Ihr Interesse und Ihre Freundschaft bewahren.

Mit dem Wunsche, dass es Ihnen, hochverehrter Herr Geheimrat, vergönnt sein möge, noch recht lange das Schicksal der "Zeitschrift für Urologie" in körperlicher und geistiger Frische verfolgen zu können, verbleibe ich mit den besten Empfehlungen und

in vorzüglicher Hochachtung
Ihr sehr ergebener

Hauff

P.S. Ein Oktoberheft der Z.f.U. lasse ich Ihnen mit gleicher Post gesondert zugehen. D.O.

Brief des Verlegers Bruno Hauff (1884–1963), Thieme Verlag, 1933, zum Ausscheiden von Leopold Casper. W. P. Didusch Center for Urologic History, Repro. T. Stevens, mit freundlicher Genehmigung. Über die Wissenschaftsverlage B. G. Teubner in Leipzig, Julius Springer in Berlin und Rudolf Oldenbourg in München kam Hauff 1919 als Teilhaber zum Georg-Thieme-Verlag, der ebenfalls die 1875 begründete, bekannte „Deutsche Medizinische Wochenschrift" seit 1887 herausgab. Nach dem Tod Georg Thiemes 1925 wurde er persönlich haftender Gesellschafter des Verlages.
Das Ausscheiden infolge des politischen Umfeldes wird in ein Ausscheiden infolge des Alters umgedeutet.

1913.[22] Während des Ersten Weltkrieges wurde ihm der Titel „Geheimer Sanitätsrat" verliehen (Titelverleihung nach 20 Jahren unbesoldeter medizinischer Tätigkeit in Preußen – für die Behandlung der Prinzessin Adalbert (1891–1971), Adelheid von Sachsen-Meiningen, Frau des dritten Sohnes von Kaiser Wilhelm II.). 1923 wurde er außerplanmäßiger, unbesoldeter Professor an der Berliner Universität. Dies unterstreicht die lange zögerliche Haltung des preußischen Wissenschaftsestablishments zur Einrichtung urologischer Lehrstühle; immerhin war in Köln schon 1912 Gottfried Thelen (1871–1941) zum unbesoldeten „Dozenten für Zystoskopie" an der dortigen „Akademie für Praktische Medizin" ernannt worden. Zu diesem Zeitpunkt war Leopold Casper klinisch als Belegarzt an der „ABC Klinik" - benannt nach den Chefärzten Albu Blumenreich und Casper – dem Franziskussanatorium in der Berliner Burggrafenstraße, tätig.

Leopold Casper wurde 1933, mit 74 Jahren bereits im Rentenalter, von der nationalsozialistischen Regierung gezwungen, seine Ämter in der Deutschen Gesellschaft für Urologie und seinen Lehrauftrag aufzugeben. (s. u.)

Leopold Casper gelang es schließlich, nach Nizza zu emigrieren. 1941 konnte er gerade noch, nach der Besetzung Frankreichs, ein amerikanisches Visum erhalten und mit seiner Tochter in die USA nach New York emigrieren. Nicht nur Deutschland, auch die Kollegen in den USA, konnten sich nur schwer zu einer menschlichen Geste entschließen und die Einwanderung erleichtern.

Die Brüche seines fast einhundertjährigen Lebens, Leopold Casper starb wenige Monate vor seinem 100. Geburtstag am 16. März 1959, werden auch in einem Dankesbrief an die DGU (Prof. Heusch) aus dem Jahr 1954, anlässlich der Ernennung zum Ehrenmitglied, sichtbar. Durch eine großherzige Spende seiner Familie gelangte

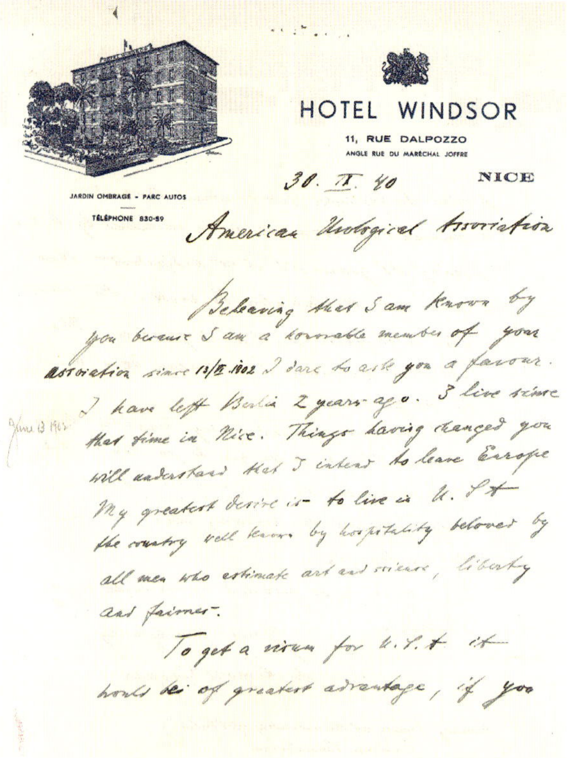

HOTEL WINDSOR
11, RUE DALPOZZO
ANGLE RUE DU MARÉCHAL JOFFRE
JARDIN OMBRAGÉ - PARC AUTOS
TÉLÉPHONE 830-59
30. X. 40 NICE

American Urological Association

Believing that I am known by you because I am a honorable member of your association since 13/VI.1902 I dare to ask you a favour. I have left Berlin 2 years ago. I live since that time in Nice. Things having changed you will understand that I intend to leave Europe. My greatest desire is to live in U. S. A. the country well known by hospitality beloved by all men who estimate art and science, liberty and fairness.

To get a visum for U. S. A. it would be of greatest advantage, if you

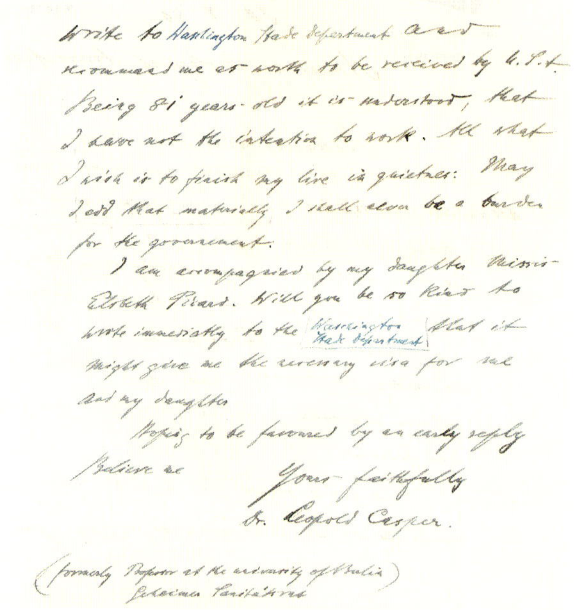

write to Washington State Department and recommend me as worth to be received by U. S. A. Being 81 years old it is understood, that I have not the intention to work. All that I wish is to finish my live in quietness. May I add that materially I shall never be a burden for the government.

I am accompagnied by my daughter Missis Elsbeth Picard. Will you be so kind to write immediatly to the Washington State Department that it might give me the necessary visa for me and my daughter.

Hoping to be favoured by an early reply
Believe me

Your faithfully
Dr. Leopold Casper.

(formerly Professor at the university of Berlin)
Geheimer Sanitätsrat

Brief Leopold Caspers an die AUA vom 30.10.1940, v.u.r., W. P. Didusch Center for Urologic History, Repro T. Stevens, mit freundlicher Genehmigung.

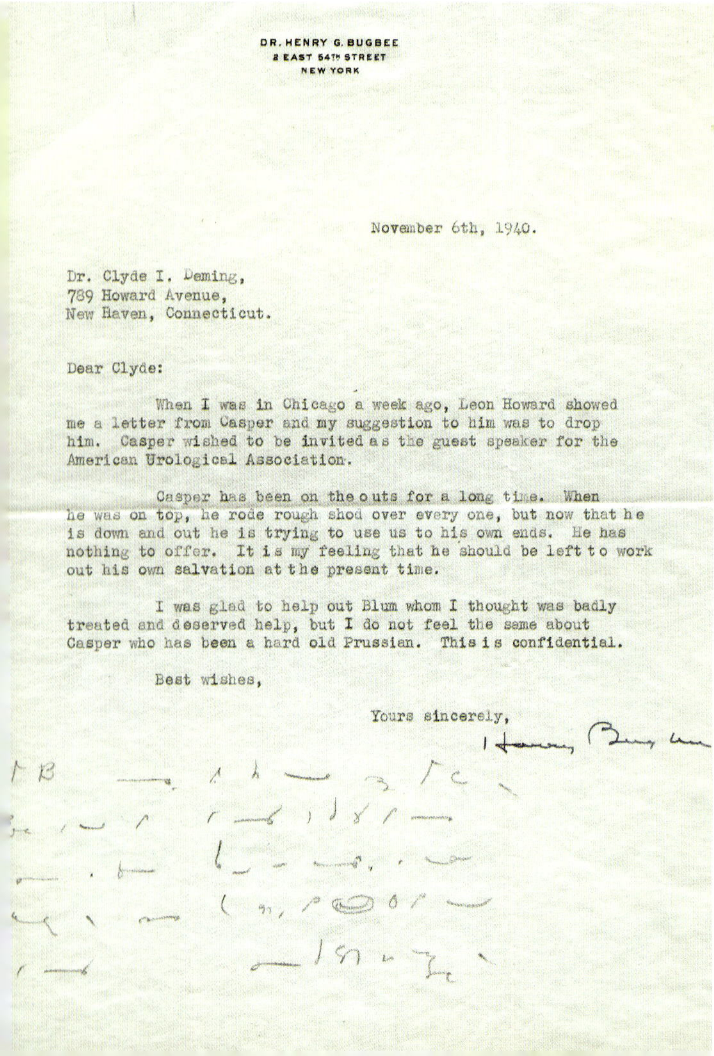

DR. HENRY G. BUGBEE
2 EAST 54TH STREET
NEW YORK

November 6th, 1940.

Dr. Clyde I. Deming,
789 Howard Avenue,
New Haven, Connecticut.

Dear Clyde:

When I was in Chicago a week ago, Leon Howard showed me a letter from Casper and my suggestion to him was to drop him. Casper wished to be invited as the guest speaker for the American Urological Association.

Casper has been on the outs for a long time. When he was on top, he rode rough shod over every one, but now that he is down and out he is trying to use us to his own ends. He has nothing to offer. It is my feeling that he should be left to work out his own salvation at the present time.

I was glad to help out Blum whom I thought was badly treated and deserved help, but I do not feel the same about Casper who has been a hard old Prussian. This is confidential.

Best wishes,

Yours sincerely,
Henry Bugbee

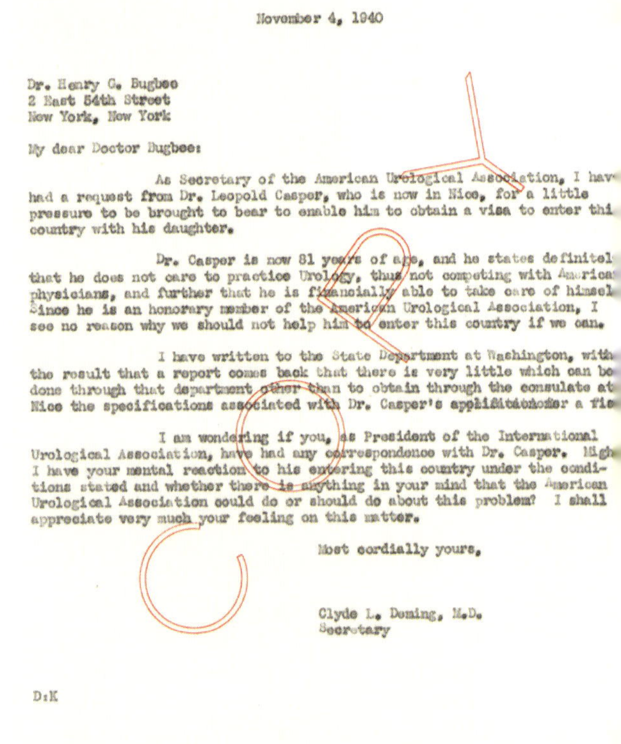

November 4, 1940

Dr. Henry G. Bugbee
2 East 54th Street
New York, New York

My dear Doctor Bugbee:

As Secretary of the American Urological Association, I hav had a request from Dr. Leopold Casper, who is now in Nice, for a little pressure to be brought to bear to enable him to obtain a visa to enter thi country with his daughter.

Dr. Casper is now 81 years of age, and he states definitel that he does not care to practice Urology, thus not competing with America physicians, and further that he is financially able to take care of himsel Since he is an honorary member of the American Urological Association, I see no reason why we should not help him to enter this country if we can.

I have written to the State Department at Washington, with the result that a report comes back that there is very little which can be done through that department other than to obtain through the consulate at Nice the specifications associated with Dr. Casper's application for a vis

I am wondering if you, as President of the International Urological Association, have had any correspondence with Dr. Casper. Migh I have your mental reaction to his entering this country under the conditions stated and whether there is anything in your mind that the American Urological Association could do or should do about this problem? I shall appreciate very much your feeling on this matter.

Most cordially yours,

Clyde L. Deming, M.D.
Secretary

D:K

Interner Schriftwechsel AUA zum „Fall“ Casper, W. P. Didusch Center for Urologic History, Repro T. Stevens, mit freundlicher Genehmigung.

durch die Vermittlung der Amerikanischen Urologischen Gesellschaft, AUA, des W. P. Didusch Centers for Urologic History, Linthicum, in der Person Rainer Engels, ein Ölbild des Altmeisters der internationalen Urologie in den Besitz der DGU. Dieses hat in der Geschäftsstelle in Düsseldorf im Museum der DGU mit einer Ehrenplakette anlässlich der 100. Wiederkehr des ersten Kongresses der DGU im Jubiläumsjahr einen würdigen Platz gefunden. Ein mit 2.500 Euro dotierter Wissenschafts-Preis der 1912 gegründeten Berliner Urologischen Gesellschaft (BUG) für die „nach Inhalt eindrucksvollste Arbeit auf dem Gebiet der Endo-Urologie" ist ebenfalls nach Casper benannt.

Auch vergibt der Jüdische Ärzteverein NRW/Bundesverband Jüdischer Mediziner einen Leopold Casper Preis.

Eugen Joseph – früher Selbstmord 1933 eines renommierten Universitätslehrers

Eugen Joseph (1879–1933)[23], wurde als Sohn des jüdischen Badearztes Ludwig Joseph in Bad Landeck (poln. Ladek Zedroj) – Niederschlesien geboren. Er entstammt ebenfalls einem assimilierten jüdischen, deutschkonservativen aufstiegsorientierten Milieu.

Eugen Joseph studierte nach der Reifeprüfung am Berliner Kaiser-Wilhelm-Realgymnasium 1897 Medizin und besuchte die damals renommierten medizinischen Fakultäten in Greifswald, Berlin und Heidelberg. Hier wurde er mit einer hämatologischen Arbeit 1902 promoviert. Nach anschließender Volontärarztzeit in Heidelberg bei dem Billroth-Schüler Vincenz von Czerny (1842–1916), wo er bereits wissenschaftlich mit Friedrich Voelcker (1873–1955) zur Chromozystoskopie (Indigocarminprobe)[24] tätig war, wurde er Assistent bei August Bier (1861–1949) in Bonn. Er wechselte mit Bier 1907 nach Berlin an die Königliche 1. Chirurgische Universitätsklinik in der Ziegelstraße, der zu dieser Zeit sicherlich renommiertesten chirurgischen Klinik des Deutschen Kaiserreiches.

Bereits 1910, mit 31 Jahren, habilitierte sich Eugen Joseph im Fach Chirurgie an der Medizinischen Fakultät und erhielt am 15. Mai 1913 die Leitung der „Urologischen Abteilung" am „Clinisch chirurgisch- augenärztlichen Institut" der Berliner Friedrich-Wilhelms-Universität, der ersten Universität Preußens und des Deutschen Kaiserreiches, als Oskar Rumpel (1872–1954) zum 2. dirigierenden Arzt der Chirurgischen Universitätsklinik berufen wurde. Die Urologie bot wie die Dermatologie oder die Kinderheilkunde gerade jüdischen Kollegen, im Gegensatz zu Innerer Medizin oder Chirurgie, deutlich bessere Aufstiegschancen.

Nach Teilnahme am Ersten Weltkrieg unter anderem in einem Lazarett bei Verdun konnte Eugen Joseph aber erst 1921 zum a.o. nicht besoldeten Professor für „Urologie und Chirurgie" ernannt werden, einer für diese Zeit ty-

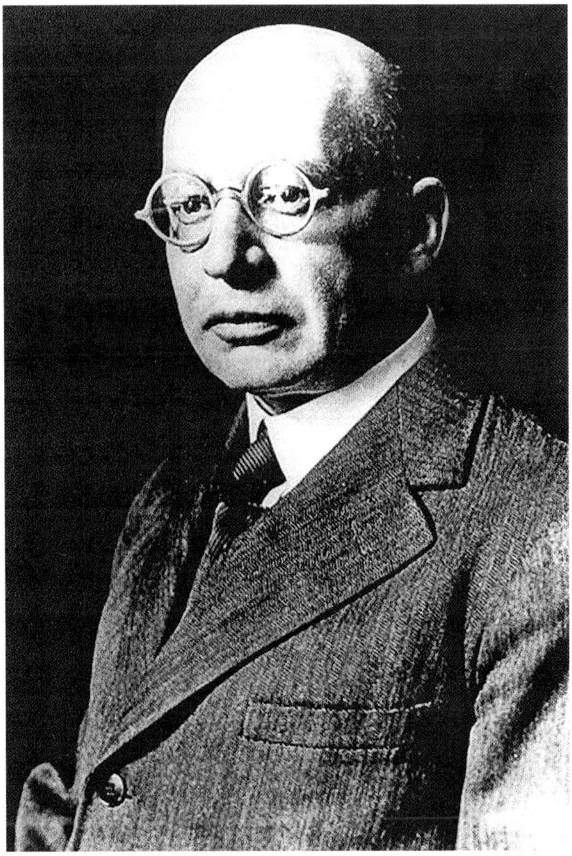

Eugen Joseph (1879–1933), 1920er Jahre, Museum und Archiv, Dt. Gesellschaft für Urologie, ebenfalls Institut für Geschichte der Medizin, Berlin, Repro Keyn, mit freundlicher Genehmigung.

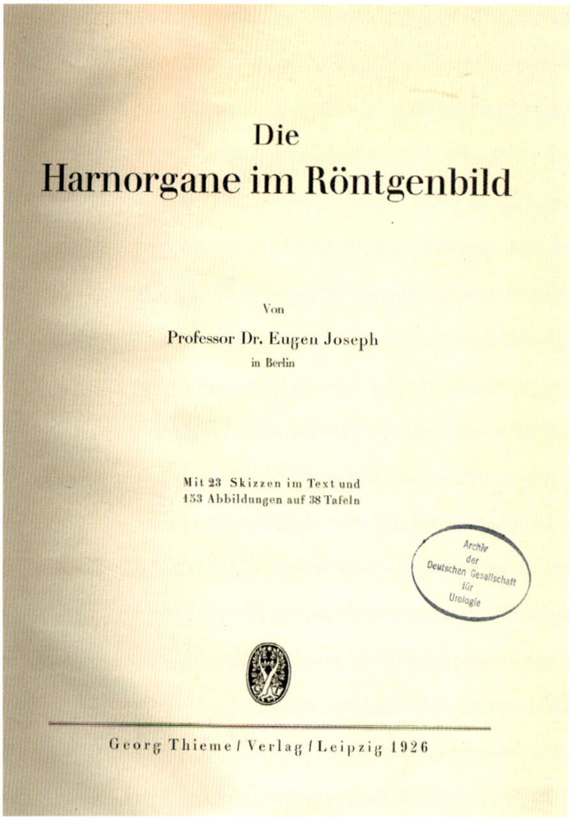
Die
Harnorgane im Röntgenbild

Von
Professor Dr. Eugen Joseph
in Berlin

Mit 23 Skizzen im Text und
153 Abbildungen auf 38 Tafeln

Georg Thieme / Verlag / Leipzig 1926

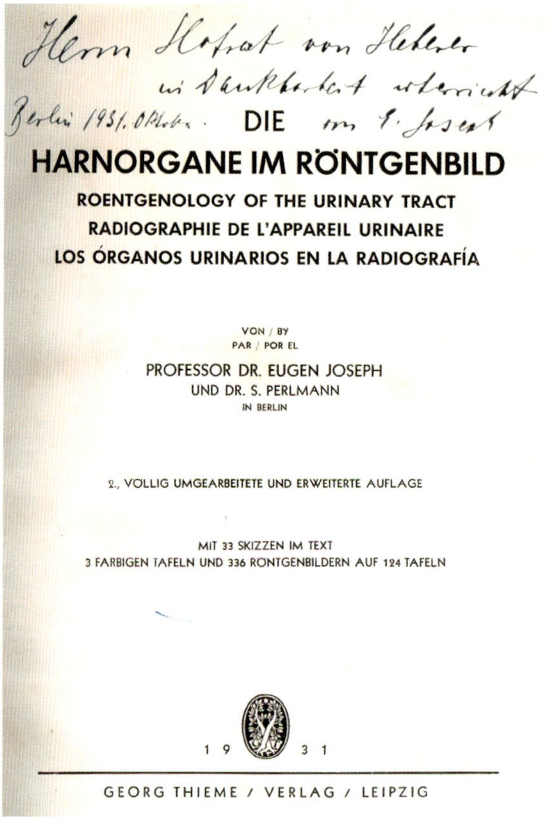
DIE
HARNORGANE IM RÖNTGENBILD
ROENTGENOLOGY OF THE URINARY TRACT
RADIOGRAPHIE DE L'APPAREIL URINAIRE
LOS ÓRGANOS URINARIOS EN LA RADIOGRAFÍA

VON / BY
PAR / POR EL
PROFESSOR DR. EUGEN JOSEPH
UND DR. S. PERLMANN
IN BERLIN

2., VÖLLIG UMGEARBEITETE UND ERWEITERTE AUFLAGE

MIT 33 SKIZZEN IM TEXT
3 FARBIGEN TAFELN UND 336 RÖNTGENBILDERN AUF 124 TAFELN

1931

GEORG THIEME / VERLAG / LEIPZIG

Frontispiz
1. Auflage, Harnorgane im Röntgenbild, 1926, Repro Puggé, mit freundlicher Genehmigung.

Frontispiz
2. Auflage 1931, Harnorgane im Röntgenbild, mit handschriftlicher Widmung für den Kölner Ordinarius der Chirurgie Hofrat Hans von Haberer (1875–1958)[26], Köln, Repro Puggé, mit freundlicher Genehmigung. Eugen Joseph scheint führenden Personen der deutschen Chirurgie und Urologie persönlich gewidmete Exemplare zukommen gelassen zu haben, da in mehreren Sammlungen solche Widmungsexemplare gefunden wurden.

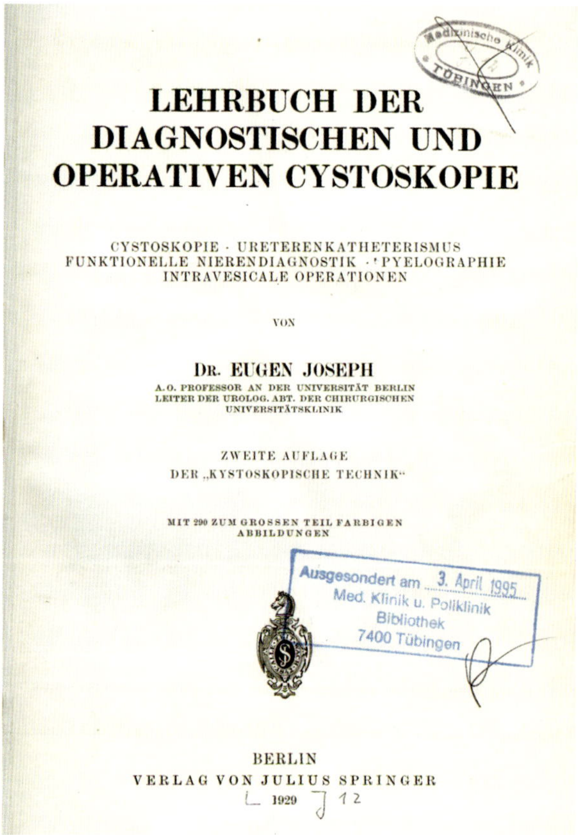

LEHRBUCH DER
DIAGNOSTISCHEN UND
OPERATIVEN CYSTOSKOPIE

CYSTOSKOPIE · URETERENKATHETERISMUS
FUNKTIONELLE NIERENDIAGNOSTIK · PYELOGRAPHIE
INTRAVESICALE OPERATIONEN

VON

DR. EUGEN JOSEPH
A.O. PROFESSOR AN DER UNIVERSITÄT BERLIN
LEITER DER UROLOG. ABT. DER CHIRURGISCHEN
UNIVERSITÄTSKLINIK

ZWEITE AUFLAGE
DER „KYSTOSKOPISCHE TECHNIK"

MIT 290 ZUM GROSSEN TEIL FARBIGEN
ABBILDUNGEN

BERLIN
VERLAG VON JULIUS SPRINGER
1929

Diejenigen Lehrbücher, die bei der NS-Aussonderung „vergessen", übersehen oder nicht aufgefunden wurden, fanden spätestens bei Platzmangel in Bibliotheken oder infolge Alters den Weg ins Altpapier, vielleicht in den Antiquariatsmarkt, Sammlung Moll, Repro Keyn, mit freundlicher Genehmigung.

pischen Konstellation für die Etablierung der „Lehre von den Harnkrankheiten“ an den Universitäten der Weimarer Republik. In den Vorlesungsverzeichnissen taucht er immer unter der Rubrik „Chirurgie“ auf. Auf fachpolitischer und wissenschaftlicher Ebene wurde er 1929 Stellvertretender Vorsitzender der alten „Deutschen Gesellschaft für Urologie“, nachdem er als Mitbegründer der renommierten „Berliner Urologischen Gesellschaft“ schon 1928, mit 49 Jahren, zu deren Präsidenten gewählt worden war.

Eugen Joseph leistete bedeutende Forschungsbeiträge zur Diagnostik des Urogenitalsystems und zur Chirurgie der Uretersteine. Schon auf dem Deutschen Chirurgenkongress 1914[25] berichtete er über die Thermokoagulation von Blasengeschwülsten. 1919 konnte er ein verbessertes Kontrastmittel zur retrograden Pyelographie (25 %iges Jod-Lithium, Handelsname: Umbrenal) in Zusammenarbeit mit der Firma C.A.F.-Kahlbaum GmbH, Berlin-Adlershof angeben. Sein Handbuch „Harnorgane im Röntgenbild“ (1926), das in der zweiten Auflage zusammen mit seinem jüdischen Schüler und Kollegen Simon Perlmann (der sich im RMK nicht als Urologe ausweist) erschien, und sein bei Julius Springer 1929 in zweiter Auflage erschienenes „Lehrbuch der diagnostischen und operativen Zystoskopie“, gehören sicherlich zu den leider vergessenen und in Folge der nationalsozialistischen Wissensauslöschung dann nicht mehr zitierten exzellenten Werken der fortschrittlichen wissenschaftlichen Urologie in Deutschland der 1920er Jahre. Zwischen 1927–1933 war er Mitherausgeber der „Zeitschrift für Urologie“, schon seit 1921 der „Zeitschrift für Urologische Chirurgie“.

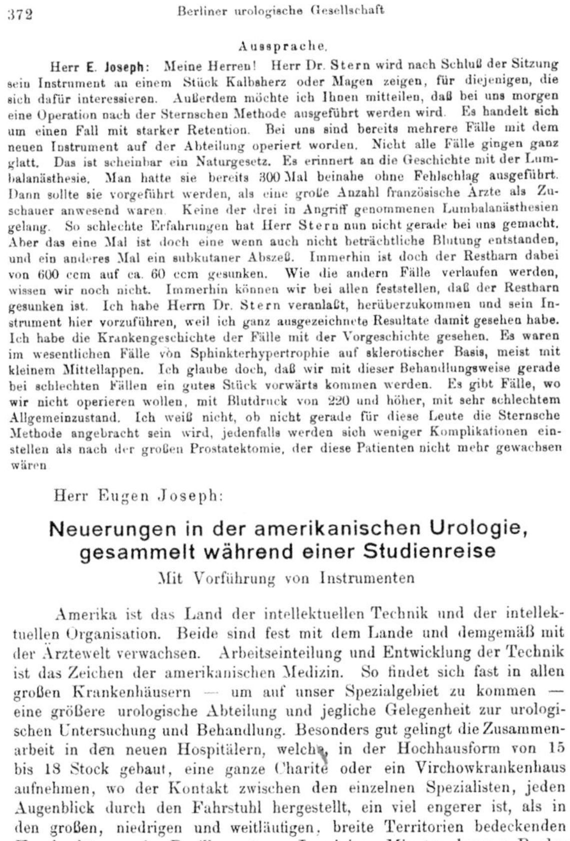
372 Berliner urologische Gesellschaft

Aussprache.

Herr E. Joseph: Meine Herren! Herr Dr. Stern wird nach Schluß der Sitzung sein Instrument an einem Stück Kalbsherz oder Magen zeigen, für diejenigen, die sich dafür interessieren. Außerdem möchte ich Ihnen mitteilen, daß bei uns morgen eine Operation nach der Sternschen Methode ausgeführt werden wird. Es handelt sich um einen Fall mit starker Retention. Bei uns sind bereits mehrere Fälle mit dem neuen Instrument auf der Abteilung operiert worden. Nicht alle Fälle gingen ganz glatt. Das ist scheinbar ein Naturgesetz. Es erinnert an die Geschichte mit der Lumbalanästhesie. Man hatte sie bereits 300 Mal beinahe ohne Fehlschlag ausgeführt. Dann sollte sie vorgeführt werden, als eine große Anzahl französische Ärzte als Zuschauer anwesend waren. Keine der drei in Angriff genommenen Lumbalanästhesien gelang. So schlechte Erfahrungen hat Herr Stern nun nicht gerade bei uns gemacht. Aber das eine Mal ist doch eine wenn auch nicht beträchtliche Blutung entstanden, und ein anderes Mal ein subkutaner Abszeß. Immerhin ist doch der Restharn dabei von 600 ccm auf ca. 60 ccm gesunken. Wie die andern Fälle verlaufen werden, wissen wir noch nicht. Immerhin können wir bei allen feststellen, daß der Restharn gesunken ist. Ich habe Herrn Dr. Stern veranlaßt, herüberzukommen und sein Instrument hier vorzuführen, weil ich ganz ausgezeichnete Resultate damit gesehen habe. Ich habe die Krankengeschichte der Fälle mit der Vorgeschichte gesehen. Es waren im wesentlichen Fälle von Sphinkterhypertrophie auf sklerotischer Basis, meist mit kleinem Mittellappen. Ich glaube doch, daß wir mit dieser Behandlungsweise gerade bei schlechten Fällen ein gutes Stück vorwärts kommen werden. Es gibt Fälle, wo wir nicht operieren wollen, mit Blutdruck von 220 und höher, mit sehr schlechtem Allgemeinzustand. Ich weiß nicht, ob nicht gerade für diese Leute die Sternsche Methode angebracht sein wird, jedenfalls werden sich weniger Komplikationen einstellen als nach der großen Prostatektomie, der diese Patienten nicht mehr gewachsen wären

Herr Eugen Joseph:

Neuerungen in der amerikanischen Urologie, gesammelt während einer Studienreise

Mit Vorführung von Instrumenten

Amerika ist das Land der intellektuellen Technik und der intellektuellen Organisation. Beide sind fest mit dem Lande und demgemäß mit der Ärztewelt verwachsen. Arbeitseinteilung und Entwicklung der Technik ist das Zeichen der amerikanischen Medizin. So findet sich fast in allen großen Krankenhäusern — um auf unser Spezialgebiet zu kommen — eine größere urologische Abteilung und jegliche Gelegenheit zur urologischen Untersuchung und Behandlung. Besonders gut gelingt die Zusammenarbeit in den neuen Hospitälern, welche, in der Hochhausform von 15 bis 18 Stock gebaut, eine ganze Charite oder ein Virchowkrankenhaus aufnehmen, wo der Kontakt zwischen den einzelnen Spezialisten, jeden Augenblick durch den Fahrstuhl hergestellt, ein viel engerer ist, als in den großen, niedrigen und weitläufigen, breite Territorien bedeckenden Krankenhäusern im Pavillonsystem. In einigen Minuten kann z. B. der Pädiater sich mit dem Urologen samt dem betr. Patienten treffen, sich über die Art der durchzuführenden Behandlung verständigen und derselben beiwohnen. Oder der Chirurg mit dem Neurologen, der Innere mit dem Bakteriologen usw. Gewiß hat diese Spezialisierung auch ihre Schattenseiten; aber sie ist wahrscheinlich in unserer heutigen Zeit, wo es einem einzelnen Menschen nicht mehr möglich ist, jegliche Technik zu beherr-

„Ausriß“ Zeitschrift für Urologie, Band 21, 1927, S. 372, Repo Keyn, mit freundlicher Genehmigung.

Neben Alexander von Lichtenberg (1880–1949) war Eugen Joseph einer der wenigen Urologen, die sich mühsam nach dem Renomeeverlust infolge des Ersten Weltkrieges bemühten, zur Stärkung der Internationalität des Faches beizutragen. Hierzu zählte sicherlich auch die Einladung von Maximilian Stern (1872–1946) nach Berlin, der am 12. Februar 1927 ein Prostataresektionsinstrument in der Klinik Ziegelstraße bei Eugen Joseph demonstriert hatte.

Eugen Joseph war bereits 1911 zu einem Forschungsaufenthalt an der Johns Hopkins Universität in Baltimore gewesen und hatte seine Eindrücke aus den USA den deutschsprachigen Lesern in der Zeitschrift für Urologe näher gebracht. Der Artikel folgt einer wissenschaftlichen Präsentation eines neuen Prostata-Resektionsinstrumentes durch Stern an der Abteilung von Eugen Joseph.

Nach 1933 begann für die international renommierten Wissenschaftler und Repräsentanten der Deutschen Urologie, wie auch für die bisher meist unbekannt gebliebenen Kollegen in freier Praxis-Niederlassung oder im Krankenhaus, die das Fachgebiet regelhaft repräsentierten, der Exodus und die Vertreibung aus der akademischen Gemeinschaft.

Es änderte sich mit der „Machtübernahme“ durch die Nationalsozialisten am 30. Januar

1933 die politische, verwaltungsmäßige und institutionelle Situation nicht nur an den deutschen Universitäten grundlegend. Die Ausschaltung der rassisch und politisch missliebigen Bürger begann. Hinsichtlich der Juden gab es zunächst keine klaren Vorstellungen, wie man sich ihrer zu „entledigen" gedachte.[27]

Aufgrund des „Gesetzes zur Wiederherstellung des Berufsbeamtentums" vom 7. April 1933 wurde den jüdischen Kollegen „als Beamte nichtarischer Abstammung" die Lehrbefugnis entzogen. Für Eugen Joseph erfolgte dies am 14. September 1933 als n. b. a. o. Professor.

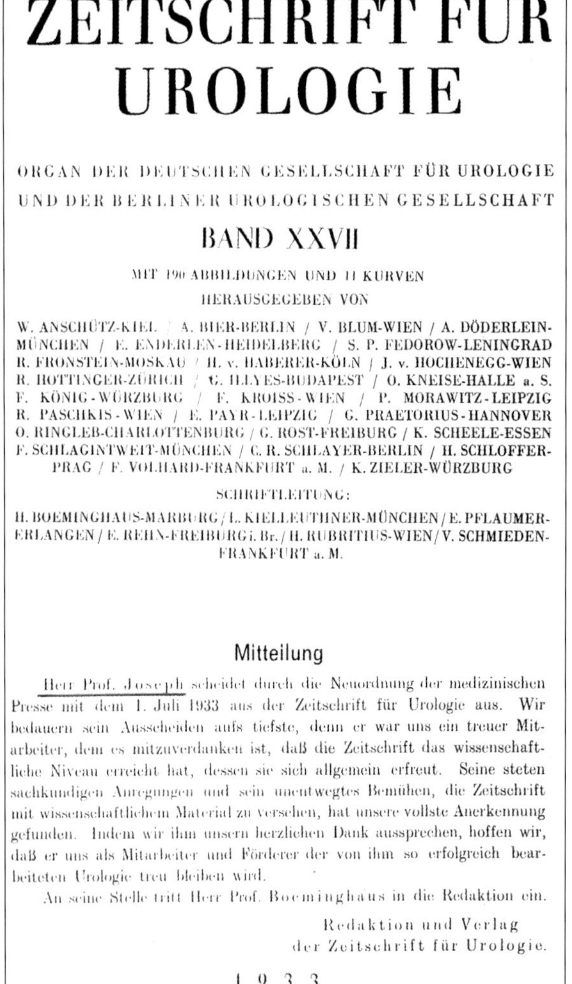

ZEITSCHRIFT FÜR UROLOGIE

ORGAN DER DEUTSCHEN GESELLSCHAFT FÜR UROLOGIE UND DER BERLINER UROLOGISCHEN GESELLSCHAFT

BAND XXVII

MIT 190 ABBILDUNGEN UND 11 KURVEN

HERAUSGEGEBEN VON

W. ANSCHÜTZ-KIEL / A. BIER-BERLIN / V. BLUM-WIEN / A. DÖDERLEIN-MÜNCHEN / E. ENDERLEN-HEIDELBERG / S. P. FEDOROW-LENINGRAD R. FRONSTEIN-MOSKAU / H. v. HABERER-KÖLN / J. v. HOCHENEGG-WIEN R. HOTTINGER-ZÜRICH / G. ILLYES-BUDAPEST / O. KNEISE-HALLE a. S. F. KÖNIG-WÜRZBURG / F. KROISS-WIEN / P. MORAWITZ-LEIPZIG R. PASCHKIS-WIEN / E. PAYR-LEIPZIG / G. PRAETORIUS-HANNOVER O. RINGLEB-CHARLOTTENBURG / G. ROST-FREIBURG / K. SCHEELE-ESSEN F. SCHLAGINTWEIT-MÜNCHEN / C. R. SCHLAYER-BERLIN / H. SCHLOFFER-PRAG / F. VOLHARD-FRANKFURT a. M. / K. ZIELER-WÜRZBURG

SCHRIFTLEITUNG:

H. BOEMINGHAUS-MARBURG / L. KIELLEUTHNER-MÜNCHEN / E. PFLAUMER-ERLANGEN / E. REHN-FREIBURG i. Br. / H. RUBRITIUS-WIEN / V. SCHMIEDEN-FRANKFURT a. M.

Mitteilung

Herr Prof. Joseph scheidet durch die Neuordnung der medizinischen Presse mit dem 1. Juli 1933 aus der Zeitschrift für Urologie aus. Wir bedauern sein Ausscheiden aufs tiefste, denn er war uns ein treuer Mitarbeiter, dem es mitzuverdanken ist, daß die Zeitschrift das wissenschaftliche Niveau erreicht hat, dessen sie sich allgemein erfreut. Seine steten sachkundigen Anregungen und sein unentwegtes Bemühen, die Zeitschrift mit wissenschaftlichem Material zu versehen, hat unsere vollste Anerkennung gefunden. Indem wir ihm unsern herzlichen Dank aussprechen, hoffen wir, daß er uns als Mitarbeiter und Förderer der von ihm so erfolgreich bearbeiteten Urologie treu bleiben wird.

An seine Stelle tritt Herr Prof. Boeminghaus in die Redaktion ein.

Redaktion und Verlag
der Zeitschrift für Urologie.

1933

VERLAG VON GEORG THIEME, LEIPZIG

Montage Text Mitteilung des Ausscheidens in Kombination mit neuer Schriftleitung. Die jüdischen deutschen Kollegen sind getilgt, nur noch der jüdische österreichische Kollege Viktor Blum (1877–1954)[35], dem 1938 in Wien die Lehrbefugnis entzogen wurde und dem es noch gelang, in die USA zu emigrieren, wird als jüdischer Mitherausgeber erwähnt. Unterstreichung F. M., Repro Puggé, mit freundlicher Genehmigung.

Am 13. April 1933 verteilte die NS-Studentenschaft „Zwölf Thesen wider den undeutschen Geist" als Rechtfertigung für drakonische Maßnahmen. Kernsatz 4 definierte den semitischen und liberalen Feind: „Unser gefährlichster Widersacher ist der Jude und der, der ihm hörig ist." These Nr. 5 behauptete: „Der Jude kann nur jüdisch denken, schreibt er deutsch, dann lügt er".[28]

Schon am 22. April war jüdischen Ärzten die Kassenzulassung entzogen worden. Ab Juli 1933 übernahmen die Privatkassen nur noch bei jüdischen Patienten die Kosten. Das bedeutete de facto den gänzlichen Einkommensverlust und Ende der ärztlichen Tätigkeit, gerade bei einem klassischen Querschnittsfach, welches von Überweisungen lebt wie die Urologie.

Wie sah es in der Chirurgischen Universitätsklinik in der Berliner Ziegelstraße beispielsweise aus? Verglichen mit anderen öffentlichen Einrichtungen hatte sich die Machtübernahme 1933 an den Universitäten und Fakultäten des Reiches in verblüffender Geschwindigkeit vollzogen.[29]

Die Ursache der Vertreibung der Juden aus den Universitäten war eine Mischung aus langfristigen Vorurteilen und kurzfristigen Krisen. Nur eine außerordentliche Konstellation von intellektuellen, strukturellen und politischen Faktoren konnte einen solchen Bruch mit der eher toleranten Universitätstradition hervorbringen.[30] Die Klinikleitung in der Ziegelstraße war nach dem planmäßigen Ausscheiden infolge Alters von August Bier (1861–1949) Ende des Jahres 1932 dann wenige Monate später, im Mai 1933, mit dem NSDAP- (seit 1933) und SA-Mitglied (seit 1932) Karl Vogeler (1889–1978) durch den preußischen NS-Kultusminister Rust (1883–1945) besetzt worden.[31] Dies war der erste Teil der internen nationalsozialistischen Umgestaltung und eines umfassenden Personalaustausches dieser Klinik. Dies stand in engem Zusammenhang mit den Strukturänderungen in der benachbarten Charité. Hier hatte der dem NS-Regime ambivalent gegenüberstehende Ferdinand Sauerbruch (1875–1951)[32] sein Ordinariat angetreten mit der Option, beide Kliniken, die Klinik in der Ziegelstraße und die in der Charité, in einer Hand zu vereinigen. Das war eine willkommene Gelegenheit, geradlinige, dem NS-Regime getreue Führerstrukturen – wenn auch nicht von Sauerbruch intendiert – einzuführen. Gleichzeitig sollte aber der Standort Ziegelstraße als unfallchirurgisch-traumatologischer Schwerpunkt erhalten werden und Georg Magnus (1883–1942) war als Nachfolger avisiert. Die Klinik sollte mit dem unfallchirurgisch-traumatischen Schwerpunkt nun einen bestimmten Stamm parteitreuer Ärzte heranbilden.[33]

Insgesamt schieden 32 % des gesamten Lehrpersonals der Berliner Friedrich-Wilhelms-Universität aus![34]

Auch die Schriftleitung der „Zeitschrift für Urologie“, die er seit 1921 innehatte, musste Eugen Joseph im Sommer aufgeben, was die Redaktion nur in einer kleinen Fußnote formal feststellte. Die Mitteilung war so allgemein gehalten, dass man ohne Kenntnis des historischen Hintergrundes auf die weitreichende Tragik nicht unbedingt schließen konnte.

Eugen Joseph sollte den folgend dargestellten Ausschaltungsprozess jüdischer Ärzte nur noch im Jahre 1933 erleben. Nachdem ihm am 4.9.1933 die Lehrbefugnis an der Friedrich-Wilhelms-Universität entzogen worden war, nahm er sich am 24.12.1933 (!) im Alter von 54 Jahren das Leben. Sein Selbstverständnis als jüdischer Deutscher, der aktiv am Ersten Weltkrieg teilgenommen hatte, war zutiefst verletzt worden, seine berufliche, akademische und finanzielle Basis war zerstört, eine ärztlich und

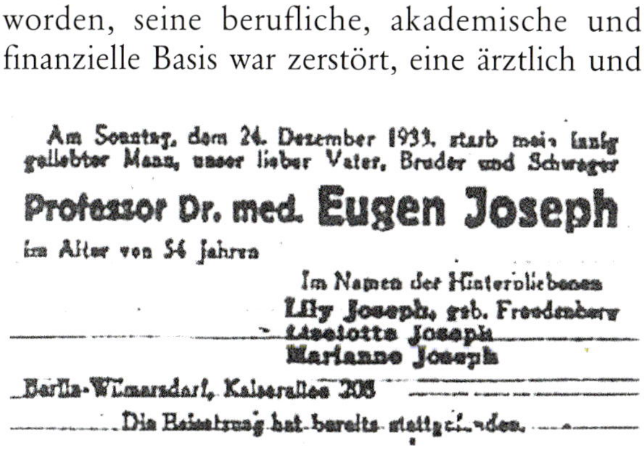
Am Sonntag, dem 24. Dezember 1933, starb mein innig geliebter Mann, unser lieber Vater, Bruder und Schwager

Professor Dr. med. Eugen Joseph

im Alter von 54 Jahren

Im Namen der Hinterbliebenen
Lily Joseph, geb. Freudenberg
Liselotte Joseph
Marianne Joseph

Berlin-Wilmersdorf, Kaiserallee 208

Die Beisetzung hat bereits stattgefunden.

Todesanzeige von Eugen Joseph, Jüdische Gemeinde Berlin, Friedhofsverwaltung Weißensee, mit freundlicher Genehmigung.

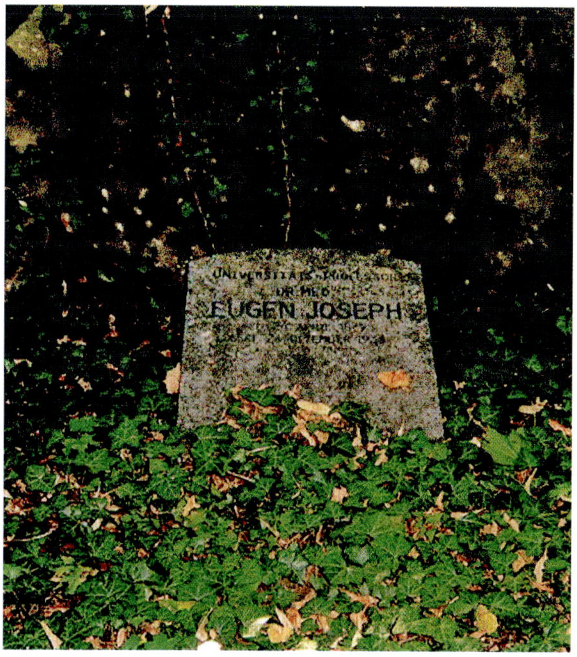

Grabstätte Eugen Joseph, Jüdischer Friedhof Berlin Weißensee, 2008, Jüdische Gemeinde Berlin, Friedhofsverwaltung Weißensee, mit freundlicher Genehmigung.

wissenschaftlich anerkannte Tätigkeit schien ihm unmöglich. Aus dieser Situation sah er für sich keinen Ausweg mehr. Für ihn war das Klima der Angst, dass sich in den Folgejahren durch persönliche Ereignisse, rücksichtslos agierende Medien, gesetzliche Anordnungen und Maßnahmen gegen andere jüdische Urologen und Ärzte massiv verdichten sollte, bereits im Dezember 1933 unerträglich.

Er wurde am 14. Januar 1934 auf dem Berliner Jüdischen Friedhof Weißensee unter Nr. 88788 Feld L 0 beigesetzt. Er war somit einer der ersten Urologen, die von der Feindschaft, die auch anderen renommierten jüdischen Wissenschaftlern und Medizinern in Berlin und Deutschland entgegenschlug, betroffen waren.

Seine Frau Lilly (geb. 1893), geb. Freudenberg, ist seit dem Transport Nr. 63 (850 Personen) am 17.12.1943 von dem berüchtigten Sammel- und Durchgangslager Drancy (bei Paris) nach dem KZ Auschwitz mit ihrer Tochter Marianne (geb. 1916) verschollen. Sein Schüler S. Perlmann emigrierte bereits 1933 nach Tel Aviv, sein Schüler Hans Sauer 1933 nach Boston. (Vgl. Band 2, Kurzbiographien)

Die Jahre 1933-1937

Das „Gesetz zur Wiederherstellung des Berufsbeamtentums“ vom 7. April 1933 (RGBl I, Nr. 34 S. 175ff) verfügte die Entlassung von „Beamten nicht-arischer Abstammung“ aus dem öffentlichen Dienst. An den Universitäten wurde das Gesetz aufgrund seiner Gummiparagraphen (§ 2 ungeeignete Vorbildung, § 4 politische Unzuverlässigkeit und § 5/6 Verwaltungsvereinfachung) und Ausführungsbestimmungen auch auf nicht beamtete Personen, z. B. Honorarprofessoren, Privatdozenten und Lehrbeauftragte ausgedehnt.[36] Das bedeutete mit den konsekutiven Verordnungen den Beginn des Endes einer beruflichen Karriere und Tätigkeit. Hier wurde der ärztliche Beruf als sog. „freier Beruf“ besonders getroffen, ohne dass dies in der deutschen Ärzteschaft zu größerem Widerspruch geführt hätte.[37] Da ein Ruhegehalt jedoch nur bei mindestens zehnjähriger Dienstzeit gewährt wurde, war ein erheblicher Teil der Entlassenen mittellos.[38] Jüdische und politisch missliebige Ärzte jeglicher Couleur wurden im Gesundheitswesen aus ihren Stellungen vertrieben. In den Einzelschicksalen sollte sich das sehr individuell äußern.

Von Antisemitismus inspiriert, zielte das Gesetz hauptsächlich auf Juden und ging über eine bloße Korrektur der Überrepräsentation durch den völligen Ausschluss von Juden hinaus.[39]

Der Entzug der Kassenzulassung am 22. April 1933 („Verordnung über die Kassenzulassung“[40] des Reichsarbeitsministeriums – Ärzte waren keine Beamten, sondern Freiberufler[41]) oder die stattgehabte Ausschaltung der jüdischen Mitglieder aus Ärzteverbänden (ab 24.3.1933)[42], waren noch vor dem „allgemeinen Judenboykott“ am 1. April 1933, wie die „Entfernung von Juden und Marxisten aus den Vorständen und Ausschüssen“ (2. April 1933)[43], erste tiefe Einschnitte. Diese frühen „Rausschmisse“ hielt man nicht geheim, sondern informierte die Öffentlichkeit sehr detailliert darüber.[44]

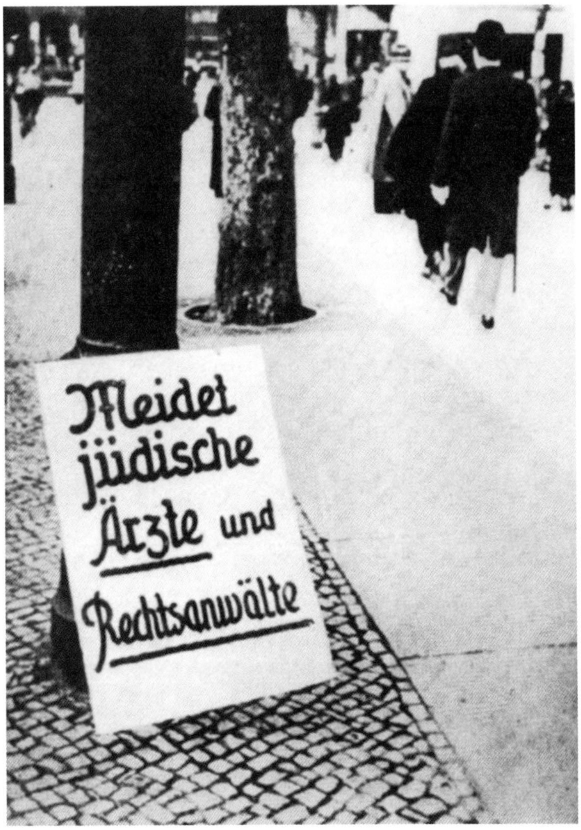

Boykottaufruf in Jütte (1997), S. 153 sowie Dt. Ärztebl. 105 (2009), S. A 2043, Repro Kreyn, mit freundlicher Genehmigung.

Schon in dieser Frühphase lassen sich auch wirtschaftliche Motivationen innerhalb der Ärzteschaft erkennen: Gegen Ende der Weimarer Republik waren 10 % der approbierten Ärzte arbeitslos. 14 % der ärztlich tätigen Kollegen waren Juden. In der Urologie waren es reichsweit ca. 30 %, in der Kinderheilkunde ca. 50 %. In die freien Positionen rückten junge und linientreue „arische“ Ärzte nach. Die Qualität der medizinischen Versorgung der Gesamtbevölkerung sank in einigen Städten wie Berlin, Nürnberg, später auch Wien, spürbar. Das Tempo der Ausschaltung musste deshalb aus Versorgungsgründen anfangs zurückgenommen werden. Erleichtert wurde diese Verdrängung, da viele Ärzte in antisemitischen, nationalistischen, eugenischen und rassenhygienischen Traditionslinien standen. 44 % der deutschen Ärzte wurden Mitglieder der NSDAP.[45]

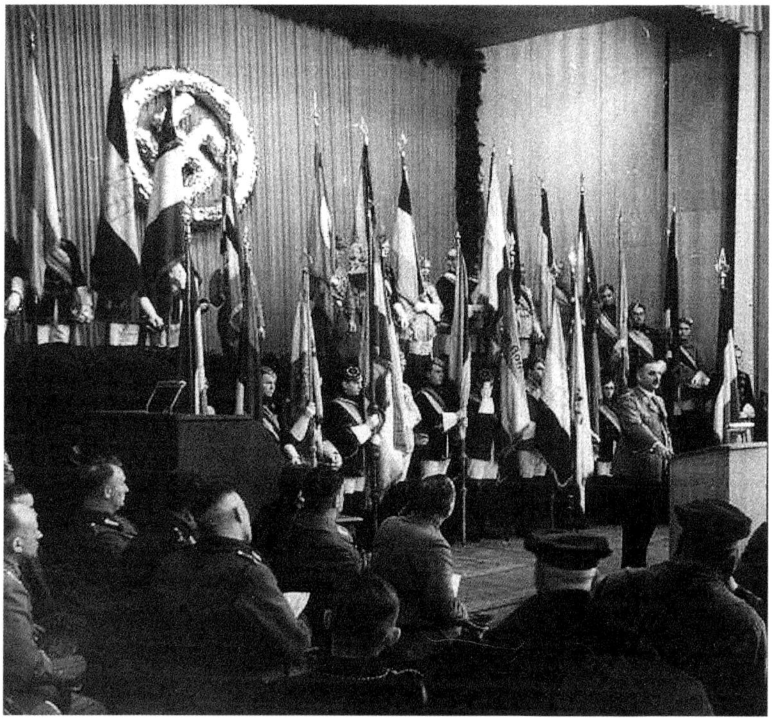

Kultusminister Rust vor der Universität zu Köln, 4.4.1935, Sammlung Moll, aus: Ausstellung Universitätsarchiv Köln 2008 Universitätsarchiv Köln, Repro Keyn, mit freundlicher Genehmigung.
Ende 1935 verbot Rudolf Hess allen Studierenden in der NSDAP die Mitgliedschaft in einer Korporation. 1938 wurden alle traditionellen Studentenverbindungen aufgelöst. Jüdische Studentenverbindungen haben sich bis heute nicht wieder gegründet. Ein ausgewanderter Dachverband existiert noch in New York.

Die Freude über den fatalen Regierungswechsel des Jahres 1933 drückte die konservative, organisierte Ärzteschaft mit der Veröffentlichung von „Huldigungstelegrammen" aus, die am 30. März 1933 im „Deutschen Ärzteblatt" und am 1. April 1933 in den „Ärztlichen Mitteilungen" erschienen.[46] Schon am 23. März 1933 hatten die ärztlichen Spitzenfunktionäre die „Gleichschaltung" mit dem Nationalsozialistischen Deutschen Ärztebund beschlossen. Das Schreckgespenst der Weimarer Jahre wie „Sozialisierung", „Kommunalisierung" oder die „Fesseln des Kassenarztrechtes" schien das neue Regime beseitigen zu wollen. Eine Entsolidarisierung der Ärzteschaft setzte ein.

Bis zum Frühjahr 1934 verloren über 2.000 Ärzte und Ärztinnen im Deutschen Reich, überwiegend wegen „nicht-arischer" Abstammung, definitiv die Kassenzulassung.[47] Einen kollektiven Widerstand - weder der organisierten Ärzteschaft noch an den deutschen Hochschulen - war feststellbar. Auch wenn sie den ruppigen Stil oft missbilligten, fanden sich die meisten national gesinnten Professoren mit der Vertreibung ab.[48]

Die Urologie wurde im Berliner Hochschulbereich, dem Ort ihrer besten Repräsentation, fast total eliminiert: Von fünf Hochschullehrern mussten vier gehen. Nur Otto Ringleb (1875-1946) blieb im Amt und sollte als parteitreuer Volksgenosse mit dem ersten Lehrstuhl für Urologie im Deutschen Reich „belohnt" werden.

Für die jüdischen und politisch missliebigen urologischen Kollegen in freier Praxis bedeutete dieses neben Verlust von Einnahmen und Praxis auch den Ausschluss aus den Herausgebergremien wissenschaftlicher Zeitungen wie der „Zeitschrift für Urologie" oder der „Zeitschrift für Urologische Chirurgie" sowie der „Deutschen Gesellschaft für Urologie" oder auch der „Berliner Urologischen Gesellschaft".

Nach dem „Gesetz gegen die Überfüllung der deutschen Schulen und Hochschulen" vom 25. April 1933 (RGBl, I, S. 225)[49] wurde die Quote „reichsdeutscher Nichtarier" mit 1,5 % festgesetzt. Auch ein Großteil der jüdischen Medizinstudenten mussten bereits im Sommer 1933 ihr Studium aufgeben, da das am 25. April 1933 beschlossene „Gesetz gegen die Überfüllung deutscher Schulen und Hochschulen" die Zahl der „Nichtarier" auf 1,5 % begrenzte und sie an einzelnen Schulen nur bis maximal 5 % vertreten sein durften. Ein preußischer

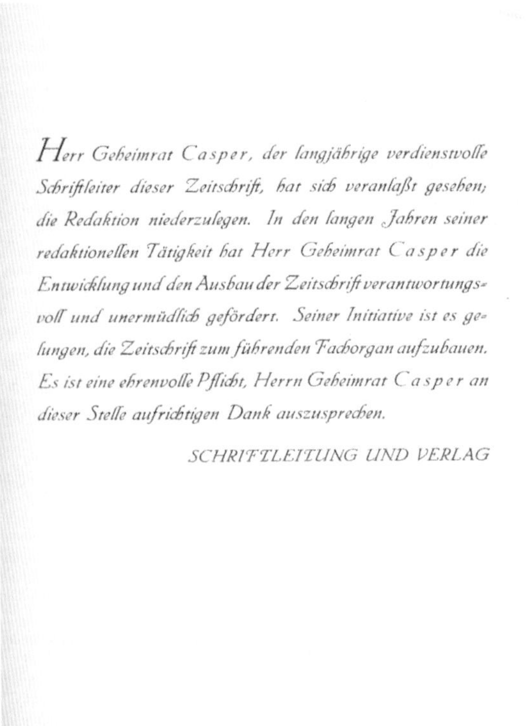

Herr Geheimrat Casper, der langjährige verdienstvolle Schriftleiter dieser Zeitschrift, hat sich veranlaßt gesehen, die Redaktion niederzulegen. In den langen Jahren seiner redaktionellen Tätigkeit hat Herr Geheimrat Casper die Entwicklung und den Ausbau der Zeitschrift verantwortungsvoll und unermüdlich gefördert. Seiner Initiative ist es gelungen, die Zeitschrift zum führenden Fachorgan aufzubauen. Es ist eine ehrenvolle Pflicht, Herrn Geheimrat Casper an dieser Stelle aufrichtigen Dank auszusprechen.

SCHRIFTLEITUNG UND VERLAG

Kurze Stellungnahme der Schriftleitung der Zeitschrift für Urologie, Thieme Verlag, Leipzig, zum erzwungenen Ausscheiden Caspers, Archiv und Museum, Dt. Gesellschaft für Urologie, Repro Keyn.

Erlass vom 20. Oktober 1933 verfügte weiterhin, dass „nicht-arische“ Studenten nicht mehr approbiert werden und das Doktordiplom nur noch erhalten konnten, wenn sie auf ihre deutsche Reichsangehörigkeit verzichteten.[50] An der Berliner Universität kam es zu Exmatrikulationen.[51] De facto wurden „Reifeprüfung“ und „Hochschulzulassung“ getrennt.

Mit der Anordnung vom 10. August 1933 verbot der „Kommissar für die ärztlichen Spitzenverbände“, Gerhard Wagner (1888–1939) jegliche Zusammenarbeit mit „nicht-arischen“ Kollegen (Vertretung, Überweisung, Praxisgemeinschaft u. ä).[52]

Am 20. November 1933 wurde die neue Zulassungsverordnung zur Tätigkeit bei den Krankenkassen erlassen, in der bestimmt wurde, dass „nicht-arische Ärzte“ in Städten mit mehr als 100.000 Einwohnern ausgeschlossen wurden, dies galt auch für „arische Ärzte“ mit „nicht-arischen Partnern“. Um die Abstammung herauszufinden, verschicke der Hartmannbund an alle 32.000 reichsdeutschen Kassenärzte einen Fragebogen mit 132 Fragen. Durch diese Erhebung sollte herausgefunden werden, welcher niedergelassene Arzt und somit auch Urologe in der NS-Terminologie als Jude zu gelten hatte.[53]

Die neue Reichsärzteordnung vom 13. Dezember 1935 (RGBl I. S. 1433) mit der Schaffung der „Reichärztekammer“ und der „Kassenärztlichen Vereinigung Deutschlands (KVD)“ mit „Auflösung von Hartmannbund“ und „Deutschem Ärztevereinsbund“ schloss den jüdischen Medizinernachwuchs definitiv aus, wenn dies nicht schon durch die geänderte Prüfungsordnung vom 5. Februar 1935 (Zulassung zu Prüfung sowie Approbation/Bestallung[54] vom Nachweis der „arischen“ Abstammung abhängig) bereits geschehen war.[55]

Wie alle Juden unterlagen jüdische Ärzte im Alltag den Bestimmungen von über 200 antijüdischen Verordnungen, die während des NS-Regimes erlassen wurden, und fast jegliche Teilnahme am gesellschaftlichen Leben in Deutschland unterbanden.

Bis März 1935 wurden in Berlin 234 als jüdisch oder „jüdisch versippte“ oder als „nicht-arisch“ geltende Dozenten aus ihren Ämtern enthoben, andere entlassen, weil sie als politisch missliebig angesehen wurden und die Lehrstühle für Gefolgsleute der Nazi Bewegung geräumt werden sollten. An der Universität zu Köln waren es mehr als 50, wobei bei unterschiedlichen Formen der Anstellung – bei der städtischen Universität waren teils Assistenten über die Chefärzte angestellt – die Ermittlung der genauen Zahl sich auch heute noch als schwierig herausstellen kann.[56] An der Universität Göttingen wurden 47 Dozenten entlassen.[57]

Zum 1. Januar 1938 entzog die „Kassenärztliche Vereinigung Deutschlands“ den jüdischen Ärzten, unabhängig davon, ob sie noch zu den gesetzlichen Kassen zugelassen waren, die Zulassung zu den Ersatzkassen.[58]

Das Erlöschen der „Bestallung“ (4. Verordnung RBG 25.7.1938)[59] zum 30. September 1938, das auch den Ausschluss aus den berufsständischen Ärzteversicherungen/Versorgungswerken zur Folge hatte, brachte das endgültige berufliche Aus. Es waren nur noch 709 „Krankenbehandler"[60] zugelassen, bis sie mit ihren Patienten deportiert wurden oder es unter schwierigen Verhältnissen schafften, bis 1941 dem Deutschen Reich den Rücken zu kehren. Mit der Verordnung des Reichsverkehrsministers Julius Dorpmüller (1869–1945) vom 22. Februar 1939 wurden in Folge der Reichspogromnacht dann noch alle Führerscheine, Fahrzeugscheine sowie Anhängerscheine, die für Juden ausgestellt waren, endgültig eingezogen. Somit war auch die Praxistätigkeit der „Krankenbehandler" massiv eingeschränkt.[61] Am 29. Juli 1940 wurden allen Juden seitens der Reichspost die Telefonanschlüsse gekündigt.

Der Druck, Deutschland zu verlassen, war bis zum Beginn der Vernichtungspolitik 1941 das zentrale Element der Judenverdrängung durch den Nationalsozialismus.[62] Damit waren innerhalb von fünf Jahren neun Zehntel aller jüdischen Ärzte ausgeschaltet. Das Jahr 1938 bildete einen Höhepunkt des beruflichen Ausschaltungsprozesses jüdischer Ärzte und eine Zäsur im Leben der Betroffenen.[63]

Alexander von Lichtenberg – Auswanderung nach Südamerika

Alexander von Lichtenberg (1880–1949)[64], eigentlich Sándor von Lichtenberg, wurde in Budapest als ältester Sohn eines politisch aktiven (und daher später geadelten) jüdischen Ohrenarztes Kornél von Lichtenberg geboren. Nach Studium in seiner Heimatstadt begann er seine wissenschaftliche Laufbahn 1903 im Alter von 23 Jahren an der Chirurgischen Universitätsklinik in Heidelberg unter Vincenz von Czerny (1842–1916) als unbezahlter Volontär und setzte hier seine in Budapest begonnen anatomischen Studien fort.

Mit seiner Publikation in der in dieser Zeit schon viel gelesenen „Münchener Medizinischen Wochenschrift" vom 6. Januar 1906 zur retrograden Pyelographie zusammen mit seinem Oberarzt, Freund und wissenschaftlichen Vorbild Friedrich Voelcker (1873–1955) war eine für diese Zeit wichtiger innovativer Forschungsbeitrag zur Entwicklung der operativen Urologie. 1908 wechselte er an die Reichsuniversität Straßburg zu Otto Madelung (1846–1926), der die Frühlaparotomie bei Abdominaltraumen propagierte, um sich dort 1910 mit 30 Jahren zu habilitieren. Seine öffentliche Antrittsvorlesung „Neue Methoden der Nierendiagnostik" widmete er seinem persönlichen Forschungsgebiet. 1916 wurde er zum Professor ernannt, während er Direktor eines Militärkrankenhauses in Kaschau (slow. Košice, ung. Kassa, slowakisches Erzgebirge) und Direktor des königlich-ungarischen Invalidenamtes war. Nach dem Kriegsdienst während des Ersten Weltkriegs war, durch die geänderte politische Situation, eine weitere Beschäftigung an der Universität in Straßburg nicht mehr möglich. Daher siedelte er nach Berlin über, das vielen in den 1920er Jahren als erstrebenswerter „Endpunkt" einer wissenschaftlichen Karriere im nun liberalen Preußen galt.

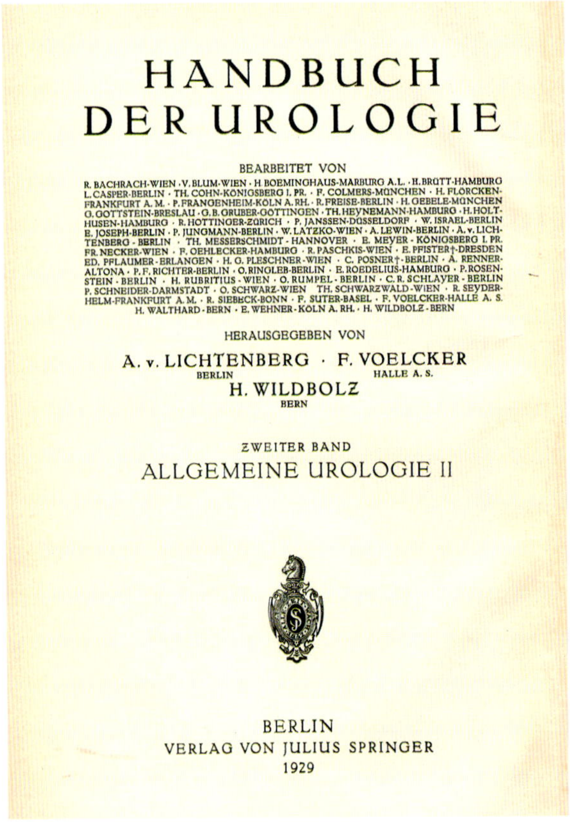

HANDBUCH DER UROLOGIE

BEARBEITET VON

R. BACHRACH-WIEN · V. BLUM-WIEN · H. BOEMINGHAUS-MARBURG A. L. · H. BRÜTT-HAMBURG · L. CASPER-BERLIN · TH. COHN-KÖNIGSBERG I. PR. · F. COLMERS-MÜNCHEN · H. FLÖRCKEN-FRANKFURT A. M. · P. FRANGENHEIM-KÖLN A. RH. · R. FREISE-BERLIN · H. GEBELE-MÜNCHEN · G. GOTTSTEIN-BRESLAU · G. B. GRUBER-GÖTTINGEN · TH. HEYNEMANN-HAMBURG · H. HOLTHUSEN-HAMBURG · R. HOTTINGER-ZÜRICH · P. JANSSEN-DÜSSELDORF · W. ISRAEL-BERLIN · E. JOSEPH-BERLIN · P. JUNGMANN-BERLIN · W. LATZKO-WIEN · A. LEWIN-BERLIN · A. v. LICHTENBERG-BERLIN · TH. MESSERSCHMIDT-HANNOVER · E. MEYER-KÖNIGSBERG I. PR. · FR. NECKER-WIEN · F. OEHLECKER-HAMBURG · R. PASCHKIS-WIEN · E. PFISTER †-DRESDEN · ED. PFLAUMER-ERLANGEN · H. G. PLESCHNER-WIEN · C. POSNER †-BERLIN · A. RENNER-ALTONA · P. F. RICHTER-BERLIN · O. RINGLEB-BERLIN · E. ROEDELIUS-HAMBURG · P. ROSENSTEIN-BERLIN · H. RUBRITIUS-WIEN · O. RUMPEL-BERLIN · C. R. SCHLAYER-BERLIN · P. SCHNEIDER-DARMSTADT · O. SCHWARZ-WIEN · TH. SCHWARZWALD-WIEN · R. SEYDERHELM-FRANKFURT A. M. · R. SIEBECK-BONN · F. SUTER-BASEL · F. VOELCKER-HALLE A. S. · H. WALTHARD-BERN · E. WEHNER-KÖLN A. RH. · H. WILDBOLZ-BERN

HERAUSGEGEBEN VON

A. v. LICHTENBERG · F. VOELCKER
BERLIN · HALLE A. S.
H. WILDBOLZ
BERN

ZWEITER BAND
ALLGEMEINE UROLOGIE II

BERLIN
VERLAG VON JULIUS SPRINGER
1929

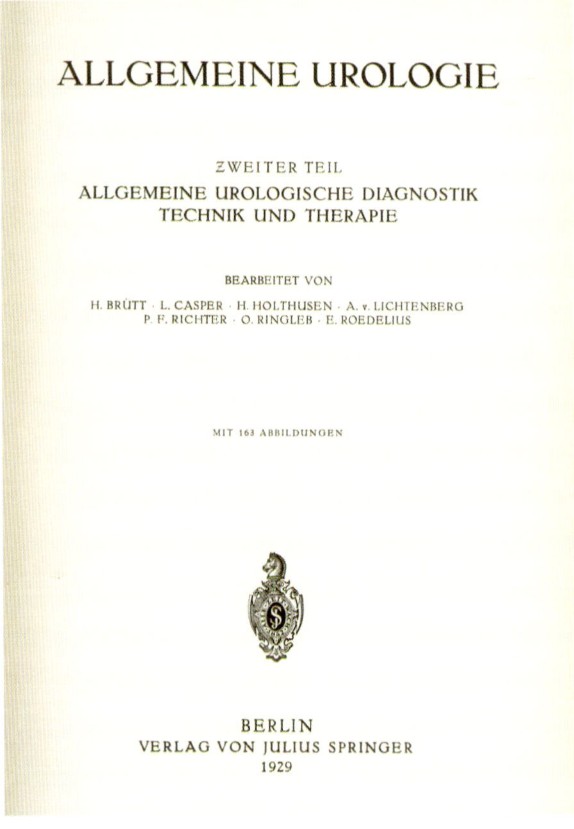

ALLGEMEINE UROLOGIE

ZWEITER TEIL
ALLGEMEINE UROLOGISCHE DIAGNOSTIK
TECHNIK UND THERAPIE

BEARBEITET VON

H. BRÜTT · L. CASPER · H. HOLTHUSEN · A. v. LICHTENBERG
P. F. RICHTER · O. RINGLEB · E. ROEDELIUS

MIT 163 ABBILDUNGEN

BERLIN
VERLAG VON JULIUS SPRINGER
1929

Handbuch der Urologie, Julius Springer, Berlin 1929, mit der Herausgeberschaft Alexander von Lichtenbergs, Repro Keyn, Museum und Archiv, Deutsche Gesellschaft für Urologie.

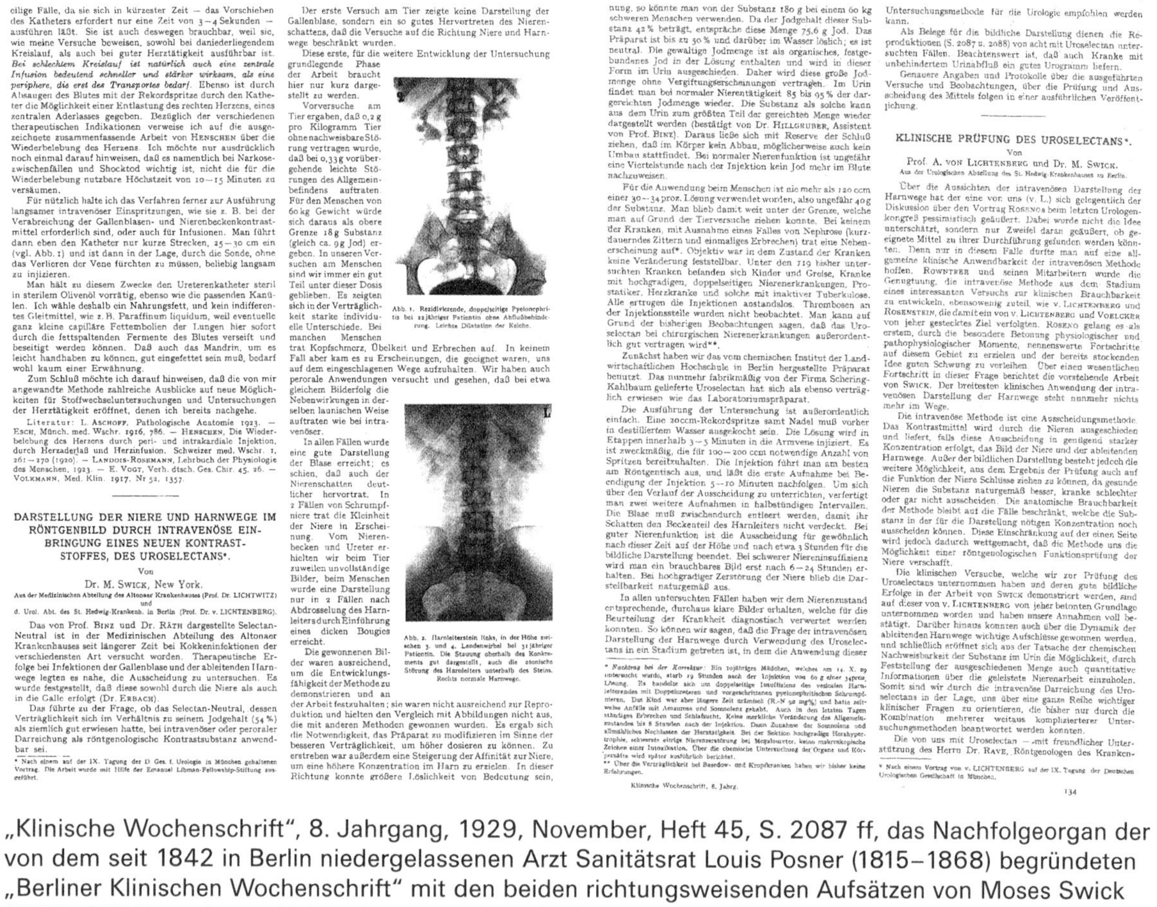

„Klinische Wochenschrift", 8. Jahrgang, 1929, November, Heft 45, S. 2087 ff, das Nachfolgeorgan der von dem seit 1842 in Berlin niedergelassenen Arzt Sanitätsrat Louis Posner (1815–1868) begründeten „Berliner Klinischen Wochenschrift" mit den beiden richtungsweisenden Aufsätzen von Moses Swick (1900–1984) sowie von Lichtenbergs zur Ausscheidungsurographie. Es ist sicher nicht nur eine historische Randnotiz, dass der vorhergehende Artikel des späteren Urologen Werner Forssman (1904–1979) sich mit dem Katheterismus des Herzens beschäftigt, eine Arbeit, die zur Verleihung des Nobelpreises die Basis legte.

Nur kurz in privater Praxis tätig, wurde er 1922 beratender Urologe des katholischen St. Hedwig Krankenhauses in Nachfolge des dort seit 1906 tätigen Rudolf Jahr (1876–1965). Nach seiner Festanstellung 1924 baute von Lichtenberg seine Abteilung von einem 13-Betten-Saal zu einer 250 Betten umfassenden, modernen urologischen Klinik aus. Sie wurde zum Mekka für Urologen aus der ganzen Welt, die bei Operationen hospitieren und die Abläufe in einer modernen Abteilung kennenlernen konnten.[65]

Er selber trug durch Vortragsreisen in die USA, Frankreich, England, Schweden, Italien und Ungarn dazu bei, die wissenschaftliche Isolation der deutschen Urologie – wie auch die jüdischen akademischen Kollegen Casper, Joseph oder Rosenstein – nach dem Ersten Weltkrieg zu überwinden. Dies half das Fachgebiet wieder in den internationalen wissenschaftlichen Diskurs einzugliedern. In der Zeit von 1919 bis1932 war die Lage für die deutschen Wissenschaftler schwierig. Die Kommunikation mit dem Ausland war vielfach eingeschränkt, Mitgliedschaften in ausländischen Gesellschaften erloschen, deutsche Gelehrte wurden bei internationalen Kongressen boykottiert, der Gebrauch der deutschen Sprache als Wissenschaftssprache wurde untersagt, der Bezug ausländischer Literatur war wegen der Währungssituation nahezu unmöglich. Die Deutschen Urologen waren aus der Internationalen Gesellschaft für Urologie (SIU) ausgeschlossen worden.

Verhandlungen der Deutschen Gesellschaft für Urologie

VIII. Kongreß, 1928, in Berlin
(26. bis 29. September)

Eröffnungsansprache

Vorsitzender **A. von Lichtenberg** (Berlin):

Hochansehnliche Versammlung! Meine sehr verehrten Damen und Herren! Ich habe die Ehre, die VIII. Tagung der Deutschen Gesellschaft für Urologie zu eröffnen und begrüße zunächst die hier auf unsere Einladung erschienenen Vertreter hoher Behörden und Ämter und wissenschaftlicher Vereinigungen. Ich danke im Namen der Deutschen Gesellschaft für Urologie diesen Herren für ihr Erscheinen und bitte sie, ihr Interesse für unsere Tagung und unsere Bestrebungen auch in Zukunft zu erhalten.

Ferner begrüße ich die von unseren Ehrenmitgliedern anwesenden Herren *Fedoroff*, *Wildbolz*, *Casper* und *Voelcker*.

Die große Zahl der aus allen Gegenden hier zusammenströmenden Mitglieder unserer Gesellschaft verschafft mir die freudige Genugtuung, daß die Referate des Kongresses bei ihnen Anklang gefunden haben. Auch die außerordentliche Reichhaltigkeit der übrigen Tagesordnung läßt einen nützlichen Verlauf der Tagung erhoffen. Ich heiße die anwesenden Mitglieder der Deutschen Gesellschaft für Urologie herzlich willkommen und danke ihnen nochmals für das Vertrauen, das sie mir durch die Wahl zum Vorsitzenden erwiesen haben. Meinem Dank möchte ich die Bitte hinzufügen, daß im Interesse der glatten Abwicklung der Tagesordnung die Herren Vortragenden und Diskussionsredner sich streng an die statutenmäßige Redezeit halten möchten.

Ein besonderes Vergnügen bereitet mir die rege Teilnahme unserer Kollegen aus Österreich. Wie bei jeder bisherigen Gelegenheit, so haben sie auch diesmal dadurch ein Bekenntnis für die Einheitlichkeit der deutschen Urologie abgelegt. Ich danke ihnen dafür. Auch den Kollegen aus Ungarn, aus der Tschechoslovakei, aus Rumänien und Jugoslavien, die ihrer alten Anhänglichkeit zu unserer Gesellschaft immer wieder so lebhaft Ausdruck verleihen, ebenso wie unseren Kollegen aus der Schweiz, denen meine wärmste Begrüßung gilt. Es befinden sich unter unseren Gästen Polen, Russen und Japaner, als Vertreter des fernen Ostens; Kollegen aus Frankreich, Italien, Spanien, aus Portugal, aus Holland, Dänemark und Schweden, aus den Vereinigten Staaten und Südamerika haben sich eingefunden und unser Programm durch ihre Vorträge bereichert. Ihnen allen den besten Dank im Namen der Deutschen Gesellschaft für Urologie. Mit Freuden sieht man bei dieser wahrhaft allgemeinen Beteiligung der Kulturländer die Schranken fallen, welche die Einheit der Wissenschaft mehr als ein Jahrzehnt lang bedroht haben.

Eröffnungsrede Alexander von Lichtenbergs, 8. Urologenkongress, Berlin, abgedruckt im Verhandlungsbericht der Dt. Gesellschaft für Urologie 1928. Die besonders ausführliche Begrüßung der ausländischen Teilnehmer lässt die Mühen erahnen, die notwendig waren, diese internationale Stellung nach der Isolation des Ersten Weltkrieges wieder zu erlangen. Repro Keyn, mit freundlicher Genehmigung.

Von Lichtenbergs umfangreiches publizistisches Werk umfasst mehr als 180 Originalbeiträge, die Herausgeberschaft mehrerer urologischer Zeitschriften (u.a. Zeitschrift für Urologische Chirurgie) sowie des großen 1926–1929 bei Springer erschienenen fünfbändigen Handbuches der Urologie. Gerade dieses Handbuch war auch publizistisch ein Meilenstein in dieser Etablierungsphase des neuen Faches. Publizistisch war die deutschsprachige Urologie nun ebenbürtig mit Chirurgie und Innerer Medizin. (Handbuch der Inneren Medizin 1911 von Mohr und Staehlin, Lehrbuch der Chirurgie von Garré und Borchhard 1920).

Die an seiner Abteilung zur klinischen Anwendung entwickelte Ausscheidungsurographie in Zusammenarbeit mit dem amerikanischen Stipendiaten Moses Swick (1900–1985) sollte leider zu einem stark emotionalisierten Prioritätsstreit führen, der für vielfältige persönliche Verstimmungen und Irritationen über Jahrzehnte sorgte. Es ist das Verdienst des langjährigen Archivars der DGU, Peter Rathert, hier Licht in den Streit gebracht zu haben und die jeweiligen Protagonisten einzeln zu würdigen.

1928 war Alexander von Lichtenberg Präsident des vorletzten Kongresses der alten Deutschen Gesellschaft für Urologie in Berlin und stiftete hier den Maximilian-Nitze-Preis, der noch heute die höchste wissenschaftliche Auszeichnung der Deutschen Gesellschaft für Urologie ist. Nicht zu vergessen ist auch seine langjährige Mitgliedschaft in der Berliner Urologischen Gesellschaft.

Namhafte Urologen zählten sich zu seinen Schülern, wie der junge C. E. Alken (1909–1986), später Nestor der bundesdeutschen Nachkriegsurologie, Wilhelm Heckenbach (1899–1939), der 1933 die urologische Abteilung am Kölner Caritas-Krankenhaus Hohenlind begründete und später sein Nachfolger werden sollte oder Ferdinand May (1898–1978), seit 1938 Chefarzt an der Urologischen Klinik München, Thalkirchener Straße.

Der Fall von Lichtenberg – Verwaltungsvorgang zum Ausschluss eines international renommierten Urologen

Als „nicht-arisch" - die Personalakte weist als Religionszugehörigkeit „römisch-katholisch" aus - wurde ihm 1933 sofort seine Lehrbefugnis entzogen[66]. An seinem Beispiel lässt sich exemplarisch der Verwaltungsvorgang zur Vertreibung aus der akademischen Gemeinschaft untersuchen, von dem auch seine Kollegen Leopold Casper, Eugen Joseph oder Paul Rosenstein betroffen waren.

Bereits am 6. Mai 1933 hatte der Preußische NS-Kultusminister Bernhard Rust (1883–1945)[67], Gauleiter von Süd-Hannover Braunschweig (1925–1940), anlässlich einer Rede an der Berliner Universität unter starkem Beifall seinen Zuhörern verkündet:

> Ich muss einen Teil der deutschen Hochschullehrer ausschalten, auf dass die deutsche Hochschule wieder in der Synthese von Forschung und Führung ihre Aufgaben erfüllen kann. Die deutsche Jugend lässt sich heute nun einmal von fremdrassigen Professoren nicht führen.[68]

Bis März 1935 wurden an der Berliner Universität 234 als jüdisch oder „jüdisch versippte" oder als „nicht-arisch" geltende Dozenten aus ihren Ämtern enthoben, andere entlassen, weil sie als politisch missliebig angesehen wurden und die Lehrstühle für Gefolgsleute der Nationalsozialisten geräumt werden sollten.[69]

Der Historiker Horst Möller schätzte 1984, dass ungefähr 5.500 Angehörige der wissenschaftlichen und kulturellen Elite aufgrund ihrer „nicht-arischen" Herkunft oder ihrer politischen Gegnerschaft zur NS-Diktatur aus dem Deutschen Reich vertrieben und bis zum Jahr 1939 ca. 45 % aller Universitätsstellen an den deutschen Universitäten neu besetzt wurden.[70] Neuere Untersuchungen ermittelten bei den deutschen Universitäten zwischen 1933 und 1945 eine „Verlustquote" von fast 20 %, bei der kleinen Gruppe der Dozentinnen sogar von rund 44 %. Zu 80 % erfolgte die Entlassung aus rasseideologischen Gründen.[71]

Eine Intervention aus dem Ausland bei dem preußischen/Reichskultusministerium[72] bei Ministerialrat und Juristen Dr. Wilhelm Stuckart (1906–1953)[73] sorgte zunächst für eine günstigere Behandlung des Falles. Aufgrund einer Intervention des Auswärtigen Amtes und der ungarischen Botschaft wies Stuckart als Staatssekretär, und in dieser Funktion ständiger Vertreter Rusts, am 18. Mai 1934 den Personalreferenten der Universitätsabteilung des Ministeriums Johann Daniel Achelis (1898–1963), den eigentlichen „Architekten der Personalsäuberungen" wie ihn der renommierte Historiker Heiber charakterisiert[74], an der Berliner Universität[75] an, mit Lichtenberg, der ungarischer Staatsbürger war, in Verhandlungen zu treten. Achelis vermerkte am 29. Mai 1934, dass Lichtenberg als „Nichtarier" „streng genommen durch keinen der Ausnahmetatbestände geschützt" sei. „Da er aber vor 1914 habilitiert ist, kann er als Ermessensfall behandelt werden. Er ist ungarischer Staatsangehöriger, so dass Sonderbehandlung erwünscht erscheint, sofern sich aus seinen Vorlesungen keine Schwierigkeiten ergeben." In den „anweisungsgemäß" geführten Verhandlungen sei die Entziehung der venia legendi aufgehoben und Lichtenberg antragsgemäß für ein Jahr Urlaub erteilt worden. Stuckart zeichnete den Vermerk am 30. Mai 1934 ab und unterzeichnete einen entsprechenden Erlass, der Lichtenberg am 19. Juli 1934 zugestellt wurde. Der Ärztekammer Berlin, die bereits angefragt hatte, ob das Ministerium tatsächlich beabsichtige Lichtenberg in seine alte Position einzusetzen, teilte Stuckart mit, dass im Falle Lichtenbergs aus außenpolitischen Gründen „eine Sonderbehandlung erforderlich gewesen sei".[76]

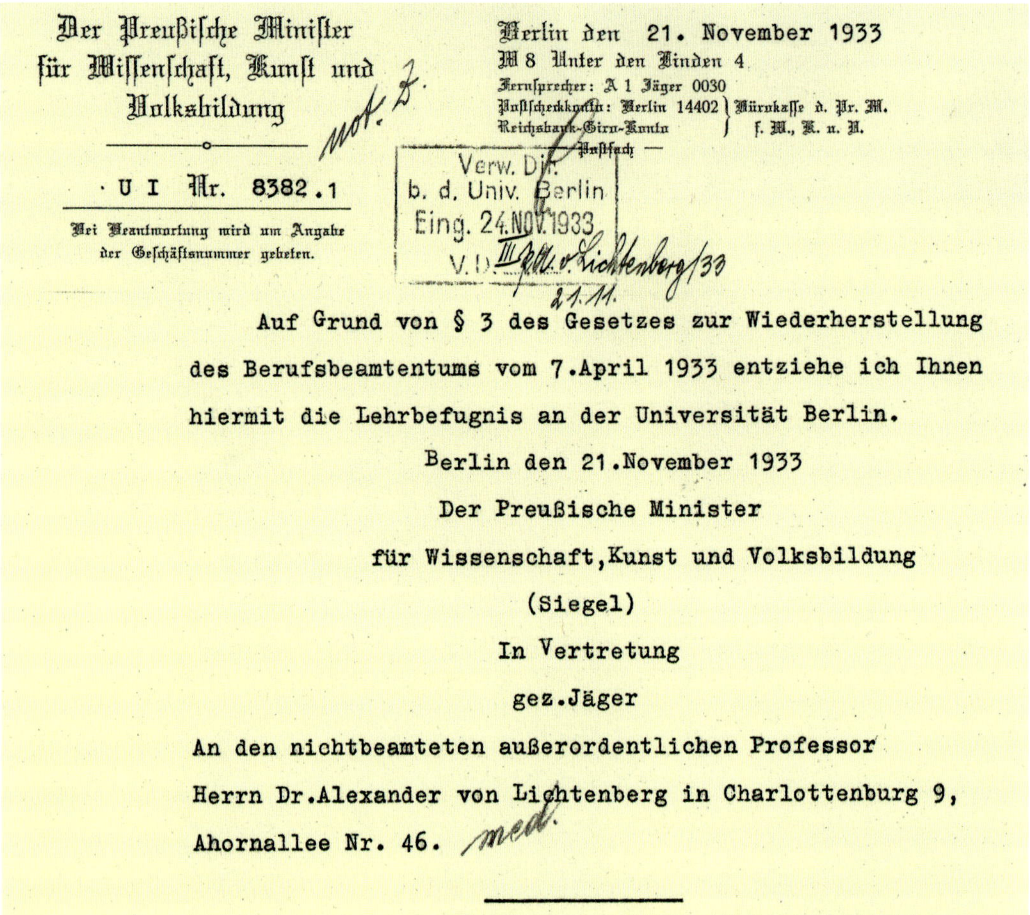

Der Preußische Minister
für Wissenschaft, Kunst und
Volksbildung

· U I Nr. 8382.1

Bei Beantwortung wird um Angabe
der Geschäftsnummer gebeten.

Berlin den 21. November 1933
W 8 Unter den Linden 4
Fernsprecher: A 1 Jäger 0030
Postscheckkonto: Berlin 14402 | Reichsbank-Giro-Konto | Postfach — | Bürokasse d. Pr. M. f. W., K. u. V.

Verw. Dir.
b. d. Univ. Berlin
Eing. 24. NOV. 1933
V. D. III

Auf Grund von § 3 des Gesetzes zur Wiederherstellung des Berufsbeamtentums vom 7.April 1933 entziehe ich Ihnen hiermit die Lehrbefugnis an der Universität Berlin.

Berlin den 21.November 1933
Der Preußische Minister
für Wissenschaft,Kunst und Volksbildung
(Siegel)
In Vertretung
gez.Jäger

An den nichtbeamteten außerordentlichen Professor
Herrn Dr.Alexander von Lichtenberg in Charlottenburg 9,
Ahornallee Nr. 46.

Abschrift zur Kenntnis und weiteren Veranlassung.
In Vertretung
gez.Jäger

An
den Herrn Verwaltungsdirektor
bei der Universität
Berlin

Beglaubigt.
Ministerial-Kanzleisekretär

Entzug der Lehrbefugnis 1933 August Jäger[77], 1887–1949, Jurist, NSDAP-Mitglied vor 1933. Seit 1933 Ministerial-Direktor im Preuß. Kultusministerium, Staatskommissar für die Landeskirchen in Preußen, 1939 stellv. Chef der Zivilverwaltung „Warthegau", 1949 hingerichtet. Personalakte von Lichtenberg, Archiv Humboldt Universität Berlin, Repro Keyn, mit freundlicher Genehmigung.

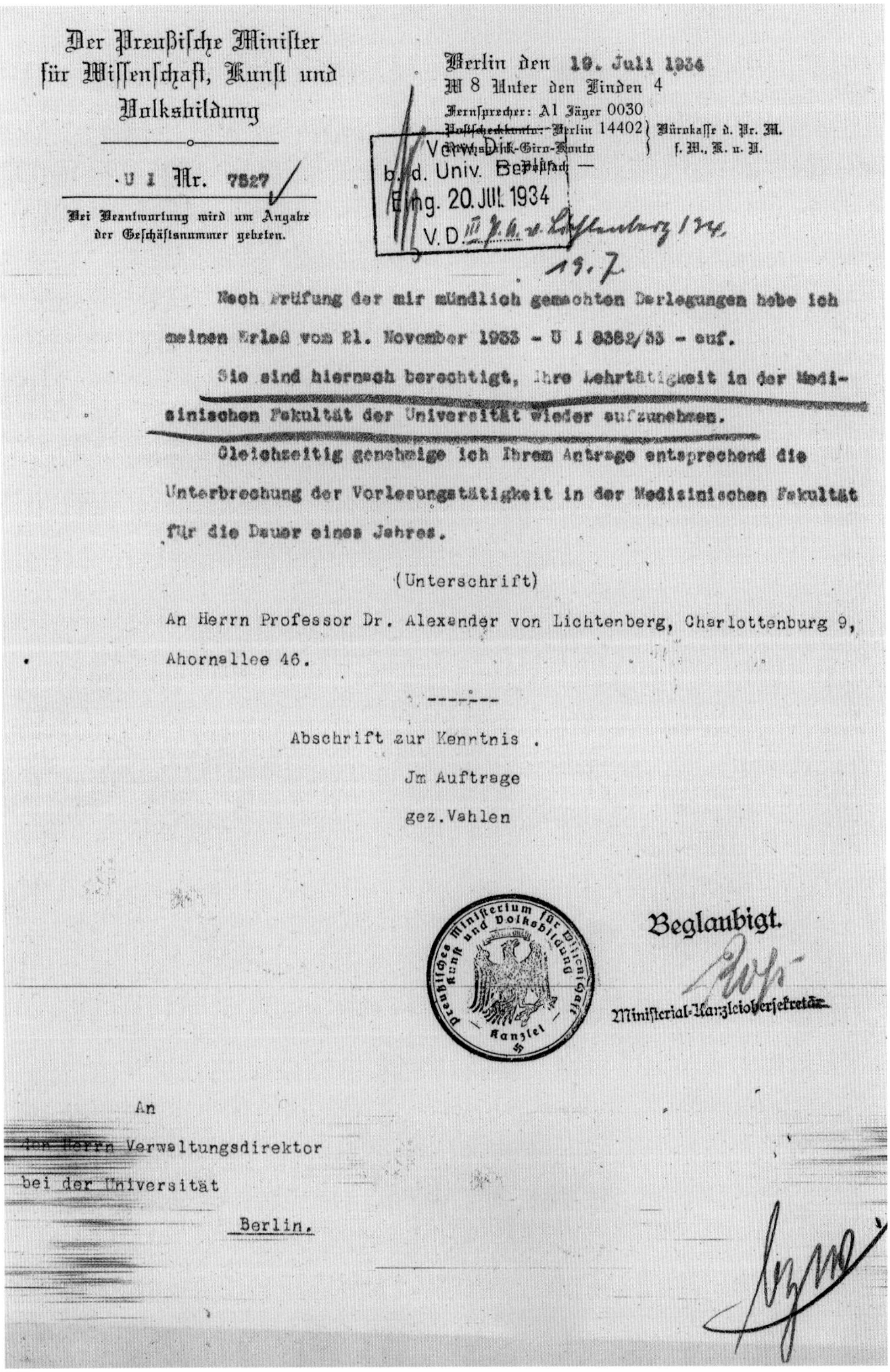

Der Preußische Minister
für Wissenschaft, Kunst und
Volksbildung

U I Nr. 7527

Bei Beantwortung wird um Angabe
der Geschäftsnummer gebeten.

Berlin den 19. Juli 1934
W 8 Unter den Linden 4
Fernsprecher: A1 Jäger 0030
Postscheckkonto: Berlin 14402 } Bürokasse d. Pr. M.
Reichsbank-Giro-Konto } f. W., K. u. V.

Verw. Dir.
b. d. Univ. Berlin
Eing. 20. JUL. 1934
V. D. III

19.7.

Nach Prüfung der mir mündlich gemachten Darlegungen habe ich meinen Erlaß vom 21. November 1933 – U I 8382/33 – auf.

Sie sind hiernach berechtigt, Ihre Lehrtätigkeit in der Medizinischen Fakultät der Universität wieder aufzunehmen.

Gleichzeitig genehmige ich Ihrem Antrage entsprechend die Unterbrechung der Vorlesungstätigkeit in der Medizinischen Fakultät für die Dauer eines Jahres.

(Unterschrift)

An Herrn Professor Dr. Alexander von Lichtenberg, Charlottenburg 9, Ahornallee 46.

Abschrift zur Kenntnis .

Jm Auftrage

gez. Vahlen

Ministerium für Wissenschaft Kunst und Volksbildung Preußisches Kanzlei

Beglaubigt.

Ministerial-Kanzleiobersekretär

An
den Herrn Verwaltungsdirektor
bei der Universität
Berlin.

Wiederaufnahme der Lehrtätigkeit, „Beurlaubung"
Theodor Vahlen[78], 1869–1945, Mitglied der NSDAP seit 1923 und der SS seit 1936, Gauleiter der NSDAP in Pommern, Erster Leiter des 1934 geschaffenen „Amt für Wissenschaften" im preussischen/Reichskultusministerium, Vertreter Wilhelm Stuckarts im REM, bis 1936 nach dessen Weggang, Nachfolger Zschintzsch, 1939 komm. Präsident der Preuß. Akademie der Wissenschaften bis 1943.

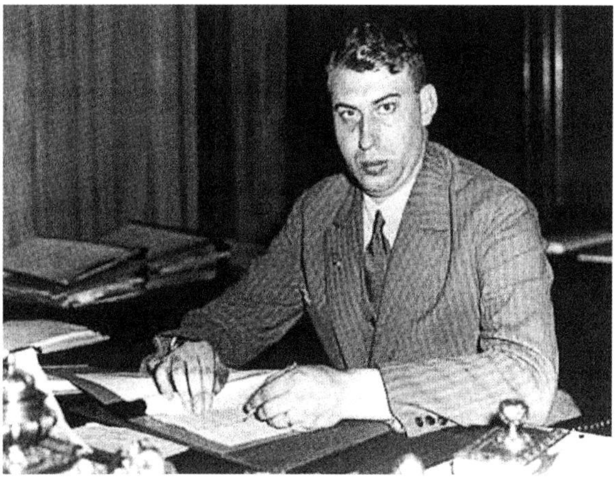

Wilhelm Stuckart (1906–1951), SS-Mitglied, war Vertreter des Innenministeriums bei der Berliner Wannseekonferenz 1942. Mit dem Verwaltungsjuristen Hans Globke (1898–1973) war er Herausgeber des Kommentars zu den Nürnberger Gesetzen, nach dem Zweiten Weltkrieg Direktor des „Institutes zur Förderung der niedersächsischen Wirtschaft". Globke war später Chef des Bundeskanzleramtes unter Adenauer.

Auf Einladung der Brasilianischen und Argentinischen Urologischen Gesellschaft konnte Alexander von Lichtenberg noch eine Vortragsreise[79] nach Südamerika 1935 unternehmen. Er reiste im Luftschiff LZ127 „Graf Zeppelin"[80] mit seinem Kollegen Paul Rosenstein (1875–1964), der später nach Brasilien emigrierte. Hier zeigte man sich verwundert bei der Erteilung des Visums, dass man gerade einen jüdischen Wissenschaftler eingeladen hatte.

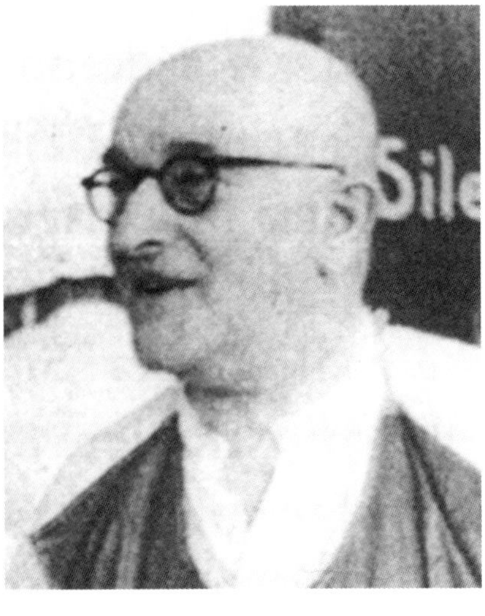

Paul Rosenstein, 1875–1964, Archiv Dt. Gesellschaft für Urologie, Repro Keyn, mit freundlicher Genehmigung.

Nach Inkrafttreten des Reichsbürgergesetzes (15.9.1935, RGBl. I S. 1146) wurde von Lichtenberg 1936 endgültig gezwungen, Deutschland mit seiner Familie und seinen Kindern zu verlassen und nach Ungarn zu emigrieren. Das St. Hedwig Krankenhaus versuchte noch, durch eine Eingabe vom 31.1.1936 den § 6 der zweiten Verordnung zum Reichbürgergesetz (RGBl. I S 1525) vom 21.12.1935, der das Ausscheiden regelte, auszuhebeln, da von Lichtenberg nicht Chefarzt, sondern „dirigierender Arzt" sei, nach „außen nicht hervortrete" und besondere Geldleistungen von fast 11.000 RM jährlich dem Hause zukommen ließe (Armenspeisung und Mittagessen). Das gelang aber nicht.[81] Lichtenberg ließ sich daraufhin noch vor endgültigem Auslaufen seiner Tätigkeitserlaubnis in Budapest am Siesta Sanatorium nieder und wurde noch einmal privatärztlich tätig. Das Sanatorium erhielt für ihn einen eigenen urologischen Operationstrakt, für den ein Röntgentisch aus Deutschland eingeführt wurde. Von Lichtenbergs ungarische Kollegen waren ihm allerdings, teils aus Konkurrenzgründen (Géza von Illeys, 1870–1951[82]), nicht freundlich gesonnen und er war auch hier antisemitischen Anfeindungen ausgesetzt.[83]

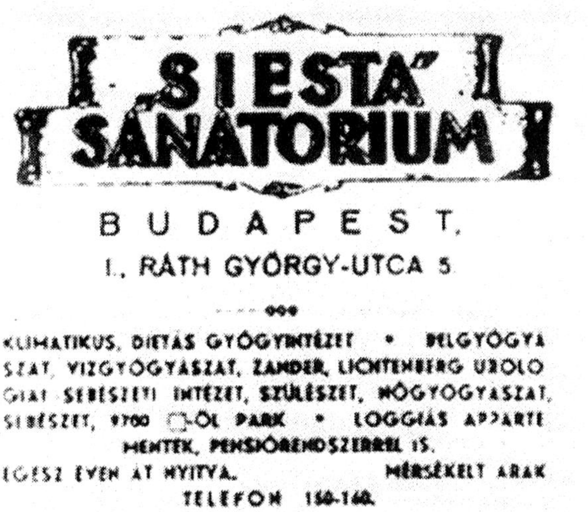

Werbehinweis des Siesta-Sanatoriums mit Erwähnung Alexander von Lichtenbergs, undatiert (zwischen 1937–1938) Sammlung Moll, Repro Keyn, mit freundlicher Genehmigung.

Eilt sehr

Wissenschaftliche Kongreß-Zentrale

Berlin NW 7, Luisenstraße 58/59

Reichs- und Preuß. Ministerium [illegible]

24. JUL 1935 000181

E. 602/35

Devisenerwerbs-(verwendungs-)Antrag vom 23. Juli 1935.

Eilt! Eilt sehr!!!!

Antragsteller: Prof. Dr. A. von Lichtenberg, Berlin-Charlottenburg, Ahornallee 46.

Anlaß (Kongreß, Tagung, Vortrag usw.): Südamerikanischer Kongress für Urologie.

Leiter der deutschen Delegation:

Zeitpunkt und Dauer der Reise: 29. Juli 1935.

Begründung des Antrages: Antragsteller ist Direktor am Hedwigs-Krankenhaus. Er legt im Original eine Einladung der Brasilianischen Gesandtschaft zu dem obigen Kongress vor, wonach er Gast der Brasilianischen Regierung ist und wonach die Brasilianische Regierung auf dem Luftschiff "Graf Zeppelin" zum 29. Juli eine Passage reserviert und zu seiner Verfügung gestellt hat. Antragsteller ist nach seiner eigenen Erklärung der einzige Deutsche, der zu diesem Kongress eingeladen wurde. Da der Antragsteller Jude ist, ist zu vermuten, dass diese Einladung der bras. Regierung von ihm veranlasst wurde, um auf diesem Wege ins Ausland reisen u. Devisen erhalten zu können. Er beantragt allerdings nur 300.--RM für Trinkgelder etc. Wenn andererseits die bras. Regierung aus eigener Initiative ihn [illegible] hat, so ist es unter den Verprüfung [illegible] nur ein Jude hi[illegible]

Rückfrage wird versandt an: Antwort: zustimmend ablehnend

A. A.

Prop. Min.

[illegible]

[illegible]

[illegible]

Wir bitten um Stellungnahme zu der Veranstaltung, dem Antragsteller und um Mitteilung etwaiger weiterer Anmeldungen für den gleichen Anlaß.

Ausbleiben einer Stellungnahme wird nach 1 Woche als Zustimmung gewertet.

Heil Hitler!

WISSENSCHAFTLICHE KONGRESS-ZENTRALE

gez. Dr. Knapp.

I. A.: [illegible]

(Dr. Knapp)

Devisenverwendungsantrag Alexander von Lichtenbergs vom 24.7.1935, Kopie Archiv der DGU, Düsseldorf, Repro Keyn, mit freundlicher Genehmigung.

CORRESPONDING MEMBERS

Mr. E. Hurry Fenwick, C. B. E., F. R. C. S. (1906), 53 Bedford Gardens, Campden Hill, London, W,8. England.

Prof. Emile Jeanbrau (1911), 1 Rue Barthez, Montpelier, France.

Mr. J. Swift Joly, M. D., F. R. C. S. (1934), 80 Harley St., London, W,1. England.

Prof. Felix Legueu (1929), 4 Rue Henri-Moissan, Paris, France VII.

Prof. Dr. Med. A. von Lichtenberg (1929), Sanitorium Siesta, Budapest, Hungary.

Mr. John Pardoe, M. B., C. M., F. R. C. S. (1909), 1 Red House, Port Erroll, Aberdeen, Scotland.

Prof. Alfred Pousson (1909), 10 Cours Tournon, Bordeaux, France.

Prof. Jean Rene Verhoegen (1911), 98 Rue Marie Therese, Brussels, Belgium.

Prof. Dr. Med. Hans Wildbolz (1929), 12 Finkenhubelweg, Burne, Switzerland.

Verzeichnis der „Corresponding Members", 1938, der American Urological Association mit Lichtenbergs Nennung in Ungarn, W. P. Didusch Center for Urologic History, Repro T. Stevens.

Der Reichs-
und Preußische Minister
für Wissenschaft, Erziehung
und Volksbildung

W I p v.Lichtenberg j.

Es wird gebeten, dieses Geschäftszeichen und den Gegenstand bei weiteren Schreiben anzugeben.

Berlin W 8, den 30.Juli 1936.
Unter den Linden 4

Fernsprecher: A 1 Jäger 0030
Postscheckkonto: Berlin 14402
Reichsbank-Giro-Konto
Postfach

Rektorat
Universität Berlin
Eing. 31. JUL 1936
Anl. Nr. 2046 Abtlg.

Es wird Ihnen hiermit eröffnet, daß Sie gemäß § 1 Ab[s.] 3 der 2.Verordnung zum Reichsbürgergesetz und § 4 Abs.2. Satz 1 der 1.Verordnung zum Reichsbürgergesetz der Lehrbefugnis an der Universität Berlin mit Ablauf des 31.Dezember 1935 kraft Gesetzes verlustig gegangen sind.

Hierdurch wird die Ihnen erteilte Ermächtigung, Ihre wissenschaftliche Tätigkeit in der urologischen Abteilung des St.Hedwigskrankenhauses noch bis zum Ende des Jahres 1936 auszuüben, nicht berührt.

Unterschrift.

An Herrn Professor Dr.Alexander von Lichtenberg,Berlin N.24, Große Hamburgerstr.5 - 11, St.Hedwigs-Krankenhaus.

Abschrift zur Kenntnis.

In Vertretung

gez.Zschintzsch.

Beglaubigt.
[Unterschrift]
Verwaltungssekretär

An
die Medizinische Fakultät
in Berlin.

Med. Fakultät
Berlin, Eingeg. 4.8.36
Tgb.-No. 2013

Gesehen!
Berlin, den 31. Juli 1936,
der Rektor
J. V.

Werner Zschintzsch, 1888–1953, 1914 EK I u. II, bis 1933 Unterstaatssekretär im Reichsinnenministerium, Febr. 1933 Regierungspräsident von Wiesbaden, März 1936 – April 1945, Staatssekretär REM, Nachfolger Stuckarts , SS-Obergruppenführer 1937, Nr. 276 657, Stab des RF SS, Ehrendegen des RF SS, Totenkopfring der SS, „Karrierebeamter“
Personalakte von Lichtenberg, HUB, UA, UK-P, L147, Archiv Humboldt Universität Berlin, Repro Keyn, mit freundlicher Genehmigung.

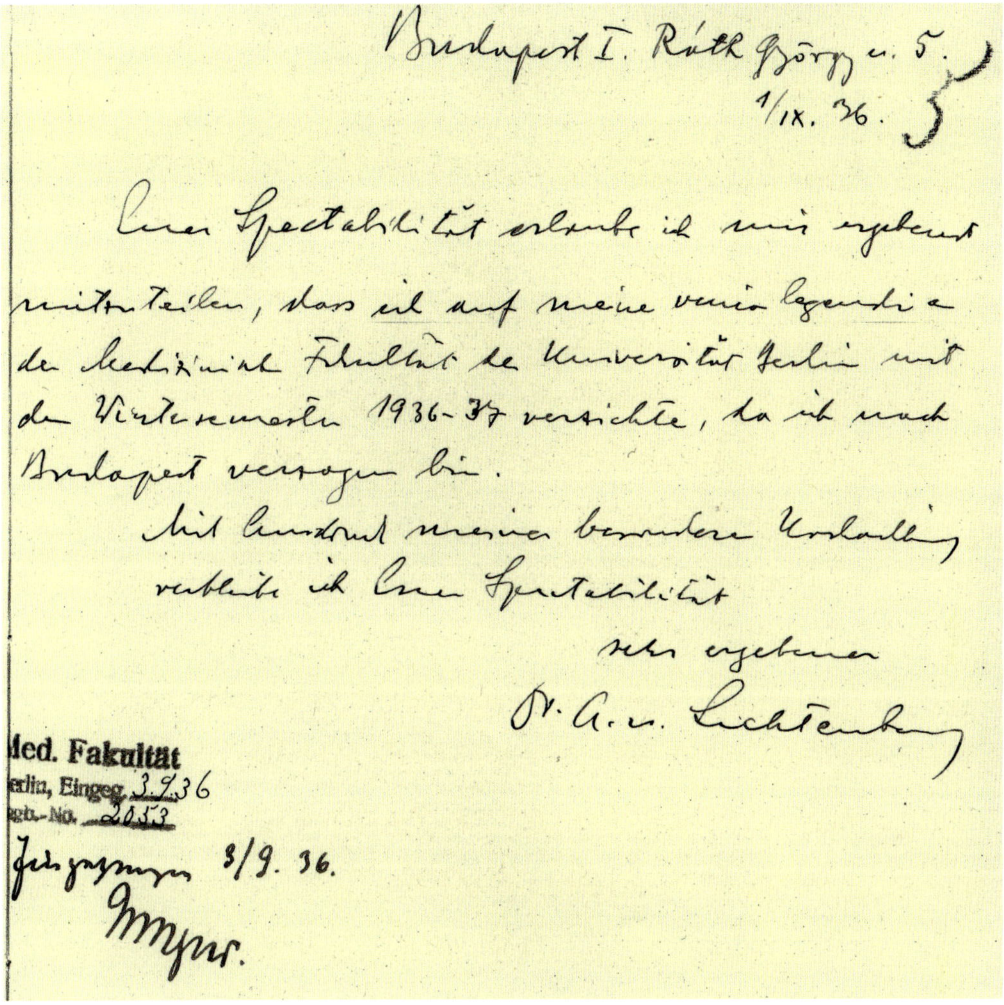

Budapest I. Róth György u. 5.
1/IX. 36.

Euer Spectabilität erlaube ich mir ergebenst mitzuteilen, dass ich auf meine venia legendi an der Medizinischen Fakultät der Universität Berlin mit dem Wintersemester 1936–37 verzichte, da ich nach Budapest verzogen bin.

Mit Ausdruck meiner besonderen Hochachtung verbleibe ich Euer Spectabilität

sehr ergebener
Dr. A. v. Lichtenberg

led. Fakultät
erlin, Eingeg. 3.9.36
gb.-No. 2053

3/9. 36.

Schreiben mit Adressangabe des Sanatoriums, Budapest, an den Dekan der Medizinischen Fakultät der Friedrich-Wilhelms-Universität Berlin Georg Magnus (Chirurg, 1883–1942) mit Mitteilung des Verzichtes auf die Lehrtätigkeit.
Man beachte die feinen Sprachnuancen: „Sie sind der Lehrbefugnis verlustig gegangen" – „dass ich auf meine venia legendi an der medizinischen Fakultät der Universität Berlin mit dem WS 1936–37 verzichte, da ich nach Budapest verzogen bin. Mit Ausdruck meiner besonderen Hochachtung verbleibe ich Ihrer Spektabilität sehr ergebener Dr. A. von Lichtenberg" Die Formulierungen bedürfen keiner gesonderten Interpretation.
Personalakte von Lichtenberg, HUB, UA, UK-P, L147, Archiv Humboldt Universität Berlin, Repro Keyn, mit freundlicher Genehmigung.

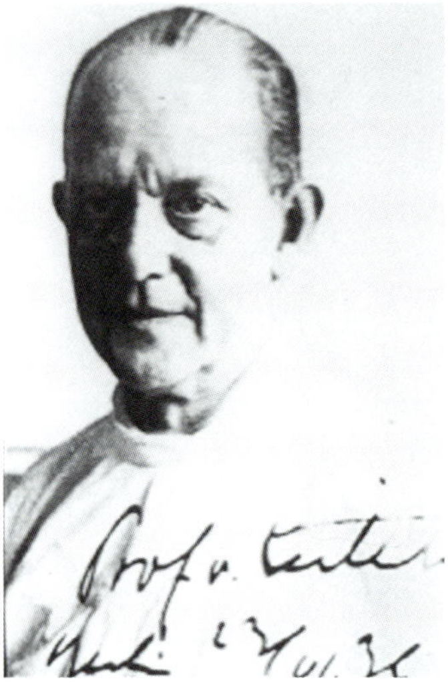

In diesem von 1936 datierten Portraitfoto erkennt man unschwer, dass die Zeitläufe nicht spurlos an unserem Protagonisten vorübergegangen sind, Sammlung Moll, Repro Keyn, mit freundlicher Genehmigung.

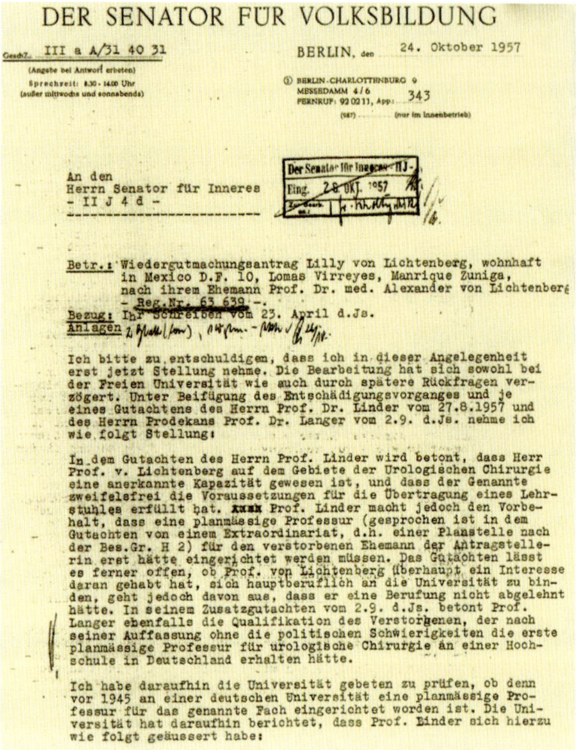

DER SENATOR FÜR VOLKSBILDUNG

GeschZ. III a A/31 40 31
(Angabe bei Antwort erbeten)
Sprechzeit: 8.30 - 14.00 Uhr
(außer mittwochs und sonnabends)

BERLIN, den 24. Oktober 1957
BERLIN-CHARLOTTENBURG 9
MESSEDAMM 4/6
FERNRUF: 92 02 11, App.: 343
(987) .... (nur im Innenbetrieb)

An den
Herrn Senator für Inneres
- II J 4 d -

Der Senator für Inneres - II J -
Eing. 28 OKT. 1957

Betr.: Wiedergutmachungsantrag Lilly von Lichtenberg, wohnhaft in Mexico D.F. 10, Lomas Virreyes, Manrique Zuniga, nach ihrem Ehemann Prof. Dr. med. Alexander von Lichtenberg - Reg.Nr. 63 639 -.
Bezug: Ihr Schreiben vom 23. April d.Js.
Anlagen

Ich bitte zu entschuldigen, dass ich in dieser Angelegenheit erst jetzt Stellung nehme. Die Bearbeitung hat sich sowohl bei der Freien Universität wie auch durch spätere Rückfragen verzögert. Unter Beifügung des Entschädigungsvorganges und je eines Gutachtens des Herrn Prof. Dr. Linder vom 27.8.1957 und des Herrn Prodekans Prof. Dr. Langer vom 2.9. d.Js. nehme ich wie folgt Stellung:

In dem Gutachten des Herrn Prof. Linder wird betont, dass Herr Prof. v. Lichtenberg auf dem Gebiete der Urologischen Chirurgie eine anerkannte Kapazität gewesen ist, und dass der Genannte zweifelsfrei die Voraussetzungen für die Übertragung eines Lehrstuhles erfüllt hat. xxxx Prof. Linder macht jedoch den Vorbehalt, dass eine planmässige Professur (gesprochen ist in dem Gutachten von einem Extraordinariat, d.h. einer Planstelle nach der Bes.Gr. H 2) für den verstorbenen Ehemann der Antragstellerin erst hätte eingerichtet werden müssen. Das Gutachten lässt es ferner offen, ob Prof. von Lichtenberg überhaupt ein Interesse daran gehabt hat, sich hauptberuflich an die Universität zu binden, geht jedoch davon aus, dass er eine Berufung nicht abgelehnt hätte. In seinem Zusatzgutachten vom 2.9. d.Js. betont Prof. Langer ebenfalls die Qualifikation des Verstorbenen, der nach seiner Auffassung ohne die politischen Schwierigkeiten die erste planmässige Professur für urologische Chirurgie an einer Hochschule in Deutschland erhalten hätte.

Ich habe daraufhin die Universität gebeten zu prüfen, ob denn vor 1945 an einer deutschen Universität eine planmässige Professur für das genannte Fach eingerichtet worden ist. Die Universität hat daraufhin berichtet, dass Prof. Linder sich hierzu wie folgt geäussert habe:

In der Nachkriegszeit verlieren sich die deutschen Entschädigungsbehörden in Spitzfindigkeiten. Die Beurteilung der Etablierung der Urologie wird in die Hände von Chirurgen gelegt, die bis in die 1970er Jahre sich vehement gegen eine fachliche Selbstständigkeit der Urologie an allen deutschen Hochschulen in West und Ost aus fachpolitischen sowie pekuniären Gründen vehement wehrten.[86]

Als ihm sein ehemaliger Berliner Schüler Dr. Leonidas Almazán, seit 1938 Secretary of Public Health von Mexiko[84], ihm nicht nur eine Vortragsreise nach Mexiko ermöglichte, sondern ihm auch eine privatärztliche Niederlassung an der Avenida Juarez und eine operative Tätigkeit am Sanatorio Ortiz Tirado verschaffte, verließ von Lichtenberg Europa. Auch hier gelang es dem versierten Kliniker und Praktiker wiederum unter schwierigen Vorzeichen, als Urologe tätig zu sein.[85]

Von Lichtenberg starb am 21.4.1949 im Alter von 69 Jahren an den Folgen einer Ileitis terminalis nach Bandwurmbefall. Nur wenige Monate später hielt Ferdinand May (1898–1978), einer seiner Schüler, anlässlich des 13. Deutschen Urologenkongresses in München einen Nachruf in dem Saal, in dem Lichtenberg zwanzig Jahre zuvor Bilder der ersten intravenösen Ausscheidungsurographie demonstriert hatte.

Als seine Witwe Lilly sich um eine Entschädigung für Vertreibung und Flucht bemühte, traf sie wie viele andere Antragsteller auf vielfältige mentale und personelle Kontinuitäten in den für die Entschädigung zuständigen deutschen Behörden. Die Mitarbeiter in den Finanzbehörden, die die Entschädigungsanträge bearbeiteten, waren oftmals diejenigen, die in der NS-Zeit Anträge zur Judenvermögensabgabe oder Ausplünderung vor dem Gang ins KZ abgerechnet hatten.[87] So sollten sich die Auseinandersetzungen um eine Entschädigung über zehn Jahre bis 1959 hinziehen. Die Entschädigung sollte Lilly von Lichtenberg zunächst verwehrt werden, weil die Urologie im fraglichen Zeitraum noch nicht an Hochschulen mit einem ordentlichen Ordinariat etabliert gewesen war, ein Umstand, für den Lichtenberg selber sich immer wissenschaftspolitisch eingesetzt hatte.

Auch hier griffen alte Kontinuitäten. Auf berufspolitischer Ebene waren Gutachter für Urologen oftmals Chirurgen, die zu dieser Zeit, wie auch schon vor 1945 im Allgemeinen, einer selbstständigen Urologie kritisch gegenüberstanden. Angst vor fachlicher und beruflicher Konkurrenz auf einem vielfach übersättigten Ärztemarkt bestimmte vielfach das Verhalten von Kollegen in den Emigrationsländern und erschwerte nach 1945 auch die Rückkehr an deutsche Universitäten, wenn diese denn überhaupt erwogen wurde.[88]

Heute erinnert der seit dem Jahre 2000 initiierte und mit 5.000 Euro dotierte „Alexander von Lichtenberg Preis" der Firma Takeda Pharma in Zusammenarbeit mit der Deutschen Gesellschaft für Urologie und des Berufsverbandes Deutscher Urologen an ihn. Auch wirkt er selber im „Maximilian-Nitze-Preis" der DGU fort, den er 1928 stiftete und dessen Kapital nach dem Kriege in die neugegründete DGU floss.

Die Ausplünderung jüdischer Ärzte

Neben der Entziehung der wissenschaftlich-fachlichen Grundlage und der Verdrängung aus dem Fach war auch der Aspekt der finanziellen Ausbeutung entscheidend. Das „Deutsche Reich" verdiente zunächst an der Reichsfluchtsteuer. Diese Steuer war schon am 8. Dezember 1931 mit der „Vierten [Not-]Verordnung des Reichspräsidenten zur Sicherung von Wirtschaft und Finanzen und zum Schutze des inneren Friedens" (RGBl. 1931 I, S. 699–745) eingeführt worden, um die durch die Wirtschaftskrise bedingte Kapitalflucht ins Ausland einzudämmen. Die Reichsfluchtsteuer wurde bei Aufgabe des inländischen Wohnsitzes fällig, sofern das Vermögen 200.000 RM, ab 1934 50.000 RM (!) überstieg oder das Jahreseinkommen mehr als 20.000 RM betrug. Der Steuersatz wurde auf 25 % festgesetzt. Während der Zeit des Nationalsozialismus war diese Steuer somit eine Teilenteignung gerade der jüdischen, emigrationsbereiten Bevölkerung. Eine „Unbedenklichkeitsbescheinigung" des Finanzamts, mit der die Zahlung der Reichsfluchtsteuer und weiterer Steuern bestätigt wurde, war die Voraussetzung zur legalen, ständigen Ausreise. Die Vorschriften über die Reichsfluchtsteuer wurden durch das „Gesetz zur Aufhebung überholter steuerrechtlicher Vorschriften" vom 23. Juli 1953 (BStBl. 1953 I S. 276) aufgehoben. Mit der Zahlung der Reichsfluchtsteuer war jedoch nicht verbunden, dass das weitere Vermögen und Hab und Gut ins Exil mitgenommen werden konnte. Die Freigrenze für Devisen wurde 1934 auf 10 RM festgesetzt. Bank- und Wertpapierguthaben wurden auf Sperrkonten übertragen und konnten nur gegen hohe Abschläge ins Ausland transferiert werden. Für Umzugsgut, das nach dem 1. Januar 1933 angeschafft worden war, musste eine so genannte Dego Abgabe bei der Deutschen Golddiskontbank entrichtet werden. Zahlreiche Sonderabgaben, wie die Judenvermögensabgabe 1938, folgten. Bereits im Frühjahr 1938 war eine Verordnung über die Anmeldung des Vermögens von Juden ergangen. Juden mussten demnach bis Ende Juli 1938 ihr Vermögen deklarieren, wenn der Wert 5.000 RM überstieg. Eine Durchführungsverordnung über die Sühneleistung der Juden vom 21. November 1938 (RGBl. I, S. 1638f) nach der Reichspogromnacht griff darauf zurück und bestimmte, dass alle Juden mit einem Vermögen über 5.000 RM 20 % davon in vier Raten bis zum 15. August 1939 an ihr Finanzamt abführen mussten.[89] In der Verordnung über den Einsatz des jüdischen Vermögens (RGBl. 1938 I. S. 1709) vom 3. Dezember 1938 wurde Juden auferlegt, ihre Gewerbebetriebe zu verkaufen oder abzuwickeln, ihren Grundbesitz zu veräußern und ihre Wertpapiere bei einer Devisenbank zu hinterlegen. Außerdem durften sie Juwelen, Edelmetalle und Kunstgegenstände nicht mehr frei veräußern; bald danach wurde ihnen unter Strafandrohung auferlegt, diese bis zum 31. März 1939 bei staatlichen Ankaufstellen abzuliefern. Die städtischen Pfandleihanstalten entwickelten sich zu zentralen Ankaufsstellen des Reiches. Sie erstatteten nach einem vom Deutschen Reich festgesetzten Tarif nur 60 % des üblichen „Beleihungswertes der Pfandleihanstalten", der weit unterhalb des wahren Wertes lag.

Dieses Bündel an Maßnahmen bedeutete schließlich den vollständigen Vermögenseinzug an denen, die in die Emigration getrieben wurden, wie an denen, die blieben, weil ihnen das Geld für die Auswanderung fehlte oder weil sie ihre Heimat trotz allem nicht verlassen wollten. Nach dem Verlassen der Wohnung oder der Deportationen kam es überall zu öffentlich angekündigten Auktionen aus „jüdischem Besitz": Tischwäsche, Möbel, Kinderspielzeug, Geschirr, Lebensmittel wechselten die Besitzer. Hier griffen nationalsozialistische Herrschaftspraxis und gesellschaftliche Funktions- und Verhaltensweisen eng ineinander. Die Profiteure und Nutznießer der „Arisierung" wurden dadurch nicht nur eng an das nationalsozialistische Herrschaftssystem gebunden, sondern banden sich selbst eng daran.[90, 91]

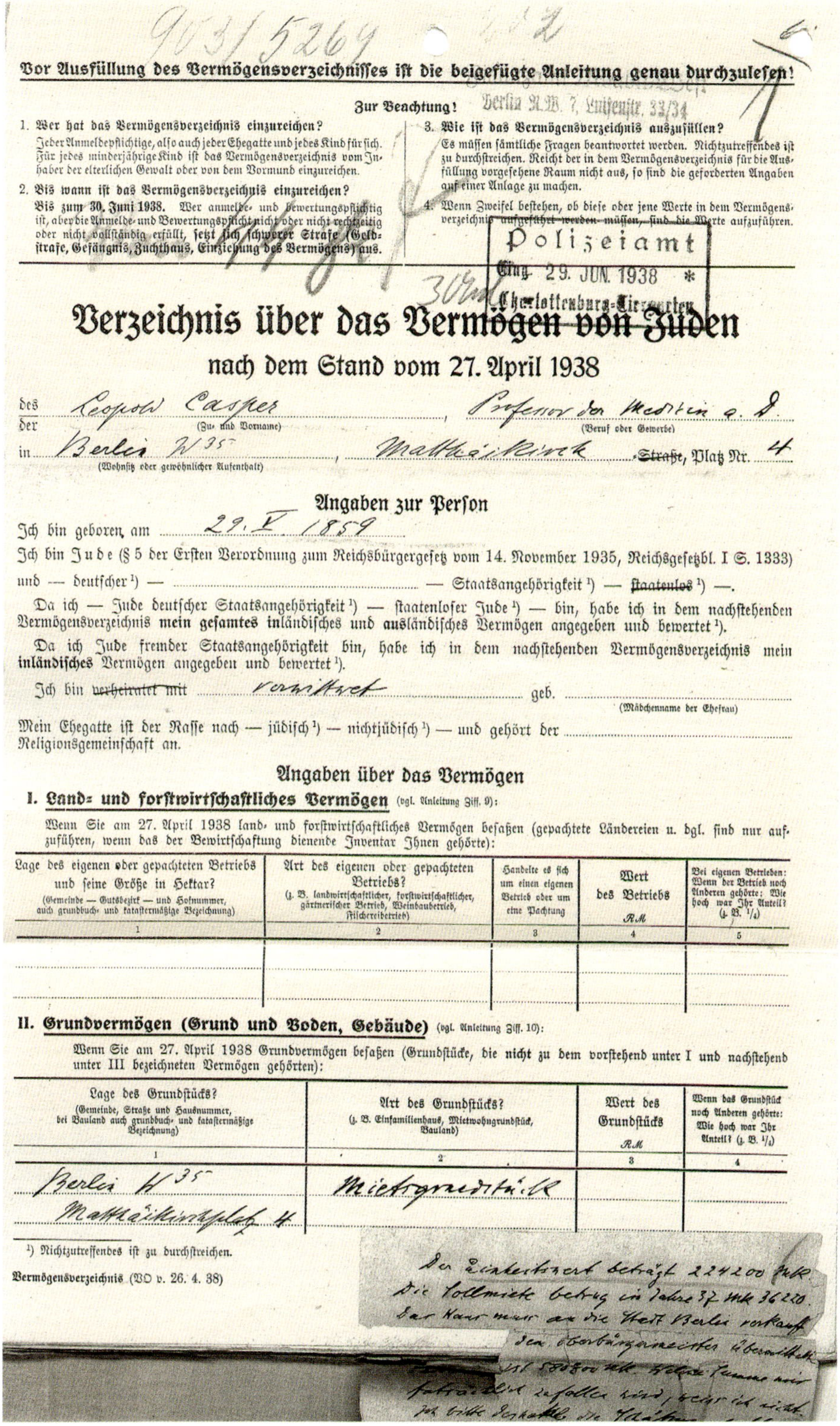

903/5269

Vor Ausfüllung des Vermögensverzeichnisses ist die beigefügte Anleitung genau durchzulesen!

Zur Beachtung!

Berlin N.W. 7, Luisenstr. 33/34

1. **Wer hat das Vermögensverzeichnis einzureichen?**
Jeder Anmeldepflichtige, also auch jeder Ehegatte und jedes Kind für sich. Für jedes minderjährige Kind ist das Vermögensverzeichnis vom Inhaber der elterlichen Gewalt oder von dem Vormund einzureichen.

2. **Bis wann ist das Vermögensverzeichnis einzureichen?**
Bis zum 30. Juni 1938. Wer anmelde- und bewertungspflichtig ist, aber die Anmelde- und Bewertungspflicht nicht oder nicht rechtzeitig oder nicht vollständig erfüllt, **setzt sich schwerer Strafe (Geldstrafe, Gefängnis, Zuchthaus, Einziehung des Vermögens) aus.**

3. **Wie ist das Vermögensverzeichnis auszufüllen?**
Es müssen sämtliche Fragen beantwortet werden. Nichtzutreffendes ist zu durchstreichen. Reicht der in dem Vermögensverzeichnis für die Ausfüllung vorgesehene Raum nicht aus, so sind die geforderten Angaben auf einer Anlage zu machen.

4. Wenn Zweifel bestehen, ob diese oder jene Werte in dem Vermögensverzeichnis aufgeführt werden müssen, sind die Werte aufzuführen.

Polizeiamt
Eing. 29. JUN. 1938
Charlottenburg-Tiergarten

30 Juni

Verzeichnis über das Vermögen von Juden

nach dem Stand vom 27. April 1938

des Leopold Casper (Zu- und Vorname), Professor der Medizin a. D. (Beruf oder Gewerbe)

in Berlin W 35 (Wohnsitz oder gewöhnlicher Aufenthalt), Matthäikirch ~~Straße~~, Platz Nr. 4

Angaben zur Person

Ich bin geboren am 29. V. 1859

Ich bin Jude (§ 5 der Ersten Verordnung zum Reichsbürgergesetz vom 14. November 1935, Reichsgesetzbl. I S. 1333)

und — deutscher [1]) — .... — Staatsangehörigkeit [1]) — ~~staatenlos~~ [1]) —.

Da ich — Jude deutscher Staatsangehörigkeit [1]) — staatenloser Jude [1]) — bin, habe ich in dem nachstehenden Vermögensverzeichnis **mein gesamtes inländisches** und **ausländisches** Vermögen angegeben und bewertet [1]).

Da ich Jude fremder Staatsangehörigkeit bin, habe ich in dem nachstehenden Vermögensverzeichnis mein **inländisches** Vermögen angegeben und bewertet [1]).

Ich bin ~~verheiratet mit~~ verwitwet geb. .... (Mädchenname der Ehefrau)

Mein Ehegatte ist der Rasse nach — jüdisch [1]) — nichtjüdisch [1]) — und gehört der Religionsgemeinschaft an.

Angaben über das Vermögen

I. Land- und forstwirtschaftliches Vermögen (vgl. Anleitung Ziff. 9):

Wenn Sie am 27. April 1938 land- und forstwirtschaftliches Vermögen besaßen (gepachtete Ländereien u. dgl. sind nur aufzuführen, wenn das der Bewirtschaftung dienende Inventar Ihnen gehörte):

Lage des eigenen oder gepachteten Betriebs und seine Größe in Hektar? (Gemeinde — Gutsbezirk — und Hofnummer, auch grundbuch- und katastermäßige Bezeichnung)	Art des eigenen oder gepachteten Betriebs? (z. B. landwirtschaftlicher, forstwirtschaftlicher, gärtnerischer Betrieb, Weinbaubetrieb, Fischereibetrieb)	Handelte es sich um einen eigenen Betrieb oder um eine Pachtung	Wert des Betriebs RM	Bei eigenen Betrieben: Wenn der Betrieb noch Anderen gehörte: Wie hoch war Ihr Anteil? (z. B. 1/4)
1	2	3	4	5

II. Grundvermögen (Grund und Boden, Gebäude) (vgl. Anleitung Ziff. 10):

Wenn Sie am 27. April 1938 Grundvermögen besaßen (Grundstücke, die **nicht** zu dem vorstehend unter I und nachstehend unter III bezeichneten Vermögen gehörten):

Lage des Grundstücks? (Gemeinde, Straße und Hausnummer, bei Bauland auch grundbuch- und katastermäßige Bezeichnung)	Art des Grundstücks? (z. B. Einfamilienhaus, Mietwohngrundstück, Bauland)	Wert des Grundstücks RM	Wenn das Grundstück noch Anderen gehörte: Wie hoch war Ihr Anteil? (z. B. 1/4)
1	2	3	4
Berlin W 35 Matthäikirchplatz 4	Mietgrundstück		

[1]) Nichtzutreffendes ist zu durchstreichen.

Vermögensverzeichnis (VO v. 26. 4. 38)

Der Einheitswert beträgt 224200 Mk.
Die Vollmiete betrug im Jahre 37 Mk 36220.

Verzeichnis über das Vermögen von Juden, Leopold Casper, Bundesamt für zentrale Dienste und offene Vermögensfragen C2.06-VV 6000 - 553 / 07–RE, JuVa-Akte Leopold Casper[92]
Repro Keyn, mit freundlicher Genehmigung.

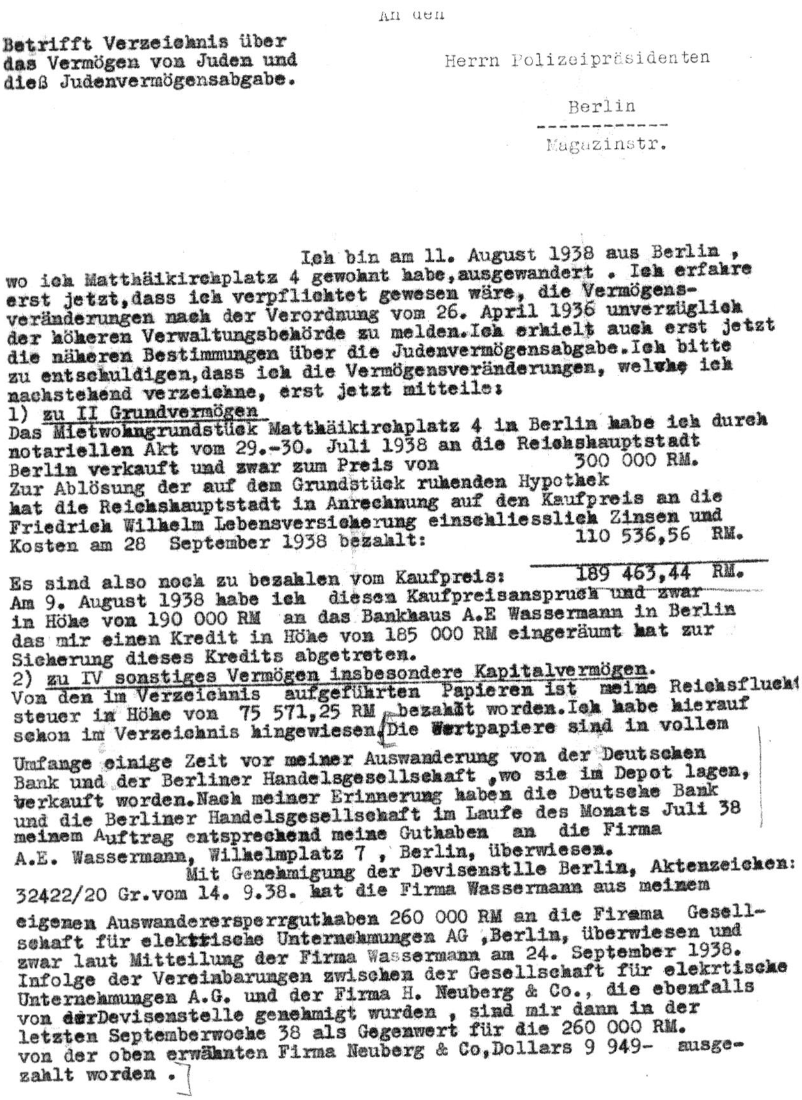

An den

Betrifft Verzeichnis über das Vermögen von Juden und dieß Judenvermögensabgabe.

Herrn Polizeipräsidenten

Berlin

Magazinstr.

Ich bin am 11. August 1938 aus Berlin, wo ich Matthäikirchplatz 4 gewohnt habe, ausgewandert. Ich erfahre erst jetzt, dass ich verpflichtet gewesen wäre, die Vermögensveränderungen nach der Verordnung vom 26. April 1936 unverzüglich der höheren Verwaltungsbehörde zu melden. Ich erhielt auch erst jetzt die näheren Bestimmungen über die Judenvermögensabgabe. Ich bitte zu entschuldigen, dass ich die Vermögensveränderungen, welche ich nachstehend verzeichne, erst jetzt mitteile:

1) zu II Grundvermögen

Das Mietwohngrundstück Matthäikirchplatz 4 in Berlin habe ich durch notariellen Akt vom 29.-30. Juli 1938 an die Reichshauptstadt Berlin verkauft und zwar zum Preis von 300 000 RM.
Zur Ablösung der auf dem Grundstück ruhenden Hypothek hat die Reichshauptstadt in Anrechnung auf den Kaufpreis an die Friedrich Wilhelm Lebensversicherung einschliesslich Zinsen und Kosten am 28 September 1938 bezahlt: 110 536,56 RM.

Es sind also noch zu bezahlen vom Kaufpreis: 189 463,44 RM.
Am 9. August 1938 habe ich diesen Kaufpreisanspruch ~~und zwar~~ in Höhe von 190 000 RM an das Bankhaus A.E Wassermann in Berlin das mir einen Kredit in Höhe von 185 000 RM eingeräumt hat zur Sicherung dieses Kredits abgetreten.

2) zu IV sonstiges Vermögen insbesondere Kapitalvermögen.

Von den im Verzeichnis aufgeführten Papieren ist meine Reichsfluchtsteuer in Höhe von 75 571,25 RM bezahlt worden. Ich habe hierauf schon im Verzeichnis hingewiesen. [Die Wertpapiere sind in vollem Umfange einige Zeit vor meiner Auswanderung von der Deutschen Bank und der Berliner Handelsgesellschaft, wo sie im Depot lagen, verkauft worden. Nach meiner Erinnerung haben die Deutsche Bank und die Berliner Handelsgesellschaft im Laufe des Monats Juli 38 meinem Auftrag entsprechend meine Guthaben an die Firma A.E. Wassermann, Wilhelmplatz 7, Berlin, überwiesen.
Mit Genehmigung der Devisenstlle Berlin, Aktenzeichen: 32422/20 Gr. vom 14. 9.38. hat die Firma Wassermann aus meinem eigenen Auswanderersperrguthaben 260 000 RM an die Firema Gesellschaft für elektrische Unternehmungen AG, Berlin, überwiesen und zwar laut Mitteilung der Firma Wassermann am 24. September 1938. Infolge der Vereinbarungen zwischen der Gesellschaft für elekrtische Unternehmungen A.G. und der Firma H. Neuberg & Co., die ebenfalls von derDevisenstelle genehmigt wurden, sind mir dann in der letzten Septemberwoche 38 als Gegenwert für die 260 000 RM. von der oben erwähnten Firma Neuberg & Co, Dollars 9 949- ausgezahlt worden.]

Ergänzendes Schriftstück Leopold Caspers zur Judenvermögensabgabe, Bundesamt für zentrale Dienste und offene Vermögensfragen C2.06-VV 6000 -553 / 07–RE, JuVa-Akte Leopold Casper[92], Repro Keyn, mit freundlicher Genehmigung.

Leopold Casper wurde gezwungen, sein Haus im „Berliner Geheimratsviertel“, Matthaikirchplatz, Berlin weit unter Wert zu verkaufen.[93] Die Ausplünderung war ein wichtiger Teil der Vernichtungsmaschinerie und zugleich Bestandteil der NS-Kriegswirtschaft. Bei allen in die Emigration getriebenen oder ins KZ deportierten Urologen finden sich in den vorhandenen Unterlagen die unterschiedlichen Maßnahmen der fiskalischen Ausplünderung.

Im Zuge der im Oktober 1941 einsetzenden Deportationen wurde das gesamte Vermögen von Juden schließlich „zu Gunsten des Reiches“ eingezogen. Die Ausweitung schon am 14. Juli 1933 erlassener Gesetze über die Einziehung kommunistischen sowie „volks- und staatsfeindlichen Vermögens“ (RGBl I S. 479 1933) in Verbindung mit der 11. Verordnung zum Reichbürgergesetz vom 25.11.1941[94] ermächtigte die Finanzbehörden, das Vermögen von Juden entschädigungslos einzuziehen.[95]

Noch für die Fahrt in die Deportation, die in den Akten als „Evakuierung“, „Umsiedlung“, „Abbeförderung“ oder als zur „Abwanderung gebracht“ umschrieben wurde, musste am Abfahrbahnhof von den erlaubten 50 bis 100 RM das Geld für die Fahrkarten bereitgehalten werden. Insgesamt waren 39 Dienststellen eingeschaltet von der Finanzverwaltung über Zoll, Banken, Spediteure, Auktionatoren bis zu Vermietern und Kohlenhändlern.[96]

Paul Rosenstein – Nachfolger James Israels am renommierten Jüdischen Krankenhaus in Berlin

Paul Rosenstein[97] wurde am 26. Juli 1875 in Graudenz, Westpreußen (poln. Grudziądz), als Sohn des Rabbiners[98] Michael Rosenstein (1834–1902) und seiner Frau Ernestine, geb. Hahn, geboren, wo er auch das humanistische Gymnasium besuchte.

Danach studierte er ab dem 26. April 1893 in Berlin[99] und später an der Albertina in Königsberg Medizin. An der Berliner Friedrich-Wilhelms-Universität hörte er bis 1896 u. a. Vorlesungen bei dem Zoologen Oscar Hertwig (1849–1922), dem Anatomen Wilhelm von Waldeyer-Hartz (1836–1921), dem Physiologen Emil Du Bois-Reymond (1818–1896) und dem bekannten Internisten Ernst Viktor von Leyden (1832–1910) und war unter der Adresse Neue Königstraße 10 , Bezirk NO, gemeldet.[100]

In Berlin leistete er auch das erste halbe Jahr der einjährigen militärischen Dienstpflicht ab. Im April 1896 wechselte er an die Universität Königsberg und erhielt nach weiteren vier Semestern im Februar 1898 im Alter von 22 Jahren seine Approbation. Im Mai wurde er promoviert. Bei Max Jaffé (1841–1911), der in der Urologie aufgrund seiner Kreatininprobe als quantitative Nachweisreaktion bekannt ist, belegte er das Fach Pharmakologie. Hieran schloss sich in Graudenz das zweite halbe Jahr seiner einjährigen militärischen Dienstpflicht an.

Paul Rosenstein erhielt in Königsberg auch seine weitere postgraduale theoretische und operative Ausbildung u. a. bei dem Pathologen Ernst Neumann (1834–1918), dem Erstbeschreiber der lymphozytären Stammzellen des Knochenmarkes als „außeretatmäßiger Volontärarzt“[101] und dem Gynäkologen Georg Winter (1856–1932), Doyen der deutschen Gynäkologie in den 1920er Jahren, in dessen Klinik er ein halbes Jahr lang tätig war.

Im Anschluss wechselte er zu dem Chirurgen Anton von Eiselsberg (1860–1939), der sein Ordinariat, von Utrecht kommend, 1896 an der Albertus Universität Königsberg angetreten hatte. Sowohl in der Frauenklinik wie auch in der Chirurgischen Kliniken war Paul Rosenstein nach eigener Aussage der erste jüdische Assistenzarzt.[102, 103] Seine Mitassistenten waren zu dieser Zeit Rudolf Stich (1875–1960), später Ordinarius in Göttingen sowie Paul Clairmont (1875–1942) später Nachfolger Ferdinand Sauerbruchs (1875–1951) in Zürich.

Nach dem Tode seines Vaters 1902[104] wechselte Paul Rosenstein zu James Israel (1848–1926) für vier Jahre an das Jüdische Krankenhaus in Berlin. Israel, der sich selber noch als ganzheitlicher Chirurg verstand, gehörte neben Richard von Volkmann (1830–1889) in Halle sowie Bernhard Bardenheuer (1839–1913) in Köln zu den frühen Pionieren der Antisepsis in Deutschland und trug darüber hinaus wesentlich zur Etablierung der Nierenchirurgie als wesentlichem Bestandteil einer modernen naturwissenschaftlichen operativen Urologie bei.[105, 106, 107]

1906 ließ sich Paul Rosenstein in eigener Praxis nieder. Von 1910 bis 1914 leitete er am Krankenhaus Berlin Hasenheide in Neukölln[108] die Chirurgische und Gynäkologische Abteilung. Diese Kombination war bis zum Ersten Weltkrieg, gerade an kleineren Krankenhäusern, nicht untypisch. Am Ersten Weltkrieg nahm er als Oberstabsarzt (EK I und II) teil.

1919 zum a. o. Professor berufen, leitete er ab 1918 zunächst die Chirurgische Poliklinik des 1914 fertiggestellten Baues des Jüdischen Krankenhauses in Berlin Wedding, Exerzierstraße 1 (heute Iranische Straße), nachdem James Israel 1917 von der Leitung der Chirurgischen Abteilung zurückgetreten war. In dieser Position wurde der langjährige Oberarzt und Leiter der Poliklinik, Ferdinand Karewski (1858–1923), Israels Nachfolger. Dieser hatte sich mit einem überregional bekannten Lehrbuch der „Chirurgischen Krankheiten des Kindesalters“ wissenschaftliche Meriten erworben und sich wissenschaftlich besonders kinderurologisch beschäftigt.[109]

Nach dem Tod Karewskis 1923 übernahm Rosenstein dann die Position James Israels, die er bis zu seiner Vertreibung 1938 innehatte.

Er konkurrierte hier bei der Besetzung der Poliklinik mit dem Sohn Wilhelm (1881–1959)[110] seines Lehrers Israel um diese Position.

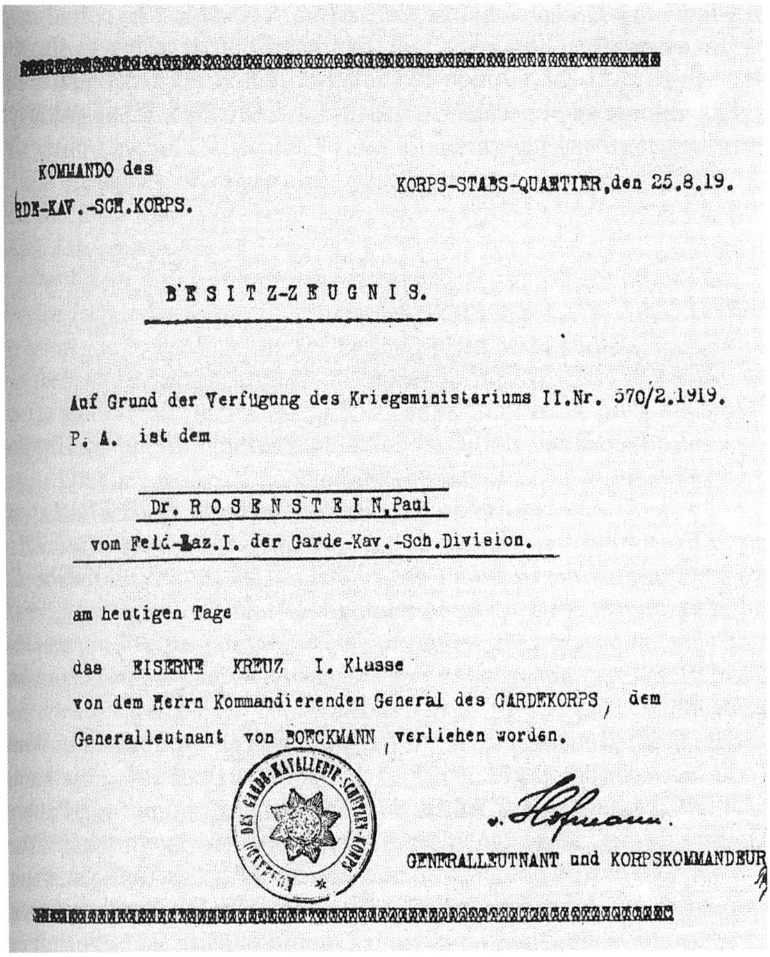

KOMMANDO des
GDE-KAV.-SCH.KORPS.

KORPS-STABS-QUARTIER,den 25.8.19.

BESITZ-ZEUGNIS.

Auf Grund der Verfügung des Kriegsministeriums II.Nr. 570/2.1919.
P. A. ist dem

Dr. ROSENSTEIN,Paul
vom Feld-Laz.I. der Garde-Kav.-Sch.Division.

am heutigen Tage

das EISERNE KREUZ I. Klasse
von dem Herrn Kommandierenden General des GARDEKORPS, dem
Generalleutnant von BOECKMANN, verliehen worden.

v. Hofmann.
GENERALLEUTNANT und KORPSKOMMANDEUR

Brandenburgisches Hauptstaatsarchiv REP 36 A II 3/849 Bl 7 v.

Das Jüdische Krankenhaus in Berlin war in Kooperation mit der Charité eine der führenden Forschungsinstitutionen Klinischer Medizin in den 1920er Jahren[111]. Neben Paul Rosenstein beförderte bereits ab 1910 der Internist Hermann Strauß (1868–1944) die überregionale Reputation dieser Berliner Gesundheitseinrichtung.[112, 113]

Durch seine wissenschaftliche Prägung war Rosensteins wissenschaftliches Oevre nicht allein urologisch ausgerichtet[114, 115, 116, 117], sondern umfasste auch allgemeinchirurgische[118], infektiologische[119] und onkologische[120] und in seiner Frühzeit ebenfalls auch pathologische[121] Themen.

Im fünfbändigen Handbuch der Urologie, das bis in die 1950er Jahre das Fach bestimmte, verfasste Rosenstein im vierten Band, Spezielle Urologie II, das Kapitel Aktinomykose (Strahlenpilzkrankheit) der Harn- und Geschlechtsorgane in Anlehnung an das Forschungsgebiet seines Lehrers James Israel.[122]

Operationstechnisch ist besonders sein „funktioneller Lumbalschnitt" ohne Muskulaturdurchtrennung hervorzuheben, den er 1925 in der „Zeitschrift für Urologische Chirurgie" publizierte. Eine de facto nahezu identische Schnittführung publizierte Lurz[123] 1956. Hierbei erwähnt er Hans Rosenstein in seinem Beitrag in der Zenkerschen Operationslehre[124] kurz. Hans Boeminghaus (1893–1979) stellt den Schnitt ebenfalls in seinem Generationen von Urologen prägenden Lehrbuch Urologie-Operative Therapie – Indikation-Klinik[125] vor, das seit 1950 vier Auflagen erlebte. Boeminghaus zitiert aber über anderthalb Seiten, die hier im Gegensatz zu anderen Kapiteln mit besonderen Spezialabbildungen versehen sind, wörtlich Leonhard Lurz (1895) mit seiner Originalpublikation. Somit blieb diese besonders elegante Schnittführung bis heute mit dem Namen von Lurz in Verbindung, der Name von Paul Rosenstein geriet in Vergessenheit.[126] Die von Boeminghaus als Unterscheidung angegebene persönliche Haltung der Autoren Rosenstein und Lurz zur Rippenresektion unterscheidet gerade nicht die Schnittführung, sondern charakterisiert eher die jeweiligen Operateure, die unterschiedlichen Schulen entstammten.

Für Nicht-Urologen wird eine Würdigung durch den Umstand erschwert, dass im Handbuch von Lichtenberg, Voelcker und Wildbolz der Autor des Kapitels zur allgemeinen Operationstechnik an der Niere, der Düsseldorfer Peter Janssen (1874–1947), die verschiedenen Schnittführungen nur kursorisch beschreibt und kein Literaturverzeichnis angibt. Martin Kirschner (1879–1942), Heidelberg, erwähnt in der ersten Auflage seiner Operationslehre 1937 zwar jüdische Autoren wie von Lichtenberg im Band fünf, Teil zwei, erläutert aber ebenfalls besondere Schnittführungen nicht näher.[127]

Paul Rosensteins Verfahren der operativen Behandlung von Thrombosen[128] fand Eingang in die chirurgische Operationslehren, wurde aber nach dem Zweiten Weltkrieg nicht mehr mit seinem Namen verbunden.[129]

Seine 1921 angegebene Pneumoradiographie[130] der Niere und der Blase, stets nur mit strenger Indikation angewandt, wurde durch das rasche Fortschreiten der Röntgenentwicklung in der Urologie mit Angabe der Ausscheidungsurographie 1929 durch Moses Swick sowie Alexander von Lichtenberg bereits in den 1930er Jahren obsolet.[131] Auch der Begriff „Rosenstein (Sitkovskiy) Zeichen" bei Appendizitis ist heute außer Gebrauch.[132]

Auf fachpolitischem Gebiet war er in der Deutschen Gesellschaft für Urologie als auch in der Berliner Urologischen Gesellschaft tätig und trat hier die Nachfolge Alexander von Lichtenbergs (1880–1949) an. Von diesem Posten resignierte er bereits Ende 1932![133]

Im Berliner Adressbuch von 1932 war er mit der Bezeichnung „Facharzt für Chirurgie, W 35, Ulmenstr 1, T. W2 5658"[134] verzeichnet, während Leopold Casper als „Dr. med., Geh. R." bzw. als „praktischer Arzt" eingetragen ist. Somit können die Berufsbezeichnungen dieser Eintragungen nur als Hinweis auf das berufliche Selbstverständnis als Urologe gewertet werden.

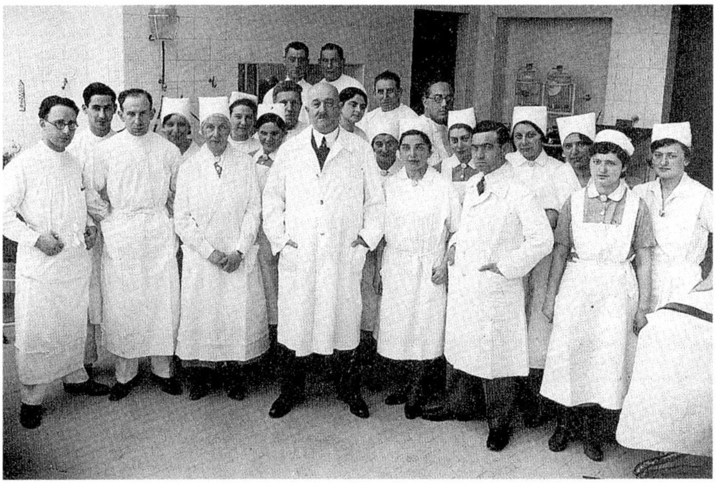

Paul Rosenstein im Kreis seiner Mitarbeiter aus Hartung-von Doetinchem, D., Wienau, R. Zerstörte Fortschritte. Das Jüdische Krankenhaus in Berlin, 1756, 1861, 1914, 1989, Hentrich & Hentrich, Berlin, 1989, S. 137, mit freundlicher Genehmigung.

Exodus und Auswanderung nach Brasilien

Das „Gesetz zur Wiederherstellung des Berufsbeamtentums“ von 7. April 1933 (RGBL I S. 175) sowie die weitere antijüdische Gesetzgebung wie der Entzug der Kassenzulassung am 22. April 1933 („Verordnung über die Kassenzulassung“[135] des Reichsarbeitsministeriums) oder die stattgehabte Ausschaltung der jüdischen Mitglieder aus Ärzteverbänden (ab 24.3.1933[136]) waren zunächst für die Ärzte des Jüdischen Krankenhauses in Berlin im Gegensatz zu den Kollegen an staatlichen oder konfessionellen Einrichtungen ohne einschneidende Bedeutung. Sie konnten in ihren Positionen und Ämtern bleiben. Alle, die in der Zeit von 1933 bis 1938/1939 im Jüdischen Krankenhaus gelebt und gearbeitet haben, erinnern sich an das Gefühl, zu den wenigen zu gehören, die noch eine relativ gesicherte Existenz und eine Zuflucht besaßen.[137] Die Arbeitsbelastung und das Patientenaufkommen nahm hier weiter zu, da die staatlichen und konfessionellen Krankenhäuser zunehmend keine jüdischen Patienten mehr behandelten. Somit wird sich der Entzug der Kassenzulassung finanziell hier ausnahmsweise nicht mit der gleichen Härte ausgewirkt haben. Paul Rosenstein nahm weiter an internationalen Kongressen wie dem Kongress der Internationalen Gesellschaft für Urologie 1933 in London, dem Italienischen Urologenkongress 1934 in Rom oder auf Einladung der Panamerikanischen Gesellschaft auf dem Brasilianischen Urologenkongress 1935 in Rio de Janeiro zusammen mit Alexander von Lichtenberg teil.[138] Auch war er noch international konsiliarisch, z. B. 1936 in London, tätig.[139]

Dies sind aber nur Teilaspekte. Im Alltag unterlagen jüdische Ärzte wie alle Juden den Bestimmungen von über 200 antijüdischen Verordnungen, die während des NS-Regimes

Brandenburgisches Hauptstaatsarchiv REP 36 A II/ 3/849, mit freundlicher Genehmigung.

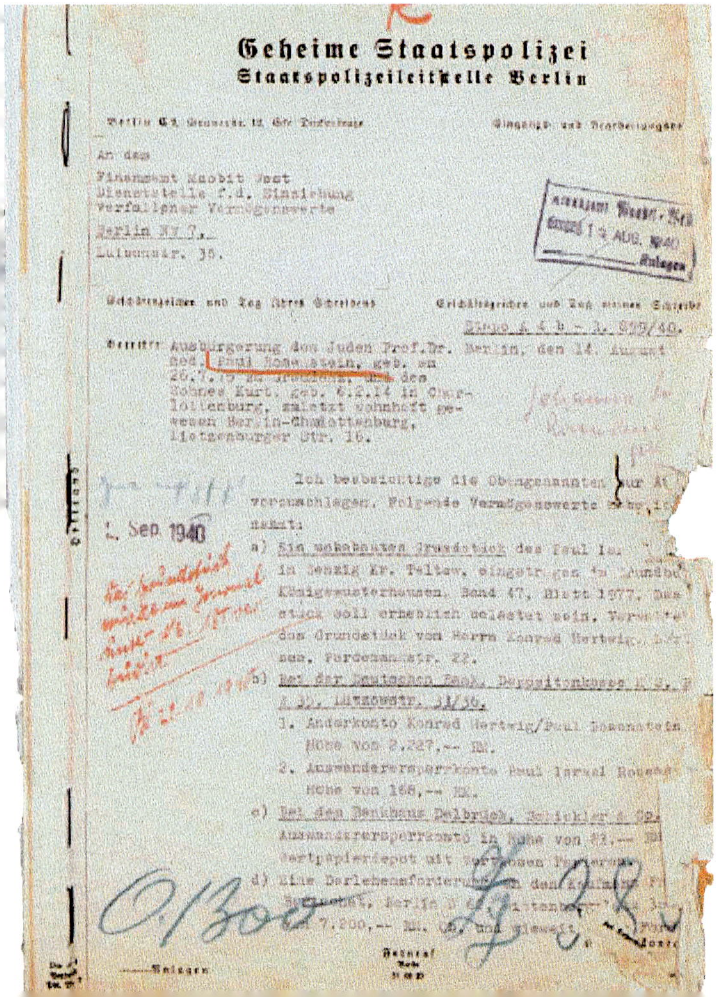
Geheime Staatspolizei
Staatspolizeileitstelle Berlin

An das
Finanzamt Moabit West
Dienststelle f.d. Einziehung
verfallener Vermögenswerte
Berlin NW 7,
Luisenstr. 33.

Betrifft: Ausbürgerung des Juden Prof. Dr. med. Paul Rosenstein, geb. am 26.7.75 ... des Sohnes Kurt, geb. 6.2.14 in Charlottenburg, zuletzt wohnhaft gewesen Berlin-Charlottenburg, Lietzenburger Str. 16.

Ich beabsichtige die Obengenannten zur Ausbürgerung vorzuschlagen. Folgende Vermögenswerte ...

1. Sep. 1940

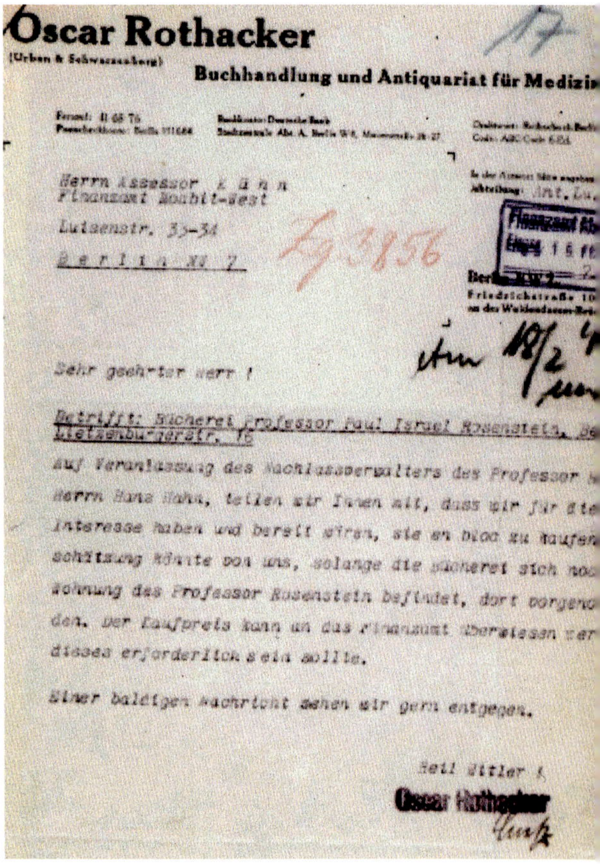
Oscar Rothacker
(Urban & Schwarzenberg)
Buchhandlung und Antiquariat für Medizin

Herrn Assessor ...
Finanzamt Moabit-West
Luisenstr. 33-34
Berlin NW 7

Sehr geehrter Herr !

Betrifft: Bücherei Professor Paul Israel Rosenstein, Lietzenburgerstr. 16

Auf Veranlassung des Nachlassverwalters des Professor ... Herrn Hans Hahn, teilen wir Ihnen mit, dass wir für die ... Interesse haben und bereit wären, sie en bloc zu kaufen ... Schätzung könnte von uns, solange die Bücherei sich noch ... Wohnung des Professor Rosenstein befindet, dort vorgenommen werden. Der Kaufpreis kann an das Finanzamt überwiesen werden, ... dieses erforderlich sein sollte.

Einer baldigen Nachricht sehen wir gern entgegen.

Heil Hitler !
Oscar Rothacker

erlassen wurden, die die Teilnahme am gesellschaftlichen Leben in Deutschland unterbanden.

Zum 1. Januar 1938 entzog die Kassenärztliche Vereinigung Deutschlands den jüdischen Ärzten, unabhängig ob sie noch zu den gesetzlichen Kassen zugelassen waren, die Zulassung zu den Ersatzkassen.[140]

Erst das Erlöschen der „Bestallung" (4. Verordnung RBG 25.7.1938[141]) zum 30. September 1938, das auch den Ausschluss aus den Ärzteversicherungen zur Folge hatte, sowie stattgehabte Devisenprozesse, in denen jeweils seine Unschuld juristisch festgestellt wurde, aber zum Verlust des Reisepasses führte[142], war ausschlaggebend dafür, die Auswanderung, die eigentlich eine Flucht unter den Verhältnissen der Judenverfolgung war, ins Auge zu fassen. Wie aus Akten, die heute in der Wellcome Library verwahrt werden, hervorgeht, hatte Rosenstein wohl schon 1937 in London sondiert, sich niederzulassen.[143]

Der Druck, Deutschland zu verlassen, war bis zu Beginn der Vernichtungspolitik 1941 das zentrale Element der Judenverdrängung durch den Nationalsozialismus.[144]

Damit waren innerhalb von fünf Jahren neun Zehntel aller „jüdischen Ärzte" ausgeschaltet.

Das Jahr 1938 bildete einen Höhepunkt des beruflichen Ausschaltungsprozesses jüdischer Ärzte und eine Zäsur im Leben der Betroffenen.[145] Abgesehen von den Schlagzeilen in der gleichgeschalteten nationalsozialistischen Presse blieben öffentliche Solidaritäts- oder Protestbekundungen aus; zumindest sind sie nicht aktenkundig. Beschwerde- und Widerspruchsmöglichkeiten waren von vornherein nicht vorgesehen.[146]

Nach den Pogromen vom 7. bis 13. November 1938 entschloss sich Rosenstein endlich kurzfristig zur Auswanderung. Das massiv gestiegene Verhaftungsrisiko mit Deportationen von 2.000 männlichen Juden nach Sachsenhausen, Buchenwald oder Dachau traf insbesondere vermögende Juden und damit neben Gewerbetreibenden besonders Ärzte. Paul Rosenstein konnte noch einen „Auslandspass" durch Bestechung eines Beamten erhalten.[147] Die Reichspogromnacht stellte den Auftakt zu einer Phase dar, in der die wirtschaftliche Ausschaltung und Vertreibung der Juden durch Terror beschleunigt wurde.[148]

Im Berliner Adressbuch von 1938, das generell nur noch die Haushaltsvorstände erfasste, war er zuletzt unter „Prof. Dr. Chirurg, Lietzenburger Str. 16, T."[149] eingetragen.

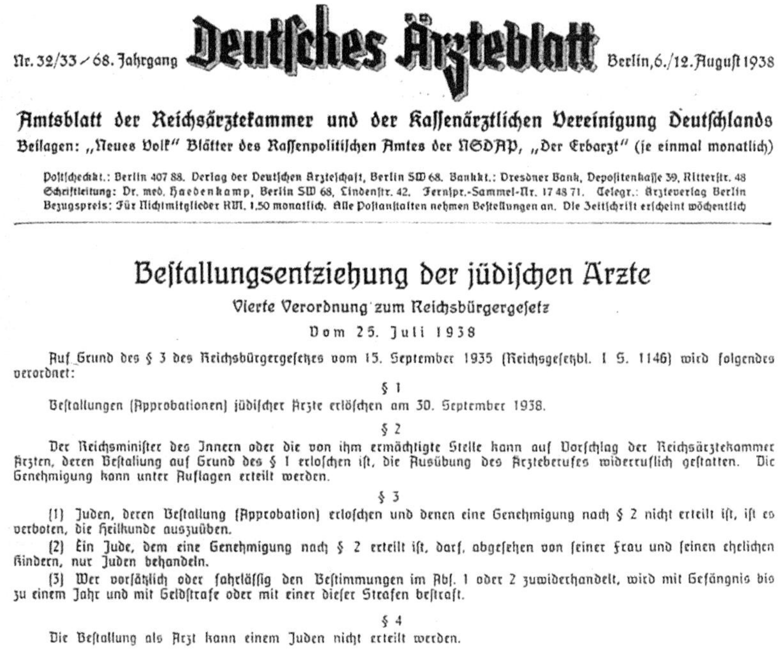

Nr. 32/33 / 68. Jahrgang **Deutsches Ärzteblatt** Berlin, 6./12. August 1938

Amtsblatt der Reichsärztekammer und der Kassenärztlichen Vereinigung Deutschlands

Beilagen: „Neues Volk" Blätter des Rassenpolitischen Amtes der NSDAP, „Der Erbarzt" (je einmal monatlich)

Postscheckkt.: Berlin 407 88. Verlag der Deutschen Ärzteschaft, Berlin SW 68. Bankkt.: Dresdner Bank, Depositenkasse 39, Ritterstr. 48
Schriftleitung: Dr. med. Haedenkamp, Berlin SW 68, Lindenstr. 42. Fernspr.-Sammel-Nr. 17 48 71. Telegr.: Ärzteverlag Berlin
Bezugspreis: Für Nichtmitglieder RM. 1,50 monatlich. Alle Postanstalten nehmen Bestellungen an. Die Zeitschrift erscheint wöchentlich

Bestallungsentziehung der jüdischen Ärzte

Vierte Verordnung zum Reichsbürgergesetz

Vom 25. Juli 1938

Auf Grund des § 3 des Reichsbürgergesetzes vom 15. September 1935 (Reichsgesetzbl. I S. 1146) wird folgendes verordnet:

§ 1

Bestallungen (Approbationen) jüdischer Ärzte erlöschen am 30. September 1938.

§ 2

Der Reichsminister des Innern oder die von ihm ermächtigte Stelle kann auf Vorschlag der Reichsärztekammer Ärzten, deren Bestallung auf Grund des § 1 erloschen ist, die Ausübung des Ärzteberufes widerruflich gestatten. Die Genehmigung kann unter Auflagen erteilt werden.

§ 3

(1) Juden, deren Bestallung (Approbation) erloschen und denen eine Genehmigung nach § 2 nicht erteilt ist, ist es verboten, die Heilkunde auszuüben.

(2) Ein Jude, dem eine Genehmigung nach § 2 erteilt ist, darf, abgesehen von seiner Frau und seinen ehelichen Kindern, nur Juden behandeln.

(3) Wer vorsätzlich oder fahrlässig den Bestimmungen im Abs. 1 oder 2 zuwiderhandelt, wird mit Gefängnis bis zu einem Jahr und mit Geldstrafe oder mit einer dieser Strafen bestraft.

§ 4

Die Bestallung als Arzt kann einem Juden nicht erteilt werden.

Aus Grieser, T. (2008) Entrechtet und ausgestoßen: Jüdische Ärzte in Thüringen während des Nationalsozialismus 1933–1945 Ärzteblatt Thüringen 19, 496–501.

An der deutsch-holländischen Grenze bei Bentheim wurde er gezwungen, 1.000 RM „zu zahlen".[150] Bereits seit Juli 1938 mussten Juden „Kennkarten" bei sich tragen, seit dem 17. August 1938 die Zweitnamen „Israel" (Männer) oder „Sara" (Frauen) annehmen und ab dem 5. Oktober 1938 ihre Sonderausweise mit einem roten J abstempeln lassen. Diese Kennzeichen ermöglichten eine schnelle Verhaftung, Deportation oder Abschiebung der jüdischen Bevölkerung, besonders in Großstädten.

Insgesamt schafften es ca. 2.000 jüdische Ärzte, Deutschland bis 1938 zu verlassen. In besonders krassen Fällen konnten Juden nicht mehr genügend Finanzen für ihre Auswanderung aufbringen. Die Voraussetzung für den Entzug der privaten Vermögenswerte bildete die „Verordnung über die Anmeldung des Vermögens von Juden" (RGBl I S. 414) vom 26. April 1938, wenn es im In- und Ausland 5.000 RM überstieg.

Der Ankauf der noch vorhandenen Vermögenswerte im Auftrage des Fiskus (fiskalische Arisierung) war für weite Kreise der Bevölkerung profitabel und vorteilhaft. Neben zivilen Luftkriegsopfern, die Wohnraum und meist kostenlos Möbel und Hausrat der deportierten Juden zur Verfügung gestellt bekamen, gab es öffentliche Versteigerungen von so genanntem nicht-arischen Vermögen. Diese entwickelten sich zu regelrechten „Schnäppchenjagden", an denen nicht zuletzt ein ganzes Heer von Veranstaltern, Gutachtern, Spediteuren und Lagerverwaltern gut verdiente. Die Finanzverwaltung agierte also nicht als abgekapseltes System, sondern war mit der Gesellschaft vielfach verklammert. (Vgl. Christiane Kuller: Finanzverwaltung und Judenverfolgung. Die Entziehung jüdischen Vermögens in Bayern während der NS-Zeit, München 2009.)

Über Amsterdam und London reiste Paul Rosenstein mit dem Dampfer „Dresden"[151] in die USA mit einem Touristenvisum ein. Eine Arbeitserlaubnis als Arzt konnte er nicht erhalten, da die New Yorker Behörden ab 1936 Einschränkungen für Ärzte, die vor 1914 approbiert waren, einführten und später den Approbationsentzug von 1938 des NS-Systems voll anerkannten.[152] (Vgl. hierzu auch Kapitel Emigration)

Bis 1941 gelang es Paul Rosenstein unter den aufgezeigten schwierigen Bedingungen nicht, in New York praktisch ärztlich tätig zu werden. Er schlug sich mit einer unbezahlten Unterrichtstätigkeit in topographischer Anatomie am Institute of Podiatry durch. Auch konnte er nicht das amerikanische Staatsexamen ablegen, da er keine hierzu notwendige Anstellung an einem ausgewiesenen Krankenhaus fand. Aufgrund dieser veränderten Aussichten und ohne Möglichkeit, im erlernten Beruf zu arbeiten, entschloss sich Paul Rosenstein 1940, nach Brasilien zu emigrieren. Dieses Land kannte er bereits seit seinem Kongressaufenthalt 1935 und er hegte die Hoffnung, hier noch einmal ärztlich tätig zu werden. Doch auch hier erhielt er – trotz vielfacher Eingaben sowie Fürsprachen von Kollegen sowie Einheimischen – keine Möglichkeit, praktisch urologisch zu arbeiten. Sicherlich wird auch ein Grund gewesen sein, dass er zu diesem Zeitpunkt älter als 65 Jahre alt war. Glücklicherweise gelang es ihm, seine Frau Johanna, geb. Levy (1889–1944), mit der er seit 1911 verheiratet war, sowie seinen Sohn (Kurt Michael, geb. 1914) und seine beiden Töchter (Elise Charlotte, 1919–1980, sowie Hildegard) nach Brasilien zu holen.

Am 25. November 1941 erging die 11. Verordnung zum Reichsbürgergesetz (RGBl. I, S. 722). Nach dieser verloren alle deutschen Juden, die sich schon im Ausland aufhielten, auf einen Schlag ihre deutsche Staatsangehörigkeit und ihr gesamtes Vermögen. Dieses fiel an das Deutsche Reich. Diese Bestimmung sollte das bisherige Ausbürgerungsverfahren für die deutschen Juen vereinfachen. Tatsächlich wurde die 11. Verordnung dann nicht nur auf die jüdischen Emigranten angewendet, sondern auch auf die seit Herbst 1941 deportierten deutschen Juden, die nach der behördlichen Terminologie „mit dem Überschreiten der Reichsgrenzen ihren Wohnsitz oder gewöhnlichen Aufenthaltsort ins Ausland verlegten. (Verordnung vom 3.12.1941).[153]

Später sollte in Rosensteins Entschädigungsverfahren ein spitzfindiger Diskussionspunkt die Frage sein, ob er evtl. nach 1938 zunächst eine andere Staatsangehörigkeit angenommen hätte, bevor er nach Brasilien emigrierte.[154]

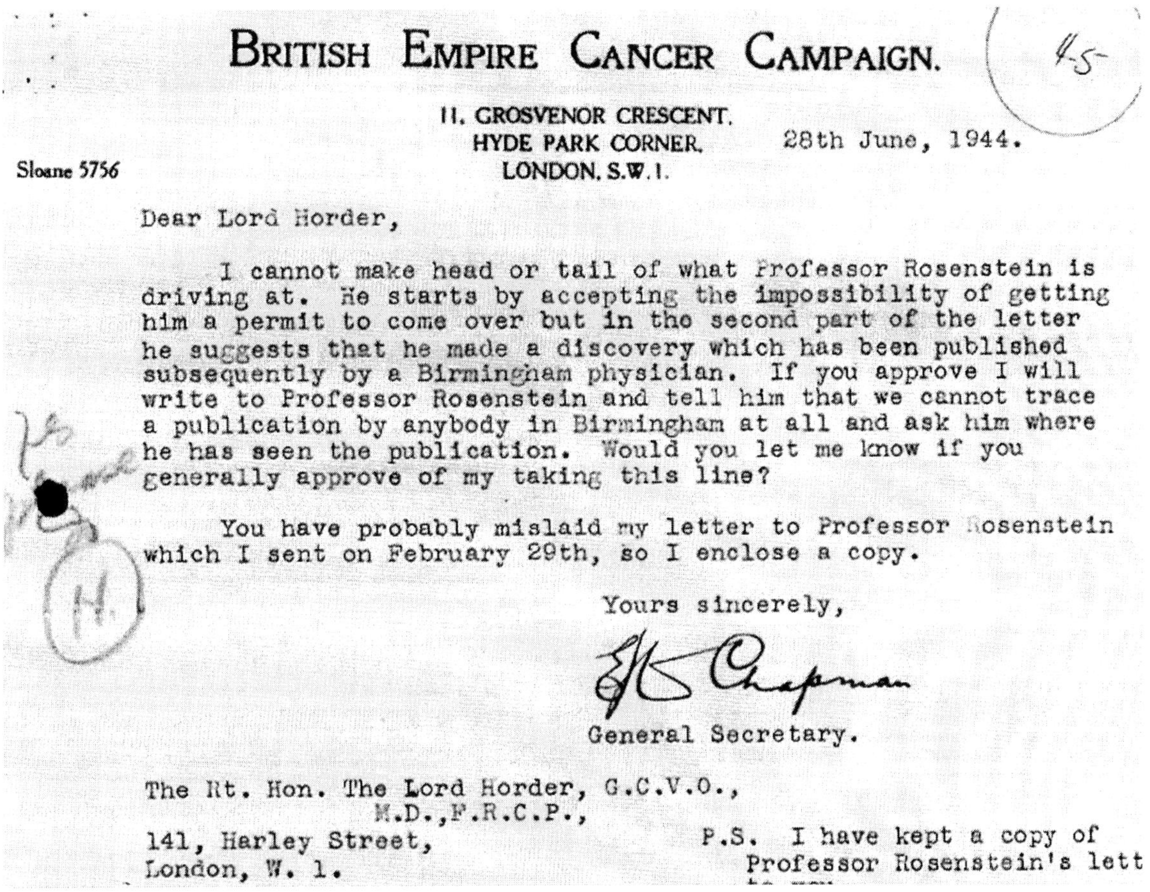

BRITISH EMPIRE CANCER CAMPAIGN.

11, GROSVENOR CRESCENT,
HYDE PARK CORNER,
LONDON, S.W.1.

Sloane 5756

28th June, 1944.

Dear Lord Horder,

I cannot make head or tail of what Professor Rosenstein is driving at. He starts by accepting the impossibility of getting him a permit to come over but in the second part of the letter he suggests that he made a discovery which has been published subsequently by a Birmingham physician. If you approve I will write to Professor Rosenstein and tell him that we cannot trace a publication by anybody in Birmingham at all and ask him where he has seen the publication. Would you let me know if you generally approve of my taking this line?

You have probably mislaid my letter to Professor Rosenstein which I sent on February 29th, so I enclose a copy.

Yours sincerely,

E. K. Chapman

General Secretary.

The Rt. Hon. The Lord Horder, G.C.V.O.,
M.D.,F.R.C.P.,
141, Harley Street,
London, W. 1.

P.S. I have kept a copy of Professor Rosenstein's lett

Während der Kriegszeit stand Paul Rosenstein mit der British Cancer Campaign in Briefwechsel wegen vermeintlicher Prioritätsansprüche bezüglich seiner Karzinomforschung Anfang der 1930er Jahre. Der Schriftwechsel, welcher heute im Wellcome Institute London archiviert ist (SA/CRC/N.5:Box 82), zeigt die Schwierigkeiten und Missverständnisse, die sich einerseits aus Plagiatsvorwürfen gegen einen in Nairobi praktizierenden Briten andererseits aus dem Wunsche, ggf. eine Einreisemöglichkeit zu erhalten, ergeben.

Nachkriegszeit und Ehrung

Die Ausgleichsrente, die Paul Rosenstein nach dem Krieg von Deutschland erhielt, ermöglichte ihm, seinen Lebensabend finanziell gesichert in Brasilien zu verbringen.

Er wohnte in Rio de Janeiro, Rue de Acacias 90. Bis Ende der 1950er Jahre zogen sich die Entschädigungsverhandlungen mit den Behörden hin. Hier wird besonders deutlich, dass der Ablauf für den in Brasilien lebenden Rosenstein äußerst aufwändig und mit bürokratischen Hürden belastet war.[155]

1953 wurde er auf dem Urologenkongress in Aachen unter der Präsidentschaft von Karl Heusch (1894–1986)[156] zum Ehrenmitglied der DGU ernannt. Seine eigene ambivalente Haltung zu NSDAP-Mitgliedern drückt sich in folgendem Schriftsatz aus: Obwohl er Heusch in einem Schreiben vom 13. Oktober 1953 für die Auszeichnung dankte, führt er weiter aus:

> Aber ich sehe, die Tendenz zum Vergessen des Geschehenen ist bei so vielen anderen vorhanden, worunter ich auch Sie, sehr verehrter Herr College, rechnen moechte…

Weiter führt er aus:

> Ich entsinne mich Ihrer noch durchaus und wuensche Ihnen einen verdienten Fortschritt und Anerkennung Ihrer wissenschaftlichen Arbeiten. Mit bestem Gruß Ihr ergebenster gez. Paul Rosenstein.

In seiner Autobiographie bezeichnet er seine eigene Ernennung zum Ehrenmitglied mit besonderem Stolz, da vorher dergleichen noch nicht erfolgt sei.[157] Tatsächlich war aber Leopold Casper 1951 bereits zum Ehrenmitglied ernannt worden. Der Vorschlag zur Ernennung von Paul Rosenstein ging von Willibald Heyn (1890–1953), Chefarzt des Berliner Städtischen Oskar-Ziethen-Krankenhauses, aus. Heyn hatte von Alfred Rothschild[158] (Vgl. Band 2) am 14.12. 1933 das Amt des Kassenführers der alten DGfU übernommen und den Kassenbestand von RM 36188,48 über die NS und Kriegszeit „gerettet".[159] Schon auf dem Kongress 1949 in München war der Frauenarzt Walter Stoeckel (1871–1961) als Begründer der Uro-Gynäkologie zum Ehrenmitglied ernannt. Diesen kennzeichneten bekanntermaßen ein uneindeutiges, pragmatisch angepasstes Verhalten wie so viele seiner Medizinkollegen: Zwar war er kein vehementer Verfechter der Nazi-Ideologie, wehrte sich jedoch nicht gegen die Gleichschaltung der Wissenschaften bzw. trat der Verdrängung jüdischer Fachkollegen aus Ämtern und Stellungen wie die meisten Kollegen nicht entgegen.[160, 161] Im Gegensatz zu Heusch war Stoeckel nicht Mitglied der NSDAP oder SS, nahm aber 1941 die Goethe Medaille für Kunst und Wissenschaft an. Am 28. Juli 1958 wurde Paul Rosenstein das Bundesverdienstkreuz verliehen.[162]

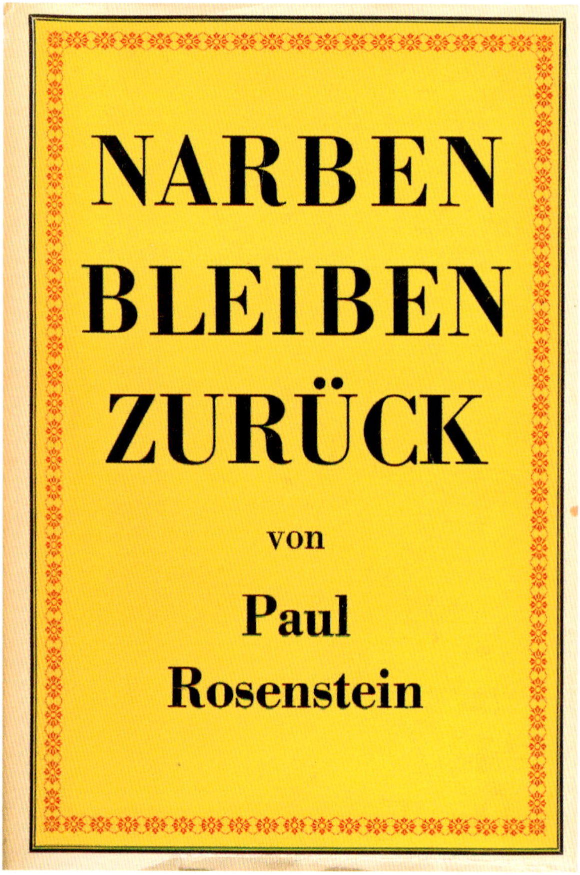

Buchcover der Autobiographie von Paul Rosenstein, Verlag Kindler und Schiermeyer, 1954. Der Verlag publizierte 1953 auch die Lebenserinnerungen des Münchener Internisten Gustav von Bergmann (1878–1955), Sohn des Chirurgen und Berliner Ordinarius Ernst von Bergmann (1836–1907), Vater des Mitbegründers und langjährigen Kurators und Kanzlers der FU Berlin Fritz von Bergmann (1907–1982).

Über seine Entschädigungen nach 1945 urteilt Rosenstein differenziert. Während der die Probleme der Firmenrestitution seines Schwiegervaters als ungerecht empfindet, sieht er in seiner Autobiographie seine eigenen Restitutionen nach der „fiskalischen Verfolgung“ eher positiv.[163, 164]

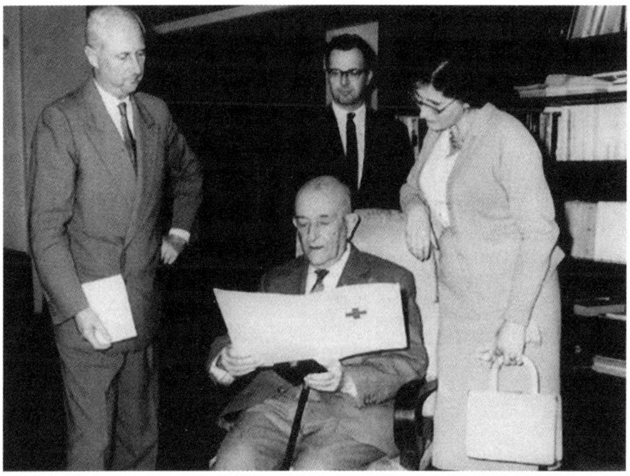

Paul Rosenstein 1961 kurz vor seinem Tod mit seiner Tochter Elise Charlotte, persönliche Mitteilung, Dagmar Hartung-von Doetinchem, mit freundlicher Genehmigung.

Sanitätsrat Felix Opfer

Die mannigfachen Lebensgeschichten der in freier Praxis tätigen Urologen bedürfen in vielen Fällen der detaillierten Aufarbeitung. Einer von diesen war Sanitätsrat Dr. Felix Opfer (1865–1943), den die Hamburger Medizinhistorikerin Rebecca Schwoch 2006 als exemplarisches Beispiel eines eingesessenen Berliner Kassenarztes bereits mehrfach herausstellte. Felix Opfer praktizierte in Berlin-Mitte. Unter der frequentierten Adresse Friedrichstraße 109, in der einige Häuser weiter auch Leopold Casper[165] zunächst tätig war, hatte Felix Opfer bereits 1905 eine Praxis gegründet. Zunächst als Allgemeinpraktiker – ähnlich anderen Urologen – tätig, spezialisierte er sich auf das besondere im Großstadtbereich lukrative Fach der Urologie, die zu dieser Zeit auch die Behandlung von Geschlechtserkrankungen, wie Gonorrhoe und Syphilis und die Therapie der konsekutiven Harnröhrenstrikturen umfasste. Gerade viele Bürger aus „bessergestellten Kreisen“ suchten zu dieser Zeit einen Urologen auf, da der Besuch dieses Facharztes im Gegensatz zum Gesuch beim Facharzt für Haut- und Geschlechtskrankheiten für die Umgebung oftmals nicht sofort auf eine „heimliche Erkrankung“ hindeutete. In Breslau waren um 1900 von 2.140 Studenten 216 an Geschlechtskrankheiten erkrankt, davon 147 Gonorrhoefälle. In Berlin waren von den 20- bis 30-jährigen Männern ca. 20 % erkrankt.[166] In den zwischen 1903 und 1926 für Praktiker verfassten Lehrbüchern von Leopold Casper, I. Cohn, Felix Schlagintweit (1868–1950) oder Berthold Goldberg (1866–1925) wird auf diesen Erkrankungskomplex besonders ausführlich, insbesondere bei Therapieangaben, eingegangen.[167] Felix Opfer hatte in Berlin an der Friedrich-Wilhelms-Universität Medizin studiert und wurde 1888 mit dem Thema „Beitrag zur Lehre von den traumatischen Affektionen des Rückenmarks“ promoviert. Seine Approbation erhielt Felix Opfer im Jahre 1889.[168] Die Praxis befand sich – charakteristisch zu jener Zeit – in der großen 10-Zimmer-Wohnung. 33 Jahre lang praktizierte Felix Opfer in der Friedrichstraße. Im Adress-

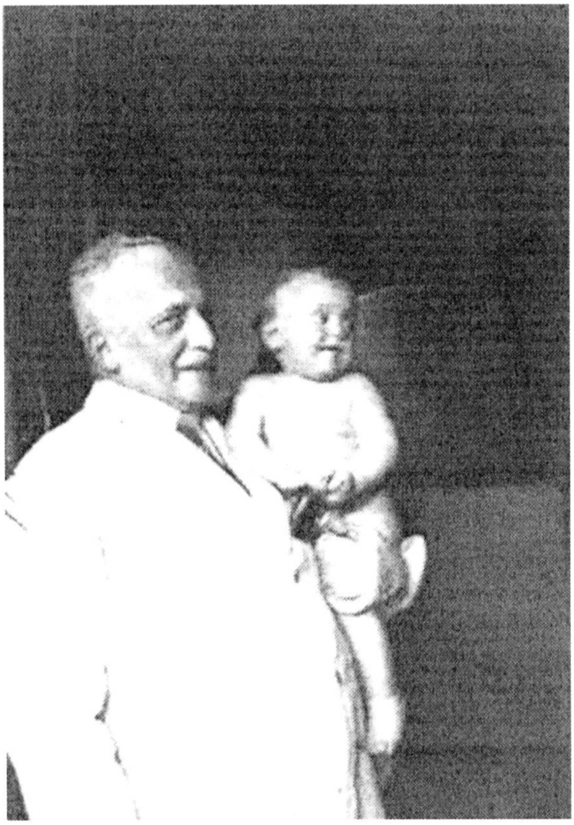

Sanitätsrat Dr. Felix Opfer, um 1929 mit Enkelin Eva, Foto Privat (aus Schwoch, R. 2009, S. 662), mit freundlicher Genehmigung.

buch ließ er immer „praktischer Arzt" wie auch Leopold Casper eintragen.[169]

Die Familie führte ein bürgerliches Familienleben. Der frühe Tod des Sohnes Erwin (1905–1931), der im Alter von 26 Jahren an Kinderlähmung starb – er hatte gerade die medizinische Approbation erhalten –, muss ein erstes erschütterndes Erlebnis gewesen sein. Margot (1903–1980) blieb das einzige Kind. Die Ehefrau und Mutter, Dorothea Fanny geb. Freund (1882 Ratibor – 1944), sorgte sich um das Wohl der Familie, zu der 1929 die Enkelin Eva gestoßen war. Felix Opfer ging in seiner Praxis auf; er war Arzt mit Leib und Seele. Die jüdischen Feiertage wurden gefeiert, so wie wohl die meisten Juden in der christlichen Dominanzgesellschaft dieses Landes ihre Feste feierten, auch wenn aus Chanukah, dem Tempelweihefest, das häufiger in die Weihnachtszeit fällt, „Weihnukah" wurde: Neben der Menorah stand im Nachbarzimmer ebenso ein Weihnachtsbaum. Die Familie war eine jüdische Familie, aber sie fühlte sich selbstverständlich ebenso als deutsche Familie. Diese Zugehörigkeit untermauerten viele Juden zudem mit ihrer Teilnahme am Ersten Weltkrieg, so auch Felix Opfer.[170]

Bis 1938 konnte Felix Opfer seine Praxis einigermaßen unbehelligt weiterführen. Doch dann traf auch ihn der Paragraph 1 der 4. Verordnung zum Reichsbürgergesetz: Die „Bestallungen (Approbationen) jüdischer Ärzte" erloschen am 30. September 1938. Von nun an durfte sich der Sanitätsrat nicht mehr Arzt nennen; es war ihm verboten, „arische" Patienten zu behandeln. Bald mussten die Rezeptformulare mit einem Davidstern versehen werden. Es dauerte nicht lange, da musste er die große Wohnung in der Friedrichstraße 109 aufgeben. Es wurde ihm eine kleinere Wohnung im „jüdischen Viertel" in Schöneberg, Barbarossastr. 57, zugewiesen. Als er eine jederzeit widerrufbare Genehmigung bekam, als „Krankenbehandler" zu arbeiten, wird auch er Hoffnung geschöpft haben. So richtete er sich in der neuen Wohnung erneut eine Praxis ein. Die alte hatte er für wenig Geld verkaufen müssen.[171] Zu dieser Zeit stieg auch die Selbstmordrate jüdischer Ärzte an. Als Urologe war er in der neuen Gegend ein gefragter Arzt – für jüdische Patienten. Ärzte wurden auch zur Versorgung des jüdischen Bevölkerungsanteils zu dieser Zeit noch gebraucht. Oftmals standen sie im Feld widerstreitender Interessen der nationalsozialistischen Machthaber. Sie waren nicht vor Abschiebung oder Deportation geschützt. Ob Ärzte, die als Krankenbehandler ärztlich wirken konnten, sich stärker gebunden fühlten und deshalb eine geringere Emigrationsbereitschaft besaßen, kann nur vermutetet werden. Sie hatten aber immer noch die bescheidene Möglichkeit, ihren Lebensunterhalt zu verdienen.[172] Trotzdem war die Lage prekär. Abgesehen von den beschränkten Einkommensmöglichkeiten waren sie den weiteren Zwangsmaßnahmen ausgesetzt. So erlosch beispielsweise der Mieterschutz für jüdische Bürger mit dem Erlass des „Gesetzes über Mietverhältnisse mit Juden" vom 30. April 1939 (RGBl I 1939 S. 864 f.). Einer Verfügung des Reichssicherheitshauptamtes zufolge mussten Juden im November 1941 ihre Fahrräder abgeben, was die Möglichkeiten für Hausbesuche drastisch einschränkte, wobei Krankenbehandlern eine Sondergenehmigung erteilt werden konnte.[173] Öffentliche Verkehrsmittel waren Juden ab 1942 untersagt. Als die Tochter Margot mit der Enkelin Eva – jedoch ohne den geschiedenen, nichtjüdischen Ehemann Steinicke und Vater, der noch 1945 im Bombenhagel ums Leben kam – im Februar 1939 mit Hilfe von Quäker-Bekannten nach London emigrieren konnten, war Felix Opfer sich im Klaren, dass es kein Wiedersehen geben würde. Dies wurde Realität: Im September 1942 schrieb Doris Opfer nach London: „Dienstag erhielten wir die Nachricht, dass wir fort müssen". Die Eheleute Opfer wurden im Oktober 1942 nach Theresienstadt deportiert. Diese Hölle überlebte weder der 77-jährige Felix Opfer, noch die 60-jährige Doris Opfer, geb. Freund. Beide Eheleute wurden vom Sammellager Artilleriestraße 31 mit dem „3. großen Alterstransport" I/71 (1.021 Personen) nach Theresienstadt am 3. Oktober 1942 deportiert.[174, 175, 176, 177] Felix Opfer starb dort ein Jahr später am 11. Oktober 1943.

Die Enkelin Eva Tucker wuchs in London auf und wurde Schriftstellerin – wie ihr Vater. Sie hat ihre erschütternden Erlebnisse in „Special Expressions" sowie in dem autobiographischen Roman „Berlin Mosaic", verewigt.[178]

Fazit

Im Verhältnis zu ihrem Anteil an der Bevölkerung des Deutschen Reiches war der Anteil der Juden an den medizinischen Berufen hoch. Von ungefähr 52.000 Ärzten im Jahre 1933 waren mehr als 15 % jüdischen Glaubens bei einem allgemeinen jüdischen Bevölkerungsanteil von weniger als 1 %.[179] Die sich differenzierende Urologie wurde besonders hart getroffen, da das Fachgebiet einen Anteil von 30 % jüdischer oder aus dem Judentum stammenden Kollegen besaß. (Vgl. Kapitel Julia Bellmann in diesem Band) Ärzte und Juristen stellten den höchsten Anteil an der akademischen Emigration, wobei Ärzte häufiger relativ frühzeitig emigrierten. Das „Gesetz zur Wiederherstellung des Berufsbeamtentums" 1933 sowie das Inkrafttreten der „Vierten Verordnung zum Reichsbürgergesetz" 1938, als den verbliebenen Ärzten die Approbation entzogen wurde, leiteten jeweils Wellen der Auswanderung ein.[180] Auch für die hier exemplarisch untersuchten jüdischen oder aus dem Judentum stammenden Urologen waren die USA (Leopold Casper) Haupteinwanderungsland, gefolgt von den lateinamerikanischen Ländern (Alexander von Lichtenberg, Paul Rosenstein). Die Wissenschaftler hatten jeweils mit diesen Ländern sowohl durch wissenschaftliche Kontakte, Hospitationen von Kollegen wie Kongressreisen bereits in regem Austausch gestanden.

Das Beispiel des niedergelassenen Urologen, Kassenarztes und späteren „Krankenbehandlers" Felix Opfer lässt die Lebensumstände von Urologen in dieser Ausnahmesituation nur mühsam erahnen. Hier bestehen nicht nur für das heutige medizinische Fachgebiet Urologie noch wesentliche Forschungsdesiderate.[181] Eugen Joseph, bereits Weihnachten 1933 in den Freitod gegangen, erlebte das Grauen des Holocausts nicht mehr.

Die Ausschaltung und Vertreibung hochkarätiger jüdischer Wissenschaftler bedeutete für die Urologie eine kontinuierliche Senkung des wissenschaftlichen Niveaus, was auch die Schaffung eines eigenen Lehrstuhls in Berlin nicht verdecken konnte. Es kam mit dem Ausscheiden von Eugen Joseph, Alexander von Lichtenberg und Paul Rosenstein ebenfalls zu einem Rückgang der Grundlagenforschung und zu einer vermehrten Hinwendung zur klinischen Anwendungsforschung. Darüber hinaus trat wieder eine deutliche wissenschaftliche Isolierung ein, da alle untersuchten habilitierten Kollegen durch ihre vielfältigen Kontakte in den 1920er Jahren zur Internationalisierung der isolierten deutschen Urologie nach dem Ersten Weltkrieg besonders beigetragen hatten. Auch dies sollte ein Grund dafür sein, dass sich der Schwerpunkt urologischer Forschung nach dem Zweiten Weltkrieg endgültig in die USA verlagerte. Die Vertreibung der in der Praxis kassenärztlich oder privat tätigen Kollegen sollte mit ein Grund dafür sein, dass sich die Etablierung des Spezialfaches bis weit in die 1970er Jahre verzögern sollte und die Versorgung urologischer Krankheitsbilder breiter Bevölkerungskreise in beiden Teilen Deutschland wieder von Chirurgen, Dermatologen, Internisten oder Pädiatern wahrgenommen wurde, wenn diese denn überhaupt erfolgte.

Es bleibt ein trübes Kapitel nicht nur der urologischen Fachgeschichte, sondern innerhalb der gesamten Medizin, dass sich Ärzte selber an der Entrechtung, Vertreibung und Enteignung ihrer jüdischen Kollegen beteiligten; oftmals federführend und in vorauseilendem Gehorsam. Bestehende Handlungsspielräume zugunsten der verfolgten Ärzte und Urologen wurden von den verantwortlichen Akteuren aus vielfältigen Gründen nicht genutzt.

Die Namen und Schicksale der betroffenen jüdischen Kollegen drohen unwiederbringlich in Vergessenheit zu geraten. Daher ist es notwendig, das Wissen um die Abwege und Abgründe menschlichen Tuns und Handelns in Erinnerung zu halten.

Im Hinblick auf die Situation im Nachkriegsdeutschland lässt sich feststellen, dass die exemplarisch untersuchten Kollegen nach ihrer Vertreibung nicht mehr nach Deutschland beruflich zurückkehrten. Das ist einerseits ihrem Alter geschuldet. Auf der anderen Seite waren gerade die deutschen Hochschulen und Ordinarien wenig daran interessiert, eine Politik der Remigration und Rückberufung zu unterstützen, was sicherlich auch personellen Kontinuitäten geschuldet ist.[182, 183, 184]

Die gesichteten Devisenakten, Steuerakten, Vermögenskontrollakten lassen erkennen, dass verschiedene Dienststellen von Zollfahndung bis Finanzbehörden eng zusammenarbeiten, wobei Devisenstellen gemeinsam mit der Gestapo und anderen Organisationen in gesetzlich legalisierten Aktionen Sparbücher, Devisenguthaben und Wertpapierdepots jüdischer Bürgerinnen und Bürger einzogen. Das Deutsche Reich und das NS-Regime belegte seine Opfer mit Sondersteuern und Strafabgaben und versteigerten öffentlich die Mobilien der aus Deutschland Geflohenen oder Deportierten. In der Folge verdiente das „Reich“ nicht nur durch die Reichsfluchtsteuer an denen, die es in die Emigration trieb, wie an denen, die blieben, weil ihnen das Geld für die Auswanderung fehlte oder weil sie ihre Heimat trotz allem nicht verlassen wollten oder konnten. Die Ausplünderung war ein wichtiger Teil der Vernichtungsmaschinerie und zugleich wichtiger Bestandteil der NS-Kriegswirtschaft.[185] Die Entschädigungen nach dem Zweiten Weltkrieg sollten sich durch juristische Spitzfindigkeiten und auch personelle Kontinuitäten in Verwaltungsapparat und Justiz lange hinziehen.[186]

Es bleibt eine besondere Aufgabe, die Lebenswege und Verdienste gerade der nicht so sehr in das Rampenlicht der Öffentlichkeit getretenen Kollegen weiter aufzuklären und sie in die Entwicklungsgeschichte einer internationalen Urologie zu integrieren.[187]

Anmerkungen

1 Zu Eponymen vgl.:Winkelmann A, Noack T (2010) The Clara Cell: a „Third Reich" eponym? Europ Resp J 36: 722–727; Strous R D, Edelman M C (2007) Eponyms and the Nazi Era: Time to Remember and Time For Change. Israel Med Ass J 9: 207–214; Lu D W, Katz K A (2005) Declining Use of the Eponym Reiter's syndrome in the Medical Literature 1998–2003. Journal of the American Academy of Dermatology 53: 720.

2 Prof. em. A. Scholz, Bellmann, J., Dresden, Ulm, quantitative Analyse der jüdischen Urologen und ihrer Lebenswege; Prof. H. Fangerau, M. Krischel, M. A., Institut für Geschichte. Theorie und Ethik der Medizin, Ulm, Analyse der Rolle der deutschen Urologie im NS Staat; Univ. Doz. M. Skopec, Mag. F. Butta-Bieck Int. Nitze-Leiter-Forschungsgesellschaft, Wien, Österreichische Urologie; Prof. R. M. Engel, T. Stevens, W. P. Didusch Center for Urologic History, AUA, Linthicum, Schicksale in den USA und Südamerika nach der Emigration.

3 vgl. Moll F H, Rathert P, Fangerau H (2009) Urologie und Nationalsozialismus am Beispiel von Leopold Casper (1859–1959). Urologe 48: 1094–1102.

4 Kocka J (2002) Das lange 19. Jahrhundert. Arbeit, Nation und bürgerliche Gesellschaft (= Gebhardt. Handbuch der deutschen Geschichte; Bd. 13) Klett-Cotta, Stuttgart, völlig neu bearbeitete Auflage.

5 Hambock M (2003) Die Etablierung der Außenseiter. Der Verband Nationaldeutscher Juden, Böhlau, S 119.

6 Lowenstein St M, Mendes-Flohr P, Pulzer P, Richarz M (1997) Deutsch-Jüdische Geschichte in der Neuzeit. Beck, München, Bd III: 28–62; Nipperdey Th (1994) Deutsche Geschichte 1866–1918, Bd I Arbeitswelt und Bürgergeist. Beck, München, S 396–413.

7 Stöver B (2010) Geschichte Berlins. Beck, München.

8 Münz I (1922) Die jüdischen Ärzte im Mittelalter. Kauffmann, Frankfurt; Werniger K J (1984) Zum Verhältnis der Kölner Juden zu ihrer Umwelt im Mittelalter In: Böhnke-Kollwitz J, Willehack P E (Hrg) 1984, Köln und das rheinische Judentum. Festschrift Germania Judaica 1959–1984 Bachem, Köln S 17–34.

9 Schmiedebach H-P (2003) Jüdische Ärzte in Berlin – Wissenschaft und ärztliche Praxis im Spannungsfeld zwischen Emanzipation und Antisemitismus. Berliner Ärzteblatt 116: 14–18, 69–72.

10 Schwoch R (2006) Jüdische Kassenärzte rund um die neue Synagoge. Hentrich & Hentrich, Berlin, S 16–19; Schwoch R (2009) (Hrsg.) Berliner jüdische Kassenärzte und ihr Schicksal im Nationalsozialismus. Ein Gedenkbuch. Hentrich & Hentrich, Berlin; Hahn J; Schwoch R (2009) Anpassung und Ausschaltung. Die Berliner Kassenärztliche Vereinigung im Nationalsozialismus. Hentrich & Hentrich, Berlin.

11 Scholz A (2002) Aufstieg und Ende der jüdischen Dermatologen in Deutschland. In: Elsner P, Zwiener U (Hrsg.): Medizin im Nationalsozialismus am Beispiel der Dermatologie Collegium Europaeum Jenense. Palm & Enke, Jena Erlangen, S 34–52, insb. S 39.

12 Hahn J, Schwoch R (2009) Anpassung und Ausschaltung. Die Berliner Kassenärztliche Vereinigung im Nationalsozialismus. Hentrich & Hentrich, Berlin.

13 Lesky E (1965) Die Wiener medizinische Schule im 19. Jahrhundert. Hermann Böhlaus Nachf., Graz Köln, S 459–466 zur Bedeutung der Wiener Urologie; Moll F (2002) Henry Thompson (1820–1904) –Ein konservativer Urologe des Viktorianischen Zeitalters. In: Schultheiss D, Rathert P, Jonas U (Hrsg.): Wegbereiter der Urologie. Springer, Berlin, S 20–33 zur Stellung von Thompson in der Urologie Großbritanniens im 19. Jahrhundert.

14 Casper L (1953) Skizzen aus der Vergangenheit (Manuskript). Druck Zechnall, Stuttgart, S 34.

15 Casper L (1889) Die Krankheiten der Harnwege von Sir Henry Thompson, nach der achten Auflage des Originals übersetzt und mit Rücksicht auf die deutsche Literatur bearbeitet von Dr. Leopold Casper in Berlin. Finsterlin, München; Frank H (1890) Buchbesprechung. Zentralblatt für Chirurgie, Bd. 17, S 167–169.

16 Schönberger B (2001) Leopold Caspers Habilitationsverfahren. Der Urologe 40 (Supplement): 45; Casper L (1953) Skizzen aus der Vergangenheit (Manuskript). Druck Zechnall, Stuttgart, S 52–53.

17 Moll F (2009) Streit um den Ureterenkatheterismus – Leopold Casper – Maximilian Nitze, Aufarbeitung einer öffentlichen Auseinandersetzung. Vortrag Internationale Nitze Leiter Gesellschaft, Wien. Symposium: Die Entwicklung der Endoskopie und ihre Anwendungen, Wien, 30. Oktober; Nation E F (2003) Epochs in Endourology Urethral catheterization controversies. Journal of Endourology 17: 497–499; Casper, L. (1953) Skizzen aus der Vergangenheit (Manuskript). Druck Zechnall, Stuttgart, S 54–61.

18 Casper L, Richter P (1901) Funktionelle Nierendiagnostik, mit besonderer Berücksichtigung der Nierenchirurgie. Klinisch-Experimentelle Untersuchungen. Urban & Schwarzenberg, Berlin Wien.

19 Young H H (1940) A Surgeon's Autobiography. Harcourt, Brace and Co, New York, S 68; Engel R, Moll F (2007) Medizinische und Urologische Ausbildung in Deutschland und Amerika. Einige Historische Streiflichter. Der Urologe 46: 991–997.

20 Casper L (1953) Skizzen aus der Vergangenheit (Manuskript) Druck Zechnall, Stuttgart, S 62–63.

21 Moll F, Rathert P (2001) Zur Entwicklung des Kathetergleitgels. Von der Butter zum industriellen Fertigprodukt. Der Urologe [B] 41: 272–275.

22 Casper L (1913) Die Urologie als Wissenschaft und Lehrfach. Zeitschrift für Urologie 7: 786–798.

23 Zu Eugen Joseph vgl. Moll F, Leißner J (2008) Eugen

Joseph (1879-1933). Ein Urologe im Spannungsverhältnis zwischen Fachetablierung und eigener Identität. Vortrag auf dem Kongress der Deutschen Gesellschaft für Urologie, C7.1, 26.9.2008; Mahrenholz M-A (1978) Eugen Joseph (26.4.1879-24.12.1933). Biobibliographie eines Berliner Urologen. Dissertation FU Berlin.

24 Moll F (1996) Die Entwicklung der Indigokarminprobe unter Betrachtung ihrer Stellung in der Nierenfunktionsdiagnostik. Akt. Urol. 27(A): 28-33.

25 Joseph E (1914) Zottengeschwülste der Blase unter Leitung des Cystoskops mit dem Hochfrequenzstrome zu behandeln. Sitzungsberichte der Deutschen Gesellschaft für Chirurgie, Berlin. Medizinische Klinik 10: 996.

26 Während seines Rektorats an der Medizinischen Akademie in Düsseldorf erhielt Hans von Haberer im Dezember 1930 eine Berufung auf die Chirurgische Lehrkanzel Lindenburg der Medizinischen Fakultät der Universität zu Köln. Von Haberer wurde Direktor der Chirurgischen Universitätsklinik Lindenburg (1930–1948) und zunächst stellvertretender Direktor der Chirurgischen Klinik Augustahospital (1930–1934). 1945 entließ die britische Militärregierung ihn, der seit 1937 Mitglied der NSDAP war, aus allen Ämtern. 1948 wurde er rehabilitiert und war als Emeritus Mitglied der Medizinischen Fakultät. Vgl. Wenge N (2006) Kölner Kliniken in der NS Zeit. In: Frank M, Moll F (Hrsg.): Kölner Krankenhausgeschichten. Am Anfang war Napoleon. Verlag des Kölnischen Stadtmuseums, Köln, S 546-569.

27 Schmiedebach H P (2003) Jüdische Ärzte in Berlin. Wissenschaft und ärztliche Praxis im Spannungsfeld zwischen Emanzipation und Antisemitismus (II. Teil). Berliner Ärzteblatt 116: 69-72.

28 Jarausch K H (1995) Die Vertreibung der jüdischen Studenten und Professoren von der Berliner Universität unter dem NS- Regime. In: Dürkop M (Hrsg): Öffentliche Vorlesungen der Humboldt Universität 37(3): 9.

29 Eckart W U (2011) Medizinische Forschung. Universitäten, Studierende Medizinische Fakultät. In: Jütte R, Eckert U, Schmuhl H W, Süß W: Medizin und Nationalsozialismus. Bilanz und Perspektiven der Forschung. Wallstein, Göttingen, S 106.

30 Jarausch K H (1995) Die Vertreibung der jüdischen Studenten und Professoren von der Berliner Universität unter dem NS- Regime. In: Dürkop M (Hrsg): Öffentliche Vorlesungen der Humboldt Universität 37(3): 4.

31 Lammel H U (1994) Chirurgie und Nationalsozialismus am Beispiel der Berliner Chirurgischen Universitätsklinik in der Ziegelstraße. In: Fischer W (Hrsg): Exodus von Wissenschaften aus Berlin Fragestellungen - Ergebnisse - Desiderate, Entwicklungen vor und nach 1933. 7. Forschungsbericht der Akademie der Wissenschaften, Berlin. De Gruyter, Berlin, S 568-582.

32 Zur ambivalenten Haltung Ferdinand Sauerbruchs in Bezug auf den Nationalsozialismus vgl. Dewey M, Schagen U, Eckart W U, Schönenberger E (2006) Ernst Ferdinand Sauerbruch and his ambiguous role in the period of National Socialism. Annals of Surgery 244: 315-321; sowie Dewey M, Schagen U, Eckart W U, Schönenberger E (2006) Ernst Ferdinand Sauerbuch und seine ambivalente Rolle während des Nationalsozialismus. Mitteilungen der Deutschen Gesellschaft für Chirurgie 4: 325-333.

33 Zum Umbau der Chirurgischen Klinik Ziegelstrasse vgl. Lammel H U (1994) Chirurgie und Nationalsozialismus am Beispiel der Berliner chirurgischen Universitätsklinik Ziegelstrasse. In: Fischer W (Hrsg): Exodus von Wissenschaften aus Berlin. Fragestellungen - Ergebnisse - Desiderate. Entwicklungen vor und nach 1933. 7. Forschungsbericht der Akademie der Wissenschaften, Berlin. De Gruyter, Berlin, S 568-582.

34 Schagen U (2008) Wer wurde vertrieben? Wie wenig wissen wir? Die Vertreibung aus der Berliner Medizinischen Fakultät 1933 - Überblick. In: Schleiermacher S, Schagen U: Die Charité im Dritten Reich Die Indienstnahme Medizinischer Wissenschaft im Nationalsozialismus. Schöningh, Paderborn, S 51-55.

35 Figdor, P. P. (2007) Biographien österreichischer Urologen, S 44-47.

36 Barkai A (2006) Die Heimat vertreibt ihre Kinder. Die Nationalsozialistische Verfolgungspolitik 1933-1945. In: Heimat und Exil. Emigration der deutschen Juden nach 1933. Jüdischer Verlag im Suhrkamp Verlag, Frankfurt, S 15-18. Das Gesetz wurde mit Kontrollratsbeschluss vom 20.9.1945 aufgehoben.

37 Kümmel W F (1993) „Die Ausschaltung" - Wie die Nationalsozialisten die jüdischen und die politisch missliebigen Ärzte aus dem Beruf verdrängten. In: Blecker J, Jachertz N (Hrsg): Medizin im „Dritten Reich", 2. Auflage. Deutscher Ärzteverlag, Köln, S 74.

38 vgl. Schmiedebach H-P (2003) Jüdische Ärzte in Berlin. Wissenschaft und ärztliche Praxis im Spannungsfeld zwischen Emanzipation und Antisemitismus. Berliner Ärzteblatt 116: 70.

39 Jarausch K H (1995) Die Vertreibung der jüdischen Studenten und Professoren von der Berliner Universität unter dem NS-Regime. In: Dürkop M (Hrsg): Öffentliche Vorlesungen der Humboldt Universität 37(3): 13.

40 Schwoch R (2009) (Hrsg) Berliner Jüdische Kassenärzte und ihr Schicksal im Nationalsozialismus. Hentrich & Hentrich, Berlin. Die Ausschaltung der jüdischen und politisch missliebigen Kassenärzte besorgte der Hartmannbund im Verein mit den (ihm eng verbundenen) örtlichen Kassenärztlichen Vereinigungen; Benz W. (2009) Heilen und „Sieg Heil" - der Antisemitismus bei den Heilberufen während der NS Zeit. Vortrag am 30. Januar bei der Kassenärztlichen Vereinigung Bayerns in München, http://www.kzvb.de/fileadmin/user_upload/Presse/Pressemeldungen/pdf/Vortrag_Prof_Benz.pdf, Recherche 13. 4.2011.

41 Artikel 1: „Die Tätigkeit von Kassenärzten nicht arischer Abstammung und von Kassenärzten, die sich im kommunistischen Sinne betätigt haben, wird beendet.

Neuzulassungen solcher Ärzte zur Tätigkeit bei den Krankenkassen finden nicht mehr statt.", siehe auch Nr. 30.
42 Jachertz N (2008) NS-Machtergreifung: Freudigst fügte sich die Ärzteschaft. Deutsches Ärzteblatt 105(12): A-622, B-549, C-537.
43 Kümmel W F (1993) „Die Ausschaltung" – Wie die Nationalsozialisten die jüdischen und die politisch missliebigen Ärzte aus dem Beruf verdrängten. In: Blecker J, Jachertz N (Hrsg.): Medizin im „Dritten Reich", 2. Auflage. Deutscher Ärzteverlag, Köln, S 70–77.
44 vgl. Schmiedebach H-P (2003) Jüdische Ärzte in Berlin. Wissenschaft und ärztliche Praxis im Spannungsfeld zwischen Emanzipation und Antisemitismus. Berliner Ärzteblatt 116(II): 69–72.
45 Seite H (2008) Eine lange verdrängte Geschichte. Zur Ausschaltung jüdischer Ärzte im Dritten Reich. Vortrag. http://www.ippnw-nuernberg.de/aktivitaet3_1.html, Recherche 23.5.2011.
46 Rüther M (1997) Ärztliches Standeswesen im Nationalsozialismus 1933–1945. In: Jütte R (Hrsg.): Geschichte der Deutschen Ärzteschaft. Organisierte Berufs- und Gesundheitspolitik im 19. und 20. Jahrhundert. Deutscher Ärzteverlag, Köln, S 143-198; Schleiermacher S, Schagen U (2008) Enthumanisierung der Medizin und die Charité im Dritten Reich. Die Indienstnahme medizinischer Wissenschaften im Nationalsozialismus. Schöningh, Paderborn, S 9–22.
47 Ruess S (2009) Stuttgarter Jüdische Ärzte während des Nationalsozialismus, Kapitel 3: Darstellung der politischen und gesetzlichen Veränderungen von 1933–1945 im Hinblick auf die jüdischen Ärzte. Königshausen Neumann, Würzburg, S 31–40.
48 Vgl. Forssbach R (2006) Die Medizinische Fakultät der Universität Bonn im Dritten Reich. Oldenburg, Bonn; Schleiermacher S, Schagen U (2008) Die Charité im Dritten Reich. Zur Dienstbarkeit medizinischer Wissenschaft im Nationalsozialismus. Schöningh, Paderborn; Nagel H Ch (2000) Die Philipps Universität Marburg im Nationalsozialismus. Steiner, Stuttgart; Golczewski F (1988) Kölner Universitätslehrer und der Nationalsozialismus. Personengeschichtliche Ansätze. In: Studien zur Geschichte der Universität zu Köln. Böhlau, Köln.
49 von Olenhusen A G (1966) Die „nichtarischen" Studenten an den deutschen Hochschulen. Vierteljahreshefte für Zeitgeschichte 14(2): 175–206.
50 Schmiedebach H-P (2003) Jüdische Ärzte in Berlin. Wissenschaft und ärztliche Praxis im Spannungsfeld zwischen Emanzipation und Antisemitismus. Berliner Ärzteblatt 116: 69–72.
51 Bühnen Ch, Schaarschmidt R (2005) Studierende als Täter und Opfer bei der NS Machtübernahme an der Berliner Universität. In: Jahr Ch: Die Berliner Universität in der NS-Zeit, Bd. I, Strukturen und Personen. Steiner, Stuttgart, S 157.
52 Winau R (1994) Berliner Medizin Kontinuitäten und Brüche. In: Fischer W: Exodus von Wissenschaften aus Berlin. Fragestellungen – Ergebnisse – Desiderate. Entwicklungen vor und nach 1933. 7. Forschungsbericht der Akademie der Wissenschaften, Berlin. De Gruyter, Berlin, S 343–354.
53 Vgl. N.N. (1979) Ungeheuerer Vorgang. Schneller und gründlicher als andere deutsche Berufsstände haben sich 1933 die Ärzte dem NS-Regime verschrieben und dessen antijüdische Politik unterstützt. Der Spiegel Heft 48: 249–256. http://www.spiegel.de/spiegel/print/d-39867457.html (Recherche 1.7.2011).
54 Während der Zeit des NS-Regimes wurde der Begriff „Bestallung" wegen der deutschsprachigen Herkunft in dieser Bedeutung bevorzugt verwendet.
55 Rüther M (1997) Zucht und Ordnung in den eigenen Reihen – Die Reichsärzteordnung vom 13. Dezember 1935 und ihre Auswirkungen auf die ärztliche Standespolitik (Teil I: Entstehung). Deutsches Ärzteblatt, 94: A-434-439, B-348-353, C-326-331; Jachertz N (2008) NS-Machtergreifung: Freudigst fügte sich die Ärzteschaft. Deutsches Arzteblatt 105(12): A-622, B-549, C-537.
56 Golczewski F (1988) Kölner Universitätslehrer und der Nationalsozialismus. Personengeschichtliche Ansätze. In: Studien zur Geschichte der Universität zu Köln. Böhlau, Köln, Bd 8; Golczewski F (1983) Die Gleichschaltung der Universität Köln im Frühjahr 1933. In Haupts L, Möhlich G: Aspekte der Nationalsozialistischen Herrschaft in Köln und im Rheinland. Köln, S 49–72.
57 http://www.uni-goettingen.de/de/30772.html (Recherche 13.4.2011).
58 Walk J (1981) Das Sonderrecht für die Juden im NS Staat. Eine Sammlung der gesetzlichen Maßnahmen und Richtlinien-Inhalt und Bedeutung. UTB Hüthig & CF Müller, Heidelberg Karlsruhe, S 8.
59 Nach dem Erlass der „Vierten Verordnung zum Reichsbürgergesetz" vom 25. Juli 1938 wurde jüdischen Ärzten mit Wirkung vom 30. September 1938 an die Approbation (Bestallung) entzogen. Von den 3.152 noch praktizierenden jüdischen Ärzten erhielten 709 eine „widerrufliche Genehmigung", als „Krankenbehandler" für jüdische Patienten tätig zu sein. Grote H (1938) Bestallungsentziehung der jüdischen Ärzte Deutsches Ärzteblatt 69(32/33): S. 546; Schwoch R (2008) Approbationsentzug für Jüdische Ärzte. „Bestallung erloschen". Deutsches Ärzteblatt 105(39): A. 2043 B-1754 / C-1714.
60 Die verbliebenen Rechtsanwälte mussten sich „Konsulenten" nennen.
61 Hochstetter D (2005) Motorisierung und Volksgemeinschaft Das Nationalsozialistische Kraftfahrkorps (1931–1945). Oldenbourg, München, S 412–413.
62 Seidler E (1998) Das Schicksal jüdischer Kinderärzte im Nationalsozialismus. Ein Vorbericht. Monatsschrift Kinderheilkunde 146: 788–753.
63 Damskis L L (2009) Zerrissene Biografien Jüdische Ärzte zwischen nationalsozialistischer Verfolgung, Emigration und Wiedergutmachung. Alitera, München, S 39.
64 Moll F H, Krischel M, Rathert P, Fangerau H (2010) Urologie und Nationalsozialismus, Alexander von Lichtenberg 1880–1949. Der Urologe 49: 1179–1187.

65 Vgl. Moll F, Krischel M, Zajaczkowski T, Rathert P (2010) „Meine erste Begegnung mit der deutschen Urologie (1937)“ Stefan Wesolowski (1908–2009) – Eine Quelle im Archiv der Deutschen Gesellschaft für Urologie vom ältesten korrespondierenden Mitglied und Förderer polnisch-deutscher Beziehungen, Der Urologe 49: 1287–1293.

66 Die Zuordnung war ein Verwaltungsakt anhand eines Fragebogens in Folge des Gesetzes zur Wiederherstellung der Berufsbeamtentums (GzWBB) 1933 RGBl 1933,I, Nr. S.34, 195. Da es keinerlei spezifische „Rasse-Merkmale“ für Juden gibt, wurde hier die jüdische Religionszugehörigkeit als Definitionsmerkmal genommen. Als „arisch“ galt nur der, der eine Abstammung von nichtjüdischen Großeltern beweisen konnte (Kleiner Ariernachweis). Von wem die Urgroßeltern abstammten und welcher Religion sie angehört hatten, ließ das Gesetz außer Betracht. Dies war Basis für unhaltbare Widersprüche.

67 Weiß H (1998) Biographisches Lexikon zum Dritten Reich, Fischer, Frankfurt, S 392–393.

68 Göppinger H (1990) Juristen jüdischer Abstammung im „Dritten Reich“ Entrechtung und Verfolgung. 2. Auflage, Beck, München, S 195; Jasch H C (2005) Das preußische Kultusministerium und die „Ausschaltung“ von „nichtarischen“ und politisch missliebigen Professoren an der Berliner Universität in den Jahren 1933 bis 1934 aufgrund des Gesetzes zur Wiederherstellung des Berufsbeamtentums vom 7. April 1933. http://www.forhistiur.de/zitat/0508jasch.htm; Pross H (1988) Instrumentalisierung der Wissenschaft 1933 GMH S 176-180, http://library.fes.de/gmh/main/pdf-files/gmh/1987/1987-03-a-171.pdf, (Recherche 24.5. 2011).

69 Jütte R (1991) Die Emigration der deutschsprachigen „Wissenschaft des Judentums“, die Auswanderung jüdischer Historiker nach Palästina 1933–1945. Steiner, Stuttgart, S 17, Fußnote 3.

70 Möller H (1984) Exodus der Kultur: Schriftsteller, Wissenschaftler und Künstler in der Emigration nach 1933, C. H. Beck, München, S 316.

71 Grüttner M, Kinas S (2007) Die Vertreibung von Wissenschaftlern aus den deutschen Universitäten 1933–1945. Vierteljahreshefte für Zeitgeschichte 55: 123–186, S 151: Berlin verlor 278 (34,9 %).

72 NN (2010) Acta Borussia Neue Folge, Reihe Preußen als Kulturstaat, Abteilung I: Das preußische Kultusministerium als Staatsbehörde und gesellschaftliche Agentur (1817–1934), Akademieverlag. Nachdem die Zuständigkeit für Kunstangelegenheiten dem Reichsministerium für Volksaufklärung und Propaganda übertragen worden war, wurde am 1. Mai 1934 der bisherige preußische Kultusminister Rust zum Reichsminister für Wissenschaft, Erziehung und Volksbildung ernannt, womit erstmals ein Reichsministerium mit Zuständigkeit für das Schul- und Hochschulwesen bestand. Das preußische Kultusministerium diente als Basis des neuen Reichsministeriums, seine Beamten erledigten zugleich die Geschäfte des Reiches. Das Dienstgebäude Wilhelmstrasse 69 diente in der DDR bis 1989 dem Ministerium für Volksbildung.

73 Weiß H (Hrsg.) (1998) Biographisches Lexikon zum Dritten Reich. Fischer, Frankfurt, S 452; Klee E (2005) Das Personenlexikon zum Dritten Reich. 2. Auflage, Fischer, Frankfurt, S 611.

74 Heiber H (1991) Universität unterm Hakenkreuz, Teil 1, Der Professor im Dritten Reich: Bilder aus der akademischen Provinz, Saur, München London New York Paris, S 392.

75 Jasch, H. Ch. (2005) Das preußische Kultusministerium und die „Ausschaltung“ von „nichtarischen“ und politisch missliebigen Professoren an der Berliner Universität in den Jahren 1933 bis 1934 aufgrund des Gesetzes zur Wiederherstellung des Berufsbeamtentums vom 7. April 1933, http://www.forhistiur.de/zitat/0508jasch.htm, Recherche 13.4.2010.

76 G StA PK, I. HA, Rep.76 Va Sekt. 2 Tit IV Nr. 46 adhc Bd. II, Bl. 30 ff, Humboldtuniversität Personalakte von Lichtenberg HUB , UA. UK-P, L 147, Bd. 3.

77 Klee E (2005) Das Personenlexikon zum Dritten Reich. 2. Auflage, Fischer, Frankfurt.

78 Klee E (2005) Das Personenlexikon zum Dritten Reich. 2. Auflage, Fischer, Frankfurt, S 637.

79 von Lichtenberg A (1935) Conferencias pronunciada en la Republica Argentina. Imprenta Lopez, Buenos Aires.

80 Zwischen 1931–1938 war die Verbindung Deutschland – Brasilien die einzige Trans-Atlantikflugline für Luftschiffe, Verbindungen in die USA wurden Non Stop schon ab 1938 von Berlin aus mit der FW 200 V1 „Brandenburg“ nach New York City geflogen.

81 Schriftwechsel Archiv St. Hedwig Krankenhaus 1936, Alexander von Lichtenberg, 21.10.2009 übersandt, keine Archiv Nr.

82 Romics I, Engel R, Stevens R, Nyirády P (2007) The guestbook of the Urology Department of Semmelweiss University in Budapest: a Mirror of International Contacts. Journal of Urology 178: 409–413.

83 Merenyi I, Merenyi A (1991) Die dreijährige Tätigkeit des Professors Lichtenberg in Budapest. MS Manuskript, Archiv der DGU Düsseldorf.

84 NN (1938) Foreign Affairs. Journal of the American Medical Association 110: 824.

85 Del Rio A (1974) Von Lichtenberg in Mexico. Urology 3S: 388–389.

86 Antrag auf Grund des Gesetzes über die Entschädigung der Opfer des Nationalsozialismus Rg. 63639 Landesamt für Bürger- und Ordnungsangelegenheiten, Berlin.

87 Goschler Ch, Lillteicher J (Hrsg.) (2002) „Arisierung“ und Restitution. Die Rückerstattung jüdischen Eigentums in Deutschland und Österreich nach 1945 und nach 1989, Wallstein Verlag, Göttingen, bes. S 132 & S 144. Zahlreiche Richter weigerten sich, sich dem Leitgedanken des Rückerstattungsgesetzes zu öffnen, oftmals sei das Gesetz in einer Art und Weise interpretiert worden, die eher den Rückerstattungspflichtigen entgegenkamen als den Verfolgten. „Hinter der

Fassade eines einfallsreichen, ausgetüftelten und scheinbar unangreifbaren Legalismus verbarg sich der Unwille und der Widerstand gegenüber den alliierten Rückerstattungsgesetzen." (S 156);

88 Winstel T (2006) Verhandelte Gerechtigkeit, Rückerstattung Entschädigung für jüdische NS- Opfer in Bayern und Westdeutschland. In: Studien zur Zeitgeschichte 72. Oldenbourg, München.
Vgl. Aumüller G, Lauer H, Remschmidt H (1997) Kontinuität und Neuanfang in der Hochschulmedizin nach 1945. Schüren, Marburg; vom Buch R, Gerhardt U, Pawliczek A (2006) Kontinuitäten und Diskontinuitäten in der Wissenschaftsgeschichte des 20. Jahrhunderts. Steiner, Stuttgart.

89 Aly G (2005) Hitlers Volksstaat. Raub, Rassenkrieg und nationaler Sozialismus. S. Fischer, Frankfurt am Main.

90 Kwiet K (1988) Nach dem Pogrom. Stufen der Ausgrenzung. In: Benz W (Hrsg.): Die Juden in Deutschland 1933–1945. Leben unter nationalsozialistischer Herrschaft. Beck, München, S 545–659.

91 Goschler C, Lillteicher J (Hrsg.) (2002) „Arisierung" und Restitution. Die Rückerstattung jüdischen Eigentums in Deutschland und Österreich nach 1945 und 1989. Wallstein, Göttingen.

92 Bundesamt für zentrale Dienste und offene Vermögensfragen C2.06-VV 6000-553 / 07-RE, JuVa-Akte Leopold Casper, Korrespondenz vom 25.2.2008.

93 Meinl S, Zwilling J (2004) Legalisierter Raub: Die Ausplünderung der Juden im Nationalsozialismus durch die Reichsfinanzverwaltung in Hessen (Wissenschaftliche Reihe des Fritz Bauer Instituts). Campus, Frankfurt; Konitzer W, Stengel K (2007) Vor der Vernichtung: Die staatliche Enteignung der Juden im Nationalsozialismus (Wissenschaftliche Reihe des Fritz Bauer Instituts). Campus, Frankfurt.

94 Mit dem Überschreiten der Staatsgrenze bei der Deportation wurde die Staatsangehörigkeit entzogen und das Vermögen. Reichsgesetzblatt 1941 S. 722 „§ 1. Ein Jude, der seinen gewöhnlichen Aufenthalt im Ausland hat, kann nicht deutscher Staatsangehöriger sein. Der gewöhnliche Aufenthalt im Ausland ist dann gegeben, wenn sich ein Jude im Ausland unter Umständen aufhält, die erkennen lassen, daß er dort nicht nur vorübergehend verweilt".

95 Damskis L L (2009) Zerrissene Biografien. Jüdische Ärzte zwischen nationalsozialistischer Verfolgung, Emigration und Wiedergutmachung. Alliteras, München, S 151.

96 Adler H G (1974) Der verwaltete Mensch. Studien zur Deportation der Juden aus Deutschland. Mohr, Tübingen, besonders S 554–559; Kundrus B, Meyer B (Hrsg.) (2004) Die Deportation der Juden aus Deutschland: Pläne – Praxis – Reaktionen 1938–1945. Wallstein, Göttingen; Rüter Ch F (2003) Ost- und westdeutsche Strafverfahren gegen die Verantwortlichen für die Deportation der Juden. In: Klein A, Wilhelm J (Hrsg.): NS-Unrecht vor Kölner Gerichten nach 1945. Greven, Köln, S 45–56.

97 Moll F, Krischel M, Rathert P, Fangerau H (2011) Urologie und Nationalsozialismus. Paul Rosenstein 1875–1964, zerrissene Biographie eines jüdischen Urologen. Der Urologe 50 (im Druck).

98 Frank M, Bergdolt K (2009) Berthold Goldberg (1866–1925) – a busy practitioner. Journal of Urology 181: 386; auch der Vater des Kölner Urologen Berthold Goldberg war Sohn eines Rabbiners, des Joel Goldberg aus Ahlen, Westf.

99 Matr. Nr. 2302/83

100 Archiv U. Best. 1100: Rosenstein Paul v. 7.6.1896.

101 Rosenstein P (1954) Narben bleiben zurück. Kindler und Schiermeyer, Bad Wörishofen, S 66.

102 Rosenstein P (1954) Narben bleiben zurück. Kindler und Schiermeyer, Bad Wörishofen, S 66.

103 Herzig A (2010) 1815–1830 Emanzipation und Akkulturation. In: Jüdisches Leben in Deutschland. Informationen zur politischen Bildung 307: 36–47; für jüdische Ärzte war es schwer, trotz Reputation Karriere zu machen und ein Ordinariat zu erhalten, allenfalls ein Extraordinariat war möglich.

104 Rosenstein P (1954) Narben bleiben zurück. Kindler und Schiermeyer, Bad Wörishofen, S 78.

105 Schultze-Seemann F (1983) Das medizinische Werk James Israels. In: Winau R (Hrsg): James Israel, 1848–1926. Steiner, Wiesbaden, S 217.

106 Schultheiss D (2008) James Israel (1848–1926). Entdecker der Aktinomykose sowie Pionier der Nierenchirurgie. Akt. Urol. 39: 105–108.

107 Moll F (2000) Anfänge der modernen Urochirurgie im 19. Jahrhundert. In: Schultheiss D, Rathert P, Jonas U (Hrsg.): Streiflichter aus der Geschichte der Urologie. Springer, Berlin, S 22–27.

108 Nach dem Ersten Weltkrieg war die Einrichtung ein Tuberkulosekrankenhaus, vgl. Stürzbecher M (2007) Tuberkulosebekämpfung in Berlin, die Vorgeschichte von Heckesborn. In: Seehausen V, Bauer T T, Kaiser D, Loddenkämper R (Hrsg.) Von der Phthisiologie zur Pneumologie und Thoraxchirurgie: 60 Jahre Lungenklinik Heckesborn. Thieme, Stuttgart, S 4.

109 Karewski F (1894) Chirurgische Krankheiten des Kindesalters. Enke, Stuttgart; Karewski F (1891) Über einen geheilten Fall von Hypospadia perinealis und über eine bei Kindern typische Form von Penisfisteln. Langbecks Arch Klin Chir 42: 885–893.

110 Israel J (1919) Eigenhändiger Brief, dat. Berlin 5.2.1919 – zit. nach Katalog Antiquariats Autographen & Bücher Eberhard Köstler (Accessed April 7, 2007, at http://cgi.zvab.com/SESSz81262642111199450871/cgi-bin/n_xsearch.cgi?ath=Israel+James&tle=%22Eigenh+Brief+mit+U%22&lang=de&lo=gr2&mode=detail&dcurr=EUR&scurr=EUR&uc=de&shp=0&noimg=.); zitiert in Wenske S J (2009) Die Herausbildung urologischer Kliniken in Berlin – Ein Beitrag zur Berliner Medizingeschichte. Logos, Berlin; zugleich Diss. Charité Universitätsmedizin Berlin 30.9.2008.

111 Vom Heckdesch zum Hightech. 250 Jahre jüdisches Krankenhaus Berlin. http://www.uni-potsdam.de/db/jkb/german/geschichte.html, Recherche 8.2.2011.
112 Hartung-von Doetinchem D, Winau R (1989) Zerstörte Fortschritte. Das Jüdische Krankenhaus in Berlin 1761, 1861, 1914, 1989. Hentrich & Hentrich, Berlin, S 114–116, 135–137.
113 Jenss H, Simon H (2010) Hermann Strauß (1868–1944): Internist und Wissenschaftler in der Charité und im Jüdischen Krankenhaus Berlin. Hentrich & Hentrich, Berlin.
114 Rosenstein P (1901) Ein Fall von Implantation der Urethra ins Rectum. Langenbecks Arch Klin Chir 60: 359–368
115 Rosenstein P (1925) Ein funktioneller Lumbalschnitt zur Freilegung der Niere. Zeitschrift für urologische Chirurgie 17: 119–126.
116 Rosenstein P (1929) Ersatz der fehlenden Harnröhre bei der Hypospadia penoscrotalis durch Blasenschleimhaut, Zeitschrift für Urologie 23(6/7).
117 Rosenstein P (1929) Die Prostatahypertrophie, ihre Erkennung und Behandlung. Beihefte zur Medizinischen Klinik 25(4/4). Urban und Schwarzenberg, Berlin Wien.
118 Rosenstein P, Köhler H (1928) Über die Beeinflussung der Darmparalyse durch Nikotininjektion in das Ganglion coeliacum. Langenbecks Arch Klin Chir 210: 315–1335.
119 Rosenstein P (1921) Pleura Empyem und Rivanol. Klinische Wochenschrift 4: 554–548.
120 Rosenstein P (1931) Neue Gedanken zur Karzinombehandlung. Medizinische Klinik 27: 1095–1098.
121 Rosenstein P (1900) Über Knorpel und Knochenbildung in Herzklappen Virchow Archiv 162: 100–114.
122 Rosenstein P (1927) Aktinomykose der Harn- und Geschlechtsorgane. In: von Lichtenberg A, Voelker F, Wildbolz H (Hrsg): Handbuch der Urologie. Spezielle Urologie, Zweiter Teil. S 218–235.
123 Lurz H (1956) Ein muskelschonender Lumbalschnitt zur Freilegung der Niere. Der Chirurg 27: 125–128.
124 Lurz L, Lurz H (1961) Der muskelschonende Lumbalschnitt (Lurz). In: Gulie N, Zenker R (Hrsg): Allgemeine und spezielle Chirurgische Operationslehre begr. von M. Kirschner. 2. Auflage, Bd 8: Die Eingriffe an den Harnorganen, Nebenniere und Männlichen Geschlechtsorganen. Springer, Berlin, S 98–103.
125 Boeminghaus H (1954) Urologie Operative Therapie Indikation Klinik. 4. Auflage, Dr. Banaschewski, München, S 18–23.
126 Middelanis-Neumann I, Havemann U, Liehn M, Hubmann R, Wiebel T (2007) Urologie. In: Liehn M et al.: OP Handbuch. 4. Auflage, Springer, Heidelberg; als Beispiel für den gut eingeführten Gebrauch in einer allgemeinen OP Handreichung für Pflegepersonal.
127 Kirschner M (1937) Die Eingriffe am Harnapparat und an den männlichen Geschlechtsteilen. Bd 5, Teil 2: Allgemeine und Spezielle Chirurgische Operationslehre. Springer, Berlin.
128 Rosenstein P (1915) Ein Fall von erfolgreich operierter fortschreitender Thrombose der Vena subclavia. Deutsche Medizinische Wochenschrift 36.
129 Hartung-von Doetinchem D, Winau R (1989) Zerstörte Fortschritte. Das Jüdische Krankenhaus in Berlin 1761, 1861, 1914, 1989. Hentrich & Hentrich, Berlin, S 138.
130 Rosenstein P (1921) Die Pneumoradiographie des Nierenlagers, ein neues Verfahren zur radiologischen Darstellung der Nieren und ihrer Nachbarorgane (Nebenniere, Milz, Leber). Zeitschrift für Urologie 15: 447–458.
131 Lewin A (1923) Fortschritte in den Urologischen Untersuchungsmethoden. Klinische Wochenschrift 3: 1821–1823; Moll F, Rathert P (2004) Die Entwicklung der bildgebenden Diagnostik in der Urologie. In: Konert J, Dietrich H: Illustrierte Geschichte der Urologie. Springer, Berlin, S 195–212.
132 Tenckhoff B (1923) Über Appendicitis fibroplastica im Bruchsack und andere Dickdarmtumoren. Langenbecks Arch Klin Chir 182: 57–82; als Beispiel für die Gängigkeit des Begriffes zu Lebzeiten des Autors in einem klinischen Text.
133 Dietrich H G (2006) Die Berliner Urologische Gesellschaft von 1912–2006. Der Urologe 45: 1103–1108.
134 Berliner Adressbuch (1932) I, S. 461 (Casper) S. 2763 (Rosenstein). Scherl, Berlin, (Recherche 8.2.2011).
135 Die Ausschaltung der jüdischen und politisch missliebigen Kassenärzte besorgte der Hartmannbund im Verein mit den (ihm eng verbundenen) örtlichen Kassenärztlichen Vereinigungen, vgl.: Schwoch R (Hrsg.) (2009) Berliner Jüdische Kassenärzte und ihr Schicksal im Nationalsozialismus. Hentrich & Hentrich, Berlin.
136 Jachertz N (2008) NS-Machtergreifung: Freudigst fügte sich die Ärzteschaft. Deutsches Ärzteblatt 105(12): A-622, B-549, C-537.
137 Hartung-von Doetinchem D, Winau R (1989) Zerstörte Fortschritte. Das Jüdische Krankenhaus in Berlin 1761, 1861, 1914, 1989. Hentrich & Hentrich, Berlin, S 154–155.
138 Rosenstein P (1954) Narben bleiben zurück. Kindler und Schiermeyer, Bad Wörishofen, S 242, 246.
139 Rosenstein P (1954) Narben bleiben zurück. Kindler und Schiermeyer, Bad Wörishofen, S 280.
140 Walk J (1981) Das Sonderrecht für die Juden im NS Staat. Eine Sammlung der gesetzlichen Maßnahmen und Richtlinien - Inhalt und Bedeutung. UTB Hüthig & CF Müller, Heidelberg Karlsruhe, S 8.
141 Nach dem Erlass der „Vierten Verordnung zum Reichsbürgergesetz“ vom 25. Juli 1938 wurde jüdischen Ärzten mit Wirkung vom 30. September 1938 an die Approbation (Bestallung) entzogen. Von den 3.152 noch praktizierenden jüdischen Ärzten erhielten 709 eine „widerrufliche Genehmigung“, als „Krankenbehandler“ für jüdische Patienten tätig zu sein. Grote H (1938) Bestallungsentziehung der jüdischen Ärzte. Deutsches Ärzteblatt 69(32/33): 546.

142 Rosenstein P (1954) Narben bleiben zurück. Kindler und Schiermeyer, Bad Wörishofen, S 273–274; „Besonders schwerwiegend wirkte sich diese Maßnahme auf meine ärztliche und wissenschaftliche Tätigkeit aus, denn ich konnte an keinem Kongress und keiner Tagung im Ausland mehr teilnehmen."

143 Wellcome Library SA/CRC/N.5:Box 82.

144 Seidler E (1998) Das Schicksal jüdischer Kinderärzte im Nationalsozialismus. Ein Vorbericht. Monatsschrift Kinderheilkunde 146: 788–753.

145 Damskis L L (2009) Zerrissene Biografien. Jüdische Ärzte zwischen nationalsozialistischer Verfolgung, Emigration und Wiedergutmachung. Alitera, München, S 39.

146 Grieser T (2008) Entrechtet und ausgestoßen: Jüdische Ärzte in Thüringen während des Nationalsozialismus 1933–1945. Ärzteblatt Thüringen 19: 496–501, 498.

147 Döscher H-J (2000) „Reichskristallnacht". Die Novemberpogrome 1938. 3. Auflage, Econ, Berlin, S 117; die Beamtenbestechung war häufig das einzige Mittel, einen Pass zu erhalten.

148 Damaskis L L (2009) Zerrissene Biografien. Jüdische Ärzte zwischen Nationalsozialistischer Verfolgung, Emigration und Wiedergutmachung. Allitera, München, S 139.

149 Berliner Adressbuch (1938), S. 2328, Scherl, Berlin.

150 Rosenstein P (1954) Narben bleiben zurück. Kindler und Schiermeyer, Bad Wörishofen, S 280.

151 Der Name Dresden war für mehrere Personenschiffe charakteristisch, MS DRESDEN des Norddeutschen Lloyd, Kombifrachter, 1937–1944, versenkt, später gehoben und 1950 als „Doba" gestrandet. http://forumarchiv.balsi.de/marine/13756.html (Recherche 8.2.2011).

152 Rosenstein P (1954) Narben bleiben zurück. Kindler und Schiermeyer, Bad Wörishofen, S 286.

153 Schmid H D (2000) „Finanztod" – Die Zusammenarbeit von Gestapo und Finanzverwaltung bei der Ausplünderung der Juden in Deutschland. In: Paul G, Mallmann K (Hrsg.): Die Gestapo im Zweiten Weltkrieg. Primus, Darmstadt.

154 Landesarchiv Berlin B Rep 025-04 4058 IRSO Blatt v16-v19, Schreiben des IRSO 11. 2. 1955 bezüglich seines Auswanderersperrkontos bei der Deutschen Bank.

155 Landesarchiv Berlin B Rep. 025/04 Nr. 4058 IRSO.

156 Kühl R (2011) Leitende Aachener Klinikärzte und ihre Rolle im „Dritten Reich". In: Groß D (Hrsg): Studien des Aachener Kompetenzzentrums für Wissenschaftsgeschichte. Bd. 11: 109–113; Krischel M, Moll F, Engel R, Fangerau H, (2010) Forschungsperspektiven zur Geschichte der Urologie in Deutschland, 1933–1934. Der Urologe 49: 1188–1193.

157 Rosenstein P (1954) Narben bleiben zurück. Kindler und Schiermeyer, Bad Wörishofen, S 273.

158 Rothschild A (1911) Lehrbuch der Urologie und männlichen Sexualorgane. Klinkhardt, Leipzig; Alfred Rothschild war durch ein gut illustriertes Lehrbuch der Urologie 1911 sowie die Ikonographia Urologica schon früh publizistisch innerhalb der Spezialdisziplin in Erscheinung getreten.

159 Verhandlungsbericht der. Deutschen Gesellschaft für Urologie in Düsseldorf vom 29. September bis 1. Oktober 1949. Thieme, Leipzig, 1950, S XVI–XVII; Schreiben vom 23.10.1934 Deutsche Gesellschaft für Urologie an das Amtsgericht Charlottenburg ,v45, Landesarchiv Berlin B Rep 042 26939.

160 Schagen U (2010) Walter Stoeckel (1871–1861) als (un)politischer Lehrer – Kaiser der deutschen Gynäkologen. In: David M, Ebert A (Hrsg): Geschichte der Berliner Universitätsfrauenkliniken. De Gruyter, Berlin, S 200-218; http://www.ihre-gesundheit.tv/historie-der-medizin/walter-stoeckel/ (Recherche 8.2. 2011).

161 Verhandlungsbericht der Deutschen Gesellschaft für Urologie in Düsseldorf vom 29. September 1949 - 1. Oktober 1949, Thieme Leipzig, 1950, S XV.

162 BArch B122/38731.

163 Rosenstein P (1954) Narben bleiben zurück. Kindler und Schiermeyer, Bad Wörishofen, S 272.

164 Winstel T (2006) Verhandelte Gerechtigkeit. Rückerstattung und Entschädigung für jüdischen NS-Opfer in Bayern und Westdeutschland. Studien zur Zeitgeschichte Bd 72. Oldenbourg, München.

165 Friedrichstraße 201 (Nähe Leipziger Straße) Berliner Adressbuch (1887), W u. S. Loewenthal, Berlin, S 118.

166 Wossidlo H (1903) Die Gonorrhoe des Mannes und ihre Komplikationen. Enslin, Berlin, S 26; Karenberg A (2008) Zwischen Salvarsan und Sittenpolizei. Syphilis in der Großstadt Köln. Journal der Deutschen Dermatologischen Gesellschaft 6: 244-248.

167 Casper L (1903, 1910, 1923, 1932) Lehrbuch der Urologie mit Einschluß der männlichen Sexualerkrankungen. Urban & Schwarzenberg, Berlin Wien; Cohn I (1919) Urologisches Praktikum. Unter Berücksichtigung der instrumentellen Technik. Urban & Schwarzenberg, Berlin Wien; Schlagintweit F (1921) Urologie des Praktischen Arztes. J. F. Lehmanns, München; Goldberg B (1922, 1926) Kleine Urologie. Leitfaden zur Erkennung und Behandlung der Krankheiten der Harnwege. Kabitsch, Leipzig.

168 Schwoch R (2006) Jüdische Kassenärzte rund um die neue Synagoge. Hentrich & Hentrich, S 54–55; Hintergrundinformation über einen Berliner jüdischen Kassenarzt während der NS-Zeit. „Dienstag erhielten wir die Nachricht, dass wir fort müssen." http://www.kvberlin.de/40presse/20konferenz/80_2006/pk061103_opfer/index.html (Recherche 9.4. 2011).

169 Berliner Adressbuch, 1932, Scherl Verlag, Bd III, IV Teil, S 253.

170 Schwoch R (2009) Berliner jüdische Kassenärzte und ihr Schicksal im Nationalsozialismus. Hentrich & Hentrich, Berlin, S 661–662.

171 Schwoch R (2011) Medizinische Versorgung von Juden für Juden? „Krankenbehandler" in Berlin 1938–1945. In: Heidel C-P (Hrsg.): Jüdische Medizin - Jüdisches in der Medizin – Medizin der Juden? Medizin und Judentum, Bd. 10. Mabuse, Frankfurt, S 289–307.

172 Damskis L L (2009) Zerrissene Biografien. Jüdische Ärzte zwischen nationalsozialistischer Verfolgung, Emigration und Wiedergutmachung. Allitera, München, S 131.
173 Walk J (1996 (Hrsg.) Das Sonderrecht für die Juden im NS Staat. Eine Sammlung der gesetzlichen Maßnahmen und Richtlinien-Inhalt und Bedeutung. 2. Auflage, UTB, Heidelberg, S 355.
174 Brenner F (2006) Jüdische Ärzte in der NS-Zeit: Der große Betrug. Deutsches Ärzteblatt 103A-2852 / B-2479 / C-2384; „2000 jüdische Kassenärzte in Berlin wurden von Nazis vertrieben"; welt online: http://www.welt.de/print-welt/article92674/2000_juedische_Kassenaerzte_in_Berlin_wurden_von_Nazis_vertrieben.htm (Recherche 14. 4. 2011).
175 Gottwald A, Schulle D (2005) Die Judendeportationen aus dem Deutschen Reich von 1941–1945: Eine kommentierte Chronologie. Marix, Wiesbaden.
176 Kárný M, Frankl M (2000) Theresienstädter Gedenkbuch. Die Opfer der Judentransporte aus Deutschland 1942–1945. (Bd III) Institut Terezínské iniciativy – Academia, Praha.
177 Das Gedenkbuch des Bundesarchivs für die Opfer der nationalsozialistischen Judenverfolgung in Deutschland (1933–1945) http://www.bundesarchiv.de/gedenkbuch/directory.html.de?id=1129435&submit=1&page=1&maxview=50&offset=0.
178 Tucker E (2005) Special Expressions. A Jewish Childhood In: Jarman P, Tucker E (Hrsg.): Patterns and Examples: Experiencing the Spirit of Other Faiths. William Sessions Limited. Starhaven & Mosaic, London Berlin, S 141–148.
179 Strauss H A et al (1988) Wissenschaftstransfer durch Emigration nach 1933. Historical Social Research 13: 111–121.
180 Jütte R (2011) Die Vertreibung jüdischer und „staatsfeindlicher" Ärztinnen und Ärzte. In Jütte R, Eckart W, Schmuhl H W, Süß W: Medizin und Nationalsozialismus Bilanz und Perspektiven der Forschung. Wallstein, Göttingen, S 83–84.
181 Vgl. hierzu das Kapitel von Jütte R (2011) Jüdische „Krankenbehandler". In Jütte R, Eckart W U, Schmuhl H W, Süß W: Medizin und Nationalsozialismus Bilanz und Perspektiven der Forschung. Wallstein, Göttingen, S 261–262.
182 Schmiedebach H P (2003) Jüdische Ärzte in Berlin Wissenschaft und ärztliche Praxis im Spannungsfeld zwischen Emanzipation und Antisemitismus. Berliner Ärzteblatt 116: 72–75.
183 Oehler-Klein S, Roelcke V (Hrsg.) (2007) Vergangenheitspolitik in der universitären Medizin nach 1945. Institutionelle und individuelle Strategien im Umgang mit dem Nationalsozialismus. Steiner, Stuttgart.
184 Koppitz U, Halling Th, Fangerau H (2009) Nazifizierung und Entnazifizierung am Beispiel der Medizinischen Akademie Düsseldorf. In: Schleiermacher S, Schagen U (Hrsg) Wissenschaft macht Politik. Steiner, Stuttgart, S 149–169.
185 Stengl K (Hrsg.) (2007) Vor der Vernichtung: Die staatliche Enteignung der Juden im Nationalsozialismus (Wissenschaftliche Reihe des Fritz Bauer Instituts). Campus, Frankfurt.
186 Goschler Ch, Lillteicher J (Hrsg.) (2002) „Arisierung" und Restitution Die Rückerstattung jüdischen Eigentums in Deutschland und Österreich nach 1945 und nach 1989. Wallstein, Göttingen, bes. S 132 und 144 Zahlreiche Richter weigerten sich, sich dem Leitgedanken des Rückerstattungsgesetzes zu öffnen, oftmals sei das Gesetz in einer Art und Weise interpretiert worden, die eher den Rückerstattungspflichtigen entgegenkamen als den Verfolgten. „Hinter der Fassade eines einfallsreichen, ausgetüftelten und scheinbar unangreifbaren Legalismus verbarg sich der Unwille und der Widerstand gegenüber den alliierten Rückerstattungsgesetzen." S 156.
187 Zum Umgang mit den Opfern vgl. Fangerau H, Krischel M (2011) Der Wert des Lebens und das Schweigen der Opfer: Zum Umgang mit den Opfern nationalsozialistischer Verfolgung in der Medizinhistoriographie, in: Westermann S, Kühl R, Ohnhäuser T (Hrsg) NS-„Euthanasie" und Erinnerung. Vergangenheitsaufarbeitung – Gedenkformen – Betroffenenperspektiven. Lit, Bielefeld, S 19-21.

Karrieren führender Urologen im Nationalsozialismus

Matthis Krischel

In diesem Kapitel sollen anhand kurzer biographischer Skizzen die Karrierewege ausgewählter Urologen beschrieben werden, die nach 1933 nicht aus dem Beruf gedrängt wurden, sondern vielmehr zu den zentralen Personen des Faches im „Dritten Reich“ wurden. Bei den zu untersuchenden Personen handelt es sich um die Gründer der Gesellschaft Reichsdeutscher Urologen (GRU), Otto Ringleb (1875–1946), Ludwig Kielleuthner (1876–1972) und Karl Heusch (1894–1986), sowie um den Kongresspräsidenten von 1937 Eduard Pflaumer (1872–1957) und die zu unterschiedlichen Zeiten designierten Präsidenten für den dritten Kongress der GRU[1], Hans Boeminghaus (1893–1979) und Hans Rubritius (1876–1943).

Aus dieser Liste wird bereits die Kontinuität in der deutschen Urologie deutlich, denn Kielleuthner war 1929 in München der letzte Kongresspräsident der 1907 gegründeten Deutschen Gesellschaft für Urologie (DGfU), während Boeminghaus, der noch vor dem „Anschluss“ Österreichs als dritter Präsident der GRU vorgesehen war, nach dem Ende des Zweiten Weltkriegs der Vorsitzende des ersten Nachkriegskongresses 1948 in Düsseldorf wurde. Hans Rubritius war auf dem Kongress 1929 gewählt worden, den nächsten Kongress der DGfU in Wien auszurichten, der jedoch zuerst auf Grund der wirtschaftlichen Lage und später der Machtergreifung der Nationalsozialisten in Deutschland wiederholt verschoben wurde. Auch der Umstand, dass Rubritius, der bis zu seinem Tod 1943 Präsident der nicht tagenden DGfU blieb, nach dem „Anschluss“ Österreichs, scheinbar ganz natürlich als Vorsitzender der GRU vorgesehen war, unterstreicht dieses Verständnis von Kontinuität. Diese ist zum einen sicherlich durch den kleinen, nach der Verdrängung der jüdischen Urologen weiter geschrumpften Kreis von in Frage kommenden Personen, zum anderen aber auch durch eine bewusst konstruierte Kontinuität der Gesellschaften zu erklären.

Zu den einzelnen Personen existieren zum Teil bereits Biographien, wie etwa die Biobibliographie Ringlebs[2], oder biographische Skizzen, wie zu Karl Heusch[3] und Hans Boeminghaus[4], die auf deren Vergangenheit im Nationalsozia-

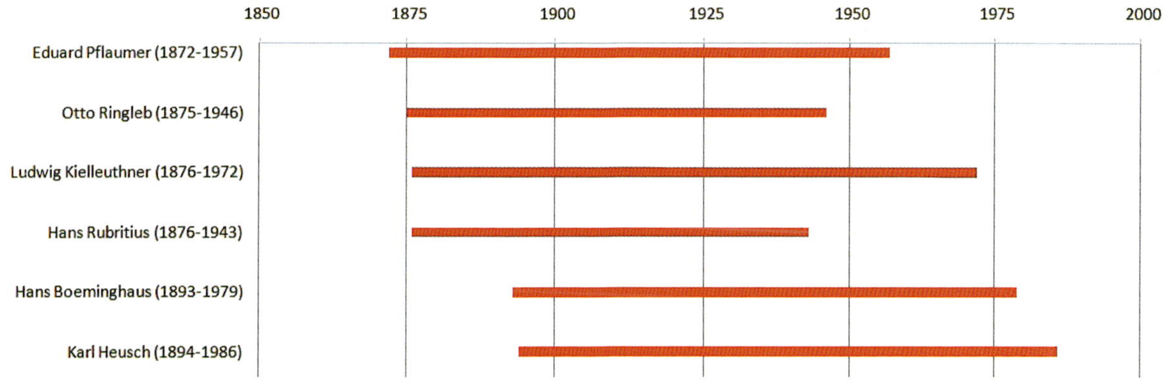

Lebensdaten und Lebensspannen von im Nationalsozialismus führenden Urologen

lismus Bezug nehmen. Andere wurden und werden erst im Zusammenhang mit der Aufarbeitung der Geschichte der Urologie im Nationalsozialismus auf ihre Haltung im und zum „Dritten Reich" untersucht, wie etwa Ludwig Kielleuthner[5], Hans Rubritius oder Eduard Pflaumer. Da die Quellen zu den verschiedenen Personen äußerst heterogen sind, müssen auch die Abschnitte zu ihnen in diesem Kapitel unterschiedlich bleiben. Es wäre wünschenswert gewesen, eine noch größere Personengruppe, darunter etwa auch niedergelassene Ärzte, zu untersuchen. Indes erscheint die Quellenlage schon zu einigen genannten Urologen „aus der ersten Reihe" so schwierig, dass für eine breitere Untersuchung wohl die Grundlage fehlt.

In den hier vorgestellten biographischen Skizzen soll insbesondere auf die Karrieren im Nationalsozialismus und auf Mitgliedschaften in Staats- und Parteiorganisationen sowie medizinischen Fach- und Standesgesellschaften eingegangen werden. Deshalb soll auch auf Forschungsleistungen und Veröffentlichungen der untersuchten Personen nur dann verwiesen werden, wenn diese mit ihrem politischen Handeln in einen engen Zusammenhang gebracht werden. Ziel ist es, eine Verbindung zwischen den bisher erarbeiteten Biographien und Handbucheinträgen zu den untersuchten Personen und der Literatur zur Rolle der Ärzteschaft im Nationalsozialismus zu schaffen,[6] indem hier auf diesen bisher unterdeterminierten Themenkomplex eingegangen wird.

Die Mitglieder der vorgestellten Gruppe scheinen sich bewusst und in der Hoffnung auf politische oder fachliche Vorteile der nationalsozialistischen Bewegung angepasst oder angeschlossen zu haben. Sie haben sich für nationalsozialistische Gesundheitspolitik eingesetzt und sich an der Vertreibung ihrer jüdischen Kollegen beteiligt. Die möglichen Motive für dieses Verhalten sollen am Ende dieses Kapitels untersucht werden. Während die sechs benannten Ärzte bis heute in der Geschichte der Urologie als Pioniere der Fachunabhängigkeit gelten und als ehemalige Kongresspräsidenten bekannt sind, ist ihre Beteiligung an begangenem Unrecht bisher weitgehend unbekannt.

Eduard Pflaumer

Eduard Pflaumer wurde 1872 in Göggingen bei Augsburg geboren. Nach dem Abitur in Augsburg studierte er in München, Genf und Erlangen Medizin, wo er 1895 promoviert wurde. Seine Approbation erhielt er im Jahr darauf. Nach einer Tätigkeit an der chirurgischen Privatklinik Carl Kochs in Nürnberg ging er von 1897 bis 1899 nach Berlin, wo er an den Krankenhäusern am Urban bei Werner Körte (1853–1937) und Bethanien bei Edmund Rose (1836–1914) Assistent war. Von dort holte ihn Friedrich Trendelenburg (1844–1924) an das Deutsche Hospital in Buenos Aires, wo er vier Jahre arbeite. Dann legte er an der dortigen Universität das argentinische Staatsexamen ab und war bis 1912 in Buenos Aires als Spezialarzt für Chirurgie tätig. Während dieser Zeit hat er „drei über halbjährige Reisen nach Deutschland zum Zweck wissenschaftlicher Fortbildung unternommen und bei denselben Gelegenheit gehabt, [sich] bei Prof. Nitze und Dr. Jacob, sowie bei Prof. Israel in Berlin speziell in Urologie und urologischer Chirurgie auszubilden"[7].

1913 kehrte Pflaumer nach Deutschland zurück. Im Ersten Weltkrieg tat er zweieinhalb Jahre Dienst als Chirurg. Mit der Arbeit „Zystoskopische Beobachtungen zur Physiologie der Harnleiter und der Nieren" habilitierte er sich 1918 in Erlangen. Im gleichen Jahr wurde Pflaumer Privatdozent für Urologie an der Universität Erlangen, wo er 1922 außerordentlicher Professor wurde.[8] Bis 1936 war er Oberarzt der Urologischen Abteilung der Chirurgischen Universitätsklinik Erlangen. 1937, zum Erreichen des 65. Lebensjahrs, verließ er diese Stelle und wurde Vorstand der Urologischen Klinik im Krankenhaus Nürnberg, die „laut Kontrakt im Städt. Krankenhaus untergebracht, aber selbstständig und *nicht* wie die anderen Kliniken der Stadt Nürnberg gehörig oder ihr unterstellt"[9] war.

Der Völkische Beobachter, die Parteizeitung der NSDAP, berichtete am 24.02.1937 unter dem Titel „Die neue urologische Klinik in Nürnberg":

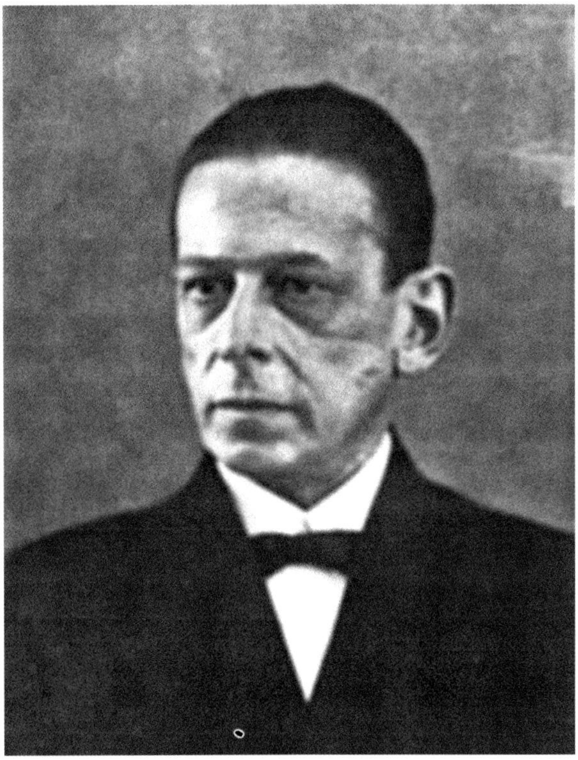

Eduard Pflaumer, ca. 1937, reproduziert aus Mauermayer W, Schultze-Seemann F (Hrsg) (1979), siehe Anmerkung 44, Museum und Archiv, Deutsche Gesellschaft für Urologie, Düsseldorf, mit freundlicher Genehmigung

> Die Klinik bedeute, so betonte [Pflaumer] dabei einführend, etwas neues nicht nur für Nürnberg selbst, sondern für das ganze Reich, in dem sie bahnbrechend wirke auf dem Gebiete der Urologie. Professor Pflaumer fasste seine interessante Darstellung in der Forderung zusammen, dass eigentlich in jedem größeren deutschen Krankenhaus eine derartige Klinik vorhanden sein müsse, um diese ungemein wertvolle Arbeit an der Volksgesundheit durchführen zu können. Darüber hinaus sei aber auch die Schaffung von Lehrstätten notwendig, um die Fachärzte auf dem Gebiete der Urologie zu erhalten.

Aus Pflaumers Äußerungen werden einige fachpolitische Leitlinien deutlich, die sich seit der Gründung der Gesellschaft Reichsdeutscher Urologen deutlich nachzeichnen lassen, nämlich die rhetorische und inhaltliche Orientierung an der Volksgesundheit einerseits und die Forderung nach mehr fachlicher Unabhängigkeit in Ausbildung und klinischer Praxis andererseits.

Dabei war er, im Vergleich zu vielen seiner Kollegen in vergleichbaren Positionen, geradezu zurückhaltend, was sein Engagement in NS-Organisationen anging. Pflaumer war nicht Mitglied der NSDAP, jedoch war er von 1933 bis 1934 Mitglied der SA, gab dazu aber im Zuge seines Entnazifizierungsverfahrens an, als Mitglied des rechts-konservativen, jedoch nicht nationalsozialistischen Stahlhelms 1933 automatisch und ungefragt an die SA angeschlossen worden zu sein. Auf Antrag sei er 1934 aus der SA entlassen worden. Von 1933 bis 1937 war er förderndes Mitglied der SS (Mitglieds-Nr. 192088) und ab 1934 des NS-Lehrerbundes (276255). Nach seiner Emeritierung als Hochschullehrer 1937 gab er jedoch beide Mitgliedschaften auf.[10] Dies konnte im Zuge des Entnazifizierungsverfahrens als Hinweis darauf gedeutet werden, dass Pflaumer kein überzeugter Nationalsozialist war, sondern diese Mitgliedschaften nur solange unterhielt, wie er sie für seine Karriere für nützlich hielt. Andererseits scheute sich Pflaumer aber auch im Privatleben nicht, vom Nationalsozialismus zu profitieren. Im Oktober 1936 bezog er mit seiner Frau ein Haus, das ihm im Jahr darauf „von dem Besitzer, Herrn Stefan Hirschmann in Tel-Aviv, durch von ihm beauftragte allgem. Deutsche Treuhand-A. G. zum Kauf angeboten [wurde]. [Hirschmann erklärte sich] mit Kaufpreis und Bezahlung sofort einverstanden; der Verkauf fand am 3. Juni 1937 statt“[11]. Bei dem Haus handelte es sich offensichtlich um das eines aus Deutschland geflohenen Juden.[12]

Nach dem Krieg blieb Pflaumer, der 1937 auch Präsident des zweiten Kongresses der Gesellschaft Reichsdeutscher Urologen gewesen war, gemäß seinem Vertrag bis zum 75. Geburtstag Leiter der Urologischen Klinik in Nürnberg. Er starb 1957.[13]

Otto Ringleb

In der Historiographie der Urologie wird Otto Ringleb häufig als erster Ordinarius des Faches an einer deutschen Hochschule[14] oder als Streiter für die Fachunabhängigkeit[15] der Urologie genannt. Sein aktives Eintreten für den Nationalsozialismus, die NS-Gesundheitspolitik und die Vertreibung jüdischer und jüdischstämmiger Mediziner dagegen sind bisher nur ganz am Rande thematisiert worden,[16] obwohl Ringleb etwa in Theodor Brugschs Autobiographie in der Rolle des überzeugten Nationalsozialisten beinahe karikaturartig dargestellt wird.

Otto Ringleb wurde 1875 in Arneburg (Altmark) geboren.[17] Zwischen 1897 und 1902 studierte er in Jena, Halle und Heidelberg Medizin und war während des Studiums Mitglied des Corps Guestphalia Jena und Borussia Halle. Nach der Promotion in Halle war er bis 1906 Assistent bei Maximilian Nitze in Berlin. 1912 habilitierte er sich bei Otto Hildebrand (1858–1927) an der Chirurgischen Klinik der Charité mit einem bereits 1910 bei Klinkhardt in Leipzig erschienenen Lehrbuch „Das Kystoskop“ für Chirurgie. Nach der Habilitation und einer Studienreise zu Peter Freyer (1851–1921) nach London übernahm er die Leitung der neu eingerichteten Urologischen Poliklinik der Charité.

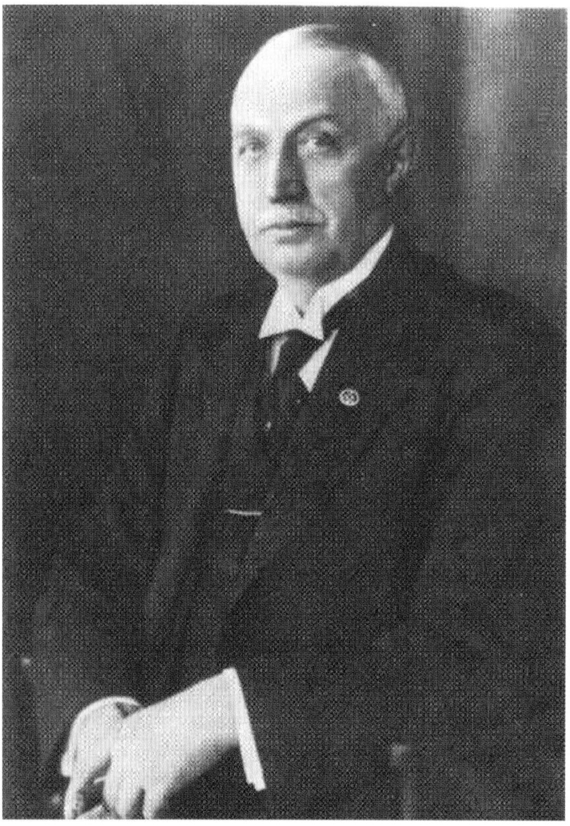

Otto Ringleb mit Parteiabzeichen der NSDAP, ca. 1936, reproduziert aus Mauermayer W, Schultze-Seemann F (Hrsg) (1979), siehe Anmerkung 44, Museum und Archiv, Deutsche Gesellschaft für Urologie, Düsseldorf, mit freundlicher Genehmigung

Im gleichen Jahr gehörte Ringleb, der bereits seit 1912 Mitglied der DGfU war, zu den Gründungsmitgliedern der Berliner Urologischen Gesellschaft, deren Vorsitzender er 1925–27, und nach der Verdrängung der jüdischen Mitglieder noch einmal 1935 und 1939 war. 1918 wurde Ringleb zum Titular- und 1921 zum außerordentlichen Professor an der Berliner Universität ernannt. 1936 wurde er der erste Kongresspräsident der Gesellschaft Reichsdeutscher Urologen (s. Kapitel „Gleichschaltung und Selbstgleichschaltung…“).

Ab Januar 1935 war Ringleb förderndes Mitglied der SS (Mitglieds-Nr. 918 428).[18] Anfang des Jahres 1937 bewarb er sich um die Mitgliedschaft in der SS[19] und wurde im September des Jahres als Sturmbannführer (entspricht dem Rang Major in der Wehrmacht) aufgenommen (Mitglieds-Nr. 284 656).[20] Drei Monate später, im Dezember 1937, wurde Ringleb zum Ordinarius für Urologie berufen. Damit erreichte er ein Ziel, das er, aber auch viele seiner jüdischen Kollegen in Deutschland, seit Beginn des 20. Jahrhunderts gehabt hatten.

Seinen Antisemitismus brachte er in dem Lebenslauf zum Ausdruck, den er dem Aufnahmeantrag in die allgemeine SS beilegte und in dem er von seinem „Kampf mit den Berliner Arzt-Juden“ spricht (s. Kapitel „Gleichschaltung und Selbstgleichschaltung…“). Vor dem Ende des Krieges wurde Ringleb noch dreimal befördert: im September 1938 zum Obersturmbannführer (entspricht Oberstleutnant), im Januar 1942 zum Standartenführer (entspricht Oberst) und im Juni 1944 zum Oberführer, dem höchsten Nichtgeneralsrang der SS. In dem Beförderungsantrag vom 11. Mai 1944 wird Ringleb nicht nur als „einer der bedeutendsten Pioniere

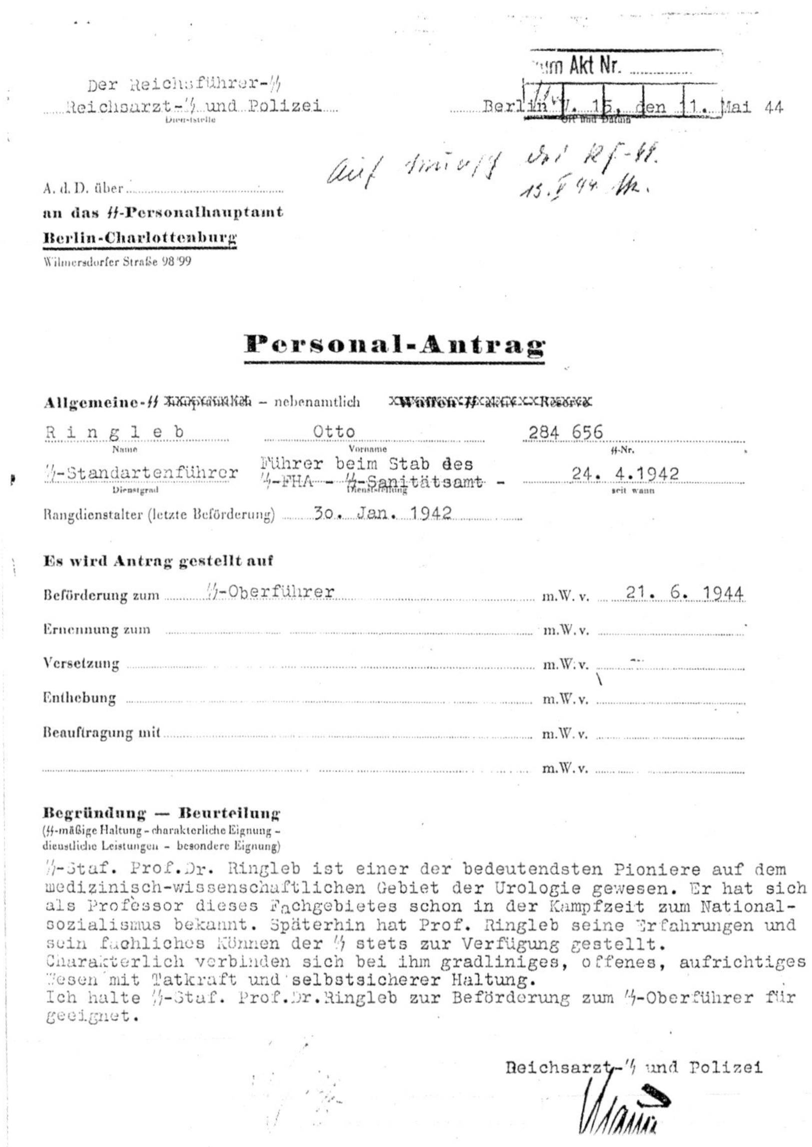
Der Reichsführer-SS
Reichsarzt-SS und Polizei
Dienststelle

Zum Akt Nr. ...
Berlin W. 15, den 11. Mai 44
Ort und Datum

A. d. D. über ...
an das SS-Personalhauptamt
Berlin-Charlottenburg
Wilmersdorfer Straße 98/99

Personal-Antrag

Allgemeine-SS – nebenamtlich

Ringleb — Otto — 284 656
Name — Vorname — SS-Nr.

SS-Standartenführer — Führer beim Stab des SS-FHA – SS-Sanitätsamt – — 24. 4. 1942
Dienstgrad — Dienststellung — seit wann

Rangdienstalter (letzte Beförderung) 30. Jan. 1942

Es wird Antrag gestellt auf

Beförderung zum SS-Oberführer m.W.v. 21. 6. 1944
Ernennung zum ... m.W.v.
Versetzung ... m.W.v.
Enthebung ... m.W.v.
Beauftragung mit ... m.W.v.
... m.W.v.

Begründung — Beurteilung
(SS-mäßige Haltung - charakterliche Eignung - dienstliche Leistungen - besondere Eignung)

SS-Staf. Prof. Dr. Ringleb ist einer der bedeutendsten Pioniere auf dem medizinisch-wissenschaftlichen Gebiet der Urologie gewesen. Er hat sich als Professor dieses Fachgebietes schon in der Kampfzeit zum Nationalsozialismus bekannt. Späterhin hat Prof. Ringleb seine Erfahrungen und sein fachliches Können der SS stets zur Verfügung gestellt. Charakterlich verbinden sich bei ihm gradliniges, offenes, aufrichtiges Wesen mit Tatkraft und selbstsicherer Haltung.
Ich halte SS-Staf. Prof. Dr. Ringleb zur Beförderung zum SS-Oberführer für geeignet.

Reichsarzt-SS und Polizei

Beförderungsantrag der SS für Ringleb von 11. Mai 1944[22]

auf dem medizinisch-wissenschaftlichen Gebiet der Urologie", sondern auch als Person beschrieben, die „schon in der Kampfzeit zum Nationalsozialismus bekannt [und später] seine Erfahrungen und sein fachliches Können der SS stets zur Verfügung gestellt" hat.[21]

In der Autobiographie Theodor Brugschs (1878–1963) aus dem Jahr 1957 wird Ringleb als eine Art abschreckendes Beispiel geschildert. Brugsch schreibt:

> Gewonnen wurden manche Ärzte auch, weil die Uniform sie lockte. Und wenn sie in den Jahren nach 1939 keine militärische Uniform trugen, so war es vielleicht ein noch größerer Reiz für manche von ihnen, eine SS-Uniform tragen zu können. Das konnte man recht deutlich an Professor R. erkennen. Plötzlich erschien er in der Privatklinik in SS-Uniform mit einem hohen militärischen Rangabzeichen, an seinem Kraftwagen flatterte der SS-Wimpel. Als ich ihn ironisch fragte, ob er bei der SS gedient hätte, erwiderte er mir, ihm sei diese Uniform von einem sehr hohen SS-Mann dafür verliehen worden, daß er ihn – wohl auch operativ – behandelt habe; jetzt dürfe er die Uniform als Zugehöriger der SS tragen. Darauf war er

außerordentlich stolz. Ich habe die Eitelkeit nicht verstehen können, zumal ich R. schon seit der Zeit kannte, als Professor O. Hildebrand, damals Direktor der Chirurgischen Klinik der Charité, ihn im Einverständnis mit der Fakultät als Professor extraordinatius in die urologische Abteilung berufen hatte. R. hatte sich in Berlin zu einem tüchtigen Urologen entwickelt, wurde jedoch in ärztlichen Kreisen hinter Professor Joseph, den etatsmäßigen Professor der Urologie an der Bierschen Klinik in der Ziegelstraße, gestellt. Dieser so geschätzte Urologe war aber Jude, und das ist vielleicht der Grund gewesen, daß er bei der geheimen Abstimmung in der Fakultätssitzung 1925 gegen R. durchfiel.[23]

Nach dem Ende des Zweiten Weltkrieges wurde Ringleb von der US-Militärregierung einige Wochen interniert, weil ihm vorgeworfen wurde, „er habe im Lager Sachsenhausen und auch anderswo Versuche zur Kältechirurgie der Blase an politischen und militärischen Gefangenen Vorgenommen."[24]

Ringleb stritt die Vorwürfe ab. In einem Brief an die amerikanische Militärregierung schrieb er:

> Es hat dort jemand die unwahre Behauptung aufgestellt, ich hätte in Sachsenhausen im Konzentrationslager behandelt und wäre dort gewesen. Ich habe ein Beinleiden und habe meine sämtlichen Arztbesuche im Auto gemacht, das durch meinen Schoför geführt wurde. Dieser Schoför sowie meine Sekretärin, die alle meine Krankenbesuche kannte, können unter Eid aussagen, daß sie niemals von einem solchen Besuche in Sachsenhausen gehört haben, und ich bin jederzeit bereit, an Eides Statt zu versichern, daß ich niemals dort war. Es ist zu offensichtlich, daß man durch diese falsche Behauptung mich nur in Beziehung bringen will zu den schmutzigen Dingen, die sich dort ereignet haben sollen.[25]

Ringleb konnte nicht nachgewiesen werden, dass er im Konzentrationslager Versuche durchgeführt hatte und er wurde aus dem Kriegsgefangenenlager entlassen. Dazu schrieb Brugsch:

> Professor R. war wohl nur wenige Jahre lang stolz auf seine Uniform eines Standartenführers (ich glaube, das war sein Rang). Dann kam der Zusammenbruch. Man ließ ihn in Ruhe, bis die vier Alliierten Berlin besetzen. R.s Privatklinik lag in Schöneberg, im amerikanischen Sektor, er mußte einen Fragebogen ausfüllen, und es dauerte nicht lange, bis er von der amerikanischen Besatzung in Gewahrsam genommen wurde, wo er verelendete. Erst nachdem ich mich für ihn eingesetzt hatte, wurde er freigelassen. Ich habe ihn noch im letzten Monat seines Lebens behandelt, bis er, müde und verzweifelt, starb, verzweifelt vor allem, weil sein Schwiegersohn und seine Tochter (der Schwiegersohn war Ordinarius der Gynäkologie in G. gewesen)[26] freiwillig aus dem Leben geschieden waren.

Ringleb starb 1946 in Berlin.

Ludwig Kielleuthner

Ludwig Kielleuthner wurde 1876 in München geboren.[28] Nach dem Abitur dort studierte er in Kiel, Erlangen und München Medizin. Mit dem Abschluss des Studiums ging er nach Wien, wo er zunächst bei Karl Landsteiner (1868–1943), dann als chirurgischer Assistent bei Julius Hochenegg (1849–1940) und Otto Zuckerkandl (1861–1921) tätig war. Zu dieser Zeit gab er am jüdischen Wiener Rothschild-Spital Zystoskopiekurse.

Nach einer Studienreise, die ihn zu Guyon und Albarran nach Paris, Freyer nach London und James Israel nach Berlin führe, kehrte er nach München zurück. Im Februar 1912 beantragte er an der medizinischen Fakultät der Münchener Universität die Zulassung zur Habilitation im Fach Urologie. Dem Gesuch wurde entsprochen. In einem Schreiben des bayerischen Staatsministeriums des Inneren für Kirchen- und Schulangelegenheiten an den Senat der k. Universität München, vom 2. Januar 1913 heißt es:

Im Namen Seiner Majestät des Königs. Seine Königliche Hoheit Prinz Ludwig, des Königreich Bayerns Verweser, haben zu genehmigen geruht, dass der praktische Arzt Dr. Ludwig Kielleuthner in München als Privatdozent für Urologie [...] in die medizinische Fakultät unserer Universität aufgenommen [wird].[29]

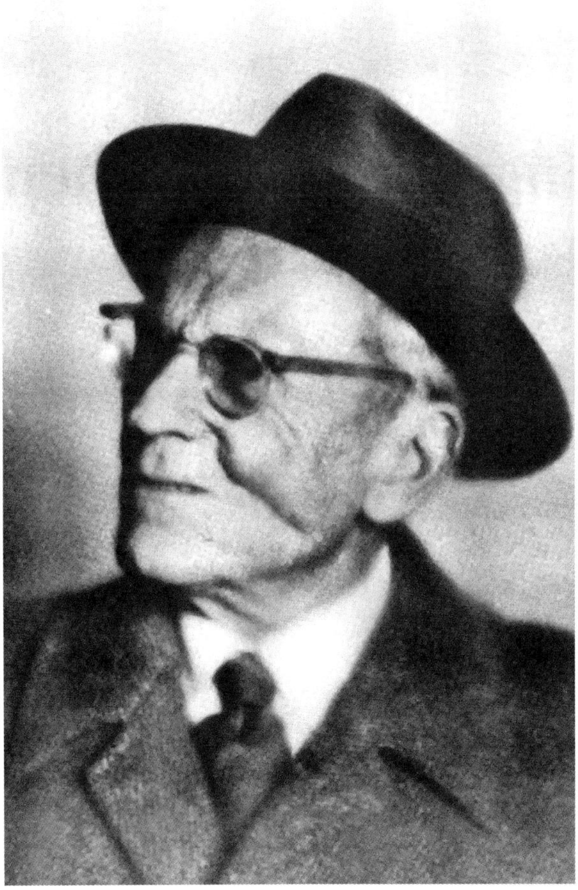

Ludwig Kielleuthner, ca. 1929, reproduziert aus Mauermayer W, Schultze-Seemann F (Hrsg) (1979), siehe Anmerkung 44, Museum und Archiv, Deutsche Gesellschaft für Urologie, Düsseldorf, mit freundlicher Genehmigung

Später übernahm er die Leitung der Privatklinik Josephinum in München und blieb dort bis 1963. Im Jahr 1929 leitete er den neunten Kongress der DGfU, den ersten, der nicht in Berlin oder Wien stattfand. Im Einladungsschreiben zur Gesellschaft Reichsdeutscher Urologen (etwa 1935) von Karl Heusch wird Kielleuthner als 2. Vorsitzender genannt. In einer Stellungnahme der Dozentenschaft der Universität München aus dem Juli 1939 heißt es über Kielleuthner: „Wissenschaftlich hat sich K. hauptsächlich auf dem Gebiet der Urologie beschäftigt [...]. Charakterlich ist K. völlig einwandfrei und wegen seiner stets gezeigten Liebenswürdigkeit beliebt. Weltanschaulich-politisch: Vor der Machtergreifung hat er keiner Partei angehört. Er war Korpsstudent, im Weltkrieg Chefarzt einer Sanitätskompanie. Seit 1935 ist er im [Nationalsozialistisches Kraftfahrkorps]. Er ist sicher Nationalsozialist."[30]

Trotzdem gibt es keine Hinweise darauf, dass er stark in die nationalsozialistische Gesundheitspolitik, Partei- oder Staatsorganisationen eingebunden war. Kielleuthner war weder Mitglied der NSDAP noch der SS oder SA. In seiner Stellung als Leiter einer Privatklinik war er nicht darauf angewiesen, sich durch politisches Wohlverhalten zu profilieren und seine Stellung als zweiter Vorsitzender der GRU kann als Konstruktion einer Kontinuität von der DGfU zur GRU interpretiert werden. Möglicherweise ist er aber auch einer der wenigen Urologen, denen ein früher, freundschaftlicher Kontakt zu jüdischen Mentoren und Kollegen eine gewisse Skepsis dem nationalsozialistischen Regime gegenüber eingebracht hat.

Karl Heusch

Karl Heusch wurde 1894 in Aachen geboren, wo er am Realgymnasium das Abitur ablegte. 1914 begann Heusch ein Medizinstudium, meldete sich jedoch schon im gleichen Jahr als Kriegsfreiwilliger. 1915 nahm er an der Schlacht von Gallipoli teil und tat danach zwei weitere Jahre Dienst als Sanitätsleutnant in der Türkei. Nach dem Ende des Krieges legte er 1919 in Bonn das Physikum und 1921 in Köln das Staatsexamen ab, wo er auch mit der Arbeit „Die Bedingungen der kindlichen Pylorusstenose" promoviert wurde. Im Dezember des Jahres erhielt Heusch die Approbation und wurde, nach kurzer Tätigkeit an den Aachener Krankenanstalten, Assistent der I. Chirurgischen Universitätsklinik der Charité in Berlin. Drei Jahre später ging er zu Otto Ringleb an die Urologische Abteilung, wo er zunächst Assistent, später Oberarzt war. Im August 1933 wurde Heusch dirigierender Arzt der Urologischen Abteilung des Berliner Rudolf-Virchow-Kran-

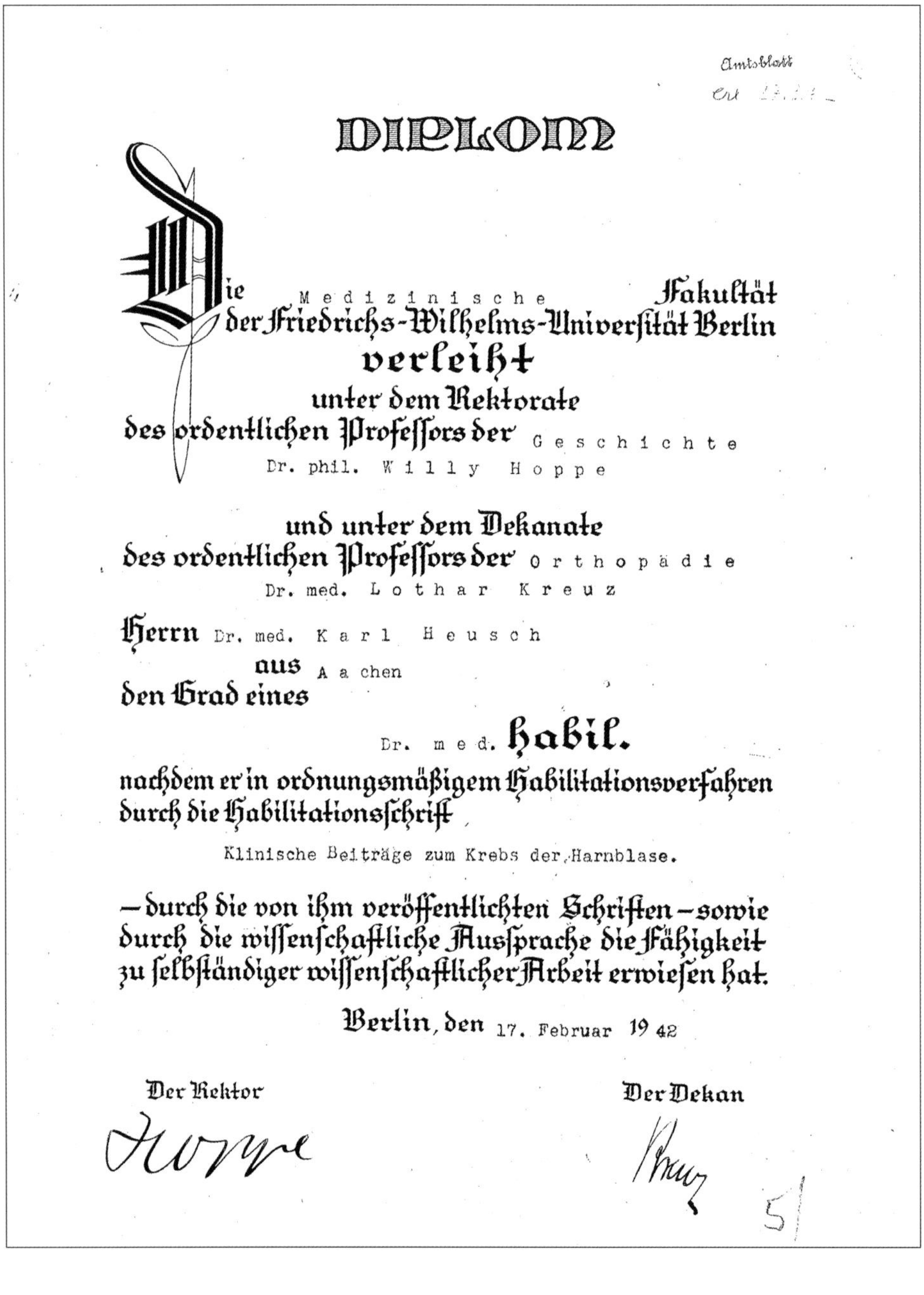
Amtsblatt

DIPLOM

Die Medizinische Fakultät
der Friedrichs-Wilhelms-Universität Berlin
verleiht
unter dem Rektorate
des ordentlichen Professors der Geschichte
Dr. phil. Willy Hoppe
und unter dem Dekanate
des ordentlichen Professors der Orthopädie
Dr. med. Lothar Kreuz
Herrn Dr. med. Karl Heusch
aus Aachen
den Grad eines
Dr. med. habil.
nachdem er in ordnungsmäßigem Habilitationsverfahren
durch die Habilitationsschrift
Klinische Beiträge zum Krebs der Harnblase.
– durch die von ihm veröffentlichten Schriften – sowie
durch die wissenschaftliche Aussprache die Fähigkeit
zu selbständiger wissenschaftlicher Arbeit erwiesen hat.

Berlin, den 17. Februar 1942

Der Rektor
Hoppe

Der Dekan
Kreuz

51

Heuschs Habilitationsurkunde[33]

kenhauses. Im April 1934 wurde er Dozent an der Akademie für ärztliche Fortbildung in Berlin, wo er 1935 und 1938 auch internationale Fortbildungskurse im Fach Urologie leitete.[31] Als „begabtester" und „Lieblingsschüler"[32] Ringlebs konnte sich Heusch 1942 bei seinem Lehrer an der Charité für das Fach Urologie habilitieren, was seit Kielleuthner (1913) in Deutschland nicht mehr vorgekommen war. Bereits seit 1930 war Heusch Mitglied des NS-Ärztebundes und Mitarbeiter des späteren „Reichsgesundheitsführers" Leonardo Contis gewesen. Mit der Machtergreifung der Nationalsozialisten wurde Heusch 1933 Mitglied der NSDAP (Mitglieds-Nr. 2865995) und förderndes Mitglied der SS (Mitglieds-Nr. 264323).[34] Ich folge Richard Kühls Interpretation, gemäß der sich Heusch „vor allem aus karrierestrategischen Gründen" vor 1933 „mit Bekenntnissen über seine NS-Nähe noch zurück" hielt. Zum einen genoss die NSDAP in dieser Zeit bei Hochschullehrern nicht den besten Ruf, zum anderen gab es in der Urologie in Deutschland allgemein und insbesondere in Berlin viele Ärzte jüdischen Glaubens oder jüdischer Herkunft.[35] Insbesondere an der Charité musste Heusch Anfang der 1930er Jahre täglich mit vielen jüdischen Kollegen Umgang haben.

Ab 1933 machte Heusch nicht nur als Urologe, sondern auch in staatlichen und NS-Organisationen sowie gesellschaftlich Karriere. Ab 1933 wurde er nebenamtlich Arzt der Preußischen Staatstheater und diensttuender Arzt des Stabes „Ministerpräsident Göring" bei Staatsempfängen und 1936 Sportarzt bei den Olympischen Spielen in Berlin. Auch innerhalb der Medizin und Urologie bekleidete Heusch ab der Mitte der 1930er Jahre wichtige Positionen: 1935 wurde er Schriftführer der Gesellschaft Reichsdeutscher Urologen sowie Obergutachter bei der Durchführung des „Gesetzes zur Verhütung erbkranken Nachwuchses" und Mitglied der Prüfungsausschüsse für Facharzt- und Honorarfragen der Reichsärztekammer für das Fach Urologie. Zwei Jahre später wurde er stellvertretender Vorsitzender der Berliner Urologischen Gesellschaft und Mitherausgeber der Zeitschrift für Urologie. Ebenfalls 1935 wurde Heusch Reserve-Sanitätsoffizier der Wehrmacht und 1936 zum Oberarzt und 1939 zum Stabsarzt befördert. Schließlich arbeitete er ab 1935 im Amt für Volksgesundheit der NSDAP mit.[36] Es ist sicherlich kein Zufall, dass Heusch gleichzeitig sowohl in nationalsozialistischen als auch in fachpolitischen Organisationen Karriere

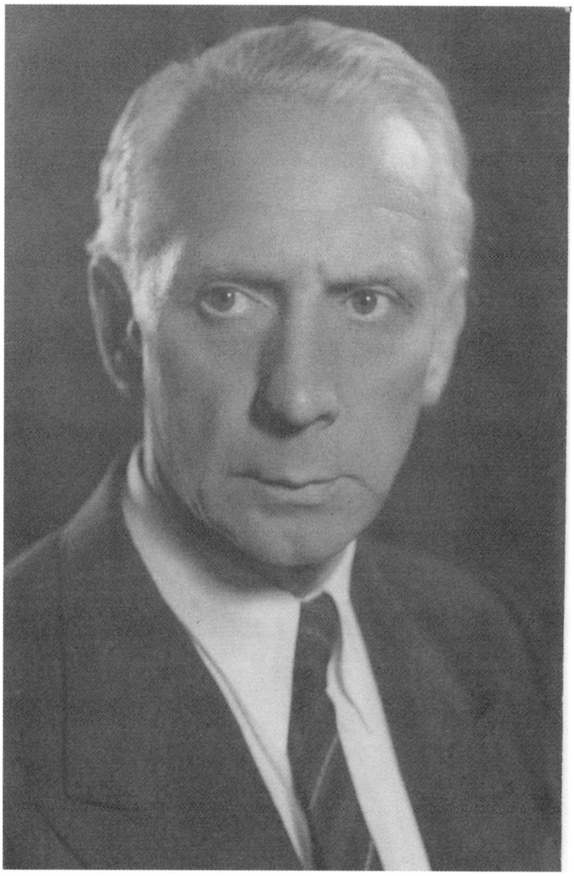

Karl Heusch (1894–1986), um 1945, Museum und Archiv Deutsche Gesellschaft für Urologie, Akte Heusch, ohne Sign., Repro Keyn, mit freundlicher Genehmigung

machte. Vielmehr scheint es, als würde er für seine Arbeit im Sinne der NS-Ideologie und Gesundheitspolitik belohnt, indem er zum einen Ehrenposten, wie den des Theater- oder Olympiaarztes, aber auch fachpolitisch entscheidende, wie im Facharztausschuss bei der Reichsärztekammer, erhielt. Unterlagen aus der Akademie für ärztliche Fortbildung sind nicht überliefert, aber etwa sein Vortrag „Urologie und Volksgesundheit"[37], gehalten beim ersten Kongress der GRU in Eisenach 1936, zeigt eine deutliche Parallele zur an der Volksgesundheit orientierten Gesundheitspolitik. Auch dass Heusch 1942 die Habilitation im Fach Urologie genehmigt wurde, ist sicherlich durch seine politische Haltung befördert worden.

Mit dem Beginn des Zweiten Weltkrieges wurde Heusch zum Kriegsdienst einberufen und tat als Chirurg Dienst an der Westfront. Nach der Zerstörung seiner Berliner Klinik ging er nach Karlsbad, um dort eine urologische Abteilung aufzubauen.[38] Der Ort hatte vor dem Ersten Weltkrieg zu Österreich-Ungarn gehört, war danach Teil der Tschechoslowakei und mit dem Münchener Abkommen Teil des Deutschen Reiches geworden. Während seiner Zeit dort wurde Heusch 1943 als Sturmbannführer in die allgemeine SS aufgenommen.

Nach dem Ende des Krieges kehrte Heusch zunächst nach Berlin zurück, nicht jedoch ohne sich in Karlsbad noch von einem ehemaligen Patienten ein politisches Unbedenklichkeitszeugnis ausstellen zu lassen, das ihn als kompetenten Arzt und Mitglied „einer alten, rheinischen, katholischen Familie [ausweist, das] sich immer offen zu seiner katholischen Ueberzeugung bekannt“ habe. Über seine politische Gesinnung sagt es jedoch nichts aus:

> Dekanalamt Karlsbad. Herr Dozent Dr. med. habil Karl Maria Martin H e u s c h, geboren am 6.7.1894 zu Aachen, war in der Zeit vom 10.9.1943 bis 1.8.1945 als Chefarzt der urologischen Abteilung am Krankenhaus der Stadt Berlin zu Karlsbad tätig. Er hat hier in kurzer Zeit den ihm vorausgehen Ruf eines hervorragenden Facharztes auf dem Spezialgebiet der Urologie nur bestätigt und gefestigt und durch seine gründlichen Fachkenntnisse, seine sicheren Diagnosen sowie besonders durch seine glückliche Hand bei schwierigen Operationen sich das vollste Vertrauen weiter Kreise der Karlsbader Bevölkerung erworben. Mich persönlich hat er durch eine mit bewundernswerter Geschicklichkeit und bestem Erfolge durchgeführte transurethrale Operation von einem lästigen und gefährlichen Blasenleiden befreit und mich zu unendlichem Danke verpflichtet. Er entstammt einer alten, rheinischen, katholischen Familie, hat sich immer offen zu seiner katholischen Ueberzeugung bekannt. auch in dem andersgläubigen Milieu seiner Wirkungsstätte und sich als Katholik öffentlich betätigt. Durch das unglückliche Kriegsende seiner Praxis beraubt, steht er nunmehr in schwerer Zeit vor einem neuen Anfange. Ich kann den bewährten Arzt und aufrechten Katholiken dem Wohlwollen und der tätigen Förderung des hochwürdigen Klerus, der Orden und Kongregationen sowie aller Katholiken mit bestem Gewissen wärmstens empfehlen und wünsche nur, dass er recht vielen so helfen könnte, wie er mir geholfen hat. Karlsbad, 6. August 1945 [Siegel Dekanalamt Karlsbad] [unleserlich] Konsistorialrat und Dechant in Karlsbad.[40]

Nachdem er von 1946 bis 1947 Chefarzt der Urologischen Abteilung des Siemens-Krankenhauses in Berlin-Jungfernheide gewesen war, ging Heusch „aus politischen Gründen bald nach Aachen“.[41]

Heusch bot in seiner Heimatstadt an, am dortigen städtischen Krankenhaus eine urologische Abteilung aufzubauen und erhielt auf Grund seines fachlich herausragenden Rufs und der Unterstützung des Aachener Amtsarztes Constantin Beaucamp den Auftrag dazu. Im Dezember 1947 wurde Heusch Chefarzt in Aachen.[42] Für seine politische Vergangenheit scheint man sich in Aachen kaum interessiert zu haben. Im Entnazifizierungsverfahren 1948 wurde er im britischen Sektor in die Kategorie IV (leicht belastet) und als ins Beamtenverhältnis berufungsfähig eingestuft. Aus den Unterlagen geht hervor, dass Heusch seine Mitgliedschaft in der allgemeinen SS und im NS-Ärztebund vor 1936 verschwieg.[43]

Heusch blieb nach 1945 einer der bedeutenden Urologen Deutschlands. 1953 wurde er Präsident des DGU-Kongresses in Aachen und 1963 wurde er durch die nordrhein-westfälische Landesregierung zum Professor berufen[44], wohl in Vorbereitung auf die Gründung der medizinischen Fakultät der RWTH. Durch seinen Artikel zur Fünfzigjahrfeier der DGU 1957[45] trug er maßgeblich zum für die nächsten 50 Jahre andauernden Geschichtsverständnis der Urologie im Nationalsozialismus bei. Ebenso wie seine eigene politische Einstellung spielte er dabei den Einfluss der nationalsozialistischen Gesundheitspolitik auf die Gesellschaft herunter (siehe dazu der Beitrag von Thorsten Halling in diesem Band).

Im Jahr seiner Präsidentschaft war es an Heusch, den nach Brasilien vertriebenen Paul Rosenstein die Ehrenmitgliedschaft in der DGU anzutragen. Rosenstein, der die Ehrung annahm, kommentierte den Umgang Heuschs mit der Vergangenheit in einem persönlichen Schreiben an diesen wie folgt: „Aber ich sehe, die Tendenz zum Vergessen des Geschehenen ist bei so vielen anderen vorhanden, worunter ich auch Sie, sehr verehrte Herr College, rechnen moechte.“[46] Heuschs Verhalten im und später zum Nationalsozialismus scheint typisch für viele Urologen in Deutschland.

Hans Boeminghaus

Hans Boeminghaus wurde am 4. April 1893 in Duisburg als Sohn eines Kaufmanns geboren und besuchte dort die Volksschule und das Gymnasium.[47] Sein Medizinstudium in Freiburg, Bonn und Heidelberg wurde durch den Ersten Weltkrieg unterbrochen, in dem er von 1914 bis 1918 Wehrdienst leistete. 1919 legte er in Heidelberg das Staatsexamen ab und wurde zum Dr. med. promoviert („Ein Fall von metastatischer, eitriger Iridocyklitis nach Influenza“). Von 1920 bis 1926 war Boeminghaus Assistent an der Chirurgischen Universitätsklinik in Halle bei Friedrich Voelcker (1872–1955), wo er 1924 für das Fach Chirurgie habilitiert wurde („Pharmakologische Untersuchungen über die periphere Innervation der Blase“).

1928 ging Boeminghaus nach Marburg, wo er 1933 außerordentlicher Professor für Chirurgie wurde und von 1933 bis 1937 die chirurgische Poliklinik leitete.

Nach der Machtübernahme der Nationalsozialisten trat er 1933 in die NSDAP (Mitglieds-Nr. 3 217 024) und die SS (Mitglieds-Nr. 180 216) ein.[48]

In seiner Marburger Zeit veröffentlichte Hans Boeminghaus ein Buch und sieben wissenschaftliche Beiträge in allgemeinmedizinischen, chirurgischen und urologischen Zeitschriften zur Sterilisation des Mannes.[49] Boeminghaus' Personalakte aus dieser Zeit ist im Staatsarchiv Marburg erhalten.[50] Sie ist jedoch auffällig dünn und enthält keine Hinweise auf

Jahr	Zeitschrift	Titel
1933	Dt. med. Wschr.	Zur Technik der Sterilisation beim Mann
1934	Zschr. f. Urol.	Zur Physiologie der Samenblase und der Spermien
	Zbl. f. Chir.	Nochmals zur Sterilisation des Mannes
1935	Zbl. f. Chir.	Zur Sterilisationsoperation, Begründung der Spermientötenden Instillation in den Samenleiter
	Zbl. f. Chir.	Zur Durchspülung des Samenleiters bei der Sterilisierungsoperation
1937	Zschr. f. Urol.	Die Sterilisierung des Mannes
	Zbl. f. Chir.	Dauer der Zeugungsfähigkeit nach der Vasektomie

Veröffentlichung Hans Boeminghaus' zur Sterilisation des Mannes in wissenschaftlichen Zeitschriften in den 1930er Jahren

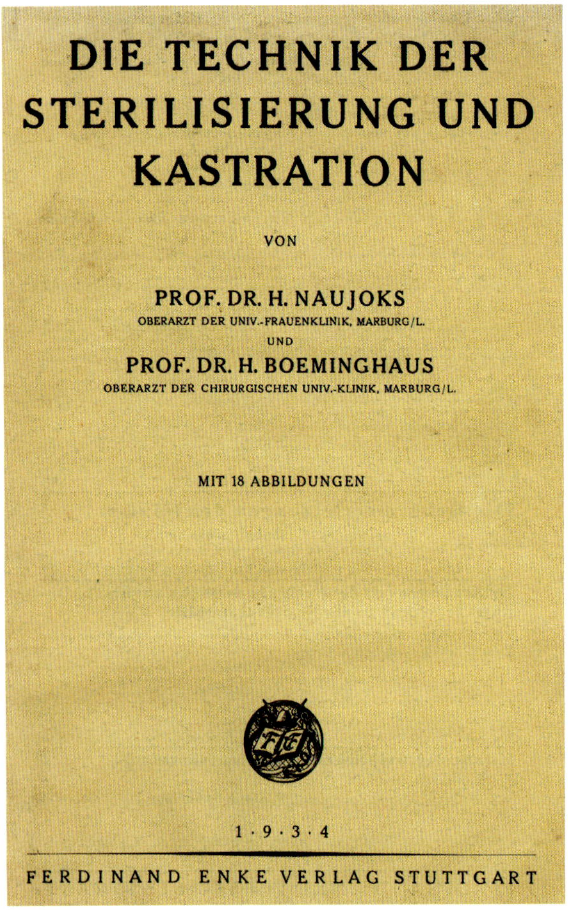

DIE TECHNIK DER STERILISIERUNG UND KASTRATION

VON

PROF. DR. H. NAUJOKS
OBERARZT DER UNIV.-FRAUENKLINIK, MARBURG/L.

UND

PROF. DR. H. BOEMINGHAUS
OBERARZT DER CHIRURGISCHEN UNIV.-KLINIK, MARBURG/L.

MIT 18 ABBILDUNGEN

1 · 9 · 3 · 4

FERDINAND ENKE VERLAG STUTTGART

Titel des Sterilisations- und Kastrationslehrbuches, das Naujoks und Boeminghaus 1934 herausgaben

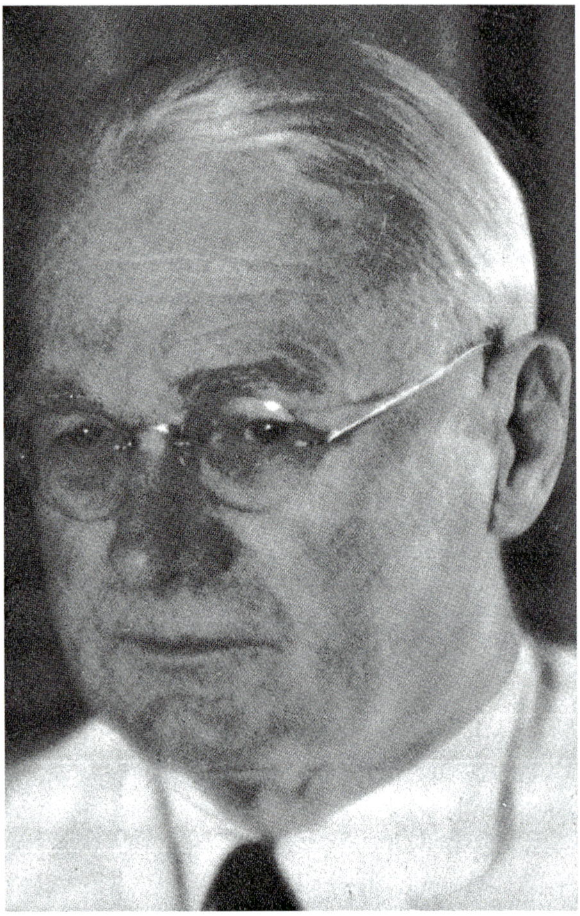

Hans Boeminghaus, ca. 1948, reproduziert aus Mauermayer und Schultze-Seemann (1979), Museum und Archiv, Deutsche Gesellschaft für Urologie, Düsseldorf, mit freundlicher Genehmigung

Boeminghaus' Forschung, was die Vermutung nahe legt, dass sie „gesäubert“ wurde.

Mit der Verabschiedung des „Gesetzes zur Verhütung erbkranken Nachwuchses“ wurden Erbbiologie und Eugenik in medizinischen Zeitschriften allgegenwärtig. Der Artikel „Zur Technik der Sterilisation beim Mann“, der 1933 in der Deutschen medizinischen Wochenschrift erschien, gehört zu den frühesten Artikeln zur Operationstechnik. In dem Artikel nimmt Boeminghaus auf das Gesetz indirekt Bezug, indem er darauf hinweist, dass: „es sich aber in Zukunft bei diesen Eingriffen auch um Maßnahmen handelt, die eventuell gegen den Willen des zu Sterilisierenden vorgenommen werden“. Zur Sterilisation von Männern schlägt er die Vasektomie vor.

Im Vorwort des 1934 erschienenen Buches „Die Technik der Sterilisation und Kastration“ von Hans Naujoks und Hans Boeminghaus ist der Hinweis auf die Zwangssterilisation explizit. Die Verfasser schreiben: „In Ausführung des Gesetzes ‚Zur Verhütung erbkranken Nachwuchses‘ werden die Eingriffe zur Unfruchtbarmachung sowohl des Mannes wie der Frau zweifellos in den nächsten Jahren eine große Rolle spielen.“[51] Weiter heißt es: „Die Indikationsstellung lag außerhalb unseres Aufgabenkreises und fand daher keine Erörterung.“ Bei dem Buch handelt es sich um eines der ersten und wohl ein weit verbreitetes Lehrbuch zur Kastration und Sterilisation in Deutschland in den 1930er Jahren. Als das Buch erschien, waren beide Autoren Professoren in Marburg. Hans

Naujoks sterilisierte an der Universitäts-Frauenklinik zahlreiche Frauen ohne ihre Einwilligung und publizierte zur Sterilisationstechnik. Die eugenische Indikation wird in Boeminghaus' Teil an vielen Stellen thematisiert. So beginnt er damit, die angeblich von der altorientalischen Königin Semiramis empfohlene „Kastration von kränklichen und elenden Männern [...], um auf diese Weise eine schwache Nachkommenschaft zu verhüten" als eine Tat „von hoher staatsmännischer Klugheit" zu preisen.[52] Später diskutiert er eine nach der Sterilisation anhaltende, vorübergehende Zeugungsfähigkeit sterilisierter Männer und empfiehlt „[d]ort, wo die Sterilisation den Zweck hat, Erbminderwertige von der Fortpflanzung auszuschließen" eine Quarantänezeit oder ein Durchspülen der Samenwege.[53]

Nachdem Kritiker dieses Durchspülen als den Patienten unnötig belastend abgelehnt hatten, machte Boeminghaus sich im Zentralblatt für Chirurgie 1935 noch einmal für eine Instillation mit spermizider Rivanollösung stark. Die schleimhautreizende Wirkung bezeichnet er dabei als „nicht unerwünscht, da, wie man weiß, die Samenblasen sich daraufhin kontrahieren und ihren Inhalt ausstoßen". Die Einwände der Kritiker, das Durchspülen belaste die Patienten stark, ließ Boeminghaus nicht gelten, denn „der Gesetzgeber hat ein Recht zu verlangen, daß von ärztlicher Seite alles geschieht, um diese Möglichkeiten [vorübergehende Fruchtbarkeit Sterilisierter nach der Operation] mit Sicherheit zu verhüten". Hier bezieht Boeminghaus also klar Position für die Volksgesundheit und gegen die Patienten.

1937 verließ Boeminghaus Marburg. Nachdem er ein Jahr lang die Chirurgische und Gynäkologische Abteilung des städtischen Krankenhauses in Frankfurt/Oder geleitet hatte, wurde er 1939 Leiter der Chirurgisch-urologischen Klinik am Krankenhaus Berlin-Westend und außerplanmäßiger Professor in Berlin. Noch im Dezember 1943 setzte er sich bei Max de Crinis, zu diesem Zeitpunkt Referent im Reichsministerium für Wissenschaft, Erziehung und Volksbildung, für die Schaffung urologischer Lehrstühle an deutschen Universitäten ein.

Nach dem Ende des Zweiten Weltkrieges ging Boeminghaus 1947 an die Klinik Golzheim in Düsseldorf, die er in der Nachfolge Peter Janssens bis 1963 leitete. Ab 1949 lehrte er zudem an der Medizinischen Akademie Düsseldorf. 1966 trat Boeminghaus in den Ruhestand und starb 1979 in Düsseldorf.

Er gehörte sicherlich zu den bedeutenden deutschen Urologen seiner Generation. Boeminghaus war sowohl vor als auch nach dem Ende des Krieges Herausgeber der „Zeitschrift für Urologie" und der erste Präsident des ersten Nachkriegskongresses der DGU 1948 und noch einmal 1951. Somit steht seine Karriere beispielhaft für die Kontinuitäten in der deutschen Urologie nach 1945.

Hans Rubritius

Hans Rubritius wurde 1876 in Klattau (damals Böhmen und somit Teil Österreich-Ungarns, heute Tschechien) geboren.[54] In Prag legte er das Abitur ab, studierte dort an der deutschen Universität Medizin und wurde 1901 zum Doktor der gesamten Heilkunde promoviert. Von 1902 bis 1912 war er Assistent bei Anton Wölfler (1850–1917) an der chirurgischen Universitätsklinik der deutschen Universität in Prag und leitete diese von 1910–1912 kommissarisch.[55] Nach seiner Habilitation im Fach Chirurgie vertrat er 1910–1911 den chirurgischen Lehrstuhl der deutschen Universität in Prag und ging 1912 auf eine „ärztliche Studienreise nach Paris, London, Hamburg, Kopenhagen und Berlin, wo vor allem die Stätten besucht wurden, an denen die Urologie durch bedeutende Männer vertreten war (Albarran, Freyer, Kümmell, Rosving, Israel, Casper u. a.)"[56].

Im Anschluss an den Ersten Weltkrieg, in dem er bereits 1914 in russische Kriegsgefangenschaft geriet und dort bis 1918 verblieb, wurde er 1919 Nachfolger Anton von Frischs (1849–1917) als Leiter der Urologischen Abteilung der Wiener Poliklinik. Ein Jahr darauf wurde er zum außerordentlichen Professor ernannt und wurde 1921 stellvertretender Direktor und von 1931 bis

1940 Direktor der Wiener städtischen Allgemeinen Poliklinik.[57]

In den 1930er Jahren war Rubritius, ebenso wie Victor Blum (1877–1954), mehrmals Präsident der Wiener Gesellschaft für Urologie, die unter seinem Vorsitz 1935 in Österreichische Gesellschaft für Urologie umbenannt wurde.[58]

Bereits 1929 war Rubritius zum Präsidenten des nächsten Kongresses der DGfU für 1931 gewählt worden. Der Kongress wurde zunächst um ein halbes Jahr, dann um zwei Jahre verschoben.[59] Nach der Machtergreifung der Nationalsozialisten wurde der Kongress abgesagt. Durch die Gründung der Gesellschaft Reichsdeutscher Urologen kam es zu keinen Kongressen der DGfU mehr, deren Präsident Rubritius jedoch bis zu seinem Tod 1943 blieb. Nach dem „Anschluss" Österreichs sollte er auch noch einmal Präsident des dritten GRU-Kongresses in Wien werden, der jedoch auf Grund des Zweiten Weltkriegs nie stattfand (siehe dazu auch Kapitel „Gleichschaltung und Selbstgleichschaltung"). Aus der angestrebten personellen Kontinuität des avisierten Kongresspräsidenten Rubritius lässt sich auf eine von den verbliebenen Mitgliedern empfundene Kontinuität zwischen DGfU und GRU schließen. Peter Paul Figdor weist unter Bezug auf Fritz Schultze-Seemann darauf hin, dass „Rubritius der am längsten dienende urologische Präsident [war], dem es aber nie gelang, einen Kongress auszurichten"[60].

Nach dem „Anschluss" Österreichs wurde Rubritius im September 1938 Mitglied der SA, wo er den Rang eines Sturmführers (entspricht Leutnant) in der Marine-Standarte 12 erhielt.[62] Im Februar 1940 stellte er einen Aufnahmeantrag in die NSDAP und wurde zum 1. April aufgenommen. In politischen Beurteilungen zeigten sich die Parteiorganisationen allgemein zufrieden mit Rubritius. Ein Gutachten des Sicherheitsdienstes der SS aus dem November 1940 bescheinigt ihm:

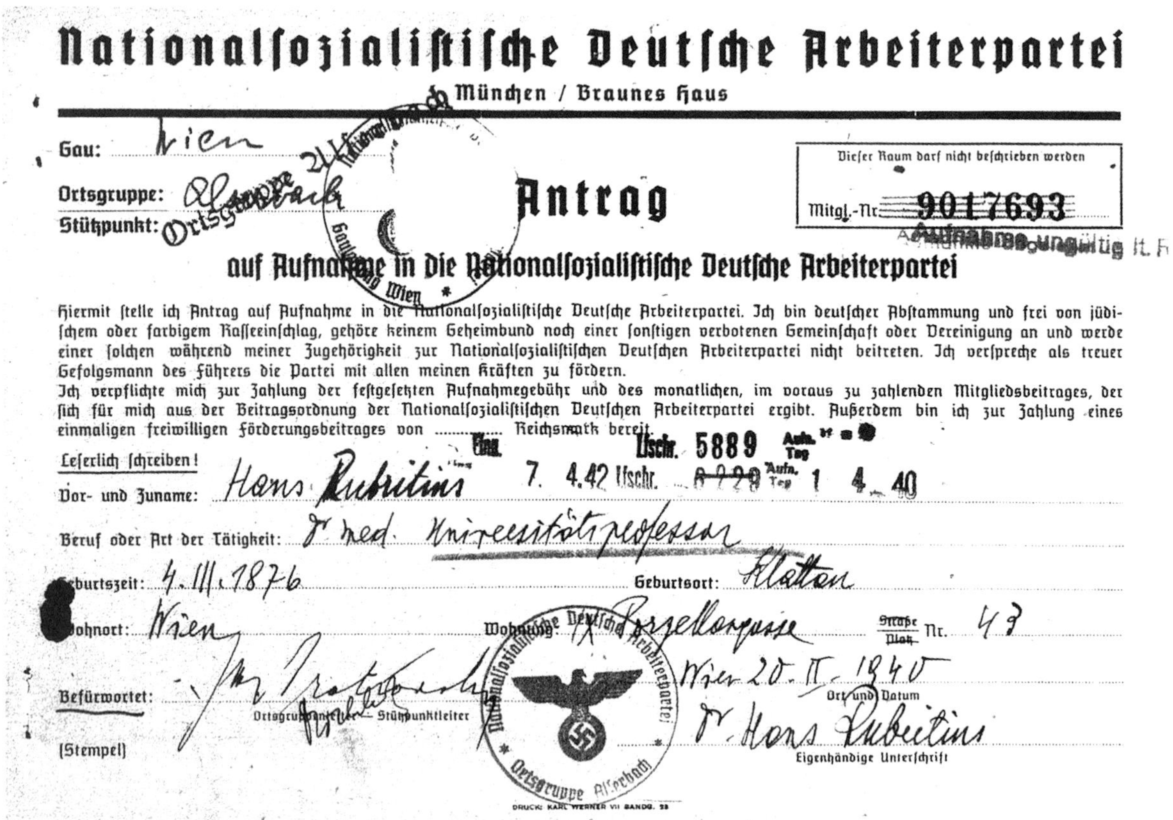

Nationalsozialistische Deutsche Arbeiterpartei

München / Braunes Haus

Gau: Wien

Ortsgruppe:

Stützpunkt:

Dieser Raum darf nicht beschrieben werden

Mitgl.-Nr. 9017693

Aufnahme ungültig lt. R

Antrag

auf Aufnahme in die Nationalsozialistische Deutsche Arbeiterpartei

Hiermit stelle ich Antrag auf Aufnahme in die Nationalsozialistische Deutsche Arbeiterpartei. Ich bin deutscher Abstammung und frei von jüdischem oder farbigem Rasseeinschlag, gehöre keinem Geheimbund noch einer sonstigen verbotenen Gemeinschaft oder Vereinigung an und werde einer solchen während meiner Zugehörigkeit zur Nationalsozialistischen Deutschen Arbeiterpartei nicht beitreten. Ich verspreche als treuer Gefolgsmann des Führers die Partei mit allen meinen Kräften zu fördern.

Ich verpflichte mich zur Zahlung der festgesetzten Aufnahmegebühr und des monatlichen, im voraus zu zahlenden Mitgliedsbeitrages, der sich für mich aus der Beitragsordnung der Nationalsozialistischen Deutschen Arbeiterpartei ergibt. Außerdem bin ich zur Zahlung eines einmaligen freiwilligen Förderungsbeitrages von .... Reichsmark bereit.

Eing. 7. 4.42 Uschr. 5889 Aufn. Tag 1. 4. 40

Leserlich schreiben!

Vor- und Zuname: Hans Rubritius

Beruf oder Art der Tätigkeit: Dr med. Universitätsprofessor

Geburtszeit: 4. III. 1876 Geburtsort: Klattau

Wohnort: Wien Wohnung: IX Porzellangasse Straße/Platz Nr. 43

Befürwortet:

Ortsgruppenleiter — Stützpunktleiter

(Stempel)

Wien 20. II. 1940

Ort und Datum

Dr. Hans Rubritius

Eigenhändige Unterschrift

Nationalsozialistische Deutsche Arbeiterpartei Ortsgruppe

DRUCK: KARL WERNER VII BANDG. 23

Aufnahmeantrag Rubritius' in die NSDAP[65]

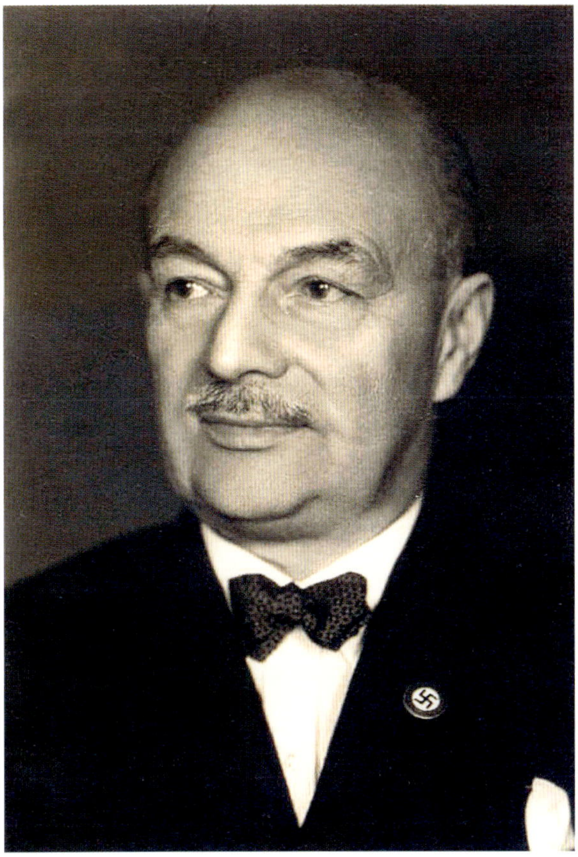

Hans Rubritius, ca. 1940[61]

Dr. Rubritius gehörte seiner politischen Einstellung nach ins nationale Lager, obwohl er auch vielfach liberalistische Ansichten vertrat. Als belastend wird ihm vorgehalten, dass er hauptsächlich jüdische Assistenten hatte und die Poliklinik eine Domäne der Juden darstellte. In der Systemzeit war er Obmann des Vereins Deutscher Ärzte. Ihm wurde nach dem Umbruch mit Rücksicht auf seine Grundeinstellung, obwohl er in der Systemzeit keinerlei Kampfgeist bewies, die Parteianwärterschaft zuerkannt. In persönlicher Hinsicht wird er als anständiger Mensch geschildert und geniesst fachlich einen guten Ruf.[63]

Insbesondere die Bemerkung über jüdische Ärzte an der Poliklinik und implizit an der Urologischen Abteilung zeugt zum einen von einer gewissen Unkenntnis des Sicherheitsdienstes der medizinischen Landschaft Wiens (s. Kapitel „Urologen und Nationalsozialismus in Österreich"), zum anderen ist sie aber auch ein Hinweis darauf, dass Rubritius zumindest vor 1938 mit seinen jüdischen Kollegen und Untergebenen gut zusammengearbeitet hatte. Im Jahr seines Todes 1943 stellte ihm die NSDAP-Gauleitung Wien ein weiteres positives Gutachten aus.[64] Rubritius starb 1943 in Wien an einer Magenperforation.

Fazit

Insbesondere die Anzahl fördernder Mitglieder der SS unter den betrachteten Urologen fällt ins Auge. Richard Evans hat darauf hingewiesen, dass fördernde Mitglieder zumindest bis Mitte der 1930er Jahre einen wichtigen Anteil an der Finanzierung der SS trugen. Während der Großteil der Gelder von Wirtschaftsvertretern kam, die sich und ihre Unternehmen absichern oder dem Regime andienen wollten, gab es auch individuelle fördernde Mitglieder. Evans stellt fest, dass eine fördernde Mitgliedschaft keine bloße Geste war, sondern sie auch dazu geeignet war, den Fördernden vor Eingriffen durch übereifrige Mitglieder der NS-Bewegung zu schützten.[66] Dies mag für Urologen, die häufig an Kliniken mit einem vormals großen Anteil jüdischer Ärzte arbeiteten, besonders attraktiv gewesen sein. Ab August 1934 wurden keine weiteren fördernden Mitglieder geworben (Ringleb wurde trotzdem 1935 eines) und die Finanzierung der SS erfolgte in der Folge nicht mehr aus Spenden, sondern aus Mitteln der NSDAP und geraubten jüdischen Geldern.[67]

Im Vergleich zu anderen Mitgliedschaften in Parteiorganisationen, wie etwa im NS-Kraftfahrkorps, muss eine fördernde Mitgliedschaft als deutlicheres Zeichen der Loyalitätsbekundung gelten. Für die Führungsebene der deutschen Urologie lässt sich also eindeutig eine Affinität zum Nationalsozialismus feststellen.

Michael Kater unterscheidet drei Gruppen politisch aktiver Ärzte im Nationalsozialismus: die Mitglieder der ersten Gruppe waren „nur insofern politisch engagiert, als die Verwaltung ihres Berufsstandes politisiert war", die Mitglieder der zweiten Gruppe waren „an der Bürokratie der NSDAP im weitesten Sinne", also an Parteiorganisationen, beteiligt und die Mitglieder der dritten Gruppe „übte[n] in irgendeiner Form Regierungsmacht aus."[68] Die in diesem Kapitel behandelten Ärzte fallen durch ihre Mitgliedschaften in der politisierten Führungsebene der urologischen Fachgesellschaft und in Parteiorganisationen alle in Katers erste und zweite Gruppe, eventuell mit der Ausnahme Kielluthners.

Darüber hinaus lassen sich bei den hier untersuchten Personen drei spezifische Motivationen für ihre Nähe zum nationalsozialistischen Regime ausmachen. Zum einen scheint es überzeugte Nationalsozialisten und Antisemiten wie Otto Ringleb und Hans Rubritius zu geben, die sich durch das Ausscheiden der jüdischen Kollegen mehr Stellen und einen besseren Verdienst versprachen. Zum Zweiten war die Stärkung der Rolle der Ärzteschaft im Staat, insbesondere als Hüter der Volksgesundheit und Administrator rassenhygienischer Maßnahmen, für viele Urologen offensichtlich attraktiv, wie sich etwa an Hans Boeminghaus und Karl Heusch zeigt. Eine dritte Gruppe scheint vor allem an einer Stärkung des Faches, etwa gegenüber der Chirurgie, durch institutionelle, klinische und akademische Eigenständigkeit im Sinn gehabt zu haben und war aus diesen Gründen bereit, sich mit dem Nationalsozialismus gemein zu machen. Für eine breitere Untersuchung der Mitglieder der urologischen und anderer Fachgesellschaften im „Dritten Reich" mögen diese drei Gruppen der Einbindung und Motivationen sich als nützliches Analyseraster erweisen (vgl. dazu das Kapitel „Urologie im Nationalsozialismus – Eine medizinische Fachgesellschaft zwischen Professionalisierung und Vertreibung" in diesem Band).

Anmerkungen

1 Zur Geschichte der Gesellschaft Reichsdeutscher Urologen (siehe Kapitel „Gleichschaltung und Selbstgleichschaltung…").
2 Klug M (1983) Otto Ringleb (17.5.1875–8.11.1946). Biobibliographie eines Urologen. Med. Diss. FU Berlin.
3 Wenske S J (2008) Die Herausbildung urologischer Kliniken in Berlin – Ein Beitrag zur Berliner Medizingeschichte. Diss. Med. Berlin (Charité); Kühl R (2011) Leitende Aachener Klinikärzte und ihre Rolle im „Dritten Reich", Kassel university press, Kassel, S 109–113.
4 Vienne F (2006) Der Mann als medizinisches Wissensobjekt: Ein blinder Fleck in der Wissenschaftsgeschichte. NTM 14(4): 222–230.
5 Krischel M, Moll F, Engel R, Fangerau H (2010) Forschungsperspektiven zur Geschichte der Urologie in Deutschland, 1933–1945. Der Urologe 49(9): 1188–1193.
6 Siehe dazu etwa Kater M (2000) Ärzte als Hitlers Helfer. Europa-Verlag, Hamburg; oder Klee E (2004) Was sie taten. Was sie wurden: Ärzte, Juristen und andere Beteiligte am Kranken- oder Judenmord. 12. Auflage. Fischer, Frankfurt.
7 Curriculum Vitae, unterzeichnet Erlangen 21. Mai 18. Dr. Eduard Pflaumer, Personalakte Eduard Pflaumer, Archiv der Universität Erlangen.
8 Personalakte Eduard Pflaumer, Archiv der Universität Erlangen.
9 Military Government of Germany, Fragebogen, Personalakte Eduard Pflaumer, Archiv der Universität Erlangen.
10 Military Government of Germany, Fragebogen, Personalakte Eduard Pflaumer, Archiv der Universität Erlangen.
11 Military Government of Germany, Fragebogen, Personalakte Eduard Pflaumer, Archiv der Universität Erlangen.
12 Siehe dazu etwa: Konitzer W, Stengel K (2007) Vor der Vernichtung: Die staatliche Enteignung der Juden im Nationalsozialismus. Campus, Frankfurt.
13 Kremling H (1996) Eduard Pflaumer (1872–1957). Ein Wegbereiter der Urologie. Würzburger medizinhistorische Mitteilungen 14: 81–84.
14 Dietrich H (2006) Die Berliner Urologische Gesellschaft von 1912–2006. Der Urologe 45: 1103–1108.
15 Schönberger B, Lück S (2000) Geschichte der Urologie an der Charité Berlin. Ein 100 jähriger Emanzipationskampf eines Fachgebietes. Urologe [B] 40: 69–73.
16 Klug M (1983) Otto Ringleb (17.5.1875–8.11.1946). Biobibliographie eines Urologen. Med. Diss. FU Berlin.
17 Die biographischen Daten stammen, so nicht anders angegeben, aus Kluge A (1986) Lebensläufe. Suhrkamp Verlag, Berlin, S 7–44.
18 Personalakte Otto Ringleb, Archiv der Humboldt-Universität zu Berlin, UK R 151, Bd. 1, Bl 4.
19 Bundesarchiv Berlin, ehem BDC RS Ringleb, Otto.
20 Bundesarchiv Berlin, ehem BDC, SSO Ringleb, Otto.

21 Geheimes Staatsarchiv Preußischer Kulturbesitz, Sign. SS 34B, Ring-Rinner.
22 Geheimes Staatsarchiv Preußischer Kulturbesitz, Sign. SS 34B, Ring-Rinner.
23 Brugsch T (1957) Arzt seit fünf Jahrzehnten. Rütten & Loening, Berlin, S 285.
24 Kluge A (1986) Lebensläufe. Suhrkamp Verlag, Berlin, S 40–41.
25 Schreiben Ringlebs an den Kommandeuer der Amerikanischen Sektion in Berlin, 4.8.1945, zitiert nach Kluge A (1986) Lebensläufe. Suhrkamp Verlag, Berlin, S 41.
26 Es handelt sich um Margarethe und Günther Schultze und aus Greifswald. Vgl. Klug M (1983) Otto Ringleb (17.5.1875–8.11.1946). Biobibliographie eines Urologen. Med. Diss. FU Berlin, S 40.
27 Brugsch T (1957) Arzt seit fünf Jahrzehnten. Rütten & Loening, Berlin, S 286.
28 Die biographischen Daten stammen, so nicht anders angegeben, aus: Stolze M (1966) In memoriam Ludwig Kielleuthner. Zeitschrift für Urologie und Nephrologie 6: 453–454.
29 Archiv der Ludwig-Maximilian-Universität, Personalakte Ludwig Kielleuthner, Sign. E-II-1978.
30 Archiv der Ludwig-Maximilian-Universität München, Personalakte Ludwig Kielleuthner, Sign. E-II-1978.
31 Bis hierher stammen die biographischen Daten aus dem Lebenslauf Heuschs in seiner Personalakte der Charité, Archiv der Humboldt-Universität zu Berlin, Akademie für ärztliche Fortbildung in Berlin, UK H 291, Bd. 1; zur Person Heusch, siehe auch Kühl R (2011) Leitende Aachener Klinikärzte und ihre Rolle im „Dritten Reich". Kassel University Press, Kassel, S 109–113.
32 Forßmann W & Boeminghaus H (1959) Karl Heusch zum 65. Geburtstag, Zeitschrift für Urologie 52(10): 603–605.
33 Archiv der Humboldt-Universität zu Berlin, UK H 291, Bd. 2, Bl 5.
34 Archiv der Humboldt-Universität zu Berlin, Akademie für ärztliche Fortbildung in Berlin, UK H 291, Bd. 1, Bl. 5–6.
35 Kühl R (2011) Leitende Aachener Klinikärzte und ihre Rolle im „Dritten Reich". Kassel University Press, Kassel, S 111.
36 Archiv der Humboldt-Universität zu Berlin, Akademie für ärztliche Fortbildung in Berlin, UK H 291, Bd. 1, Bl. 5–6.
37 Karl Heusch (1936) Urologie und Volksgesundheit, Zeitschrift für Urologie 30: 823–832.
38 Kühl R (2011) Leitende Aachener Klinikärzte und ihre Rolle im „Dritten Reich". Kassel University Press, Kassel, S 112.
39 Archiv der Humboldt-Universität zu Berlin, Akademie für ärztliche Fortbildung in Berlin, UK H 291, Bd. 1, Bl. 1.
40 Stadtarchiv Aachen, Stadt Aachen, Personalakte, Vertraulich, 158, Heusch, Prof. Dr. Karl, Chefarzt a.D, Bl. 7–8.
41 Wenske S J (2008) Die Herausbildung urologischer Kliniken in Berlin – Ein Beitrag zur Berliner Medizingeschichte. Diss. Med. Berlin (Charité), S 158.
42 Kühl R (2011) Leitende Aachener Klinikärzte und ihre Rolle im „Dritten Reich". Kassel University Press, Kassel, S 113.
43 Stadtarchiv Aachen, Stadt Aachen, Personalakte, Vertraulich, 158, Heusch, Prof. Dr. Karl, Chefarzt a.D, Bl. 37.
44 Mauermayer W, Schultze-Seemann F (Hrsg) (1979): Deutsche Gesellschaft für Urologie 1907–1978: Eröffnungsreden der Präsidenten 1.–30. Kongreß. Springer Verlag, Berlin Heidelberg New York, S 188.
45 Heusch K (1958) Überblick über die Geschichte der Deutschen Gesellschaft für Urologie, Verhandlungsberichte der DGU. Thieme, Stuttgart, S 13–20.
46 Siehe dazu die Reproduktion des Briefes im Kapitel Halling in diesem Band.
47 Teile der Biographie Boeminghaus' sind erschienen als: Krischel M (2010) Hans Boeminghaus und die urologische Sterilisationsforschung. Urologische Nachrichten 10: 14–15.
48 Bundesarchiv Berlin, BDC SSO Böminghaus, Hans.
49 Zu Boeminghaus' Veröffentlichungen, s. a. Vienne F (2006) Der Mann als medizinisches Wissensobjekt: Ein blinder Fleck in der Wissenschaftsgeschichte. NTM 14(4): 222–230.
50 Staatsarchiv Marburg, Best. 305a, Acc. 1976/19, alte Sign. BA8.
51 Naujoks H, Boeminghaus H (1934) Die Technik der Kastration und Sterilisation. Enke, Stuttgart, S 3.
52 Ibid S 7.
53 Ibid S 17.
54 Ich danke Friederike Butta-Bieck für ihre freundliche Hilfe bei der Recherche in den Wiener Archiven.
55 Figdor P P (2007) Biographien österreichischer Urologen. Universimed, Wien, S 174–176.
56 Lebenslauf und Wissenschaftliche Arbeiten (maschinenschriftlich und Unterzeichnet: Wien, 29. November 1940 Rubritius), Handschriften-Sammlung des Instituts für Geschichte der Medizin Wien, 442/1–2.
57 Nekrolog für Hans Rubritius, Universitätsarchiv Wien, Sign. 9305.85.
58 Figdor P P (2007) Biographien österreichischer Urologen. Universimed, Wien, S 175–176.
59 Schultze-Seemann F (1986) Geschichte der Deutschen Gesellschaft für Urologie 1906–1986. Springer, Berlin Heidelberg New York, S 84.
60 Figdor P P (2007) Biographien österreichischer Urologen. Universimed, Wien, S 175.
61 Wiener Stadt- und Landesarchiv, Personalakten des Prof. Dr. Hans Rubritius, SIGN. 1.3.2.202.A5.
62 Personalakte des Prof. Dr. Hans Rubritius, Wiener Stadt- und Landesarchiv, Sign. 1.3.2.202.A5.
63 Schreiben Sicherheitsdienst des Reichsführers SS, SD-Leitabschnitt Wien an die Gemeindeverwaltung des

Reichsgaus Wien, Personalamt, vom 14.11.1940, Wiener Stadt- und Landesarchiv, Sign. 1.3.2.202.A5.

64 Beurteilung der NSDAP-Gauleitung vom 2. April 1943, Wiener Stadt- und Landesarchiv, Sign. 1.3.2.202.A5.

65 Geheimes Staatsarchiv Preußischer Kulturbesitz, Sign. PK 0083.

66 Evans R (2006) The Third Reich in Power. Penguin Books, London, S 51.

67 Hoser P (2011) Schutzstaffel (SS), 1925–1945. In: Historisches Lexikon Bayerns, http://www.historisches-lexikon-bayerns.de/artikel/artikel_44600 (28.06.2011).

68 Kater M (2000) Ärzte als Hitlers Helfer. Europa-Verlag, Hamburg, S 113.

„Juden sind nicht erwünscht"[1] Vertreibung jüdischer Urologen aus Österreich

Friederike Butta-Bieck

Mit dem Einmarsch Adolf Hitlers und der Wehrmacht in Österreich am 12. März 1938 und dem „Anschluss" an Deutschland setzten große Veränderungen für die jüdische Bevölkerung ein, die ihr das Leben mehr und mehr erschwerten und vielfach letztendlich zur Lebensbedrohung und zum Tod führten. Die Gesetze und Verordnungen, die in Deutschland zum Teil schon seit dem Jahr 1933 in Kraft waren, kamen nun nach und nach auch in der „Ostmark" zum Tragen.

Vorweg möchte ich anmerken, dass sich bei der Beschäftigung mit dem Nationalsozialismus das Problem des Sprachgebrauchs ergibt. Einerseits soll die Terminologie der Täter vermieden werden, andererseits sind viele der Begriffe inzwischen längst in den allgemeinen Sprachgebrauch eingegangen und werden im Sinne der Kriminalisierung nationalsozialistischer Vorgehensweisen in den verschiedensten Bereichen verwendet. Trotzdem werden im folgenden Beitrag viele Termini in Anführungszeichen zu lesen sein, um besonders hervorzuheben, dass es sich um nationalsozialistische Terminologie handelt.

Im Zusammenhang mit Jüdinnen und Juden, die Österreich 1938/1939 verlassen haben, wird meist von „Auswanderung" oder „Emigration" gesprochen. Eine Auswanderung, also das Verlassen des Heimatlandes auf Dauer, kann freiwillig oder unfreiwillig aus wirtschaftlichen, religiösen oder politischen Beweggründen erfolgen. Das Recht auf Auswanderung ist ein Menschenrecht. Trotzdem mussten Juden die so genannte Reichsfluchtsteuer bezahlen, um Österreich verlassen zu dürfen.[2] Es kann auch kaum von „freiwilligem" Verlassen der Heimat gesprochen werden, da der Verbleib in Österreich bzw. im Deutschen Reich Sanktionen bis hin zur Lebensgefahr und dem Tod bedeutete hätte.

Der folgende Beitrag beschäftigt sich mit dem Schicksal von Wiener Urologen jüdischer Herkunft nach dem „Anschluss", während des Zweiten Weltkriegs und danach.

Im Rahmen des Projekts „Urologie im Nationalsozialismus" recherchiere ich die Biographien jüdischer Urologen[3] von ihrer Geburt bis zum Jahr 1938 und, wenn möglich, bis zu ihrem Tod.

Forschungsstand

Zum Forschungsstand ist Folgendes zu bemerken: Die Historikerinnen Renate Feikes, Judith Bauer-Merinsky und Karin Körrer haben Dissertationen über das Schicksal von Ärzten im Nationalsozialismus verfasst.[4] Die Historikerin Martina Lehner beschäftigt sich in ihrer Diplomarbeit mit der Medizinischen Fakultät der Universität Wien in der Zeit des Nationalsozialismus.[5]

Die Ärztin und Historikerin Ingrid Arias verfasste einen Buchbeitrag über das Schicksal jüdischer Ärztinnen im Nationalsozialismus.[6]

Peter Paul Figdor, der Archivar der Österreichischen Gesellschaft für Urologie, gab ein Buch mit Biographien österreichischer Urologen heraus.[7]

In den Bänden „Willfährige Wissenschaft"[8] und „Vertriebene Vernunft"[9] finden sich ebenfalls Beiträge zum Schicksal jüdischer Ärzte, beispielsweise verfasst vom Medizinhistoriker Michael Hubenstorf.[10]

Ein Forschungsdesiderat stellt das Leben österreichischer Urologen im Exil dar. In der Literatur konnte ich dazu nur sehr wenige Angaben finden. Bestände des Wiener Stadt- und Landesarchivs sowie des Österreichischen Staatsarchivs geben zumindest Auskunft über das Exilland österreichischer Urologen.[11]

Antisemitismus in Österreich

Der Antisemitismus hat in Wien eine lange Tradition. Seit dem 19. Jahrhundert wurde die jüdische Minderheit für parteipolitische Zwecke instrumentalisiert. Politische Führer, angefangen bei Wiens erstem christlichsozialen Bürgermeister Karl Lueger und seinem Kontrahenten, dem deutschnationalen Ritter von Schönerer, verlagerten mit Hilfe des jüdischen „Sündenbocks" ungelöste gesellschaftliche Konflikte, gleich ob wirtschaftlicher, sozialer oder kultureller Natur, auf eine emotionale Ebene. Damit lenkten sie die öffentliche Meinung vom Versagen der Politik ab. Das gemeinsame Feindbild stärkte die Loyalität gegenüber den Entscheidungsträgern. Nach der Machtübernahme durch die Nationalsozialisten im März 1938 wurden die Juden, die den Wienern so lange als Feindbild präsentiert worden waren, als reales Angriffsziel freigegeben, und der Zorn der Bevölkerung auf alle möglichen Missstände bekam damit ein Ventil.[12]

Bereits 1930 und 1932 versuchte man, den Numerus clausus für jüdische Studenten einzuführen. Zwischen politischen Studentengruppen am Anatomischen Institut gab es Saalschlachten unter aggressiv antisemitischen Vorzeichen.[13]

Ab dem Jahr 1934 wurden jüdische Assistenzärzte im Wiener Allgemeinen Krankenhaus nicht mehr von Aspiranten- auf bezahlte Assistentenposten umgesetzt.

Das Kaiserin-Elisabeth-Spital war schon im Jahr 1924 auf der Ebene der Ärzte in Ausbildung weitgehend „judenfrei", und 1925 war dies auch im Wilhelminenspital der Fall.[14]

Neue Gesetze und ihre Folgen

Die „Nürnberger Rassegesetze", die anlässlich des 7. Reichsparteitages der NSDAP, des so genannten Reichsparteitages der Freiheit am 15. September 1935 in Deutschland erlassen wurden und in Österreich im Mai 1938 in Kraft traten, umfassten zwei Gesetze: das „Reichsbürgergesetz" und das „Gesetz zum Schutze des deutschen Blutes und der deutschen Ehre".[15]

Das „Reichsbürgergesetz" bestimmte, dass nur „Staatsangehörige deutschen oder artverwandten Blutes" Reichsbürger sein konnten. Das hatte zur Folge, dass kein Jude mehr ein öffentliches Amt innehaben durfte, und dass Juden das Wahlrecht verloren.

Das „Gesetz zum Schutze des deutschen Blutes und der deutschen Ehre" verbot die Heirat sowie den außerehelichen Geschlechtsverkehr zwischen Juden und Nichtjuden. Es sollte der „Reinhaltung des deutschen Blutes" dienen. Verstöße gegen das Gesetz wurden als „Rassenschande" bezeichnet und strafrechtlich verfolgt.

Veränderungen im Gesundheitswesen

Wie bereits erwähnt, trat in Österreich das „Reichsbürgergesetz" im Mai 1938 in Kraft. Durch weitere Verordnungen wurde jüdischen Ärzten und Rechtsanwälten die Zulassung entzogen.[16] Für Ärzte bestand eventuell die Möglichkeit, als „jüdische Krankenbehandler" zu arbeiten. Es bedurfte dazu einer Bewilligung des Reichsministers des Inneren, und die Ärztinnen und Ärzte durften ausschließlich jüdische Patientinnen und Patienten behandeln, sich nicht mehr „Arzt" nennen, und mussten ein Schild führen, das auf blauem Grund einen gelben Kreis mit blauem Davidstern zeigte. Dieses Zeichen war auch auf Rezepten und Briefbögen anzubringen. Auf dem Schild und den genannten Papieren war außerdem der Vermerk *„Zur ärztlichen Behandlung nur für Juden berechtigt"* deutlich sichtbar anzubringen. Am 1. Juli 1938 wurde jüdischen Ärzten die Kassenzulassung entzogen. Am 31. August 1938 erlosch die Approbation jüdischer Ärzte.[17]

Ebenfalls im Laufe des Jahres 1938 wurden jüdische Professoren und Dozenten „aus rassischen Gründen" von der Universität Wien entlassen. Von 197 medizinischen Universitätslehrern wurden 153 entlassen. Im „Gedenkbuch der Universität Wien" finden sich zahlreiche Namen von Professoren und Dozenten, denen die Lehrbefugnis entzogen wurde.[18]

Das Rothschildspital

Das Spital der Israelitischen Kultusgemeinde, nach seinem Gründer Anselm Freiherr von Rothschild auch „Rothschildspital" genannt, wurde im Jahr 1873 im achtzehnten Wiener Gemeindebezirk am Währinger Gürtel 97 erbaut. Es wurde in finanzieller Hinsicht zunächst vom Haus Rothschild erhalten und ging später in den Besitz der Israelitischen Kultusgemeinde über.

Schon sehr früh besaß das Spital auch eine urologische Abteilung. Beispielsweise erhielt der Urologe Karl Gagstatter seine urologische Ausbildung bei Otto Zuckerkandl an dessen chirurgisch-urologischer Abteilung und bekam 1910 den Facharzttitel.[19] Nach dem plötzlichen Tod von Otto Zuckerkandl im Jahr 1921 leitete der Urologe Raimund Theodor Schwarzwald die Chirurgische und Urologische Abteilung provisorisch. 1923 erfolgte die Teilung in eine Chirurgische und eine Urologische Abteilung. Schwarzwald wurde der Vorstand der Urologischen Abteilung und leitete sie bis zum Jahr 1938.[20]

Da sämtliche jüdischen Urologen des Rothschildspitals emigrierten, wurde die Urologische Abteilung wieder an die Chirurgische Abteilung angeschlossen.

Wie schon erwähnt, wurde den jüdischen Ärzten im Jahr 1938 ihre Zulassung entzogen, und sie verloren ihre Stellungen. Um ihre ärztliche Tätigkeit fortsetzen zu können, suchten viele von ihnen im Rothschildspital Zuflucht und bekamen die Möglichkeit, bis zu ihrer Emigration oder Deportation dort zu arbeiten.

Einer der ersten Primarärzte, die Wien verließen, war der Chirurg Waldemar Goldschmidt, der im Jahr 1938 die Chirurgische Abteilung im Rothschildspital leitete. Er reiste am 28. März 1938 nach Schweden aus. Mit der Zeit gingen fast sämtliche Primarärzte, Assistenten und Sekundarärzte des Rothschildspitals in die Emigration.[21]

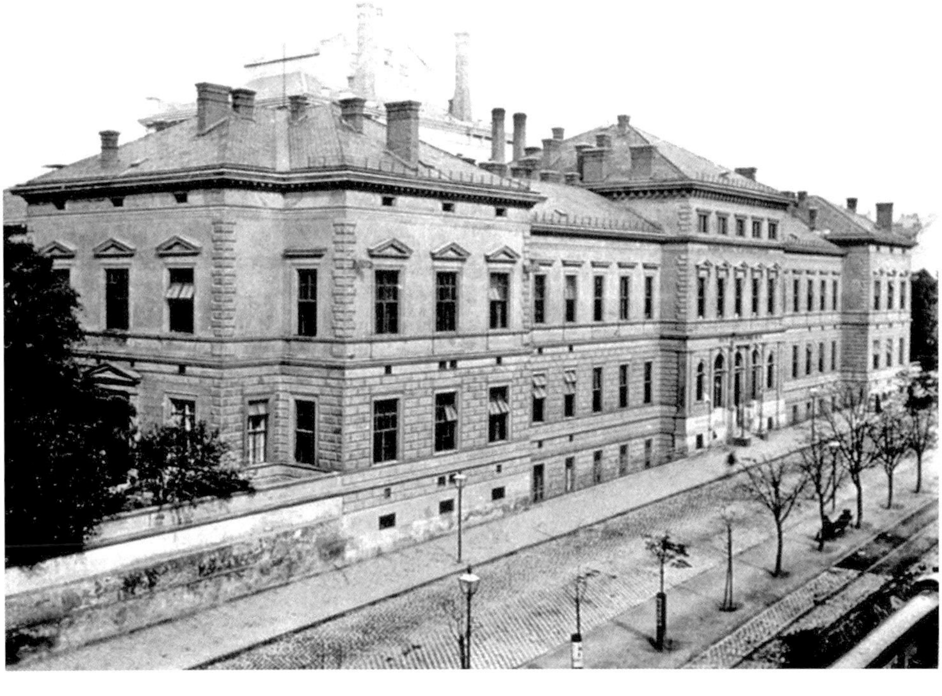

Spital der Wr. Kultusgemeinde, Rothschildstiftung, Währinger Gürtel 97 Ecke Gentzgasse. Photogr. Sperling, Wien, 1899, Aus: H. Seemann u. Ch. Lunzer: Währing 1880–1930. Album 4. Aufl. 1998. Mit freundlicher Genehmigung von Department und Sammlungen für Geschichte der Medizin, Bildersammlung, A-1090 Wien, Währinger Strasse 25.

Erich Stern, der von 1931 an als Chirurg im Rothschildspital tätig war, schreibt Folgendes:

> Diejenigen, die hier blieben, hatten entweder keine Möglichkeit zur Emigration oder aber sie fühlten sich den Strapazen in fremdem Land mit fremder Sprache und fremden Sitten ein neues Leben zu beginnen, nicht gewachsen.[22]

Der jüdischen Bevölkerung war es untersagt, öffentliche Spitäler aufzusuchen, und den öffentlichen Spitälern war es verboten, jüdische Patienten zu behandeln. Das einzige Spital, in dem die jüdische Bevölkerung Hilfe suchen konnte, war das Spital der Israelitischen Kultusgemeinde. Seit dem „Anschluss" am 13. März 1938 suchten auch Personen das Spital auf, die sich vor ihrer Emigration nach Übersee einer ärztlichen Untersuchung unterziehen mussten. Durch die ständige Zunahme von Selbstmordversuchen infolge der so genannten Reichskristallnacht[23] war man zunächst gezwungen, die Spitalsbetten zu vermehren, und es wurden aus den aufgelassenen Ambulanzen Krankenzimmer gemacht.[24]

Aufgrund der Emigrationswelle in den Jahren 1938 und 1939 sowie der Deportationen, die in den Jahren 1941 und 1942 ihren Höhepunkt erreichten, war das Spital jedoch viel zu groß geworden und übersiedelte Ende 1942 in die entsprechend adaptierte Talmud-Thora-Schule im zweiten Wiener Gemeindebezirk in die Malzgasse 16.[25]

Mit dem Einmarsch der Russen in Wien fiel das Behandlungsverbot für die nichtjüdische Bevölkerung, und daher suchten auch durch Fliegerangriffe verletzte Zivilpersonen das Spital auf. Dieses war jedoch nur als Notspital gedacht und entsprach in keinerlei Hinsicht den Ansprüchen eines modernen Krankenhauses. Im Jahr 1952 übersiedelte das Spital in einen eigens errichteten Trakt im reaktivierten Altersversorgungshaus Seegasse im neunten Wiener Gemeindebezirk. Ende 1970 wurde das jüdische Spital endgültig aufgelassen.[26]

Vermögensanmeldung und Vugesta

Am 26. April 1938 wurde eine Verordnung herausgegeben, die Juden und nichtjüdische Ehepartner von Juden verpflichtete, ihr gesamtes in- und ausländisches Vermögen anzumelden. Die Anmeldepflicht entfiel, wenn das Vermögen einen Gesamtwert von 5.000 RM nicht überstieg. Verstöße wurden mit Geldstrafen, Gefängnis und sogar Zuchthaus geahndet. Stichtag war der 27. April 1938. Es wurden Formulare mit dem Titel „Verzeichnis über das Vermögen von Juden nach dem Stand vom 27. April 1938" ausgegeben, die bis zum 30. Juni 1938 ausgefüllt und bei der Vermögensverkehrsstelle eingereicht werden mussten.

Die eingereichten Formulare wurden in der Vermögensverkehrsstelle gesammelt, statistisch ausgewertet und in Evidenz gehalten. Sie dienten als Grundlage für die Bemessung der Reichsfluchtsteuer und der Judenvermögensabgabe.[27] Jüdinnen und Juden, die geflüchtet waren oder die Absicht hatten, dies zu tun, hatten ihre Umzugsgüter zumeist bei Spediteuren zum Abtransport eingelagert. Der Beginn des Zweiten Weltkriegs machte den Abtransport der Güter aus Wien unmöglich.

Im August 1940 wurde aufgrund einer Forderung des Reichssicherheitshauptamts (RSHA) in Berlin und einer Initiative der Gestapo die „Verwaltungsstelle für jüdisches Umzugsgut der Geheimen Staatspolizei" (Vugesta) geschaffen. Die Vugesta fungierte nicht nur als „Arisierungsinstitution", sondern war auch eine Selbsthilfeorganisation für die österreichischen Spediteure. Ihnen wurden aus den Erlösen der verkauften Umzugsgüter die angefallenen Kosten für eingelagerte und liegengebliebene Umzugslifts abgegolten. Die Spediteure meldeten ab September 1940 der Vugesta alle Umzugslifts, deren Besitzer und Besitzerinnen „rassisch" verdächtig erschienen. Die Vugesta überprüfte die Angaben der Spediteure und erhielt dann die Verfügungsgewalt über die Umzugsgüter.

Durch die 11. Verordnung zum Reichsbürgergesetz vom 25. November 1941 trat eine Automatisierung der Beschlagnahmung ein. Mit dieser Bestimmung verloren Juden die deutsche

Staatsbürgerschaft und ihren Besitz, sobald sie ihren Aufenthaltsort im Ausland hatten. Das galt auch bei Deportationen. In den Umzugslifts befanden sich neben Gegenständen des täglichen Gebrauchs auch wertvolle Kunstwerke und Antiquitäten. Die Gebrauchsgegenstände wurden von der Vugesta in Freihandverkäufen an eigens von der NSDAP ausgewählte Berechtigte verkauft, die Kunstgegenstände wurden zur Versteigerung an das Dorotheum übergeben. Insgesamt wurden rund zehn Millionen Reichsmark durch die Versteigerungen und fünf Millionen Reichsmark durch die Freihandverkäufe umgesetzt. Aus den Verkaufserlösen wurden die Kosten der Lagerhaltung und diverse Verwaltungskosten sowie die Forderungen der Spediteure beglichen. Der Gewinn wanderte in die Kassen des Reichs. Die Vugesta war ein österreichisches Spezifikum.[28]

„Arisierung"

Die Enzyklopädie des Nationalsozialismus definiert den nationalsozialistischen Begriff „Arisierung" als

> Prozeß der Entfernung der deutschen Juden aus den [sic!] Wirtschafts-und Berufsleben. Die Arisierung umfasste sowohl die Enteignung jüdischen Besitzes und Vermögens zugunsten Nichtjuden ("Ariern„) als auch die Einschränkung jüdischer Erwerbstätigkeit und den direkten Zugriff auf jüdische Vermögen …[29]

„Arisierungen" waren ein Massenphänomen. Neben Geschäften und Betrieben galten vor allem Wohnungen als begehrtes Beutegut. Enteignung von jüdischen Mitbürgern erfolgte nicht auf Anordnung oder durch Zwang. Wer „arisierte", nutzte die Zwangslage der Menschen aus und stand somit auf Seiten der Täter. Haus, Betrieb, Geschäft oder Wohnung nahmen eine zentrale Stellung im Leben sowohl der Opfer als auch der Täter ein. Hier trafen „Ariseur" und „Arisierter" persönlich aufeinander, und das Leben aller Beteiligten änderte sich gravierend.

„Arisierung" wurde seitens der Machthaber nicht nur geduldet, sie war Teil des politischen Programms der Nationalsozialisten.[30] Wie schon erwähnt, wurde jüdischen Ärztinnen und Ärzten die Ausübung ihres Berufes ab dem Jahr 1938 aufgrund der neuen Gesetzeslage immer mehr erschwert und schließlich verboten.

Die meisten jüdischen Urologen, und das trifft vermutlich auch auf die Mehrzahl der übrigen Ärztinnen und Ärzte zu, hatten ihre Praxisräume in ihren Wohnungen. Bereits in den ersten Tagen nach dem „Anschluss" wurden jüdische Mieter aus ihren Wohnungen vertrieben. Die „wilden" Arisierungen von Wohnungen begannen als spontane Aktionen der Bevölkerung. Es kam zu Plünderungen und zum gewaltsamen Eindringen von zum Großteil bewaffneten NS-Parteigenossen aber auch von Nachbarn. Zu diesem Zeitpunkt hatte der gesetzliche Mietschutz für jüdische Mieter aber nach wie vor Gültigkeit.[31]

Seit Inkrafttreten der „Verordnung zur Einführung des Gesetzes über Mietverhältnisse mit Juden in der Ostmark" vom 10. Mai 1939 erfolgten Wohnungskündigungen aufgrund der Tatsache, dass die Mieter Juden waren.[32] Bei den Recherchen zu den Wohnadressen jüdischer Urologen stellte sich jedoch heraus, dass diese Kündigungen oft bereits im Jahr 1938 ausgesprochen wurden. Die Menschen waren dann bis zum Zeitpunkt ihrer Emigration gezwungen, bei Verwandten oder Freunden unterzukommen oder sich in einer Pension einzumieten. Selbstverständlich konnte die Kündigung auch durch den Mieter erfolgen, weil er sich für die Auswanderung entscheiden musste. Es gab jedoch auch Fälle, in denen weder der Mieter noch der Vermieter eine Kündigung aussprach, beispielsweise weil eine Deportation erfolgte oder eine „wilde Arisierung" vorlag.[33]

Über die „Arisierung" von Kunstgegenständen wird anhand des Beispiels des Urologen Viktor Blum berichtet. Hier wird gleichzeitig ein Beispiel des Umgangs mit der Rückgabe jüdischen Vermögens nach dem Ende der Herrschaft der Nationalsozialisten aufgezeigt.

Emigration

Zwischen März 1938 und November 1941 vertrieben die Nationalsozialisten mehr als 130.000 ÖsterreicherInnen, von denen die Mehrheit Juden im Sinne der Nürnberger Gesetze waren. Neben der Israelitischen Kultusgemeinde unterstützten verschiedene Organisationen wie das Palästina-Amt, der JOINT (American Joint Distribution Committee), die Quäker, die Schwedische Mission, die Gildemeester-Hilfsaktion sowie zionistische Vereinigungen die Menschen sowohl in finanzieller als auch in bürokratischer Hinsicht. Ihre Hauptaufgabe bestand in der Beschaffung von Einreisevisa für Großbritannien, Frankreich, Belgien, die Schweiz und die USA. Diese potentiellen Aufnahmeländer hatten nach dem „Anschluss" ihre ohnedies schon restriktive Asylpolitik gegenüber jüdischen Flüchtlingen weiter verschärft. Dementsprechend schwierig war für die Flüchtlinge die Beschaffung von Besuchs-, Einwanderungs- und Transitvisa, Arbeitserlaubnis, Schiffstickets sowie gültigen Personal- und Reisedokumenten.

In Wien wurde im August 1938 die „Zentralstelle für jüdische Auswanderung in Wien" unter der Leitung des damaligen SS-Untersturmführers Adolf Eichmann eingerichtet. Sie diente einerseits zur Beschleunigung der Auswanderung und hatte andererseits den Zweck, die Juden auf „legale" Weise gänzlich um ihr Hab und Gut zu bringen.

Die Menschen durchliefen ein aus bürokratischen Schikanen bestehendes Fließbandsystem, zu dem die Vorlage einer „Steuerunbedenklichkeitserklärung", die Entrichtung der Reichsfluchtsteuer und der Verzicht auf das gesamte Vermögen zählten. Sodann durften die nunmehrigen jüdischen Passinhaber unter Mitnahme von wenigen persönlichen Habseligkeiten sowie von 10 Reichsmark an Devisen ausreisen.[35]

Auch eine Taufe konnte Sanktionen und Verfolgung nicht verhindern. Obwohl sie sich evangelisch hatte taufen lassen, musste beispielsweise Dora Brücke-Teleky Österreich verlassen und emigrierte über Italien in die USA. Auch Viktor Blum bewahrte seine katholische Taufe nicht davor, ins Exil gehen zu müssen.

Neben der Notwendigkeit, das Geld für die so genannte Reichsfluchtsteuer sowie für Visa, Reisekosten und Reisedokumente aufbringen zu müssen, gab es eine weitere Hürde vor der Abreise ins Exil: Um in die USA oder in andere Länder, in denen britisches oder verwandtes Recht galt, einreisen zu können, benötigte man ein Affidavit. Es handelte sich dabei um eine beglaubigte Bürgschaftserklärung von Verwandten, Freunden oder Bekannten, die den Verfolgten die Einreise ermöglichte.

War das Exilland endlich erreicht, kam es neben psychischen Problemen durch den Verlust von Familienmitgliedern und Heimat und aufgrund von Sprachproblemen sehr oft zu großen materiellen Nöten. Einzig Künstlern und Wissenschaftlern war ein berufliches Fuß-Fassen und damit die Fortsetzung ihrer Karriere unter Umständen möglich. Allerdings mussten die Ärzte sich einer Nostrifikation unterziehen, das heißt, es mussten Prüfungen abgelegt werden, um den Beruf weiter ausüben zu können. Für die Mehrheit der Emigranten bedeutete die Flucht jedoch das Ende ihrer bisherigen Berufstätigkeit und damit sozialen Abstieg und Armut.

Als Beispiel für eine Fortsetzung seiner Karriere in der Emigration soll der bereits erwähnte Urologe Viktor Blum genannt werden. Er emigrierte mit seiner Frau Alice in die USA und setzte seine Karriere als Professor an der Loyola University Chicago fort und arbeitete als Arzt in verschiedenen Krankenhäusern in Chicago.

Auch Alfred Walter Kneucker arbeitete im Exil als Arzt. Er flüchtete über Stockholm und London nach China, wo er acht Jahre lebte und arbeitete, und siedelte 1947 in die USA über, wo er seine ärztliche Tätigkeit fortsetzen konnte.

Aufgrund der Quellenlage war es bisher nicht möglich, den Lebenslauf sämtlicher Urologen bis zu ihrem Tod zu recherchieren. Das bedeutet, dass, wie soeben beschrieben, es jüdische Ärzte gab, die im Emigrationsland ihre Karriere fortsetzen konnten. Leider muss davon ausgegangen werden, dass es nicht allen gelang.

Schicksal der Emigranten nach 1945 – Rückkehr?

Eine Rückkehr nach Österreich war in den Jahren unmittelbar nach dem Zweiten Weltkrieg fast unmöglich. Zum einen fehlte es an Reisemöglichkeiten, und zum anderen musste man von Österreich dazu aufgefordert werden, zurückzukehren. Das war jedoch nur ganz selten der Fall. Von den rund 130.000 Vertriebenen kehrten nur einige Tausend zurück. Viele der RemigrantInnen waren alt und krank, an den Exilbedingungen gescheitert und am sozialen Abstieg zerbrochen. Einige hofften, ihr geraubtes Vermögen zurück zu erhalten, andere kamen, um nach überlebenden Verwandten und Freunden zu suchen.

Ein wesentliches Motiv zur Rückkehr bildete die Zugehörigkeit zu einer politischen Partei. KommunistInnen und SozialistInnen wollten am Aufbau eines neuen Österreich mitarbeiten.[36] Einer, der schon bald sein Exilland verließ und nach Österreich zurückkehrte, war der Chirurg Felix Mandl. Er kam im Jahr 1947 aus Palästina zurück und wurde zum Vorstand der Chirurgischen Abteilung des Kaiser-Franz-Josef-Spitals ernannt. Mandl war Sozialist und wurde im November 1954 in den Wiener Landtag und als sozialistischer Mandatar für den zehnten Bezirk in den Wiener Gemeinderat berufen.[37]

Mandl war jedoch eine Ausnahme. Im Allgemeinen galten die Remigranten als Konkurrenz auf dem Arbeits- und auf dem Wohnungsmarkt. Auch der Antisemitismus war nach wie vor ein Thema. Die Historikerin Helga Embacher äußert sich dazu wie folgt:

> In den unmittelbaren Nachkriegsjahren richtete sich der Antisemitismus hauptsächlich gegen jüdische Flüchtlinge aus Osteuropa. Auch ostjüdische Flüchtlinge und assimilierte Wiener Juden waren einander fremd, oft sogar feind, und die Beziehung zueinander gestaltete sich längere Zeit als gegenseitige Abgrenzung. Wie vor 1938 befürchteten die Wiener Juden auch nach 1945 wieder, daß der gegen die ‚Zuagraasten' (die Zugezogenen, Anm. d.Verf.) gerichtete Antisemitismus letztendlich sie treffen würde...[38]

Bisher konnte unter den jüdischen Urologen niemand ausgemacht werden, der in den Nachkriegsjahren nach Österreich zurückkehrte.

Dora Brücke-Teleky arbeitete bis zum Jahr 1950 als Gynäkologin und Urologin in Boston, verließ nach ihrer Pensionierung die USA und übersiedelte zu ihrer Schwester in die Schweiz, wo sie am 19. April 1963 starb.

Der Urologe Walter Alfred Kneucker lebte und arbeitete, wie bereits erwähnt, von 1938 bis 1946 in China und ab dem Jahr 1947 in den USA. Im Jahr 1960 beabsichtigte er, im Rahmen eines Wien-Besuchs seine Rückkehr nach Österreich vorzubereiten. Er starb jedoch am 12. Januar 1960 im Wiener Allgemeinen Krankenhaus.

Wiedergutmachung und Restitution?

Am 18. Januar 1956 trat in Österreich das Hilfsfondsgesetz in Kraft. Es ermöglichte Emigranten, beim „Fonds zur Hilfeleistung an politisch Verfolgte, die ihren Wohnsitz und ständigen Aufenthalt im Ausland haben (Hilfsfonds)" um finanzielle Unterstützung anzusuchen. Voraussetzung war eine Auswanderung nach dem 13. März 1938 und ein Verbleib im Ausland. Im Allgemeinen erhielten die Ansuchenden zwei bis drei Geldbeträge, deren Höhe sich zwischen öS 1.500,– und öS 10.000,– belief.

Der Antrag wurde mittels Formular gestellt. Unter anderem musste angegeben werden, warum jemand „dauernd erwerbsunfähig" war. Beispielsweise gab der Urologe Ernst Kornitzer „Status nach Herzinfarkt" als Begründung an, was mittels Attest von seinem behandelnden Arzt bestätigt wurde. Vertreten wurden die Personen jeweils durch einen Rechtsanwalt in Wien. Der Rechtsbeistand Kornitzers war Dr. Ernst Loew. Da Ernst Kornitzer vor Auszahlung des Geldes verstarb, ging der Anspruch nach Antrag durch den Rechtsanwalt auf die Witwe Annemarie Kornitzer über. Sie erhielt am 13. November 1958 öS 9.300,– und am 9. Februar 1959 öS 9.700,–.[39]

Das „Gesetz über die Erfassung arisierter und anderer im Zusammenhang mit der nationalsozialistischen Machtübernahme entzogenen Vermögenschaften" vom 10. Mai 1945 sah vor, dass jeder Inhaber eines Vermögens, das während der NS-Zeit entzogen worden war, dieses anmeldet. Das war bei jüdischem Vermögen der „Ariseur". Die Anmeldefrist betrug einen Monat, eine vorsätzliche Unterlassung der Anmeldung konnte bei größeren Vermögen mit bis zu zehn Jahren Kerker bestraft werden. Zunächst blieb das Gesetz fast wirkungslos, galt es doch in den ersten Monaten nach Kriegsende nur in der sowjetischen Zone, da die Westalliierten die Regierung noch nicht anerkannt hatten. Außerdem existierte die Stelle, bei der die Anmeldung erfolgen sollte, noch nicht. Erst auf der Ersten Länderkonferenz im September 1945 wurde der Beschluss gefasst, ein „Staatsamt zur Sicherung, Verwahrung, Planung und Verwertung öffentlicher Vermögenswerte", das spätere Bundesministerium für Vermögenssicherung und Wirtschaftsplanung, zu gründen. Das Ministerium wurde auch nach seinem Minister Peter Krauland (ÖVP) „Krauland-Ministerium" genannt. Verschiedene Berechnungen ergaben, dass die „offiziellen" Vermögensentziehungen mit einer Gesamtsumme von etwa 5 Milliarden Mark zu beziffern waren. Durch die „wilden" Arisierungen erhöhte sich der Wert auf etwa 6,5 Milliarden Mark. Weitere Berechnungen wie „Reparationsindex" und Preiserhöhung ergaben letztendlich einen Gesamtschadensbetrag von 34 Milliarden Schilling.[40]

Das Erste Rückstellungsgesetz vom 26. Juli 1946 sah vor, dass jenes Vermögen an den Vorbesitzer bzw. den Antragsteller zurückgestellt werden sollte, das sich in Verwaltung des Budes oder der Länder befand. Ein Rückstellungsantrag konnte bei der Finanzlandesdirektion eingereicht werden.[41] Das Zweite Rückstellungsgesetz vom 6. Februar 1947 betraf die Rückstellung jener entzogenen Vermögen, die sich im Eigentum der Republik Österreich befanden. Während die ersten beiden Rückstellungsgesetze in der Öffentlichkeit kaum beachtet wurden, löste das gleichfalls am 6. Februar 1947 verabschiedete Dritte Rückstellungsgesetz „über die Nichtigkeit von Vermögensentziehungen" schon im Vorfeld heftige Kritik aus. Dieses Gesetz behandelte in erster Linie die Rückstellung von in der Hand physischer oder juristischer Personen befindlichen Vermögens, also beispielsweise „arisierter" Betriebe. Es gab sowohl Widerstand seitens der „Rückstellungsbetroffenen", die sogar einen „Schutzverband der Rückstellungsbetroffenen" ins Leben riefen, als auch seitens der politischen Parteien und der Wirtschaft. Alle Versuche, das Rückstellungsgesetz zu kippen, scheiterten jedoch am Widerstand der Westalliierten, die sich auf den Staatsvertragsentwurf und die Grundsätze der Londoner Deklaration von 1943 beriefen.

Resümee

Der österreichische Staat war zunächst nicht bereit, jüdische Emigrantinnen und Emigranten als Opfer anzusehen. Das Erste Opferfürsorgegesetz vom 17. Juli 1945 sah nur österreichische WiderstandskämpferInnen als Opfer an und erkannte ihnen bei entsprechender Bedürftigkeit Fürsorgemaßnahmen, Vergünstigungen und Renten zu. Opfer rassischer Verfolgung blieben vom Opferfürsorgesetz ausgeschlossen, sofern sie keinen Nachweis eines aktiven Einsatzes gegen das NS-Regime nachweisen konnten.

Das Zweite Opferfürsorgesetz aus dem Jahr 1947 sah auch Fürsorgemaßnahmen für Opfer rassischer Verfolgung vor, jedoch waren ausschließlich österreichische Staatsangehörige anspruchsberechtigt. Ausgeschlossen blieb die große Zahl der Vertriebenen, die nach dem Entzug der deutschen Staatsbürgerschaft gezwungenermaßen die Staatsbürgerschaft ihres Exillandes angenommen hatten.[43]

Aufgrund dieser Gesetzeslage galten die österreichischen Urologen, von denen nach heutigem Wissensstand fast alle emigrieren konnten, vor dem österreichischen Gesetz nicht als Opfer.

Erst das oben erwähnte „Hilfsfondsgesetz" gewährte diesen Menschen die Möglichkeit finanzieller Zuwendungen seitens der Republik

Österreich. Inwieweit diese Zahlungen zumindest die materielle Not der Antragssteller linderte, kann nicht beurteilt werden.

Weder durch Geld noch durch gesetzliche Anerkennung als Opfer konnten die psychischen und emotionalen Verletzungen der Jüdinnen und Juden „geheilt“ werden, die sie durch den Verlust der Heimat, von Familienangehörigen, Freunden und Bekannten und durch Veränderungen und Einbußen im Berufsleben erfahren hatten. Nicht zuletzt kamen aus diesen Gründen bei vielen der Opfer auch noch gesundheitliche Probleme dazu.

Nicht genug, dass diese Menschen Heimat, Familie und Freunde verloren hatten, an einer Überlebensschuld litten und im Exil ein entbehrungsreiches Leben führten, mussten sie auch noch feststellen, dass ihre ehemalige Heimat das erlittene Unrecht nicht als solches anerkennen wollte.

Viktor Blum – Kurzbiographie

Viktor Blum wurde am 10. Januar 1877 in Wien geboren.[44] Von 1886 bis 1894 besuchte er das k.k.Staatsgymnasium Wien VIII.[45] Ab dem Wintersemester 1894/1895 studierte Blum an der Medizinischen Fakultät der Universität Wien[46] und promovierte am 26. Mai 1900 zum „Doktor der gesamten Heilkunde“.[47] Im Jahr 1898 trat Blum aus der Israelitischen Kultusgemeinde aus[48] und ließ sich später römisch-katholisch taufen.[49]

Bis zum Jahr 1901 wohnte er in Wien VIII., Josefstädterstraße 29.[50] Danach wechselte er einige Male die Adresse.[51] Ab 21. Juli 1937 wohnte er in Wien VIII., Alserstraße 45/1/6, von wo er sich am 21. Januar 1939 mit dem Ziel „Zagreb“ abmeldete.[52]

Nach der Promotion war Blum als Aspirant in der II. Medizinischen Klinik bei Edmund Neusser tätig. Von 1901 bis 1903 arbeitete er als Assistent der Chirurgischen Abteilung der Poliklinik unter Alexander Fraenkel, von 1903 bis 1917 als Assistent der Urologischen Abteilung der Poliklinik, die von Anton Frisch geleitet wurde, und wo er seine urologische Ausbildung erhielt. Ab 1919 wurde er zum Vorstand der Urologischen Ambulanz des Erzherzogin-Sophien-Spitals berufen.[53, 54] Die Urologische Ambulanz wurde im Jahr 1906 mit dem Neubau der Chirurgischen Abteilung in Betrieb genommen und zunächst von den Chirurgen mitbetreut. Viktor Blum war als erster Urologe Leiter dieser Ambulanz.[55] Am 15. April 1911 wurde Viktor Blum für Urologie habilitiert.[56] Er war der Erste in Österreich und Deutschland, der für das Fach Urologie habilitiert wurde.[57] Am 22. Juli 1921 erhielt Blum den Titel eines a.o. Professors für Urologie.[58]

Viktor Blum war Mitglied der Gesellschaft der Ärzte in Wien, der Gesellschaft für innere Medizin, der Gesellschaft für Physikalische Medizin, der Gesellschaft für Neurologie und Psychiatrie, der Deutschen Gesellschaft für Urologie, der Internationalen Gesellschaft für Urologie, der Association Francaise d'Urologie,

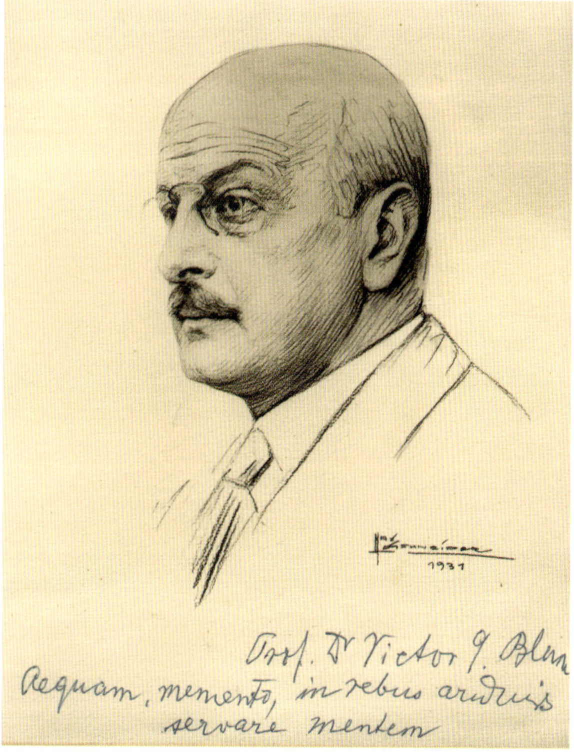

Viktor Blum, Zeichnung von Max Schneider, Wien 1931. Reproduktion mit Widmung Blums. Mit freundlicher Genehmigung von Department und Sammlungen für Geschichte der Medizin, Bildersammlung, A-1090 Wien, Währinger Strasse 25.

der Wiener bzw. Österreichischen Gesellschaft für Urologie, der Deutschen Gesellschaft für Chirurgie sowie Ehrenmitglied der Italienischen, Spanischen, Portugiesischen, Deutschen und Österreichischen Urologischen Gesellschaft sowie korrespondierendes Mitglied der Ungarischen Gesellschaft für Urologie.[59] Im Jahr 1920 erfolgte Blums Wahl zum Vizepräsidenten der Österreichischen Gesellschaft für Urologie.[60] In den Jahren 1924, 1925, 1931, 1932, 1933, 1935 und 1937 war Blum Vorsitzender der Österreichischen Gesellschaft für Urologie. In den Jahren 1931 und 1932 übte er das Amt gemeinsam mit Hans Rubritius aus.[61]

Laut Personalblatt der Universität Wien erhielt er folgende Auszeichnungen: das Ritterkreuz des Franz-Joseph-Ordens mit den Schwertern, das Österreichische Rote Kreuz II. Klasse, das Deutsche Rote Kreuz III. Klasse und das Marianer Kreuz des Deutschen Ritterordens.[62] Blum war Herausgeber der „Zeitschrift für Urologie" und der „Zeitschrift für urologische Chirurgie".[63]

Am 30. April 1938 wurde Blum fristlos vom Sophienspital entlassen.[64] Von der Universität Wien wurde seine Venia legendi widerrufen, und er wurde am 22. April 1938 seines Amtes enthoben.[65] Gemäß der Verordnung über die Anmeldung des Vermögens von Juden vom 26. April 1938 gab Viktor Blum im „Verzeichnis über das Vermögen von Juden nach dem Stand 27.4.1938" seinen Besitz wie folgt bekannt: Er besaß ein Einfamilienhaus in Rodaun, Richtergasse 16, das mit RM 40.000,-- bewertet wurde.

Weiter verfügte er über:

Dollarwerte	RM 120.766,–
Schillingwerte	RM 44.745,–
Grundvermögen	RM 94.000,–
Betriebsvermögen	RM 5.190,–
Diverse Wertpapiere	RM 193.511,–
Spareinlagen bei Banken im In-und Ausland	RM 12.589,29[66]

Das von der Vugesta beschlagnahmte Eigentum wurde mit einem Wert von RM 36.500,– angegeben.[67]

Viktor Blum verließ zusammen mit seiner Ehefrau Alice Österreich im Januar 1939 und emigrierte in die USA. In Le Verdon, Frankreich, traten sie ihre Reise nach Übersee an und erreichten mit der George Washington am 1. November 1939 New York.[68] In den Jahren 1939 und 1940 war er „Assistant Clinical Professor of Urology" an der Loyola University Chicago Stritch School of Medicine und von 1941 bis 1953 „Associate Clinical Professor of Urology".[69] Viktor Blum starb am 3. März 1954 in Chicago.[70]

Restitution

Neben seiner Tätigkeit als Arzt machte sich Blum auch als Sachverständiger und Sammler gotischer Kunst einen Namen. Das Prunkstück seiner Sammlung waren acht Bildtafeln, die vom Meister des Friedrich-Altars stammten. Während Schmuck, Teppiche und andere Einrichtungsgegenstände nach der Machtübernahme durch die Nationalsozialisten von der Gestapo beschlagnahmt wurden, konnte Blum die Bildtafeln sowie ein Aquarell von Karl Agricola in Sicherheit bringen. Bis zum Jahr 1941 blieben sie in sicherer Verwahrung, dann sollte Blums Vermögen mit der Aberkennung seiner Staatsbürgerschaft zugunsten des Deutschen Reich für verfallen erklärt werden.

Im Mai des Jahres 1943 erwarb der interimistische „Sonderbeauftragte" Hitlers für das geplante Linzer Kunstmuseum, Gottfried Reimer, die Bildtafeln und das Aquarell für Hitler. Nach dem Ende des Zweiten Weltkriegs wurden die angekauften Kunstgegenstände Blums von der US-Armee im Salzbergwerk von Altaussee geborgen und in den „Central Art Collecting Point" (CACP) nach München gebracht. Blums Rechtsvertreter, Franz Nowotny, stellte am 22. Juli 1946 ein Ansuchen an die US-Streitkräfte in Österreich auf Ausfolgung der acht Bildtafeln und des Aquarells. Am 5. Dezember 1945 wurden die Kunstgegenstände nach Kremsmünster gebracht und unter die Verwaltung der Republik Österreich und unter die Aufsicht des Bundesdenkmalamts gestellt.

Im Jahr 1947 stellte Blum durch seinen Rechtsvertreter einen Rückstellungsantrag nach dem Ersten Rückstellungsgesetz. Am 29. September 1947 wurde die Rückstellung der Bildtafeln und des Aquarells durch einen Bescheid der Finanzlandesdirektion Linz verfügt. Einer Ausfuhr der Kunstgegenstände nach Chicago stand jedoch das in Österreich seit dem Jahr 1918 in der Fassung von 1923 in Kraft befindliche Ausfuhrverbotsgesetz entgegen. Das Bundesdenkmalamt teilte mit, dass ein Ansuchen um eine Ausfuhrbewilligung wegen des „besonderen Wertes" der Bildtafeln „für den österreichischen Kunstbesitz" negativ beschieden werden müsse. Auch eine Beschwerde von Rechtsanwalt Nowotny brachte keinen Erfolg. Schließlich setzte sich der Wiener Erzbischof Kardinal Theodor Innitzer für Blum ein. Eine öffentliche Sammlung sollte Blum einen Tausch der Bildtafeln gegen gleichwertige Objekte vorschlagen, die zur Ausfuhr freigegeben waren. Blum willigte in diesen Kompromiss ein. Es gab jedoch weitere Verhandlungen und Hinhaltetaktiken, bis Blum schließlich am 11. November 1948 die Ausfuhrbewilligung für die acht Bildtafeln und das Agricola-Aquarell erteilt wurde. Am 21. Februar 1949 erfolgte schließlich die Ausfolgung der Kunstgegenstände an eine von Blum mit dem Transport in die USA betraute Spedition.[71]

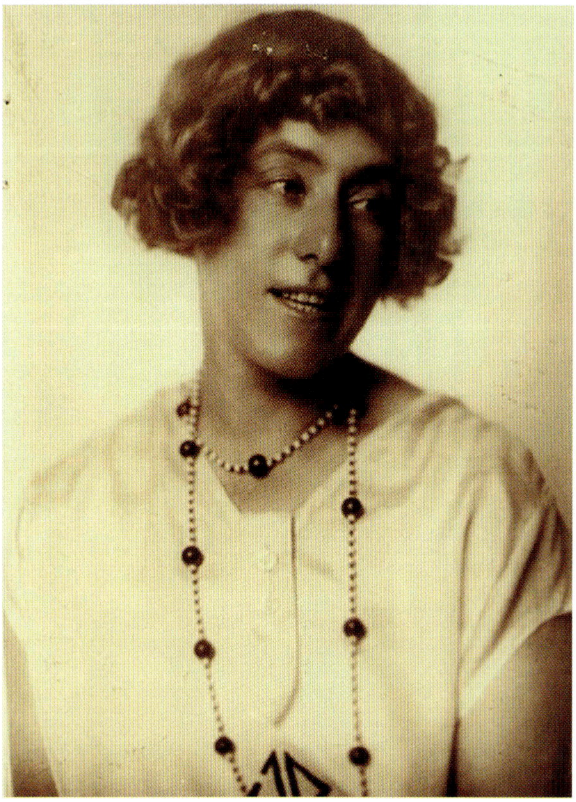

Die Ärztin Dora Brücke-Teleky (1885–1963) war eine der ersten Medizinstudentinnen in Wien, gehörte zu den frühen Mitgliedern der Deutschen Gesellschaft für Urologie. Sie befasste sich hauptsächlich mit uro-gynäkologischen Fragen. (vgl. Frank, M. (2010) A Doctor for women – Dora Teleky's committment for gynaeco-urology J Urol 183 436–637), Repro Pugge, mit freundlicher Genehmigung Schlesinger Library, Diana Carey, Boston Cambridge MA.

Wissenschaftliche Arbeiten und Publikationen

Viktor Blum verfasste eine große Zahl wissenschaftlicher Arbeiten. In seinem Personalblatt der Universität Wien sind folgende Monographien angeführt:

Symptomatologie und Diagnostik urologischer Erkrankungen (Leipzig und Wien Deutike), Band I 1907, Band II 1909

Nierenphysiologie und funktionelle Diagnostik (Deutike 1913)

Urologische Operationslehre: intravesicale Operationen (Leipzig Thieme 1920)

Chirurgische Pathologie und der Harnblasendivertikel (Leipzig Thieme 1920)

„und ca. 100 Arbeiten und Abhandlungen über Chirurgie und Urologie".[72]

Figdor führt ebenfalls diese Arbeiten an sowie:

„Die Erkrankungen der Prostata" im Handbuch für Urologie (1926–28, zusammen mit Rubritius)

„Urologie und ihre Grenzgebiete dargestellt für praktische Ärzte" (1926, mit Glingar und Hryntschak)[73]

Am 24. April 1929 hielt Viktor Blum in der Wiener Urologischen Gesellschaft eine Gedenkrede auf Theodor Billroth: „Theodor Billroth und die Urologie"[74]

Emigration jüdischer Urologen

Name	Geburtsdat.	Emigration/Schicksal
BACHRACH Robert	27.11.1879	London, New York
BLATT Paul	14.3.1889	USA
BLUM Viktor	10.1.1877	USA
BRÜCKE-TELEKY Dora	5.7.1879	USA
FELBER Ernst	4.4.1887	USA
FUCHS Felix	8.2.1899	USA
GLAS Richard	29.4.1890	Palästina
GOTTFRIED Siegmund	19.2.1884	Java
KNEUCKER Alfred Walter	30.7.1904	China, USA
KORNITZER Ernst	15.1.1889	USA
LATZKO Wilhelm	3.3.1863	USA
LICHTENSTERN Robert	2.2.1874	Schweiz
LIEBEN Anton	9.9.1881	Italien
LION Karl	24.10.1879	London
NECKER Friedrich	2.2.1877	London
PASCHKIS Rudolf	19.1.1879	London, USA
PLESCHNER Hans Gallus	3.1.1883	Venia legendi widerrufen
RAVICH Abraham	1899	USA
SCHÜLLER Hugo	5.9.1875	USA
SCHWARZ Oswald	31.10.1883	London
SCHWARZWALD Raimund Theodor	10.12.1871	Schweiz
STERNBACH Karl	12.6.1897	„nach Polen abgereist"
STRICKER-BAROLIN Oskar	11.3.1886	Jüdischer Krankenbehandler in Wien
TINTNER Fritz Israel	1.5.1873	am 13.1.1943 in Wien gest.
WEINGARTEN Herbert	8.2.1909	Uruguay
WEISER Arthur	19.3.1896	Budapest
ZINNER Alfred	20.8.1881	Philippinen

Anmerkungen

1 Das Tagebuch der Hertha Nathorff. Berlin-New York Aufzeichnungen 1933 bis 1945.
2 Davon wird später im Beitrag noch berichtet werden.
3 Ich bin bei meinen Recherchen bisher auf eine einzige Urologin, Dora Brücke-Teleky, gestoßen und werde daher in meinem Beitrag die männliche Form „Urologe" verwenden.
4 Feikes R (1999) Emigration jüdischer Wiener Ärzte ab 1938 in die USA, speziell nach New York.
Bauer-Merinsky J (1980) Die Auswirkungen der Annexion Österreichs durch das Deutsche Reich auf die medizinische Fakultät der Universität Wien im Jahre 1938: Biographien entlassener Professoren und Dozenten.
Körrer K (1981) Die zwischen 1938 und 1945 verstorbenen Mitglieder des Lehrkörpers an der Universität Wien.
5 Lehner M (1990) Die Medizinische Fakultät der Universität Wien 1938-1945.
6 Arias-Lukacs I (2006) „... Und in Wirklichkeit war es Zufall, dass man am Leben geblieben ist ..." Das Schicksal der jüdischen Ärztinnen in Wien 1938–1945, in: Ingrid Arias (Hg.) Im Dienste der Volksgesundheit. Frauen - Gesundheitswesen - Nationalsozialismus.
7 Figdor P (2007) Biographien österreichischer Urologen.
8 Heiss G (Hg.) (1989) Willfährige Wissenschaft.
9 Stadler F (Hg.) (2004) Vertriebene Vernunft: Emigration und Exil österreichischer Wissenschaft 1930–1940.
10 Hubenstorf M Österreichische Ärzte-Emigration, In: Stadler F (Hg.) (2004) Vertriebene Vernunft (Anm. 9).
11 Siehe dazu die Tabelle am Ende des Beitrags.
12 Vgl. Walzer T/Templ S (2001) Unser Wien. „Arisierung" auf österreichisch.
13 Vgl. Sablik K (1983) Julius Tandler.
14 Vgl. Hubenstorf M Kontinuität und Bruch in der Medizingeschichte, In: Stadler F (Hg.) (2004) Kontinuität und Bruch.
15 Vgl. Von Münch I (Hg.) (1994) Gesetze des NS-Staates und Wetzel J Nürnberger Gesetze, In: Benz W (Hg.) (1997) Enzyklopädie des Nationalsozialismus.
16 4. Verordnung zum RGB vom 25. Juli 1938 und 5. Verordnung zum RGB vom 30. November 1938.
17 Vgl. Malina P/Neugebauer W, NS-Gesundheitswesen und -Medizin, In: Talos E (Hg.) (2000) NS-Herrschaft in Österreich.
18 http://gedenkbuch.univie.ac.at/
19 Vgl. Figdor P Biographien (Anm. 7) S 95.
20 Vgl. Figdor P Biographien (Anm. 7) S 189.
21 Vgl. Stern E (1974) Die letzten zwölf Jahre Rothschild-Spital Wien 1931–1943 S 7.
22 Stern E Die letzten zwölf Jahre (Anm. 21) S 8.
23 Die Bezeichnung „Reichskristallnacht" steht für den Pogrom gegen die Juden, der am 9./10.11.1938 stattfand. SA- und NSDAP-Mitglieder setzten die Synagogen in Brand, zerstörten die Geschäfte jüdischer Einzelhändler, verwüsteten Wohnungen der Juden und töteten nach offiziellen Angaben insgesamt 91 Personen. Zit. n. Pätzold K „Reichskristallnacht", In: Benz W (Hg.), Enzyklopädie (Anm. 13).
24 Vgl. Stern E Die letzten zwölf Jahre (Anm. 21) S 10–11.
25 Vgl. Stern E Die letzten zwölf Jahre (Anm. 21) S 14–15.
26 Vgl. Stern E Die letzten zwölf Jahre (Anm. 21) S 17.
27 Vgl. Mejstrik A (2004) Berufsschädigung in der nationalsozialistischen Neuordnung der Arbeit.
28 Vgl. Loitfellner S Die Rolle der „Verwaltungsstelle für jüdisches Umzugsgut der Geheimen Staatspolizei" (Vugesta) im NS-Kunstraub, In: Anderl G/Caruso A (Hg.) (2005) NS-Kunstraub in Österreich und die Folgen.
29 Pollmeier H Arisierung, In: Benz W (Hg.) Enzyklopädie (Anm. 15).
30 Vgl. Etzersdorfer I (1995) Arisiert.
31 Vgl. Bailer-Galanda B/Blimlinger E (2005) Vermögensentzug - Rückstellung - Entschädigung S 25–26.
32 Vgl. Österreichische Historikerkommission (Hg.) (2004) „Arisierung" und Rückstellung von Wohnungen in Wien.
33 Vgl. Österreichische Historikerkommission (Hg.) „Arisierung" (Anm. 32).
34 Siehe dazu die Kurzbiographie von Viktor Blum am Ende dieses Beitrags.
35 Vgl. Schwarz P/Ganglmair S Emigration und Exil 1938-1945, In: Talos E (Hg.), NS-Herrschaft (Anm. 17).
36 Vgl. Embacher H (1995) Neubeginn ohne Illusionen.
37 Vgl. Bauer-Merinsky J Die Auswirkungen (Anm. 4).
38 Embacher H Neubeginn (Anm. 36).
39 ÖStA, Adr, Hilfsfonds 058 86/18/26/30.
40 Vgl. Böhmer P/Faber R (2003) Die österreichische Finanzverwaltung und die Restitution entzogener Vermögen 1945 bis 1960.
41 Vgl. Böhmer P/Faber R Die österreichische Finanzverwaltung (Anm. 40).
42 Vgl. Bailer-Galanda B/Blimlinger E Vermögensentzug (Anm. 31) S 45–47.
43 Vgl.http//www.demokratiezentrum.org/wissen/wissenslexikon/opferfuersorgegesetz-ofg.html
44 WStLA, IKG Wien, Geburtenbuch für das Jahr 1877, Fotosammlung A 986/2, Index Nr. 4925.
45 Vgl. Figdor P Biographien (Anm. 7) S. 44–47. Heute heisst die Schule Piaristen-Gymnasium.
46 AUW, Med.Fak., Nationalien, WiSe 1894/1895 bis WiSe 1899/1900, auf Mikrofilm 1170, 1173, 1175, 1177, 1179, 1182, 1185, 1186, 1188, 1189. Im SoSe 1897 gibt es eine Lücke im Studium.
47 AUW, Med.Fak., Promotionsprotokolle, auf Mikrofilm 571, lfde. Nr. 450.
48 Staudacher A (2009) „ ... meldet den Austritt aus dem mosaischen Glauben" S. 67.
49 WStLA, Meldeauskunft vom 24.11.2009.
50 AUW, Med.Fak., Nationalien, WiSe 1894/1895, auf Mikrofilm 1170.

51 WStLA, Lehmann's Adressbuch, 43.Jg. 1901, 94, 44.Jg. 1902, 45, 45.Jg. 1903, 96, 46. Jg. 1904, 98, 52. Jg. 1910, 95. Ab dem Jahr 1934 ist die Telefonnummer 21 3 10 angegeben (Lehmann's Adressbuch, 75. Jg. 1934, 100) und ab 1937 47 5 10 (Lehmann's Adressbuch, 78. Jg., 1937, 97) auf Mikrofiche.

52 WStLA, Meldeauskunft (Anm. 49).

53 AUW, Personalblatt , Senat S 304.88 und vgl. Figdor P Biographien (Anm.45) und vgl. Tragl K (2007) Chronik der Wiener Krankenanstalten.

54 Weder im Personalblatt noch bei Figdor finden sich Angaben über die Jahre 1917 bis 1919.

55 Vgl. Tragl K Chronik (Anm. 53).

56 AUW, Personalblatt (Anm. 53).

57 Vgl. Tragl K Chronik (Anm. 53).

58 AUW, Personalblatt (Anm. 53).

59 AUW, Personalblatt (Anm. 53) und Figdor P Biographien (Anm. 45).

60 Vgl. Tragl K Chronik (Anm. 53).

61 Österreichische Gesellschaft für Urologie und Andrologie VORSTAND Vorppp 04.12.1999.

62 AUW, Personalblatt (Anm. 53).

63 Vgl. Morgenstern H (2009) Jüdisches biographisches Lexikon.

64 Vgl. ÖStA, AdR, Vermögensanmeldung, 27423.

65 Vgl. http://gedenkbuch.univie.ac.at/

66 Vgl. ÖStA, AdR, Vermögensanmeldung, 27423.

67 ÖStA, AdR, Vugesta, Buch Nr. 9, lfde. Nr. 5409.

68 Vgl. New York Passenger Lists, 1820-1957 <http:// ancestry com/search/db.aspx?dbid=7488&enc=1> about Victor Blum, eMail von Stevens Tupper vom 2.8.2010 an Dr. Friedrich Moll.

69 Vgl. eMail vom 17.12.2009 von Rebecca Hyman, Archives Associate, Loyola University Chicago Archives and Special Collections, Loyola University Chicago.

70 Österreichische Nationalbibliothek (Hg.) (2002) Handbuch österreichischer Autorinnen und Autoren jüdischer Herkunft.

71 Vgl. Wladika M Die acht gotischen Bildtafeln des Univ.Prof. Dr. Victor Blum - eine Fallstudie, In: Anderl G/Caruso A (Hg.), NS-Kunstraub in Österreich und d die Folgen (Anm. 28).

72 AUW, Personalblatt (Anm. 53).

73 Vgl. Figdor P Biographien (Anm. 45).

74 Blum V (1929) Theodor Billroth und die Urologie, In: Wiener Medizinische Wochenschrift 1929 Nr. 25, S 805–807.

Literatur und Quellen

Anderl G/Caruso A (Hg.) (2005) NS-Kunstraub in Österreich und die Folgen Studienverlag Innsbruck Wien Bozen

Arias-Lukacs I „... Und in Wirklichkeit war es Zufall, dass man am Leben geblieben ist ..." Das Schicksal der jüdischen Ärztinnen in Wien 1938–1945, In: ARIAS I (Hg.) (2006), Im Dienste der Volksgesundheit. Frauen–Gesundheitswesen–Nationalsozialismus Verlagshaus der Ärzte Wien

Bailer-Galanda B/Blimlinger E Vermögensentzug-Rückstellung-Entschädigung Studienverlag Innsbruck Wien Bozen

Bauer-Merinsky J (1980) Die Auswirkungen der Annexion Österreichs durch das Deutsche Reich auf die medizinische Fakultät der Universität Wien im Jahre 1938: Biographien entlassener Professoren und Dozenten Dissertation Wien S 150

Benz W, Graml H, Weiss H (Hg.) (1997) Enzyklopädie des Nationalsozialismus Deutscher Taschenbuch Verlag Stuttgart

Blum V (1929) Theodor Billroth und die Urologie, In: Wiener Medizinische Wochenschrift 1929 Nr. 25, S 805–807

Böhmer P/Faber R (2003) Die österreichische Finanzverwaltung und die Restitution entzogener Vermögen 1945 bis 1960 Oldenburg Verlag Wien München S 9–33

Das Tagebuch der Hertha Nathorff. Berlin-New York Aufzeichnungen 1933 bis 1945 Fischer Taschenbuch Verlag Frankfurt/Main S 71

Embacher H (1995) Neubeginn ohne Illusionen Picus-Verlag Wien S 19-22

Etzersdorfer I (1995) Arisiert Verlag Kremayr & Scheriau Wien S 12–17

Feikes R (1999) Emigration jüdischer Ärzte ab 1938 in die USA, speziell nach New York Dissertation Wien

Figdor PP (2007) Biographien österreichischer Urologen Universimed Verlags- und Service GmbH Wien

Heiss G, Mattl S, Meissl S, Saurer E, Stuhlpfarrer K (Hg.) (1989) Willfährige Wissenschaft. Die Universität Wien 1938-1945 Verlag für Gesellschaftskritik Wien

Hubenstorf M (2004) Kontinuität und Bruch in der Medizingeschichte. Medizin in Österreich 1938 bis 1955, in: Stadler F (Hg.) (2004) Kontinuität und Bruch Literatur-Verlag Münster S 312–325

Hubenstorf M (2004) Österreichische Ärzteemigration, in: Stadler F (Hg.) (2004) Vertriebene Vernunft Literatur-Verlag Münster S 389–414, S 778–791

Körrer K (1981) Die zwischen 1938 und 1945 verstorbenen Mitglieder des Lehrkörpers an der Universität Wien Dissertation Wien

Lehner M (1990) Die medizinische Fakultät der Universität Wien 1938–1945 Diplomarbeit Wien

Loitfellner S (2005) Die Rolle der „Verwaltungsstelle für jüdisches Umzugsgut der Geheimen Staatspolizei" (Vugesta) im NS-Kunstraub, in: Anderl G/Caruso A (Hg.) (2005) NS-Kunstraub in Österreich Studienverlag Innsbruck Wien Bozen S 111–113

Malina P/Neugebauer W (2000) NS-Gesundheitswesen und -Medizin, in: Talos E (Hg.) (2000) NS-Herrschaft in Österreich öbv & hpt Wien S 701
Mejstrik A, Garstenauer T, Melichar P, Prenninger A, Putz C, Wadauer S (2004) Berufsschädigung in der nationalsozialistischen Neuordnung der Arbeit. Vom österreichischen Berufsleben 1934 zum völkischen Schaffen 1938–1940 Oldenburg Wien München
Morgenstern H (2009) Jüdisches biographisches Lexikon: eine Sammlung von bedeutenden Persönlichkeiten jüdischer Herkunft ab 1800 Literatur-Verlag Wien
Österreichische Historikerkommission (Hg.) (2004) „Arisierung" und Rückstellung von Wohnungen in Wien Oldenburg Wien München S 33–35
Österreichische Nationalbibliothek (Hg.) (2002) Handbuch österreichischer Autorinnen und Autoren jüdischer Herkunft 18. bis 20. Jahrhundert Saur München S 138
Pätzold K (1997) „Reichskristallnacht", in: Enzyklopädie des Nationalsozialismus Deutscher Taschenbuch Verlag Stuttgart S 679–680
Pollmeier H (1997) Arisierung, in: Enzyklopädie des Nationalsozialismus Deutscher Taschenbuch Verlag Stuttgart S 374–375
Sablik K (1983) Julius Tandler Schendl Wien S 298–301
Schwarz P/Ganglmair S (2000) Emigration und Exil 1938–1945, in: Talos E (Hg.) (2000) NS-Herrschaft in Österreich öbv & hpt Wien S 817–849
Stadler F (Hg.) (2004) Kontinuität und Bruch 1938–1945-1955 Literatur-Verlag Münster
Stadler F (Hg.) (2004) Vertriebene Vernunft: Emigration und Exil österreichischer Wissenschaft 1930–1940 Literatur-Verlag Münster
Staudacher A (2009) „... meldet den Austritt aus dem mosaischen Glauben" Lang Frankfurt/Main
Stern E (1974) Die letzten zwölf Jahre Rothschild-Spital Wien 1931-1943 Europäischer Verlag Wien
Talos E/Hanisch E/Neugebauer W/Sieder R (Hg.) (2000) NS-Herrschaft in Österreich. Ein Handbuch öbv & hpt Wien
Tragl KH (2007) Chronik der Wiener Krankenanstalten Böhlau Wien S 342–351
Von Münch I (Hg.) (1994) Gesetze des NS-Staates Ferdinand Schöning Paderborn S 119–120
Walzer T/Templ S (2001) Unser Wien. „Arisierung" auf österreichisch Aufbau-Verlag Berlin S 19–22
Wetzel J (1997) Nürnberger Gesetze, in: Enzyklopädie des Nationalsozialismus Deutscher Taschenbuch Verlag 1997 S 620
Wladika M (2005) Die acht gotischen Bildtafeln des Univ.Prof. Dr. Victor Blum – eine Fallstudie, in: Anderl G/Caruso A (Hg.) (2005) NS-Kunstraub in Österreich Studienverlag Innsbruck Wien Bozen S 247–258

AUW (Archiv der Universität Wien), Medizinische Fakultät, Nationalien

AUW, Personalblatt

AUW, Medizinische Fakultät, Promotionsprotokolle

ÖStA (Österreichisches Staatsarchiv), AdR (Archiv der Republik), Hilfsfonds

ÖStA, AdR, Vermögensanmeldung

ÖStA, AdR, Vugesta

WStLA (Wiener Stadt- und Landesarchiv), IKG (Israelitische Kultusgemeinde) Wien, Geburtenbuch„

WStLA, Lehmann's Adressbuch auf Mikrofiche

WStLA, Meldeauskunft

http://www.demokratiezentrum.org/wissen/wissenslexikon/opferfürsorgegesetz-ofg.html

http://gedenkbuch.univie.ac.at

New York Passenger Lists, 1820-1957 http://ancestry.com

Österreichische Gesellschaft für Urologie und Andrologie

VORSTAND Vorppp 04.12.1999

Urologie und Nationalsozialismus in Österreich

Michael Hubenstorf

Bis heute scheint das Thema Urologie und Nationalsozialismus in Österreich nirgendwo behandelt worden zu sein. Dies ist einerseits erstaunlich, andererseits aber auch wieder nicht so sehr überraschend.

Erstaunlich ist es insofern, als das zahlenmäßig zweitkleinste Spezialfach der Medizin in der Person des Wiener Urologie-Primarius Friedrich Kroiss (1878–1960) 1930 den Gründer des *Nationalsozialistischen Deutschen Ärztebundes für Österreich* gestellt hat, der mit vielen seiner Mitarbeiter eine breite Spur des Nationalsozialismus in der österreichischen Urologie hinterlassen hat. Darüber hinaus hatte der bekannte Urologieprimarius am Krankenhaus Wieden, Koloman Haslinger (1889–1944), neben der Leitung der *Wiener Urologischen Gesellschaft* von 1939 bis 1944 das einflussreiche Amt des 1. Schriftführers der nationalsozialistischen Wissenschafts-Neugründung *Wiener Medizinische Gesellschaft* inne. Prominente Nationalsozialisten waren auch die Wiener Urologen Karl Gagstatter (1875–1968), Theodor Hryntschak (1889–1952), Rudolf Chwalla (1900–1966), Wilhelm Stöckl (1900–1965), Paul Deuticke (1901–1981), Herbert Henninger (1901–1962), Herbert Weber (1903–1970), und Bertrand Bibus (1906–1973). Außerhalb von Wien stieg der Linzer Urologe Axel Brenner jun. (1889–1944) aus politischen Gründen zum Direktor des Allgemeinen Krankenhauses der Stadt Linz auf. In Graz war nicht nur der Urologie-Primarius des Landeskrankenhauses Graz, Norbert Moro (1889–1957), illegaler Nationalsozialist, sondern der einzige Urologie-Dozent, Hans Droschl (1909–1993), sogar 1937–1945 Gebietsarzt der HJ (= Hitlerjugend) für die gesamte Steiermark. In Innsbruck wirkte wiederum der einzige Tiroler Urologe, Leopold Löffler (1893– nach 1968), 1938–45 als Kreisärzteführer von Innsbruck-Stadt. Schließlich war noch der federführende Nachkriegs-Urologe Kärntens, Karl Rauchenwald (1912–1993), in Graz sowohl illegaler Nationalsozialist wie SS-Führer gewesen. Von allen genannten sind 1949 Friedrich Kroiss Ehrenmitglied, bzw. Bertrand Bibus, Rudolf Chwalla, Paul Deuticke, Herbert Henninger, Theodor Hryntschak, Herbert Weber (und später noch Karl Rauchenwald) korrespondierende Mitglieder der *Deutschen Gesellschaft für Urologie* geworden, während diese Ehre aus den Reihen der politisch entlassenen oder zwangsweise emigrierten Urologen Österreichs nur Rudolf Paschkis (New York), Hans Gallus Pleschner (Ehrenmitglied 1949) und Rudolf Übelhör (1949 korrespondierendes Mitglied, 1972 Ehrenmitglied) zuteil wurde.[1] Unser Thema wirft also bis weit in die Nachkriegszeit, konkret bis Mitte der 1960er Jahre, eine Reihe von nachhaltigen Fragen zur retrospektiven Geschichtskonstruktion des Faches Urologie auf.

Allerdings kommt die Ausblendung des Themas Nationalsozialismus aus der Geschichte der Urologie wiederum nicht überraschend, wenn wir bedenken, wer, und mit welchen Mitteln die Geschichtsschreibung dieses medizinischen Spezialfaches betreibt. Es waren bislang fast ausschließlich Urologen selbst, die diese Geschichtsschreibung betrieben haben und ihre Quellen sind verständlicherweise die von der Urologie selbst produzierten Fachzeitschriften, Monographien, Lehrbücher, Protokolle, Mitgliedschaftslisten, etc. In diesen Quellen kommt der Nationalsozialismus nur als ein rätselhafter Störfaktor von außen vor, obwohl sich ab und zu auch hier recht deutliche Worte finden. Schon deutlicher sprechen die Akten des Wiener Universitätsarchivs, die z. B. Peter Paul Figdor 2007 ergänzend zu seiner biographischen Darstellung der österreichischen Urologie herangezogen hat, die auch heute vielfach die Internet-Informationen prägt.[2] Aber erst die Informationen aus den Beständen des ehemaligen *Berlin Document Center* (heute Bundesarchiv Berlin) und den so genannten Gauakten der Wiener NSDAP (Österreichisches Staatsarchiv) legen die politischen Hintergründe hinter vielen (bislang) merkwürdigen Entwicklungen der österreichischen Urologie offen. Kritisch muss hier auch vermerkt werden, dass die Eigengeschichtsschreibung der Urologie eine eingehende Lektüre der allgemeinen medizinischen Zeitschriften deutlich vermissen lässt, die manche gravierenden Irrtümer verhindert hätte.

Umgekehrt werden bei den HistorikerInnen, die sich mit der nationalsozialistischen Sterilisationspolitik in Österreich befassen,[3] Urologen überhaupt nicht selbstständig wahrgenommen, sondern einfach nur unter „Ärzte" subsummiert, egal ob es sich um Chirurgen, Gynäkologen, Urologen oder Radiologen handelte. Diese Perzeption ist auch bezeichnend für die Außenwahrnehmung des Spezialfaches Urologie in der gegenwärtigen Gesellschaft!

Die radikale deutsch-völkische Tradition: Karl Gagstatter

Für die Urologie-Geschichte ist Karl Gagstatter (1875–1968) ein weithin unbeschriebenes Blatt.[4] 1914 übernahm er das Urologische Ambulatorium an der Wiener Krankenanstalt Rudolfstiftung, das erste an einem staatlichen Wiener Krankenhaus, 1921–1939 leitete er ebenda die Urologische Abteilung als Primarius;[5] 1923 war er Vizepräsident der Wiener Urologischen Gesellschaft, in der er wiederholt auftrat, ohne sich allerdings je an der Universität Wien zu habilitieren. Aber er gehörte ab 1926 dem Vorstand der DGU als Ausschussmitglied an.[6]

Dagegen ist er für die politische Studentengeschichte Österreichs keineswegs ein Unbekannter. Gagstatter war der Sohn des Salzburger Privatiers Karl Gagstatter, eines „fanatische[n] Schönerer[7]-Gefährte[n] der ersten Stunde", und gehörte ebenso wie der Urheber der so genannten *Waidhofener Beschlüsse* („Juden wird keine Satisfaktion gegeben!"), Florian Albrecht (1870–1944), der Wiener Burschenschaft *Teutonia* an, aus der beide 1895 unter Protest austraten als diese sich dem (damals noch liberaleren) Dachverband Linzer Delegierten Convent anschloss. Im Jahr darauf verfasste Albrecht dann jenen berüchtigten Artikel,[8] der die *Waidhofener Beschlüsse* provozierte und Albrecht den Verlust seiner Demonstratorenstelle am II. Anatomischen Institut sowie die Relegation von der Wiener Universität eintrug. Beide studierten schließlich in Innsbruck weiter, wo sie Mitglieder der Burschenschaft Germania wurden und der Aufforderung Georg von Schönerers folgend 1897/98 zum „deutschen" Protestantismus übertraten. Hier nun wurden Karl Gagstatter, sein Bruder Otto, Student der Rechte, und Florian Albrecht 1898 zu den Hauptorganisatoren der so genannten Badeni-Krawalle gegen die Wiener Regierung, wobei Gagstatter am 10. Februar 1898 die förmliche Vorbereitung des Studentenstreiks zugab.[9] Nach der permanenten Relegation in Innsbruck „weil er bei der Vorbereitung der von 1. bzw. 3. Februar 1898 ausgebrochenen Strikes eine führende Stellung eingenommen und sich an den Demonstrationen in hervorragender Weise betheiligte", studierte Gagstatter in Kiel und Graz weiter, wo er am 20. Dezember 1902 schließlich promovierte. Dazwischen war er noch vorübergehend Mitglied der Salzburger Ortsgruppe des Germanenbundes.

Danach verliert sich die politische Spur des radikal völkischen Studenten Gagstatter vorerst, wobei allerdings merkwürdig auffällt, dass er seine Ausbildung nicht nur an der 2. Chirurgischen Abteilung des Allgemeinen Krankenhauses in Wien unter Oskar Föderl (1866–1932), sondern seine urologische Ausbildung bis 1910 ausgerechnet bei Otto Zuckerkandl (1861–1921) am Spital der Israelitischen Kultusgemeinde in Wien erhalten haben soll.[10]

Bereits am 26. Mai 1932 trat er der NSDAP unter der Mitglieds-Nummer 1.087.738 bei, wobei er aber am 1. Mai 1933 noch vor dem Partei-Verbot in Österreich (19. Juni 1933) aus persönlichen Gründen wieder austrat. 1936 begann er dann in der Illegalität seine Mitgliedsbeitrags-Rückstände abzubezahlen, am 21. Mai 1938 beantragte er die Erfassung zur NSDAP in Österreich, wobei es bis 22. April 1943 dauerte, dass man ihn endgültig zum 1. Mai 1938 (dem Beitrittsdatum aller so genannten Illegalen) wieder aufnahm. Zwischen 1934 und 1938 war er „im Auftrag der N.S.B.O." (= Nationalsozialistische Betriebszellen-Organmisation) seines Spitals „Mitglied der Heimwehr-Gruppe der Spital-Ärzte im Wiener Heimatschutz", d. h. er unterwanderte in nationalsozialistischem Auftrag die Konkurrenzorganisation der am italienischen Faschismus orientierten Wiener Heimwehr,[11] eine mehrfach zu findende Doppelfunktion. So gab er denn im Erfassungsantrag vom 21.Mai 1938 als Parteiaktivität auch an: „Spenden und Sammeldienst-Tätigkeit in der illegalen Zeit. - Flüchtlingshilfe durch ärztl. Zeugnisse etc. Übermittlung von Nachrichten aus dem Geheimdienst der V.F.[12] an den Nachrichtendienst der SS-Standarte 89, Unterstützung der Formationen durch Überlassung von Waffen, etc." Dafür hatte er in der „Verbotszeit" auch sechs Hausdurchsuchungen durch die Polizei zu überstehen.[13]

Stark autobiographische Züge tragen Gagstatters Worte im Nachruf auf seinen Freund und (internistischen) Primararzt-Kollegen an der Rudolfstiftung, Rudolf Fleckseder (1877–1939):

> Fleckseder war für die Wiedergeburt, die uns der Führer im Dritten Reich brachte, vorgebildet, blutmäßig durch seine Ahnen, durch seine Studentenzeit (der von ihm fanatisch geliebte A.T.V. [= Akademischer Turnverein dem er durch 40 Jahre bis zum Tode verbunden blieb, wurde darin mitbestimmend), durch das tiefe Erfassen und innere Erleben der Weltanschauung unseres Führers, so dass ihm der geschichtliche 13. März 1938[14] die Traumerfüllung jahrzehntelanger Erwartung brachte, ohne die sein Leben, wie das von uns allen der gleichen politischen Prägung, sinnlos geworden wäre. Mit Adolf Hitlers Machtergreifung in der Ostmark war er aus dem Gedanken- und Seelengefängnis der furchtbarsten 5 Jahre Österreichs befreit, ich kann diesen Jubel nicht schildern, als wir uns nach dieser Nacht, in der wir halb besinnungslos durch die Straßen Wiens taumelten, wiedersahen, aber sein letztes Wort als Sterbender ‚Ich bin doch glücklich, Großdeutschland erlebt zu haben', sei hier vorweggenommen! Ich stellte diese politische Seite Fleckseders in den Vordergrund, weil er ohne Deutsche Politik nicht zu denken war, und es wohl ganz unzureichend erschiene, ihn sich nur als ‚Arzt', dem allerdings ein besonderes Gedenken gehört, vorzustellen. Deutsche Ärzte, die heute nicht mehr als Ärzte sind und wenn sie von höchster Bedeutung wären, gelten uns zu wenig, und ich spreche mit vollster Verantwortung aus: Man ist vor allem Deutscher, und dann erst Berufsmensch, Arzt, Rechtsanwalt, Lehrer, Wissenschaftler, oder was immer![15]

Die weltanschauliche Gesinnung Gagstatters war also über all diese Jahre dieselbe geblieben, und man muss annehmen, dass sie auch auf seine drei Assistenten abfärbte: 1921–31 auf Wilhelm Fritz (1902–1931), der allerdings bereits früh verstarb und 1926–28 1. Sekretär der *Wiener Urologischen Gesellschaft* gewesen war; 1931–34 auf Walther Brandesky (1898–1943), der 1938–43 nach dem aus „rassischen Gründen" entlassenen Friedrich Necker (1877–1948) die Ambulanz des Rot-Kreuz-Spitals[16] Rudolfinerhaus übernahm; und 1935–39 auf Hermann Weber (1903–1970), der 1939–45 nach dem aus „rassischen Gründen" entlassenen Rudolf Paschkis (1879–1964) die Ambulanz des großen Kaiser-Franz-Josefsspitals übernahm.

Das Thema der einzigen selbstständigen Präsentation Gagstatters in der *Wiener Urologischen Gesellschaft* am 23. April 1920 ist bezeichnend. Inmitten einer heftigen Debatte über „Behandlung der Homosexualität durch Hodentransplantation" wird berichtet: Gagstatter (Rudolfspital) „machte bei Nymphomanie, nach erfolgloser Panhysterektomie, eine Klitor[id]ektomie mit Entfernung der Labia minora mit gutem Erfolg".[17] Heute würden wir das glatt als medizinische FGM (Female Genital Mutilation) bezeichnen. Sowohl Indikation wie Erfolg erscheinen höchst fragwürdig. Und es ist eine kaum überraschende Bestätigung des Zusammenfallens von völkischem Antisemitismus mit Antifeminismus und Frauenfeindlichkeit.

Doch auch nach dem Ende des Nationalsozialismus hielt Gagstatter an seiner alten Weltanschauung fest: 1950 war er Spitzenkandidat der Fachärzteliste des *Verbands Unabhängiger Ärzte* für die Wiener Ärztekammer, eine beinahe ausschließliche Liste ehemaliger Nationalsozialisten, trat aber sein Mandat schließlich doch nicht an, sondern zugunsten der Kinderärztin Helga Felkl (1900–1975) zurück.[18] Noch 2007 wußte Figdor zu berichten: „Nach dem zweiten Weltkrieg besuchte er häufig die wissenschaftlichen Sitzungen [der Österr. Gesellschaft für Urologie (ÖGU)], so dass ich ihn dort noch erleben durfte. Er starb am 22. September 1968 im 94. Lebensjahr in Wien."[19] Allerdings dürfte Gagstatters politische Vergangenheit dieser jungen Nachkriegsgeneration der Urologie nicht mehr bewusst geworden sein.

Friedrich Kroiss und die nationalsozialistische Urologie-Abteilung in Wien-Lainz

Bis 1995 ist die wahre politische Rolle des Wiener Urologen Friedrich Kroiss (1878–1960) nie benannt worden, ja er war überhaupt ein völlig unbekannter.[20] Das ist angesichts seiner fachlichen Stellung in der Urologie auch nicht weiter verwunderlich. Kroiss war in Böhmen geboren, hatte in Prag Medizin studiert und an der Deutschen Universität Prag 1902 promoviert. Danach erhielt er 1903–12 bei Anton Wölfler in Prag und bei Hermann Schloffer in Innsbruck seine chirurgische Ausbildung, wo er zuletzt auch I. Assistent der Klinik gewesen war. Nur der frühe Tod Georg Kapsamers (1870–1911), der eigentlich seit 1907 als Primarius im zu errichtenden Kaiser-Jubiläumsspital der Stadt Wien in Wien-Lainz vorgesehen war, ebnete ihm den Weg zu der mit 48 Betten[21] damals nicht eben kleinen Urologischen Abteilung des Krankenhauses Lainz, die er vom 7. April 1913 bis 1937, und nach einer politisch bedingten Entlassung wieder vom April/September 1938 bis 1945 leitete. Diese Ernennung fällt in die kaum bekannte Regierungszeit des Wiener Bürgermeisters Josef Neumayer (1844–1923) von 1910–1912, der als Nachfolger Karl Luegers (1844–1910) zwar auch den Christlichsozialen angehörte, ursprünglich aber aus dem Parteiflügel der Deutschnationalen hervorgegangen war.[22] Das Jubiläumsspital in Lainz war das einzige Wiener städtische Krankenhaus, wo auch die städtische (antisemitische) Personalpolitik der Christlichsozialen wirksam war. 1938 bis 1941 war Kroiss auch der von der NS-Verwaltung eingesetzte Direktor des Krankenhauses Wien-Lainz. Im Chirurgenverzeichnis 1938 sind zwar einige seiner frühen wissenschaftlichen Arbeiten angegeben, doch ist er im Fach kaum hervorgetreten. Nach 1921 fehlen außer ein paar Fortbildungsvorträgen überhaupt schriftliche Äußerungen. Über seine großsprecherische Feststellung: „Eine zeitgemäße urologische Abteilung muß daher für die Behandlung all dieser [vorher erwähnten] Krankheiten eingerichtet sein; da sei nun bemerkt, daß bis zum Jahre 1913 [Eröffnung der Abteilung in Lainz] keine in diesem Sinne vollständige urologische Abteilung in Wien bestanden hat…", bemerkt Figdor wohl zurecht: „Mit einer solchen Aussage stand und steht Kroiss wohl allein!"[23] Mit Anton von Frisch (1849–1917) an der Wiener Poliklinik oder Otto Zuckerkandl (1861–1921) am Spital der Israelitischen Kultusgemeinde (Rothschildspital) konnte sich Kroiss sicher nicht vergleichen und auch fachlich stand er hinter mindestens einem Dutzend jüdischer Kollegen weit zurück. Allerdings gehörte er zu den Mitherausgebern sowohl der *Zeitschrift für Urologie* wie der *Zeitschrift für urologische Chirurgie* und seit der Münchener Tagung von 1929 saß er auch in Ausschuß der DGU.[24]

Dagegen war Kroiss wie die meisten hier genannten deutschnational-nationalsozialistischen Urologen Mitglied des *Vereins deutscher Ärzte in Österreich* (VdÄiÖ). Dieser 1904 gegründete weltanschaulich-standespolitische Ärzteverein hatte seit der Gründung (und der Wiener

Vorläufer: *Wiener Ärzteverein*) bereits seit dessen Gründung 1894 einen „Arier"-Paragraphen in den Statuten, war zugleich gegen die nicht-deutschen Nationalitäten (vor allem Tschechen, Italiener, Slowenen) gerichtet, und gab die einflussreiche Ärztliche Reformzeitung, in der wiederholt Urologen (u. a. Karl Hofmann, Rudolf Chwalla[25]) publizierten, heraus. 1933–38 fungierte der *Verein deutscher Ärzte in Österreich* nach dem Austritt der (allerdings wenigen) christlich-sozial-katholischen Mitglieder primär als Tarnorganisation nationalsozialistischer Ärzte. 1930 allerdings trat Kroiss schon der NSDAP bei (Mitgl.-Nr. 300.137)[26] und wurde zum Gründer und bis mindestens 1933 Obmann des *Nationalsozialistischen Deutschen Ärztebundes für Österreich*.[27] Zwar trat er wie der deutsche NSDÄB-Gründer Ludwig Liebl (1874–1940) später in der Bewegung zurück,[28] kandidierte aber im April 1932 für die NSDAP zum Wiener Landtag und Gemeinderat an 2. Stelle im 8. Wiener Gemeindebezirk hinter Franz Schattenfroh (1898–1974), der auch Mitglied des Bundesrates (der Länderkammer des österr. Parlamentes) wurde.

Es ist nicht weiter verwunderlich, dass mindestens sechs von elf 1938 noch lebenden Assistenten von Friedrich Kroiss selbst wieder Nationalsozialisten wurden.[29] Das politische Vorbild von Kroiss hat damit eine breite Spur in der Fachgemeinschaft der österreichischen Urologen hinterlassen. Es lassen sich folgende dreizehn Assistenten oder Mitarbeiter von Friedrich Kroiss eruieren:[30]

1913–22	**Siegfried Kraft** (ca. 1883– nach 1922), 1908 Dr. med. Innsbruck, 1908–11 Chirurgische Klinik Innsbruck, 1911/12 Privatklinik Prof. James Israel/Berlin, nach 1922 nirgends nachweisbar;[31]
1915–19	**Karl Allmeder** (1887–1965), 1913 Dr. med. Wien, 1913 Verein deutscher Ärzte in Österreich (VdÄiÖ), 1919 FA Urologie, 1919–45 Gemeinde- u. Schularzt Hadersdorf-Weidlingau/Niederösterreich (ab 1939 eingemeindet nach Wien), daneben auch Urologe, Mitgl. Deutscher Schulverein Südmark, 1925–1937 Mitgl. Schlaraffia Purkersdorf („stets judenrein"), 1. Mai 1938 NSDAP, 1945 Berufsverbot, 1952–56 prakt. Arzt Spitz a. d. Donau/Niederösterreich;[32]
1919–21	**Norbert Moro** (1889–1957), 1907 Sängerschaft Gothia/Graz, 1912 Dr. med. Graz, Sekundararzt Landes-KH Graz, 1916–19 Chirurgengruppe Eiselsberg, 1921 FA Urologie Graz, 1926–44 Leiter/Prim. Urologische Station Landes-KH Graz, 1. Mai 1938 NSDAP, 1938/40 NSDÄB, 1938–43 Dozent f. Geschichte d. Medizin Graz, 1940–44/45 zugelassen für Sterilisationsoperationen, 1945 entlassen, bis 1950 FA Urologie Graz;[33]
1924?–28	**Leopold Löffler** (1893– nach 1968), 1919 Dr. med. Innsbruck?, 1928 FA Urologie, 1929–45 niedergelassen in Innsbruck, vor 1938 NSDAP, 1938–45 Kreisärzteführer Innsbruck-Stadt, Aug. 1938 Lehrgang Ärzteführerschule Alt-Rehse, 1945 Berufsverbot, 1952–68 wieder FA Urologie Innsbruck;[34]
1919–28	**Eduard Brecher** (1895–1935), 1918 Dr. med. Wien, 1928–35 FA Urologie Wien;[35]
1922/26	**Rudolf Bayer** (1896–1983), 1922 Dr. med. Wien, 1922–26 Spitalsarzt KH Wien-Lainz, 1922–26 Funktionär/Präsident *Spitalsärzteverband* Wien, 1926–45 prakt. Arzt Wien, 1932/1. Mai 1938 NSDAP, 1938–45 Gau-Hauptstellenleiter Sozialversicherung im NSDAP-Gauamt für Volksgesundheit, 1939–45 stellv. Leiter KVD-Bezirksstelle Wien, 1943–45 Amtsarzt der NSDAP-Gauleitung Wien, 1944 als möglicher Gauärzteführer ventiliert, 1950–74 prakt. Arzt Wien, 1971 Medizinalrat;[36]

ca. 1927	**Anton Wurnig** (1892- nach 1971), 1910 Mitgl. d. CV-Verbindung Austria-Innsbruck, 1916 Dr. med. Innsbruck, 1920/28 Ausbildung in Wien, 1927 FA Chirurgie, 1928-38 und 1945-57 Prim. KH Bad Ischl/OÖ, 1938 zwangsversetzt nach Königsberg/Ostpreußen;[37]
1929–30	**Hermann Meschede** (1895- nach 1961), 1921 Dr. med. Innsbruck, 1921–28 Chir. Abt. KH d. Barmherzigen Schwestern in Linz/OÖ, Landesfrauenklinik Linz, Patholog.-anatom. Institut Wien, I. Chirurg. Univ.-Klinik Wien, KH Schwarzach-St. Veit/Salzburg, 1929–30 auch Urologie Sophienspital Wien, 1930 FA Urologie Linz u. Konsiliarius , 1934–58 Prim. Urolog.-gynäkologische Station KH d. Barmh. Schwestern/Linz, 1940–45 zugelassen für Sterilisations-Operationen;[38]
1927–35	**Rudolf Chwalla** (1900–1966), 1925 Dr. med. Wien, 1925–27 Patholog.-anatom. Inst. Wien, Venerolog. Klinik Wien, I. Chir. Univ.-Klinik, Mitgl. VdÄiÖ, 1931/32 bzw. 1938 NSDÄB, April/Mai 1933 NSBO-Zelle KH Lainz, 1933–45 Dozent Univ. Wien, 1933 FA Urologie, 1934 niedergelassen, 1. Mai 1938 NSDAP, 1938–? Ambulatoriumsvorstand Wiener Gebietskrankenkasse/AOK Wien, 1939–45? stellv. Obmann *Wiener Urologische Gesellschaft*, 1939–40 Prim. Urologische Station Sophien-Spital, 1. Januar 1942–1944 stellv. Vorst. Urolog. Ambulatorium Robert Koch-Krankenhaus (= KFJ-Spital), 1943–45 Vertreter der Urologen in der KVD-Bezirksstelle Wien, 1944–45 Prim. Urologische Abteilung KH Wieden, 1945 entlassen, 1950–65 FA Urologie Wien, 1961–65 Konsiliar-FA KH Klosterneuburg/NÖ;[39]
1930–36	**Franz Hawlisch** (1902–1962), 1927 Dr. med. Wien, 1927–30 II. Med. und II. Chir. Univ.-Klinik, 1931–38 VdÄiÖ, 1934 FA Urologie, 1935 niedergelassen, Jan. 1938/15. April 1940 NSDÄB-Anwärter, Juni 1938 NSV, DAF, Reichsluftschutzbund, aber nicht NSDAP, 1938–? Vorst. Urolog. Abteilung Samuel Canning Childs-Spital und Forschungsinstitut, 1938–? Ambulatoriumsvorstand Krankenkasse, 1939–[41/45] Schatzmeister der *Wiener Urologischen Gesellschaft*, 1939–43 beim Heer, Aug. 1943–1945 Reserve-Lazarett 1b Wien, 1945–46 russ. Kriegsgefangenschaft, 1946 Ambulanz, 1949–62 Prim. Urolog. Abteilung Hanusch-Krankenhaus der Gebietskrankenkasse, 1947–49 Sekretär, 1954–55 Vizepräs. ÖGU, 1958 Medizinalrat;[40]
1936–4?	**Bertrand Bibus** (1906–1973), 1931 Dr. med. Wien, 1931–35 Unfallkrankenhaus Wien und II. Med. bzw. II. Chir. Univ.-Klinik Wien, Mai 1938 FA Urologie, 1. November 1938 niedergelassen, Mitgl. SA, NSDÄB-Anwärter, 22. Mai 1940 Dr. med. habil., aber nicht Dozent Urologie, bis Oktober 1946 russ. Kriegsgefangenschaft, 1946–1955 Ambulatorium der Wiener Gebietskrankenkasse (Wien III, Strohgasse), 24. Februar 1948 PD Urologie, 1. März 1949–1955 Leitung d. Urolog. Station II. Chir. Univ.-Klinik, 1955–1972 Prim. Urolog. Abteilung Kaiser Franz Josef-Spital, 1958 tit. ao. Prof., 1952–53 Sekr., 1956–57 Vizepräs., 1964–66 Präs. ÖGU;[41]
1938?–45?	**Walter Zeidler** (1907–1981), 1934 Dr. med. Wien?, (1950)–31. Dezember 1972 FA Urologie Wien, 19??–1972 Ambulatoriumsarzt der Wiener Gebietskrankenkasse, 1966 Medizinalrat;42
1941?–46?	**Ernst (von) Riedl** (ca. 1912–1956), 1937 Dr. med. Wien?, 1944 Übernahme der Praxis von Prof. Koloman Haslinger, 1946?–1955 Vorstand Urolog. Ambulatorium Kaiserin Elisabeth-Spital Wien.[43]

An dieser Zusammenstellung fällt auf, dass Kroiss zumindest anfänglich Mitarbeiter heranzog, die (so wie er selbst) nicht in Wien studiert oder promoviert hatten, was im einzigen Wiener „städtischen" Krankenhaus zwar auffällig, aber aus politischen Gründen keineswegs überraschend war. Insofern hatte aber Kroiss auch mit vier Assistenten (Karl Allmeder, Norbert Moro, Leopold Löffler und Hermann Meschede) von allen Wiener Abteilungen den nachhaltigsten Einfluss in den österreichischen Bundesländern außerhalb Wiens.[44] Wissenschaftlich traten nur zwei Assistenten in Erscheinung: bis 1945 vor allem Rudolf Chwalla und nach 1945 Bertrand Bibus.

Zur politischen Prägung dieser Assistenten sei nur aus den Ausführungen Rudolf Chwallas im Erfassungsantrag vom 25. Mai 1938 zitiert, wo er schon auf der ersten Seite zu seiner Laufbahn erwähnt „1928–35 erster Assistent des früh[e]ren Obmannes des NS Ärztebundes Primararzt Dr. Friedrich Kroiss":

> Seit April oder Mai 1933 bis zum heutigen Tage ununterbrochenes Mitglied mit ununterbrochener Parteibeitragsleistung bei der NSBO[45] im Krankenhaus der Stadt Wien in Lainz als langjähriger Assistenzarzt dieses Spitals. Die Betriebszelle innerhalb der Ärzteschaft wurde vom Antragsteller durch Werbung ins Leben gerufen (Zeugenschaft: Interimsbestätigung, frühere Betriebszellenleiterin Frau Kosz). Seit 1932 Mitglied des NS Ärztebundes bis zu dessen Verbot, seit März 1938 Wiedereintritt (schriftliche Bestätigung des früheren Obmannes des NS Ärztebundes liegt vor). Seit 1931 oder 1932 ständiger Abonnent des ‚Kampfruf' u. des ‚Völkischen Beobachters', Reichsausgabe. 1931 Spender des ‚Braunen Hauses' in der Hirschengasse[46] (Spendenschein kann beigebracht werden) u. Mitglied des seinerzeitigen ‚Kampfbundes für deutsche Kultur' 1933. Der Antragsteller war stets national eingestellt u. während seiner Spitalstätigkeit am Krankenhaus der Stadt Wien niemals rot oder schwarz oder bei der Heimwehr organisiert.[47]

Mehr ist zum Zusammenfallen von wissenschaftlicher Exzellenz, die Chwalla nach allen Einschätzungen verkörperte, mit politischer Eindeutigkeit wohl kaum zu sagen.

Allerdings waren nicht alle Assistenten von Kroiss für dessen Politik gleichermaßen anfällig. Bei dem Mitglied der katholischen CV-Verbindung „Austria Innsbruck", Anton Wurnig, mag das wenig verwundern. Als Wurnig vor 1928 seine Ausbildung u.a. bei Kroiss machte, gab es noch das von 1919–1932 anhaltende Bündnis der „nationalen" und christlichen Studentenverbindungen und Akademikerverbände, das erst 1932 deutlich zerfiel und danach einer wachsenden Konfrontation Platz machte.[48] 1938 wurde Wurnig als Chirurg und Primararzt des Krankenhauses Bad Ischl (Oberösterreich) nach Königsberg in Ostpreußen zwangsversetzt. Franz Hawlisch, nach 1945 Primarius am Wiener Hanusch-Krankenhaus, kam dagegen durchaus aus dem politischen Umfeld von Kroiss. Er war 1931–38 Mitglied des (bereits erwähnten) VdÄiÖ, 1934–38 dann „zwangsweise" bei der Vaterländischen Front; im Juli 1938 wurde er Mitglied der nationalsozialistischen Massenorganisationen NSV und DAF sowie des Reichsluftschutzbundes; im NSDÄB war er Anwärter. Aber am 23. Dezember 1938 führte das NSDAP-Gauamt für Volksgesundheit über ihn aus:

> Dr. Franz Hawlisch ist kein Parteimitglied trotz Aufforderung zum Beitritt in der illegalen Zeit. Seitens der zuständigen Dienststelle wird mitgeteilt, dass seine Zugehörigkeit zur VF erzwungen war und dass er sich schon vor dem Umbruch für die Bewegung ausgesprochen habe. Fachlich wird er als gut beschrieben.[49]

Man konnte sich also der Parteimitgliedschaft trotz Aufforderung auch entziehen, und so sahen dann nach 1945 die von politischer Kompromittierung „Unbelasteten" aus.

Hans Rubritius, die Wiener Allgemeine Poliklinik und die DGU

Wesentlich bekannter ist dagegen eine, wenn nicht überhaupt „die“ Hauptfigur der Wiener Urologie in der Zwischenkriegszeit: Hans Rubritius (1876–1943). Rubritius wurde in Klattau (Klatovy) in Böhmen geboren, besuchte das Wiener Piaristen- und ein Prager Gymnasium, studierte danach in Prag Medizin und promovierte am 14. Januar 1901 an der Deutschen Universität Prag. 1902–03 war er Operationszögling, danach bis 1912 Assistent an der Chirurgischen Universitäts-Klinik Prag bei Anton Wölfler bzw. Hermann Schloffer. Er habilitierte sich 1910 als Dozent für Chirurgie, supplierte 1910–11 nach Wölfler die Prager Klinik, absolvierte eine halbjährige Studienreise durch Deutschland, Paris, London und Kopenhagen, und ließ sich 1912 als Urologe in Prag bzw. Marienbad nieder, wo er 1912–14 auch die Urologische Abteilung des Städtischen Krankenhauses leitete. 1914–18 war er in russischer Kriegsgefangenschaft, leitete als Chirurg ein russisches Militärspital in Omsk, und kehrte erst 1918/19 ans Garnisonsspital Prag zurück. Aber bereits im Juli 1919 siedelte er nach Wien über und stand hier bis 1943 der traditionsreichen Urologische Abteilung der Wiener Allgemeinen Poliklinik vor.[50]

Institutionell war die Stellung von Rubritius keineswegs randständig. Er war ab 1921 stellvertretender Direktor und 1931–40 Direktor der Wiener Allgemeinen Poliklinik, die ranghöchste Stellung, die ein Urologe in Österreich bis dahin erreicht hatte. Dagegen war er weder beim V. noch beim VII. Kongress der DGU in Wien (1921 bzw. 1926), noch beim beim VI. Kongress der *Internationalen Gesellschaft für Urologie* in Wien (1936) Vorsitzender. 1921 war noch der kurz vor dem Kongress verstorbene Otto Zuckerkandl (1861–1921) mit dieser Funktion beauftragt, und 1926 bzw. 1936 präsidierte der 1938 zwangsweise emigrierte Viktor Blum (1877–1954).[51] Allerdings war Rubritius 1924–26 bereits neben Viktor Blum stellvertretender Vorsitzender der DGU, wurde 1929 schließlich zum Vorsitzenden gewählt und sollte den nicht zustande gekommenen X. Kongress der DGU von 1931 in Wien organisieren. Da dieser Kongress zuerst auf 1932, dann auf 1933 verschoben wurde,[52] und schließlich nie zustande kam, blieb Rubritius bis zu seinem Lebensende (1943) formell Vorsitzender der DGU, weshalb seiner Stellung bezüglich des Nationalsozialismus eine ganz besondere Bedeutung zukommt.

Während 1933 aus dem geschäftsführenden Vorstand der DGU der 1. Schriftführer, Sanitätsrat Dr. Arthur Lewin, und der Kassenführer, Sanitätsrat Dr. Alfred Rothschild, als „Nichtarier“ ihre Funktionen zurücklegten,[53] blieb Hans Rubritius weiterhin Vorsitzender. Allerdings wurde in Konkurrenz dazu von Otto Ringleb die *Gesellschaft Reichsdeutscher Urologen* gegründet, die 1936 und 1937 ihre ersten beiden Tagungen (unter Beteiligung von „nicht-jüdischen“ Urologen aus Österreich![54]) in Eisenach abhielt. Rubritius gehörte ab 1933 sowohl zur Schriftleitung der *Zeitschrift für Urologie*,[55] die allerdings 1937 vom „Organ der Deutschen Gesellschaft für Urologie“ zum „Organ der Gesellschaft Reichsdeutscher Urologen“ mutierte, wie er auch weiterhin dem 1936 stark verkleinerten Herausgebergremium der zusammengelegten *Zeitschrift für urologische Chirurgie und Gynäkologie* angehörte.[56] Für die österreichische Urologie war Rubritius also ab 1933 die zunehmend wichtigste Persönlichkeit beim Zugang zu Publikationsmöglichkeiten in deutschsprachigen Fachzeitschriften. Im Januar 1938 wurde dann von Hans Rubritius und Viktor Blum der I. Kongress der *Österreichischen Urologischen Gesellschaft* für den 27. bis 30. Juni 1938 in Wien[57] angekündigt, der aber schon im März 1938 aus politischen Gründen wieder abgesagt wurde, wobei zugleich eine „Tagung der deutschen Urologen in Wien“ angekündigt wurde.[58] Am 22. April 1938 vermeldete die *Münchener medizinische Wochenschrift*: „Die geplanten Urologen-Tagungen – Ende Juni in Wien und 6.–8. Oktober in Eisenach – fallen aus. Die deutschen Urologen werden als Deutsche Gesellschaft für Urologie voraussichtlich Anfang Oktober in Wien zusammenkommen“.[59] Im Juli 1938 wurde dann der „Kongreß der Gesellschaft deutscher Urologen in Eisenach“ angekündigt, der aber im Oktober/November 1938 wieder abgesagt wurde.[60] Dazu führte wieder die *Münchener Medizinische Wochenschrift* aus: „Die diesjährige Tagung der Gesellschaft Reichsdeutscher Urologen, die vorübergehend in Frage gestellt war, ist nun endgültig auf den 6., 7. und 8. Oktober nach Eisenach anberaumt worden".[61] Wahrscheinlich erfolgte diese Absage wegen der so genannten Sudetenkrise. Schließlich wurde für den 12.–14. Oktober 1939 in Wien der X. Kongress der DGU (nicht die 3. Tagung der *Gesellschaft Reichsdeutscher Urologen*![62]) unter dem Vorsitz von Hans Rubritius und dem Tagungsschriftführer Herbert Henninger angekündigt,[63] der aber schließlich dem Kriegsausbruch zum Opfer fiel.

Hans Rubritius kann also auf Grund seiner Positionen kein Gegner des Nationalsozialismus gewesen sein. Dennoch erfuhr er eine teilweise Zurücksetzung. So wurde er 1939 nicht Fachgruppenleiter der Fachgruppe Urologie der *Wiener Medizinischen Gesellschaft*, die zumeist unter der Bezeichnung „Wiener Urologische Gesellschaft" tagte, sondern musste hinter dem Parteiaktivisten Koloman Haslinger zurückstehen,[64] was allerdings auch in anderen Fächern passierte. Ebenso musste er 1940 die Direktorenstelle der nunmehr Städtischen Poliklinik an den Nazi-Internisten Erwin Risak (1899–1968), den Schriftleiter der *Wiener klinischen Wochenschrift*, Vizepräsidenten der *Wiener Akademie für ärztliche Fortbildung* und 2. Geschäftsführer der *Wiener Medizinischen Gesellschaft*, abtreten. Allerdings beauftragte ihn der Obmann der *Wiener Medizinischen Gesellschaft*, Otto Planner Plann (1893–1975), zugleich Gauamtsleiter des NSDAP-Gauamts für Volksgesundheit, 1942 mit der vertretungsweisen Leitung der Fachgruppe Urologie an Stelle von Koloman Haslinger.[65]

Für die nationalsozialistische Sichtweise problematisch waren auch die Mitarbeiter von Hans Rubritius. So heißt es im Nachruf der Zeitschrift für Urologie:

> Während seiner 25jährigen Tätigkeit als Vorstand der urologischen Abteilung der Wiener Poliklinik hatte er eine große Zahl von Schülern herangezogen, die er zu wissenschaftlichen Arbeiten in hohem Maße anregte und mit denen er in inniger Verbindung stand. Uns allen sind die Namen: Brenner, Förster, v. Frisch, Henninger, Sitka und Wladika als seine Schüler bestens bekannt.[66]

Dagegen blieben die Namen der 1938 emigrierten (bzw. verfolgten) und weit bedeutsameren Mitarbeiter Alfred Zinner (1881–1967), Oswald Schwarz (1883–1949), Oskar Stricker-Barolin (1886–1972), Paul Blatt (1889– nach 1972) und Felix Fuchs (1899– nach 1938) völlig unerwähnt.[67] Und nur der informierte Kenner kann den Schwindel Koloman Haslingers überhaupt durchschauen: Erstens sind die Urologen (ja überhaupt Ärzte) Sitka und Wladika in Österreich bis heute unbekannt geblieben – es handelt sich um Erfindungen Haslingers;[68] Axel Brenner (1889–1944) war 1921 allenfalls kurzfristig, wenn überhaupt Mitarbeiter gewesen;[69] „v. Frisch" war wiederum eine Verwechslung mit dem berühmten Vor-Vorgänger von Rubritius, Anton von Frisch (1849–1917) – es handelte sich um den überhaupt nicht verwandten Bruno Frisch (1891–1977), der erst 1945–1962 als Leiter des Urologischen Ambulatoriums am Wiener Wilhelminenspital eine Rolle spielen konnte;[70] auch Josef Förster (1908– nach 1974), der jüngste Rubritius-Mitarbeiter, war erst 1953–1973 Leiter der urologischen Belegbettenstation am Krankenhaus der Barmherzigen Brüder in Salzburg;[71] womit einzig Herbert Henninger übrig bleibt, der wieder 1939–45 der 1. Schriftführer der Wiener Fachgesellschaft unter Haslinger war.

So erscheint Hans Rubritius als recht undurchschaubare Sphinx, als Urologe, der den Nationalsozialisten zwar durchaus genehm erschien, daneben aber auch Seiten aufzuweisen hatte, die nach 1938 besser verschwiegen wurden. Wenn da nicht eine wichtige Funktion wäre, die bis heute überhaupt nicht aufgefallen ist. Bis 1933 war Rubritius nämlich Obmann des *Vereins deutscher Ärzte in Österreich*, Gau Wien,[72] dem alle antisemitischen Wiener Ärzte, darunter die meisten „nicht-jüdischen" Wiener Urologen[73] angehörten. Dies bedeutet aber, dass der bedeutendste „nicht-jüdische" Wiener Urologe dieser Jahrzehnte, neben den Extremisten vom Schlage eines Friedrich Kroiss, den anscheinend „respektablen“ Teil der Wiener deutsch-völkischen Ärzteschaft repräsentierte, der dann unter der Obmannschaft seines Nachfolgers Franz Kazda (1888–1978) den legalen Deckmantel für die verbotene nationalsozialistische Ärzteschaft abgab.[74] Insofern kommt es nicht überraschend, dass Rubritius trotz widersprüchlicher Beurteilung durch den Sicherheitsdienst der SS zum 1. April 1940 Mitglied der NSDAP und bereits im September 1938 Mitglied der SA-Marine-Standarte 12 wurde.[75]

Nun wird auch die Vertretung der „Österreicher“ – es handelte sich ausschließlich um Wiener Urologen – im Vorstand der DGU deutlicher. Bis 1926 hielten sich die „jüdischen“ und „nicht-jüdischen“ Vorstandsmitglieder die Waage. Neben dem jüdischen stellvertretenden Vorsitzenden (1924–26 Vorsitzender) Viktor Blum gab es 1921 noch die jüdischen Ausschussmitglieder Friedrich Necker (seit 1911), Rudolf Bachrach (1879- nach 1939) und Rudolf Paschkis. Von den „nicht-jüdischen“ Mitgliedern war Hans Gallus Pleschner (1883–1950)[76] ab 1921 durchgehend 2. Schriftführer, während dem Ausschuss Josef Preindlsberger (1863–1938), Helmut Prigl (1871–1926) und Hans Rubritius (1924–26 stellv. Vorsitzender) angehörten. 1924 schieden sowohl Friedrich Necker wie Josef Preindlsberger aus. 1926–29 waren dann nur mehr fünf Österreicher im Vorstand: die „Juden“ Viktor Blum und Oswald Schwarz (1883–1949), sowie die „Nichtjuden“ Hans G. Pleschner, Karl Gagstatter und Theodor Hryntschak. 1929 erhöhte sich der Anteil der Österreicher wieder auf sieben: Neben dem Vorsitzenden Hans Rubritius gab es nun den jüdischen stellvertretenden Vorsitzenden Rudolf Paschkis und das jüdische Ausschussmitglied Viktor Blum, daneben aber vier weitere „Nicht-Juden“: Hans G. Pleschner, Karl Gagstatter, Theodor Hryntschak und Friedrich Kroiss. Alle fünf „Nicht-Juden“ waren Mitglieder des *Vereins deutscher Ärzte in Österreich*. Die Marginalisierung der Wiener jüdischen Urologen hatte im DGU-Vorstand also bereits 1929 deutliche Formen angenommen, obwohl dem Protokoll der Münchener Geschäftssitzung vom 28. September 1929 rein gar nichts zu entnehmen ist.

Institutionelle Ausstattung und Zahl der Urologen 1938/1945

Nach diesem kursorischen Rundgang durch drei verschiedene deutschnationale Milieus der Wiener Urologie vor 1938 mag es angebracht sein, die organisatorische Struktur der österreichischen Urologie im Jahr 1938 genauer zu betrachten. 17 der 20 urologischen Institutionen befanden sich 1938 in Wien. Darunter waren aber nur sechs Krankenhaus-Abteilungen unterschiedlicher Größe und die zwei Urologischen Stationen der Chirurgischen Universitätskliniken. Neun Wiener Institutionen waren so genannte Krankenhaus-Ambulatorien, die nur von ambulanten Kranken besucht wurden und allenfalls über einige Belegbetten verfügten.[77] Von der Trägerschaft befanden sich neun Wiener Einrichtungen in der Hand des Staates oder der Stadt Wien, während acht Institutionen, Vereine, Stiftungen oder religiöse Gemeinschaften zum Träger hatten. Allerdings waren diese Einrichtungen bereits lange vor 1938 unter den „jüdischen“ bzw. „nicht-jüdischen“ Wiener Urologen höchst unterschiedlich aufgeteilt. Die Grunddaten können den nachfolgenden Tabellen 1a bis 1c entnommen werden.

Während nämlich fünf (ab 1938/39 sogar sechs) der neun „nicht-jüdischen“ Urologen Krankenhausabteilungen (bzw. Stationen der Chirurgischen Universitätskliniken) leiteten, war das nur bei drei der acht „jüdischen“ Urologen der Fall. „Jüdische“ Urologen waren also von vorneherein viel stärker auf ambulante Patienten orientiert.

Noch deutlicher wird die höchst unterschiedliche Verteilung nach der Trägerschaft. Nur zwei „nicht-jüdische“ Primarärzte waren in nichtstaatlichen Einrichtungen tätig: Hans Rubritius in der Wiener Allgemeinen Poliklinik, die bis 1938 von einem Stiftungs-Verein getragen, und erst danach (zur „Wiener städtischen Poliklinik“) kommunalisiert wurde, sowie Wilhelm Stöckl im Krankenhaus der Barmherzigen Brüder. Dagegen waren sechs der acht „jüdischen“ Primarärzte in nicht-staatlichen Ein-

Tabelle 1a:

Urologische Abteilungen, Ambulanzen*, Stationen Wien I („nichtjüdische Urologen"):

Name der Institution	Gründg.	Jahre	Leiter (Lebensdaten)
Wr. Allgem. Poliklinik	1872	1919–43	Hans Rubritius (1876–1943)
II. Chirurg. Univ.-Klinik	1910	1937–38**	Rudolf Herbst (1901–1970)
Krankenhaus Lainz	1913	1937–38**	Richard Übelhör (1901–1977)
Rudolfspital	1914/21	1914–39/40	Karl Gagstatter (1875–1968)
*Wilhelminenspital	1921	1927–44	Theodor Hryntschak (1889–1952)
*Kaiserin-Elisabeth-Spit.	1924	1924–38***	Hans Gallus Pleschner (1883–1950)
Krankenhaus Wieden	1931/38	1931–44	Koloman Haslinger (1889–1944)
*KH Barmherzige Brüder	1933	1933–45	Wilhelm Stöckl (1900–1965)
I. Chirurg. Univ.-Klinik	1933	1933–53	Paul Deuticke (1901–1981)

** = 1938 aus „politischen Gründen" (katholisch, bzw. CV) entlassen
*** = 1938 wegen Ehe mit einer „jüdischen" Ehefrau entlassen

Tabelle 1b:

Urologische Abteilungen, Ambulanzen*, Stationen Wien II („jüdische Urologen"):

Name der Institution	Gründg.	Jahre	Leiter (Lebensdaten)
Rothschildspital	1902	1923–38	Raimund Schwarzwald (1871– n.1939)
*Mariahilfer Ambulat. I	1907	1911–38	Hugo Schüller (1875– n.1938)
*Mariahilfer Ambulat. II	1907	1921–38	Rudolf Bachrach (1879– n.1939)
*Sophienspital	1919	1919–38	Viktor Blum (1877–1954)
KH der Kaufmannschaft	1922	1922–38?	Robert Lichtenstern (1874–1952)
*Rudolfinerhaus	1923	1923–38	Friedrich Necker (1877–1948)
*Kaiser-Franz-Josef-Spit.	1929	1929–38	Rudolf Paschkis (1879–1964)
Samuel C. Childs-Spital	1930	1930–38	Alfred Zinner (1881–1967)

Tabelle 1c:

Urologische Abteilungen, bzw. Ambulanzen außerhalb Wiens:

Name der Institution	Gründg.	Jahre	Leiter (Lebensdaten)
Allgemeines KH Linz	1923/27	1923-44	Axel Brenner (1889–1944)
Landes-KH Graz	1926	1926-44	Norbert Moro (1889–1957)
KH Barmh. Schw. Linz	1930/34	1930-58	Hermann Meschede (1895– n.1961)

richtungen tätig: dem Spital der Israelitischen Kultusgemeinde („Rothschildspital"), dem Mariahilfer Ambulatorium und Spital,[78] dem Krankenhaus der Wiener Kaufmannschaft, dem Rotes-Kreuz-Spital „Rudolfinerhaus" (nach 1938: DRK-Billroth-Krankenhaus) und dem Samuel Canning Childs-Spital und Forschungsinstitut.[79] „Nicht-jüdische" Urologen waren also daran gewöhnt, an staatlichen oder städtischen Krankenhäusern zu arbeiten, was nach 1938 zum Regelfall wurde.

Dementsprechend verschwanden auch spätestens 1939 vier jener fünf Vereins- bzw. Stiftungsspitäler: Das Mariahilfer Ambulatorium wurde noch 1938 geschlossen – hier zog die Orthopädische Versorgungsstelle ein. Das Rothschildspital hatte zwar nach 1938 noch Urologen (Friedrich Necker, Richard Glas, bzw. Oskar Stricker-Barolin[80]), unterlag aber einer beständigen Veränderung und musste 1941 sein angestammtes Haus verlassen. Für das S. C. Childs-Spital wird zwar 1938/39 als neuer Urologe Franz Hawlisch genannt, doch wurde es bereits kurz darauf in das Wiener städtische Krankenhaus Pelikangasse umgewandelt, um danach als Wiener Privat-Klinik wieder privatisiert zu werden.[81] Im Krankenhaus der Wiener Kaufmannschaft folgte der 1934 habilitierte Urologe Karl Hutter (1892–1954) zwar auf seinen Lehrer Robert Lichtenstern (1874–1952), aber bereits 1939 wurde dieses Krankenhaus Luftwaffen-Lazarett, in dem Wilhelm Stöckl die Urologische Station leitete,[82] nach 1945 wurde es zum Krankenhaus der amerikanischen Besatzungsmacht. Nur das traditionsreiche Rudolfinerhaus bestand als DRK-Billlrothkrankenhaus weiter und hatte mit Walther Brandesky bis 1943 auch weiterhin einen urologischen Ambulanzbetrieb.

Historisch war auf die Poliklinik (1872) das Spital der Israelitischen Kultusgemeinde (1902) gefolgt. Danach kam die Errichtung der Abteilungen am Mariahilfer Ambulatorium (1907), die Urologische Station der II. Chirurgischen Universitätsklinik (1910), das Kaiser-Jubiläumsspital in Lainz (1913) und die Krankenanstalt Rudolfstiftung (1914/21). Erst 1919–1931 erhielten alle staatlichen Spitäler Wiens ein Urologie-Ambulatorium,[83] wobei einige Vereinsspitäler (Kaufmannschaft, Rudolfinerhaus) mitzogen, und schließlich 1930/33 die drei letzten urologischen Institutionen (Childs-Spital, Barmherzige Brüder, I. Chirurg. Universitäts-Klinik) geschaffen wurden. Die institutionelle Landschaft war also 1938 bereits wohl etabliert, wobei nach 1938 mit Ausnahme der Aufwertung des Ambulatoriums am Krankenhaus Wieden zur Abteilung nur der deutliche Abbau der Vereins- bzw. Stiftungseinrichtungen zu verzeichnen ist, aus denen aber bis 1938 ein überdurchschnittlicher Anteil der wissenschaftlichen Beiträge gekommen war.

Aus diesen Veränderungen ergibt sich die Struktur des Personalersatzes (Tabelle 2) in den urologischen Institutionen Wiens nach 1938.

Tabelle 2: Personalersatz in den Urologischen Institutionen Wiens 1938/39

Institution	Leiter bis 1938	Leiter nach 1938
II. Chirurg. Univ.-Klinik	1937–38 Rudolf Herbst	(1939?–45 Reserve-Lazarett: Karl Hutter)
Krankenhaus Lainz	1937–38 Richard Übelhör	1938–45 Friedrich Kroiss
*Sophienspital	1919–38 Viktor Blum	1939–40? Rudolf Chwalla (danach Polizeispital)
KH der Kaufmannschaft	1923–38? Robert Lichtenstern	1938–39 Karl Hutter (danach Luftwaffen-Lazarett)
*Rudolfinerhaus	1923–38 Friedrich Necker	1938–43 Walther Brandesky
*Kaiserin-Elisabeth-Spit.	1924–38 Hans Gallus Pleschner	1939–[45] Herbert Henninger
*Kaiser-Franz-Josef-Spit.	1929–38 Rudolf Paschkis	1939–[45] Herbert Weber (1942–44 Rudolf Chwalla)
Samuel C. Childs-Spital	1930–38 Alfred Zinner	1938–39? Franz Hawlisch

Außerhalb Wiens hatte die Schaffung von urologischen Abteilungen bzw. Stationen erst zur Mitte der 1920er Jahre in Linz und Graz begonnen, wobei dies 1930/34 durch die Urologische Abteilung am Krankenhaus der Barmherzigen Schwestern in Linz ergänzt wurde, danach aber bis 1945 keinen Ausbau mehr erfuhr.

Am deutlichsten ist der enorme Verlust, den die Urologie nach 1938 erlitt, an der Zahl der niedergelassenen Urologen ablesbar (Tabelle 3). Während die Zahl der Urologen bis 1935 kontinuierlich anstieg, waren nach dem 1. Oktober 1938 plötzlich mehr als die Hälfte der Wiener Urologen nicht mehr zur Praxis zugelassen und sehr schnell außer Landes. Von den 41 im Jahr 1935 in Wien niedergelassenen Urologen wurden 23 (= 56 %) aus „rassischen Gründen" eliminiert, wobei für mindestens 20 bislang eine Emigration nachgewiesen ist.[84] Da aber zugleich drei Urologen in der Zeit von 1935 bis 1940 verstarben,[85] und Hans G. Pleschner wegen seiner „jüdischen" Ehefrau entlassen wurde und vorerst die Praxis überhaupt aufgab, verblieben überhaupt nur 14 (= 34 %) der Urologen von 1935 im Jahr 1941 in Wien. Allerdings waren 1935 Herbert Henninger, 1937 Richard Übelhör und Herbert Weber, im Mai 1938 Bertrand Bibus, am 12. Dezember 1939 Paul Deuticke und 1940 noch Josef Förster und Walter Zeidler als Fachärzte dazugekommen, was schließlich 21 Urologen im Wien von 1940/41 ergibt.[86]

Außerhalb Wiens veränderte sich die Berufsgruppe kaum. Es fielen nur die nebenbei urologische Praxis treibenden Johann Jellinek (Salzburg, Dermatologe) und Karl Allmeder (Hadersdorf-Weidlingau bzw. Wien, praktischer Arzt) weg, dafür kam Hans Droschl (1909–1993) am 5. April 1939 in Graz dazu.[87]

Die NS-Zeit ist also für die Berufsgruppe der österreichischen Urologen ein nachhaltiger Einschnitt. In Wien wurde die Profession praktisch halbiert; auch österreichweit gab es nur noch rund 60 % der Fachärzte von vor 1938. Es dauerte bis 1956, dass die Berufsgruppe in Österreich wieder den Umfang von 1935 (50 Urologen) besaß, erst 1965 wurde mit 42 niedergelassenen Fachärzten in Wien der Stand von dreißig Jahren zuvor (1935) übertroffen. Dennoch besaß Wien mit 21 Fachärzten 1940 den höchsten Stand von Fachärzten der Urologie in einer Großstadt des „Großdeutschen Reiches" – noch vor Berlin (mit 18).[88]

Tabelle 3: Urologen in Österreich 1915–1961:

Bundesland	1915	1926	1930	1935	1941	1949	1952	1956	1961
Wien	19	33	35	41	21	21	23	25	32
Niederösterr.	-	-	(1)	(1)	-	-	-	1	3 (4)
Burgenland	-	-	-	-	-	-	-	-	-
Oberösterr.	(1)	1	1	2	2	2	3	7	9
Salzburg	(1)	1	1 (2)	1 (2)	1	1	3	3	3
Steiermark	1	2	2	2	3	7	5	7	11
Kärnten	-	1	1	1	1	2	2	3	3
Tirol	(1)	1	1	1	1	1	2	3	
Vorarlberg			-	-	-	1	2	2	2
Österreich	22	39	43	50	29	35	39	50	66

Der Nazi-Führer der Wiener Urologie: Koloman Haslinger (1889–1944)

Der unbestrittene Führer der Wiener Urologie in der NS-Zeit, Koloman Haslinger, hatte vom 1. August 1923 bis zum 1. August 1931 die Urologische Station der II. Chirurgischen Universitäts-Klinik geleitet und war seit dem 1. August 1931 Vorstand des Urologischen Ambulatoriums im 1840 gegründeten Krankenhaus Wieden, dem zweitältesten Staats-Spital Wiens. Er war am 30. Juni 1889 in Puszta Kerepecz bei Munkács/Ungarn (heute: Mukatschewe/Ukraine) als Sohn eines Ökonomiebamten der Grafen Schöborn geboren, hatte 1901–09 das Gymnasium im niederösterreichischen Stockerau besucht, danach in Wien Medizin studiert und hier im Dezember 1914 promoviert. Darauf folgte der Kriegsdienst, von dem er 36 Monate an der Front verbrachte, bis er ab Dezember 1917 das Zentralspital für venerische Krankheiten in Stryi in Galizien leitete. Bereits ab dem 1. Dezember 1918 arbeitete er als Operations-Zögling an der II. Chirurgischen Universitätsklinik unter Julius Hochenegg (1859–1940), kam 1920 an die Urologische Station, die er 1923 schließlich für acht Jahre übernahm.[89]

Was war nun der Hintergrund, aus dem Haslinger stammte. Die Hocheneggsche Klinik hat in der Geschichte der Urologie einen sehr guten Ruf, weil Julius Hochenegg derjenige Wiener Chirurg war, der bereits früh die selbstständige Habilitation für das Fach Urologie durchsetzte und ab 1910 der Urologie mit einer eigenen Station an seiner Klinik eine Heimstatt bot.[90] Über diese Einrichtung gibt es bis 1935 eine beinahe lückenlose Dokumentation,[91] wobei auch hier auffällt, dass es mit geringfügigen Ausnahmen[92] nur „nicht-jüdische" Mitarbeiter gab: Karl (von) Hofmann, Hans Gallus Pleschner, Koloman Haslinger, Wilhelm Stöckl, Richard Übelhör und Rudolf Herbst, wovon wieder die ersten drei Mitglieder des *Vereins deutscher Ärzte in Österreich* waren. Julius Hochenegg wurde 1940 mit einer Vielzahl von ehrenden Nachrufen, auch in der Wiener Urologischen Gesellschaft,[93] bedacht; sein Bruder, der renommierte Elektrotechniker Carl Hochenegg (1860–1942), ist seit 2005 der Namensgeber eines rechtsextremen Förderungspreises der Wiener Burschenschaft Libertas;[94] dennoch war Julius von Hochenegg mit der nach Nazi-Begriffen „halbjüdischen" Julie Mauthner von Mauthstein (1863–1942), der Enkelin des berühmten Wiener Pädiaters Wilhelm Mauthner (1806–1858), verheiratet,[95] weshalb die NSDAP-Reichsleitung am 20. Januar 1942 „Warnungs-Karten" für Ehefrau und Tochter Julius Hocheneggs erstellen ließ, und sein Schwiegersohn, der berühmte Wiener Schilddrüsen-Chirurg Fritz Kaspar (1885–1943), sich 1938 von der Tochter scheiden ließ.

Die „Klinik Hochenegg" vermittelte also eher eine Tendenz. „Als Medizinstudent gehörte [Haslinger] einer nationalen Tischrunde an, seit 1919 [war er] alter Herr des stets nationalen Corps „Hansea" in Wien".[96] Aber erst seit 1934 (nach eigener Aussage), und formal gar erst seit 1. März 1937 gehörte er der NSDAP an; allerdings war er seit 15. März 1933 Beisitzer im Gau Wien des *Vereins deutscher Ärzte in Österreich*.[97] In der *Deutschen Urologischen Gesellschaft* war er seit 1924 bzw. 1926 Mitglied des Wirtschafts-Ausschusses (für Österreich bzw. die deutschsprachigen Gebiete der ehemaligen Österreichisch-ungarischen Monarchie), der dem Vorstand angegliedert war;[98] allerdings ist nur eine einzige Sitzung des Wirtschaftsausschusses vom 25. September 1929 in Berlin überliefert, bei der „Dr. Haßlinger (Wien)" (sic!) anwesend war.

Das markante Ereignis in der Biographie Haslingers ist aber die Ablehnung seiner Habilitation im Jahr 1929, die Figdor jüngst als „die etwas merkwürdige Geschichte im Zusammenhang mit dem ersten Versuch Haslinger's, Dozent zu werden" dargestellt hat.[99] Hans Rubritius hatte das sehr positive Gutachten für die Fakultät verfasst, die Habilitationskommission stimmte mit 9 zu 1 für die Habilitation. Als der Antrag aber am 12. Juni 1929 im Professorenkollegium zu Verhandlung kam, musste Julius Hochenegg wegen „plötzlichen Unwohlseins" die Sitzung verlassen und auf Antrag des Embryologen Alfred Fischel (1868–1938), immerhin Dekan der Jahre 1922–24, wurde das Gesuch abgelehnt, wobei „der Mangel eines nach den Bestimmungen der Habilitationsnorm zu fordernden wissenschaftlichen Wertes Ihrer Arbeiten ausschlaggebend war".[100] Auch die nachträgliche Intervention Julius Hocheneggs vermochte daran nichts mehr zu ändern. Nach 1938 wurde dies aber deutlich weniger „zurückhaltend" interpretiert:

> H. ... hatte in der Systemzeit unter dem Druck der Juden sehr viel zu leiden. Er war Assistent bei Hochenegg und sollte damals habilitiert werden, seine Habilitation wurde jedoch von den Juden verhindert. Er wird als der beste Urologe Wiens bezeichnet und soll jetzt habilitiert und sofort Dozent werden.[101]

Und zur Ernennung Haslingers zum außerplanmäßigen Professor urteilte 1943 der NSD-Dozentenbundführer:

> Haslinger gehört zu den bekanntesten Urologen Wiens. ... In früherer Zeit wurde seine Habilitierung durch die jüdischen Professoren der Wiener medizinischen Fakultät, die die Urologie als jüdische Domäne erhalten wollten, hintertrieben, weshalb Haslinger erst spät zur Habilitation kam.[102]

Die Verhinderung des „bekanntesten Urologen" war also in nationalsozialistischen (und wohl nicht nur diesen) Augen eine „jüdische Verschwörung". Dabei war der Antragsteller Alfred Fischel offiziell konfessionslos, wenngleich „jüdischer Herkunft".[103] Unter den 35 Mitgliedern des Professorenkollegiums waren 15 Kliniker „Nichtjuden", aber nur vier „jüdischer Herkunft", während bei den Theoretikern umgekehrt sechs „Nichtjuden" zehn Professoren „jüdischer Herkunft" gegenüberstanden.[104] Von einer „jüdischen Mehrheit" oder gar „Dominanz" konnte also keine Rede sein. Der Dekan war hingegen das Cartellverbands-Mitglied Leopold Arzt (1883–1954), ein persönlicher Freund des späteren austrofaschistischen Bundeskanzlers Engelbert Dollfuss und einer der seltenen Vertreter des politischen Katholizismus in der damaligen Medizin.

Aber auch nach 1938 wurde Haslinger keineswegs „sofort" von der Universität habilitiert. Obwohl er schon seit Februar 1939 Vorsitzender der *Wiener Urologischen Gesellschaft* war, stellte er erst am 30. Dezember 1940 überhaupt den Antrag auf Habilitation, wurde dann aber in Rekordzeit am 5. Februar 1941 Dr. med. habil., und am 2. Juli 1941 zum Dozenten ernannt. Ob dies einer anhaltenden Reserve des Professorenkollegiums trotz des politischen „Umschwungs" geschuldet war, kann nicht bestätigt werden. Allerdings fällt auf, dass von 1931 bis 1938 nur fünf (kleinere) Publikationen Haslingers erschienen, und auch 1939 bzw. 1940 noch die politischen Deklarationen bzw. Erfolgsberichte dominierten.[105] Dies ist bei den Vielfachfunktionen Haslingers (jeweils 1939–44 1. Schriftführer *Wiener Medizinische Gesellschaft*, Obmann *Wiener Urologische Gesellschaft*, Senator der *Wiener Akademie für ärztliche Fortbildung*), der Militäreinberufung im August 1939, Teilnahme am Polenfeldzug, Leitung des Wiener Reserve-Lazaretts IId, schließlich der ärztlichen Leitung des Krankenhauses Wieden vom 3. Oktober 1940 bis 15. August 1943 und der Geschäftsführerschaft der Wiener Privatklinik auch nicht weiter verwunderlich. Haslinger war einer der exponiertesten Medizinpolitik-Multifunktionäre des nationalsozialistischen Wien, als der er bei Figdor[106] gerade nicht erscheint, der jegliche Funktion außerhalb der Urologie geflissentlich übergeht.

Insofern ist Haslingers Einleitungsvortrag zur neuen *Wiener Urologischen Gesellschaft*[107] („Ziele und Aufgaben der Wiener Urologischen Gesellschaft") vom 22. Februar 1939 mit der bezeichnenden Anrede „Parteigenossen, Berufskameraden!" wohl das Schlüsseldokument zur nationalsozialistischen Urologie in Österreich, aus dem allerdings nur einige Schlaglichter herausgegriffen werden können.[108] Es war Haslinger durchaus bewusst, dass die Gesellschaft ein großes „Erbe angetreten" hatte „und ... vor neuen Aufgaben stand".[109] Aber der Rückgriff auf die Geschichte diente nur einer völlig willkürlichen Legitimation, in der er zwar auf die Erwähnung von V[ictor] Ivánchich, H. Zeisel,[110] [Johann Heinrich von] Dumreicher und [Leopold] Dittel zurückgriff, vor allem aber die politisch (und ihm persönlich) genehmen Max Nitze und Julius von Hochenegg in den Vordergrund rückte.

Sofort kam er aber auf den inneren Keim der Zersetzung der Wiener Urologie zu sprechen:

> Allmählich schlichen sich in diese Urologengesellschaft – wie in andere medizinische Gesellschaften Wiens – Praktiken ein, die unserem deutschen Volkswesen fremd waren. Rassenfremde Elemente machten sich breit. Sie stritten in ihrer Art, verdrängten die bodenständigen Kollegen und arbeiteten ausschließlich für ihre geschäftlichen Interessen. Kein Wunder, wenn die arischen Kollegen sich immer mehr und mehr zurückzogen und kein Interesse an der Gesellschaft zeigten. Vor dem vollkommenen Niederbruche unseres Faches kam die befreiende Tat unseres Führers, der Österreich ins Reich heimführte.[111]

Was hier abgelehnt wurde, waren die Essentials eines liberalen Professionsverständnisses: demokratische Diskussionskultur, scharfe Kritik und Gegenkritik, berufliche Konkurrenz. So oder ähnlich klangen die nationalsozialistischen Vorwürfe 1938/39 in jeder medizinischen Spezialdisziplin.[112] Die schamlose Instrumentalisierung professioneller Ressourcen für rein geschäftliche Interessen war dagegen alles andere als eine „jüdische" Eigenschaft. Zumindest außerhalb der Urologie fällt auf, dass medizinische Zeitschriftenartikel, die den Produktnamen bereits im Titel tragen, geradezu zur Spezialität deutschnational-nationalsozialistischer Mediziner gehörten.[113] Der Rückzug aus der Gesellschaft (vor 1938) traf auf eine Minderheit (Haslinger, Kroiss) tatsächlich zu, während andere „nicht-jüdische" Urologen (Chwalla, Hryntschak, Rubritius, Übelhör, Henninger, Bibus, Herbst) gerade besonders aktiv waren.

Die inhaltliche Organisation des Faches sollte nach dem „Führerprinzip" von Autorität und Zensur geprägt sein:

> Die Arbeit in unserer Fachgruppe soll gegen früher ebenfalls anders aufgebaut sein. … Dabei wollen wir darauf achten, daß langatmige Krankengeschichten, die Aufzählung vieler negativer Befunde und des Schrifttums ermüdend wirken und das Wesentliche des Vortrages sehr mindern. Wir wollen nicht durch viele Sitzungen den Wert derselben herabsetzen – wir wollen im Jahr nur deren 4 abhalten; dafür aber soll das Programm ein besseres werden als bisher. Wir wollen aus der Vergangenheit lernen, in welcher der Niedergang der Gesellschaft auch darin gelegen war, daß man durch Wiederholungen angeödet wurde.[114]

Genau dies hatte 1926 bereits Friedrich Kroiss innerhalb der DGU gefordert, womit er aber damals noch auf einhellige Ablehnung gestoßen war:

> Es machte sich schon vor dem Kriege und es macht sich jetzt seit dem Kriege erst doppelt stark eine solche Rede- und Schreibwut geltend, daß dem unbedingt Einhalt getan werden sollte. … Das [der zweijährige Tagungsrhythmus, M. H.] ist aber noch nicht die einzige Möglichkeit; das ist noch kein regelrechter Kampf gegen die Flut von Vorträgen, die immer angekündigt werden, sondern dazu gehört noch ein Zweites – allerdings habe ich nicht viel Hoffnung, daß dieser Gedanke Anklang oder Annahme finden wird: es gehört dazu eine Zensur, eine Vorzensur. Meiner Ansicht nach sollten in der Zeit von dem einen zum nächsten Kongreß die Arbeiten an einen zu wählenden Ausschuß in einem kurzen Referat eingesendet werden, allenfalls mit Skizzen, und dieser Ausschuß sollte dann eine Auswahl treffen.[115]

„Unliebsame" Vorträge brauchte sich nach 1938 niemand mehr anzuhören, und worauf Unkenntnis der Fachliteratur bzw. das (verfälschende) Unterdrücken negativer Ergebnisse zurückgehen, brauchte bei derartigen Postulaten auch nicht weiter zu verwundern.

Zuletzt kam Haslinger auf die explizit nationalsozialistische Zielsetzung zu sprechen:

> Meine Berufskameraden, wir leben im nationalsozialistischen Staate und haben diesem Staate gegenüber Verpflichtungen. Der Nationalsozialismus verlangt von uns Ärzten, daß wir den deutschen Volksgenossen als ein wertvolles Mitglied der Volksgemeinschaft betrachten, daß wir ihn nicht bloß mit seinem Leiden sehen, sondern, daß wir ihn auch als Menschen achten, seinen äußeren

und inneren Wert kennen und ihn als rassenerhaltendes Element schätzen. In dieser Beziehung müssen wir Urologen besonders viel leisten. Sehen wir davon ab, daß wir bei dem gleichsam epidemischen Auftreten von Steinen des Harntraktes als Kämpfer gegen eine Seuche wirken, daß wir bei den organ-, arbeits- und lebenserhaltenden Bestrebungen noch Fortschritte zu machen haben, so ist es gerade der Genitaltrakt, der für das psychische und physische Leben des Menschen eine so überragende Rolle spielt. Die Gesundenmedizin des Harn-, aber auch des Genitaltraktes stellt uns vor neue Aufgaben. Die Physiologie der Geschlechtsorgane, die Wechselwirkung der einzelnen Organe zueinander, zum Nervensystem sowie zum Gesamtorganismus, die Frage der Fortpflanzung insbesondere mit dem noch sehr darniederliegenden Studium der Spermatozoen bilden noch ein großes Gebiet der Forschung. In der Erbbiologie, der Rassenforschung, der Hygiene, in der Frage der Erhaltung der Zeugungsfähigkeit, der Verjüngung, der Lebensverlängerung und der Lebenserhaltung sollten wir in den vordersten Reihen stehen. Sie wissen, welcher Unfug mit der Verjüngung, der Psychoanalyse der Geschlechtsorgane, der Hormontherapie getrieben wurde und getrieben wird. Hier heißt es reinen Tisch machen.[116]

Mit der Vertreibung von Oswald Schwarz (Psychotherapie, Psychosomatik, Sexualforschung) oder Robert Lichtenstern (Hodentransplantation, Verjüngungsoperationen nach Steinach) hatte die Wiener Gesellschaft schon einmal „reinen Tisch gemacht". Die „positive Rassenhygiene" für die „Volksgemeinschaft" der „rassenerhaltenden Elemente" war eindeutig als Ziel angegeben, während die „negative Rassenhygiene" der Zwangssterilisationen, Eheverbote, Ausschluss von sozialstaatlichen Leistungen, des Patienten- und Judenmordes unerwähnt blieb.

Politische Vexierbilder: der „letzte Obmann", Theodor Hryntschak (1889–1952)

Wenn ein Wiener Urologe die NS-Zeit relativ unbeschadet überstanden hat, dann ist es wohl Theodor Hryntschak. Aus den vielen Nachrufen des Jahres 1952/53 und der darauf aufbauenden Literatur[117] geht vor allem eines hervor: einer der bedeutendsten österreichischen Urologen des 20. Jahrhunderts, geprägt durch „sein lebhaftes, konziliantes, österreichisch-kosmopolitisches Wesen, seine Altwiener Urbanität",[118] der fließend Englisch und Französisch sprach, auch auf Italienisch publizierte, wie prädestiniert für das Amt des Sekretärs des *VI. Internationalen Kongresses für Urologie* in Wien 1936, der der österreichischen Urologie nach 1945 zu ihrem internationalen Anschluss (vor allem in Frankreich) verhalf, und auch noch die *Deutsche Gesellschaft für Urologie* anlässlich des internationalen Urologenkongresses von Barcelona wieder in die internationale Wissenschaftsgemeinschaft führte. Kein Wort davon, dass Hryntschak 1945–48 als Hochschuldozent außer Dienst gestellt war, nur eine verschämte Andeutung, dass er 1939 und 1948 zum außerordentlichen Professor ernannt wurde oder dass er „den (unverdienterweise lange vorenthaltenen) Professorentitel"[119] erst 1939 erhielt. Vielfach wird auch aus den verfälschenden Nachrufen tradiert, dass er in der Wiener Poliklinik auf Frisch, Zuckerkandl und Rubritius folgte, nicht aber direkt auf Koloman Haslinger.[120]

Dabei war Hryntschak 1944–45 der letzte Obmann der *Wiener Urologischen Gesellschaft* der NS-Zeit, nachdem er bereits 1930 und 1936–37 Vizepräsident gewesen, und 1950–52 erneut Präsident der *Österreichischen Gesellschaft für Urologie* wurde.[121] Seine nachhaltige Ausbildung bei Viktor Blum im Wiener Sophienspital zwischen 1919 und 1927 (und dessen Nachruf aus den USA auf den jüngeren Schüler) oder seine Durchsetzung der suprapubischen Prostatektomie bzw. „Harris'schen Operation" oder „Prostatektomie nach Harris-Hryntschak" mag kritische Nachfragen diesbezüglich gar nicht erst aufkommen lassen haben. 1927/28–44 hatte er das Urologische Ambulatorium im Wilhelminenspital geleitet, danach 1944–52 die Urologische Abteilung der Poliklinik.

Die Akten dagegen enthüllen einen völlig anderen Theodor Hryntschak, der bereits am 9. Mai 1938 Förderndes Mitglied der SS wurde,[122] was die häufigste Unterstützung des NS-Regimes unter prominenten Urologen darstellte.[123] Aber die politische Einschätzung Hryntschaks unterlag erheblichen Schwankungen. So stellte im Dezember 1938 ein Kriminalbeamter im Auftrag des NSDAP-Gaupersonalamts fest:

> Seine politische Einstellung war früher christlichsozial, sein Bruder war früher christlichsozialer Bundesrat [sic!]. Er war ein vertrauter Mitarbeiter des Juden Universitätsprofessor Dr. Viktor Blum im Allgemeinen Krankenhaus [sic!][123]. Ansonsten war er in allen politischen Lagern zu finden, er war Philosemit, daneben Mitglied der Lukasgilde[124], wahrscheinlich auch Mitglied christlich deutscher Ärzte.[125] Eine positive Gegnerschaft zur nationalsozialistischen Bewegung kann nicht nachgewiesen werden. Im N.S. Dozentenbund der Universität ist vorgemerkt, dass Dr. Hryntschak seit Jänner 1937 illegaler S.A. Mann wäre, eine Überprüfung ist nicht möglich. Dr. Marchet ist der Ansicht, dass Dr. Hryntschak politisch einwandfrei wäre.[126]

Der Bruder Alexander Hryntschak (1891–1974) war tatsächlich vom 15. Januar 1929 bis zum 1. Oktober 1930 und vom 2. Dezember 1930 bis zum 2. Mai 1934 Abgeordneter zum Nationalrat (nicht Bundesrat!) für die Christlichsoziale Partei gewesen, ein energischer Vertreter der industriellen Interessen innerhalb der Christlichsozialen, in leitenden Stellungen in der Industrie, Vizepräsident des Österreichischen Credit-Instituts, Verwaltungsratsmitglied der Versicherungsgesellschaft der Gemeinde Wien, aber auch Direktor der Wiener Symphoniker und Direktionsmitglied der Wiener Konzerthausgesellschaft, Mitglied der Katholischen Akademiker-Gemeinschaft und des Rotary-Clubs.[127] 1938 wurde er von der Gestapo für drei Monate verhaftet und das färbte hier offenbar auf den Bruder in der Urologie ab. Jene Mischung aus Fehlinformationen, Halbwahrheiten und Gerüchten musste ab 1939 auch zunehmend zurückgenommen werden.

Theodor Hryntschak selbst präsentierte sich dagegen völlig anders: „seit der Studentenzeit ununterbrochen bei nationalen Korporationen (*Verein deutscher Ärzte in Österreich*, *Wiener akadem. Sportverein*, *akadem. Sektion Alpenverein*)"; zum *Verein christlich-deutscher Ärzte* vermerkte er: „Beitritt gezwungenermassen"; dann aber breitete er seine „sonstige Tätigkeit für die NSDAP" aus:

> Habe einen arbeitslosen S.A.Mann (Anton Mak) seit Dez. 1936 völlig erhalten (Nahrung, Kleidung, Geld, später auch Wohnung). Habe im Jahre 1936 eine Pg. als Hausgehilfin genommen (Aloisia Smejkal). Geldliche Unterstützung an Pg. Josef Richter[128] (Gold. Parteiabz.) / Förderndes Mitglied der SS.Abschn. XXXI (Vorl. Aufnahme) / Anwärter beim NS Ärztebund / Mitglied der DAF.[129]

Pg. (= Parteigenosse) Franz Kaiser, ein Sportfunktionär, der Hryntschak seit 1921 aus dem *Wiener akademischen Sportverein* bzw. dem *Kajakverband* kannte, bestätigte: „war immer national eingestellt. Seine Professur wurde deswegen 2x zurückgestellt".[130] Vizebürgermeister Josef Richter bestätigte auf Ersuchen der Ortsgruppe „Burg & Rathausviertel" am 22. September 1938:

> Herr Dozent Dr. Theodor Hryntschak hat sich in der illegalen Zeit für die N.S.D.A.P. und die S.A. öfter mit seinem Wagen zur Verfügung gestellt und dadurch bei Appellen die Massnahmen der damaligen Behörden zunichte gemacht. Durch seine Spenden wurde mir das Durchhalten in der Kampfzeit wesentlich erleichtert. Für seine aufrichtige Gesinnung der Partei gegenüber, die mir schon seit Jahren bekannt ist, kann ich mich voll und ganz verbürgen.[131]

Auch dem lokalen Zellenleiter der NSDAP-Zelle 5 war Hryntschak „seit Jahren als Bundesbruder, Alter Herr beim Wiener akademischen Sportverein, dem auch ich angehörte, als national eingestellter und auch in sozialer Richtung einwandfreier Volksgenosse bestens bekannt",[132] weshalb er seine NSDAP-Aufnahme unterstützte.

Doch es gab auch gegenteilige Informanten. Der Konsiliar-Radiologe der Wiener Kinder-Krankenanstalten, Stefan Simon (1891–1978), 1940–45 auch Dozent der Radiologie, bestätigte der Ortsgruppe Burg & Rathausviertel: „Doz. Hryntschak ist in Kollegen - Kreisen als christl[ich]-sozialer strenger Richtung bekannt gewesen".[133] Und so lehnte der Ortsgruppenleiter und am 24. Januar 1939 auch der Kreisleiter die Parteiaufnahme vorerst ab, obwohl noch am 2. Januar 1939 der SA-Standartenführer Ritter von Stefenelli gebeten hatte Doz. Hryntschak „heute bei seiner persönlichen Vorsprache weitest entgegen zu kommen".[134]

Die Beurteilung des NSD-Dozentenbundes durch den Anatomen Alexander Pichler (1906–1962) war dagegen wesentlich differenzierter:

> Hryntschak ist wissenschaftlich überaus interessiert, seit seiner Habilitierung hat er über 60 Arbeiten veröffentlicht, darunter solche, die experimenteller Natur sind und sich mit der Physiologie des uropoetischen Apparates beschäftigen. Seine Arbeiten sind in jeder Hinsicht als wertvolle Beiträge zu urologischen Fragen zu betrachten. Als Fachmann besitzt er einen guten Ruf. / Politisch ist Hryntschak nie hervorgetreten, besitzt zweifellos eine nationale Grundeinstellung. Während der Systemzeit[135] vorsichtig, ohne Bindung nach irgendwelcher Seite. Bemerkenswert ist, dass er einen entlassenen SA-Mann über ein Jahr voll unterhalten hat und dadurch schon in der Systemzeit seine Neigung zum Nationalsozialismus erkennen ließ. Hryntschak ist gegenwärtig bemüht seine Kräfte in den Dienst der Bewegung zu stellen, ohne dabei aufdringlich hervorzutreten.[136]

Die politische Einschätzung Hryntschaks war 1938/39 dringlich: sowohl der Stab des *Reichskommissars für die Wiedervereinigung Österreichs mit dem Deutschen Reich*, als auch der Dozent Otto Reisch (1891–1977) für den *Staatskommissar beim Reichsstatthalter* (SS-Standartenführer Dr. Otto Wächter) und sogar der Stab des *Stellvertreters des Führers* in München verlangten eine „politische Beurteilung", denn Hryntschak war „für die Wiederbesetzung des Lehrstuhls für Urologie an der Türkischen Universität in Istanbul in Vorschlag gebracht worden".[137] Allerdings scheiterten 1938/39 praktisch alle deutschen Besetzungsvorschläge in Istanbul,[138] Hryntschak trat am 6. Oktober 1938 der NSV bei, 1939 siedelte er in eine arisierte Villa in der Bastiengasse 107 in Wien-Pötzleinsdorf über,[139] und im selben Jahr wurde er auch außerplanmäßiger Professor. Danach war er von September 1939 bis 1941 beim Standortlazarett in Wien eingerückt.

Als er 1941 mit Versehrtenstufe III aus der Wehrmacht entlassen wurde, hatten sowohl Ortsgruppen- wie Kreisleitung an seinem alten Wohnort gewechselt. Nun beurteilte ihn die alte Ortsgruppe am 7. Juli 1941 durchaus positiv:

> Der Angefragte hat sich immer zur Bewegung bekannt und hat in der Kampfzeit einen arbeitslosen S.A.-Mann durch Essen, Beherbergung und Beschäftigung tatkräftig unterstützt. Nach der Machtergreifung war ihm eine aktive Mitarbeit als stark beschäftigter Röntgenfacharzt [sic!] und militärischer Einrückung nicht möglich. Derzeit ist er und seine Gattin schwer erkrankt. Er ist Mitglied der N.S.V. seit 6.10.1938, Nr. 11,117.013 Sein soziales und politisches Verhalten ist einwandfrei, seine Gebefreudigkeit gut.[140]

Kreisleiter Hans Berner befürwortete den Antrag am 8. Februar 1942 und am 11. Juli 1942 wurde Hryntschak schließlich zum 1. Mai 1938 mit der Nummer 6.299.486, also als so genannter Illegaler, in die NSDAP aufgenommen.[141]

Nur so wird verständlich, warum Theodor Hryntschak 1944/45 als Obmann der *Wiener Urologischen Gesellschaft* auf Koloman Haslinger folgen konnte und ihn 1944–52 auch als Primarius der Urologischen Abteilung der Wiener Städtischen Poliklinik beerbte sowie 1939 Mitherausgeber der *Zeitschrift für Urologie* werden konnte. Nach 1945 musste dies natürlich umgekehrt interpretiert werden, wobei erleichternd wirkte, dass sich alles – noch vorhandene –

belastende Material über Parteiaufnahme und fördernde Mitgliedschaft in der SS in München bzw. Berlin unter der Verwaltung der Amerikaner befand,[142] während sich aus dem Wiener Gauakt vorerst nur die (nicht so inkriminierende) Partei-Anwärterschaft ergab und erst nachträglich das Aufnahmeschreiben der Reichsleitung vom 11. Juli 1942 auftauchte, weshalb die Registrierungsstelle für Nationalsozialisten im XVIII. Wiener Gemeindebezirk ihm erst am 17. Februar 1947 einen Beleg nennen konnte, warum er als PG. (Parteigenosse) und nicht als PA. (Parteianwärter) registriert werde.[143] Erst danach setzen fieberhafte Bemühungen ein, Hryntschak vom Nationalsozialismus reinzuwaschen. Umgekehrt ist aber zu vermerken, dass die Wiener Behörden auch nicht beim „Dokumentationszentrum" in Berlin anfragten, was sonst in einigen (seltenen) Fällen durchaus geschah. Allerdings hatte sich Hryntschak bereits vorsorglich im Mai/Juni 1945 Persilscheine verschiedener glaubwürdiger Personen (darunter auch ehemaliger Patienten) besorgt,[144] während er an der Universität erst wieder im Sommersemester 1948 (vorerst als Privatdozent) Vorlesungen halten durfte.[145]

Die Wiener Urologische Gesellschaft im Nationalsozialismus

Die dokumentierbaren Präsentationen in der Wiener Gesellschaft für Urologie der Jahre 1939 bis 1944 ergeben im Kontrast zur bisherigen Darstellung ein recht konträres Bild (vgl. Tabelle 4). Karl Gagstatter und Friedrich Kroiss kommen überhaupt nicht vor, ebenso wenig Theodor Hryntschak.[146] Ähnliches gilt für die Gagstatter- und Kroiss-Schüler Walther Brandesky, Herbert Weber (nur 1x), Franz Hawlisch, Bertrand Bibus und Walther Zeidler. Nur die Kroiss-Schüler Rudolf Chwalla (6x) und Ernst von Riedl (4x) machten hier eine Ausnahme. Neues Zentrum der Wissenschaft war die Urologische Station der I. Chirurgischen Universitätsklinik unter Paul Deuticke, aus der 17 der insgesamt 64 Präsentationen (Deuticke, H. Smoler, K. Grolitsch und der Radiologe F.H. Weiss) stammten. 12 Präsentationen kamen aus der Poliklinik (Rubritius, J. Förster, F. Roch) bzw. von deren ehemaligen Mitarbeitern (B. Frisch, H. Henninger). Insgesamt 15 Präsentationen bestritten die ehemaligen Mitarbeiter der Urologischen Station der II. Chirurgischen Universitätsklinik allein (K. Haslinger 7x; W. Stöckl 8x), während diese jetzt nur noch durch den zum Militär eingezogenen Karl Hutter (5x) vertreten war. Mit Ausnahme des Krankenhauses Wieden (K. Haslinger, K. Grossmann) war kaum eines der ehemaligen Peripherie-Spitäler mehr vertreten, was vor allem darauf zurückzuführen war, dass viele Urologen zur Wehrmacht eingezogen waren.

Sucht man demgegenüber nach Vertretern der politischen Opposition, so kommen die 1938 (aus politischen Gründen oder wegen „jüdischer Versippung") entlassenen (Hans Gallus Pleschner, Rudolf Herbst, Richard Übelhör) überhaupt nicht vor, obwohl Herbst trotz seiner Entlassung von 1938 zum 1. April 1940 NSDAP-Mitglied, bereits zum 5. Februar 1939 Anwärter (und 1. November 1941 Mitglied) des NSD-Ärztebundes wurde und sich der Vorstand der II. Chirurgischen Universitätsklinik, Wolfgang Denk (1882–1970), nachhaltig bemühte, Richard Übelhör wieder zu seiner Dozentur zu verhelfen.[147]

Allerdings gibt es ein schmales Segment der (nach 1945) „politisch Unbelasteten", das sich am Rande der Gesellschaft Gehör verschaffte: Karl Hutter, der sowohl 1938 wie 1945 als Dozent im Amt blieb, 1946 zum außerordentlichen Professor ernannt wurde, und dessen weiterer Karriere 1947 eine Hirnblutung ein Ende setzte; Bruno Frisch, ehemaliger Mitarbeiter von Hans Rubritius in der Poliklinik, 1945–62 Ambulatoriumsleiter im Wilhelminenspital, und 1952/53 Vizepräsident der Österreichischen Gesellschaft für Urologie; und Erich Teltscher, 1924–38 Assisent von Rudolf Bachrach im Mariahilfer Ambulatorium, danach niedergelassener Urologe, und ab 1947 Schatzmeister der ÖGU.[148]

Tabelle 4: Vorträge, Demonstrationen, Krankenvorstellungen in der Wiener Urologischen Gesellschaft 1939–1944:[149]

Paul Deuticke (1901–1981)	12
Wilhelm Stöckl (1900–1965)	8
Koloman Haslinger (1889–1944)	7
Rudolf Chwalla (1900–1966)	6
Karl Hutter (1892–1954)	5
Hans Rubritius (1876–1943)	5
Herbert Henninger (1901–1962)	4
Ernst (von) Riedl (ca. 1912–1956)	4
Hanns Smoler (ca. 1911–19??)	3
Josef Förster (1908– n.1974)	1
Bruno Frisch (1891–1977)	1
Demetrius Gostimirovic	1
Karl Grolitsch (1908– n.1944)	1
Kurt Grossmann (1912– n.1984)	1
Otto Ringleb (1875–1946)	1
Franz Roch (ca. 1914–19??)	1
Erich Teltscher (1894–1967)	1
Herbert Weber (1903–1970)	1
Franz Hugo Weiss (1902–1957)	1

Urologie und Zwangssterilisation: Paul Deuticke, Axel Brenner, Hans Droschl

Der Zusammenhang von Urologie und nationalsozialistischer Zwangssterilisation in Österreich ist bislang nur für einen Fall explizit hergestellt worden: den Grazer Urologen bzw. Dozenten für Chirurgie Hans Droschl (1909–1993).[150] Droschl war in Deutsch-Feistritz in der Steiermark geboren, hatte 1927–33 in Graz Medizin studiert, hier auch promoviert, und war nach einem Jahr an der Medizinischen Klinik ab Mai 1934 in die Grazer Chirurgische Universitätsklinik eingetreten. Hier blieb er unter Peter Walzel-Wiesentreu (1882–1937), dem 1935/36 vorübergehend aus politischen Verdachtsgründen (NS-Betätigung) außer Dienst gestellten Vorstand, dessen zweimaligem Vertreter Franz Spath (1899–1984), der 1938 als Parteigänger des „Ständestaates“ entlassen wurde, unter Odorico von Susani (1894–1957), Hans von Seemen (1898–1972), Erich Brandstätter (1903– nach 1978) und Adolf Winkelbauer (1890–1965) bis 1945 immer im Klinikdienst, wobei er am 1. Juli 1938 zum Assistenten ernannt wurde. 1937 hatte er sich zwei Monate an der Chirurgischen Klinik in Berlin[151] und der Urologischen Abteilung des St. Hedwigs-Krankenhauses aufgehalten, seit 5. April 1939 war er Facharzt für Urologie. Am 5. April 1943 wurde er zum Dozenten der Chirurgie ernannt, nachdem er am 22. Juli 1942 den Titel Dr. med. habil erhalten hatte. Droschl war bis 1945 der erste akademische Vertreter der Urologie in Graz, bis dem sein politisches Engagement 1945 ein Ende setzte. Bereits 1926 hatte er der Akademischen Legion Graz angehört, 1927–33 war er Mitglied des Steirischen Heimatschutzes gewesen, am 1. Mai 1933 in die NSDAP eingetreten (Nr. 1.620.001), zugleich 1933–35 Truppführer der Motor-SA (bzw. des NSKK), seit 1936 SS-Mitglied und dort Untersturmführer. Von April 1937 bis 1945 war er aber als Hauptgefolgschaftsführer Leiter der Gesundheitsabteilung der HJ und HJ-Gebietsarzt für die gesamte Steiermark (deren rassenpolitische Schulungen er zugleich vornahm), in dieser Funktion auch seit März 1938 Angehöriger des Stabes des Gauärzteführers Steiermark. Dass er von Mai 1942 bis 1945 zur Durchführung der Sterilisation ermächtigter Arzt an der Chirurgischen Univ.-Klinik war, bedeutete nur noch eine Zusatzfunktion, die aber fachlich zu seiner Habilitation beigetragen hatte, was im Habilitationsgutachten von Adolf Winkelbauer als technische Innovation hervorgehoben wurde.[152] Nach 1945 erwartete ihn 1947 ein Volksgerichtsverfahren wegen seiner politischen Funktionen; danach war er nur noch als Facharzt für Urologie in Graz niedergelassen.

Axel Brenner (1889–1944) in Linz war der Sohn eines berühmten Vaters,[153] des Chirurgen Alexander Brenner (1859–1936), der von 1888 bis 1928 Primarius der Chirurgie im Linzer Allgemeinen Krankenhaus war, zugleich bis 1918 auch Krankenhausdirektor, sich immer für urologische Probleme interessiert hatte, zu den Mitgründern der DGU gehörte und 1926 auch deren Ehrenmitglied wurde. Nach Ausbildungen (1918–22) beim Freund und Kollegen des

Vaters, Anton von Eiselsberg (1860–1939), an der I. Chirurgischen Univ.-Klinik in Wien und angeblich bei Hans Rubritius (1921), wurde der junge Brenner 1921 Facharzt der Urologie in Linz, 1923 Leiter der Urologischen Ambulanz in der Chirurgischen Abteilung seines Vaters, am 13. Oktober 1927 Leiter der Urologischen Abteilung des AKH Linz und 1933–44 deren Primarius. Daneben sammelte Brenner junior standespolitische Funktionen in Oberösterreich: seit dem 1. Januar 1923 bis 1938 Vorstandsmitglied der *Ärztekammer Oberösterreich* (1926 und 1930 zum Kassier gewählt), seit dem 25. Januar 1924 im Beirat des Vorstandes des *Wirtschaftsvereins der Ärzte Oberösterreichs* (1928–29 dessen stellv. Obmann), vom 25. Januar 1924–1938 Obmann der Ärztlichen Verrechnungsstelle, von 1926–38 Delegierter der Ärztekammer zum Landessanitätsrat. Brenner war zweifellos der von 1924–1938 am besten in der ärztlichen Standespolitik verankerte Urologe Österreichs.[154] Bereits am 14. März 1938 wurde er in den Beirat des kommissarischen Leiters der Ärztekammer Oberösterreich, Edmund Guggenberger (1883–1970), berufen und am 29. April 1938 als Mitglied des nationalsozialistisch umgestalteten Landessanitätsrates vorgeschlagen. Im März/April wurde er nach Absetzung des Internisten und Krebsforschers Johannes Kretz (1897- nach 1977) zuerst kommissarischer, am 1. September 1938-1944 schließlich definitiver Direktor des Allgemeinen Krankenhauses in Linz; er war also neben Hans Rubritius (1931–1940, Poliklinik Wien), Friedrich Kroiss (1938–41, KH Lainz-Wien) und Koloman Haslinger (1940–43, KH Wieden-Wien) der vierte österreichische Urologe als Krankenhaus-Direktor. Zugleich war er Spitalsreferent und Leiter der ärztlichen Pflichtfortbildung im NSDAP-Gauamt für Volksgesundheit. Auch in seinem Fall kam die Bestellung als zur Durchführung der Sterilisationsoperation ermächtigter Arzt von 1940–44[155] wieder nur als zusätzliche Funktion. Neben ihm waren in Linz noch vier Chirurgen[156] und ein weiterer Urologe, Hermann Meschede (1895- nach 1961), am Krankenhaus der Barmherzigen Schwestern die Durchführenden der Zwangssterilisation. Dass sich Brenner nach 1945 nicht für seine Aktionen in der NS-Zeit verantworten musste, war nur seinem frühen Tod am 1. November 1944 auf Grund eines Speiseröhren-Karzinoms zuzuschreiben.

Auch der Wiener Urologe Paul Deuticke (1901–1981) stellt bezüglich des Nationalsozialismus ein bislang völlig unbeschriebenes Blatt dar.[157] Er war der Sohn des bekannten Wiener Verlegers Franz Deuticke, der zwar einerseits Sigmund Freud verlegte, dessen Verlag aber 1938 betonte, daß die „Firma seit ihrer Gründung in arischem Besitz ist und niemals einen jüdischen Gehilfen oder Angestellten beschäftigt hat".[158] Deuticke studierte in Wien Medizin, promovierte 1925, und erhielt seine Ausbildung in recht verschiedenen Milieus. Zuerst 1925–27 an der III. Medizinischen Klinik Franz Chvosteks (1864–1944), die in Wien damals nur als „Hakenkreuzler-Klinik" galt und von der Burschenschaft Franz Chvosteks, der „Olympia" dominiert wurde. Danach verbrachte er aber das Jahr 1927–28 am Pharmakologischen Institut bei dem „jüdischen" Ernst Peter Pick (1872–1960), dem wohl prominentesten medizinischen Emigranten Österreichs (abgesehen von S. Freud).[159] Schließlich trat er 1928 in die I. Chirurgische Universitätsklinik noch unter Anton Eiselsberg ein, an der er auch bis 1953 unter dessen Nachfolgern Egon Ranzi (1875–1939, ab 1931) und Leopold Schönbauer (1888–1963, ab 1939) verblieb. Erst 1933 wollte der neue Klinikchef, Egon Ranzi, eine Urologische Station, wie sie schon an der II. Chirurgischen Klinik bestand, aufbauen. Deuticke wurde zu diesem Zweck ein halbes Jahr ausgerechnet nach Lainz geschickt, wo er bei Friedrich Kroiss, realiter aber eher unter Anleitung von Rudolf Chwalla und Franz Hawlisch, die Urologie im Schnellverfahren lernte. Also erst 1933, nach Aussage Schönbauers im Habilitationsgutachten gar erst 1935, wandte sich Deuticke der Urologie zu, deren Facharzt er aber bereits zum 12. Dezember 1939 wurde. 1940 erhielt er den Titel Dr. med. habil. und vom 8. Januar 1941–1945 war er Dozent der Urologie. Doch erst 1941 wurde er Mitglied der Wiener Urologischen Gesellschaft, zu deren eifrigsten Vortragenden er aber unzweifelhaft gehörte. Im Juli 1938 wurde Deuticke NSDAP-Anwärter, am

17. September 1938 trat er der NSV bei, aber erst zum 1. Juli 1940 wurde er unter der Mitglieds-Nr. 8.119.493 in die NSDAP aufgenommen, nachdem er am 24. Juni 1940 offenbar einen zweiten Aufnahmeschein ausgefüllt hatte.[160] Dagegen sorgte nach 1945 eine Beurteilung der ansonsten bekannt „scharfen" Ortsgruppe Rossau vom 7. Oktober 1941 für einige Aufmerksamkeit:

> Soweit Umfragen ergaben soll Dozent Dr. Deuticke in der Systemzeit wegen seiner nationalsozialistischen Einstellung wiederholt von der Polizei verhaftet worden sein. Man kann sich seiner als guten Parteianhänger erinnern. Weiteres ist nicht zu erfahren.[161]

Obwohl die politische „Belastung" Paul Deutickes eigentlich geringer als jene Theodor Hryntschaks erscheint, dauerte es bei ihm fast ein Jahr länger bis er wieder an der Universität lehren durfte. Nach der Bestätigung der Dozentur von Ende 1948, kündigte er erstmals im Sommersemester 1949 wieder Lehrveranstaltungen an und am 5. Juli 1949 erhielt er den Titel „außerordentlicher Professor". Was sicher nicht zu dieser Verzögerung beitrug, erscheint heute umso gravierender: Paul Deuticke war nach der Einberufung seines Ko-Assistenten, des späteren Neurochirurgen Wolfram Sorgo (1908–1983), zum 2. Juni 1941[162] der zur Durchführung der Zwangssterilisationen ermächtigte Arzt an der I. Chirurgischen Universitätsklinik (neben dem Klinikchef Leopold Schönbauer) und führte tatsächlich zwischen dem 2. Dezember 1941 und dem 18. August 1942 eine erhebliche Zahl von Sterilisationsoperationen aus.[163]

Es können also vier Urologen in Österreich benannt werden, die 1940–1945 nachweislich Sterilisationsoperationen im Zuge der nationalsozialistischen Zwangssterilisation durchgeführt haben. Von der Verteilung und Stellung der übrigen Urologen her erscheint es unwahrscheinlich, dass noch weitere Urologen in Österreich an diesem Programm beteiligt waren. Zahlenmäßig lässt sich (mit teilweiser Ausnahme des Falles Paul Deuticke) bislang nicht feststellen wie viele Sterilisationsoperationen von den einzelnen Operateuren durchgeführt wurden. Allerdings ist diese Zahl für die heutige politisch-moralische Wertung dieses Vorgehens eher unerheblich. Was heute als höchst problematisch erscheint, hat nach 1945 in Urologenkreisen offenbar keinerlei Debatten ausgelöst.

Die Situation in den Bundesländern („Donau- und Alpen-Reichsgauen") außerhalb Wiens

Außerhalb Wiens hatte es bis 1938 nie „jüdische" Urologen gegeben. Überhaupt war vor 1914 außerhalb Wiens[164] nur ein deklarierter Urologe in Graz (B. Pressfreund) niedergelassen gewesen. Doch zur Mitte der 1920er-Jahre hatte sich die Situation bereits leicht verändert: 1926 gab es fünf Urologen außerhalb Wiens; 1935 waren es bereits sieben (bis neun). Diese wenigen Urologen waren einerseits vom Nationalsozialismus ihres hauptsächlichen Lehrers Friedrich Kroiss beeinflusst (K. Allmeder, L. Löffler, N. Moro, möglicherweise auch H. Meschede),[165] andererseits waren sie die Durchführenden der nationalsozialistischen Zwangssterilisation (A. Brenner, H. Droschl, H. Meschede). Ohne Bezug zum Nationalsozialismus erscheinen vorerst nur die kaum bekannten Urologen: Bruno Pressfreund (1877–1962; 1902 Dr. med.) seit 1912 in Graz,[166] Egbert Frimmel (1886– nach 1966; 1913 Dr. med.) in Klagenfurt,[167] und Hermann Kasseroller (ca. 1889– nach 1941; 1914 Dr. med.) in Salzburg seit den frühen 1920er Jahren.[168] Von diesen Urologen außerhalb Wiens waren aber nur Axel Brenner, Norbert Moro und Bruno Pressfreund Mitglieder der DGU.[169] Mit Ausnahme der Beteiligung an der Sterilisierungs-Aktion ist von der Urologie außerhalb Wiens nicht viel zu berichten. Einen zahlenmäßigen Zuwachs gab es nicht: durch die strenge Neuregelung, dass man nur für ein einziges Spezialfach zugelassen sein konnte, bzw. nicht zugleich als praktischer Arzt arbeiten konnte, fielen zwei „Auch-Urologen" weg, während nur Hans Droschl neu hinzukam. Dagegen veränderten regionale Wanderungen nach 1945 (vermutlich teilweise aus politischen Gründen) die Verteilung der Urologen geringfügig, aber doch merkbar.

Nach 1945

Nach 1945 wurde die Österreichische Urologische Gesellschaft von vor 1938 wieder neu gegründet.[170] Vorsitzender und dessen Stellvertreter wurden die 1938 entlassenen Hans Gallus Pleschner bzw. Richard Übelhör. Schriftführer die „politisch unbelasteten" Franz Hawlisch und Franz Josef Oldofredi (1906–1983),[171] Kassier: Erich Teltscher. In ganz Österreich gab es bis 1948 nur drei Urologen, die an der Universität lehren durften: Richard Übelhör und Karl Hutter in Wien, Hans Gallus Pleschner in Innsbruck. Vorerst wurde die Fachcommunity von jenen Vertretern repräsentiert, die entweder als Gegner des Nationalsozialismus entlassen worden waren oder sich indifferent und ausweichend verhalten hatten.

Das wurde ab 1950 eindeutig anders, wobei diese Einschätzung wahrscheinlich nur auf Grund des bis heute unaufgedeckten Aktenmaterials möglich wird. Mit Theodor Hryntschak (Vorsitzender 1950–52), Paul Deuticke (Vorsitzender 1952–53), Herbert Henninger (Vorsitzender 1954–55), Herbert Weber (Vorsitzender 1961–1963) und Bertrand Bibus (Vorsitzender 1964–1966) hatte die Österreichische Gesellschaft für Urologie bis Mitte der 1960er Jahre überwiegend Präsidenten (teilweise auch Vizepräsidenten oder 1. Schriftführer) mit NS-Vergangenheit.[172] Man muss sich hier die Frage stellen, welche Wirkung dabei die Entscheidung des ersten Münchener Nachkriegskongresses der Deutschen Gesellschaft für Urologie hatte, der genau diese Gruppe[173] ehrenvoll zu „korrespondierenden Mitgliedern" der DGU machte, wie ich eingangs schon ausgeführt habe.

Und eine weitere Frage zur Situation nach 1945 soll hier noch angeschlossen werden. Ebenso erstaunlich wirkt nämlich die Auflösungssitzung der alten DGU am 4. September 1955 in Hamburg durch deren „ehemalige Mitglieder", von denen aus Österreich nur Rudolf Chwalla aus Wien anwesend war.[174] Dabei lebten von den alten Mitgliedern der DGU aus Österreich mindestens noch folgende (und einige waren hoch aktiv): Bruno Frisch, Wolfgang Denk, Karl Gagstatter, Alois Glingar, Friedrich Kroiss, Leopold Schönbauer, Oskar Stricker-Barolin und Erich Teltscher in Wien, Paul Blatt, Rudolf Paschkis, Gottwald Schwarz und Alfred Zinner in New York, Dora Brücke-Teleky in Stäfa bei Zürich, sowie Richard Glas in Tel Aviv/Israel.[175] Warum ausgerechnet der quasi paradigmatische Nationalsozialist unter Österreichs Urologen, Rudolf Chwalla, der Vertreter Österreichs in dieser Sitzung war, der zudem erst bei der letzen regulären Geschäftssitzung am 28. September 1929 überhaupt aufgenommen worden war, bleibt unverständlich, wenn man nicht eine nostalgisch post-nazistische Mentalität unter den 16 Anwesenden dieser Auflösungssitzung (darunter ein Italiener und ein Schwede) annehmen will.

Anmerkungen

1 Verstorbene Ehrenmitglieder und korrespondierende Mitglieder (seit 1907). In: Arbeitskreis Geschichte der Urologie (Hrsg.) (2007) Urologie in Deutschland. Bilanz und Perspektiven. 100 Jahre Deutsche Gesellschaft für Urologie. Springer, Heidelberg, S 320–322; Schultze-Seemann F (1986) Geschichte der Deutschen Gesellschaft für Urologie 1906–1986. Springer, Berlin Heidelberg New York, S 117, 162; Wiener medizinische Wochenschrift 99 (1949): 622.

2 Figdor P P (2007) Biographien österreichischer Urologen. Universimed-Verlag, Wien.

3 Czech H (2003) Erfassung, Selektion und „Ausmerze“. Das Wiener Gesundheitsamt und die Umsetzung der nationalsozialistischen „Erbgesundheitspolitik“ 1938 bis 1945. In: Forschungen und Beiträge zur Wiener Stadtgeschichte, Deuticke, Wien, Bd. 41; Goldberger J (2004) NS-Gesundheitspolitik in Oberdonau. Die administrative Konstruktion des „Minderwertes“. In: Oberösterreich in der Zeit des Nationalsozialismus, Rudolf Trauner, Linz, Bd. 1; Poier B (2004) Umsetzung einer rassenhygienisch motivierten Gesundheits- und Sozialpolitik in der Steiermark. In: Freidl W, Sauer W (Hrsg.): NS-Wissenschaft als Vernichtungsinstrument: Rassenhygiene, Zwangssterilisation, Menschenversuche und NS-Euthanasie in der Steiermark. Facultas Universitätsverlag, Wien, S 117–224; Stromberger H (2008) Villacher Opfer der NS-Medizin. In: Haider H: Nationalsozialismus in Villach, edition kärnöl, Klagenfurt Wien, 3. erweiterte Auflage, S 149–159; Stromberger H (2009) NS-Medizin im Gaukrankenhaus Klagenfurt. In: Danglmaier N, Stromberger H: Tat-Orte. Schau-Plätze. Erinnerungsarbeit an den Stätten nationalsozialistischer Gewalt in Klagenfurt. Drava Verlag, Klagenfurt Celovec-Wien Dunaj, S 97–109; Spring C A (2009) Zwischen Krieg und Euthanasie: Zwangssterilisationen in Wien 1940–1945. Böhlau-Verlag, Wien.

4 Siehe nur Figdor P P (2007) Biographien österreichischer Urologen. Universimed-Verlag, Wien, S 95.

5 Primarius (oder Primararzt) = österreichische Bezeichnung für Chefarzt einer Abteilung oder eines Ambulatoriums an einem Krankenhaus oder Kranken-Besuchs-Institut.

6 Verhandlungen der Deutschen Gesellschaft für Urologie.VII. Kongreß, in Wien. 30. Sept. bis 2. Okt. 1926. G. Thieme, Leipzig, 1927, S 19, 442f., 446; VIII. Kongreß (1929), S 20; IX. Kongreß, in München. 26. bis 28. September. G. Thieme, Leipzig, 1930, S 20.

7 Georg Schönerer (1842–1921), 1873–1888 und 1897–1907 Abgeordneter zum österr. Reichsrat, Führer zunächst der Deutschnationalen, später der Alldeutschen Vereinigung, sowie Vorbild Adolf Hitlers. Vgl. Carsten F L (1977) Faschismus in Österreich. Von Schönerer zu Hitler. Wilhelm Fink Verlag, München, S 9–29; bzw. Whiteside A G (1975) The Socialism of Fools Georg Ritter von Schönerer and Austrian Pan-Germanism. Berkeley.

8 Albrecht F (1896) Ist der Jude satisfaktionsfähig oder nicht?. Unverfälschte deutsche Worte 14(5): 52ff.

9 Goller P (1995) Die Matrikel der Medizinischen Fakultät. Erster Band: 1869–1900. Universitätsverlag Wagner, Innsbruck, S 36, Anm. 56, bzw. S. 44f., 211; Bösche A (2008) Zwischen Kaiser Franz Joseph I. und Schönerer. Die Innsbrucker Universität und ihre Studentenverbindungen 1859–1918. Studien-Verlag, Innsbruck Wien Bozen, S 105–107, bzw. 267, Anm. 573.

10 Necker F, Gagstatter K (1911) Klinik und Therapie der Steine im Beckenteile des Ureters. Wiener klinische Wochenschrift 24: 268 279; Figdor P P (2007) Biographien österreichischer Urologen. Universimed-Verlag, Wien, S 95; Tragl K-H (2007) Chronik der Wiener Krankenanstalten. Böhlau Verlag, Wien Köln Weimar, S 275.

11 Wiltschegg W (1985) Die Heimwehr. Eine unwiderstehliche Volksbewegung? In: Studien und Quellen zur österreichischen Zeitgeschichte, Verlag für Geschichte und Politik, Bd. 7, S 113–126.

12 V.F. = Vaterländische Front; politische Einheitsorganisation des Austrofaschismus zwischen 1933 und 1938.

13 Alle Angaben nach: Bundesarchiv Berlin = BA-B (ehem. BDC), PK, C0374, Nr. 1973–1990.

14 13. März 1938 = Tag des „Anschlusses“ Österreichs an das Deutsche Reich

15 Gagstatter K (1939) Professor Rudolf Fleckseder. Ein Gedenkblatt, Wiener medizinische Wochenschrift 89: 63–65, hier: S. 63).

16 Spital = österreichisch bzw. schweizerisch für Krankenhaus, wie engl., span. oder portugies. *hospital*, französ. *hôpital*, ital. *ospedale*, poln. *szpital*, oder rumän. *spital*.

17 Zitiert nach Figdor P P (1994/2007) 75 Jahre Österreichische Gesellschaft für Urologie. Manuskript, S. 8; bzw. Protokoll in: Wiener klinische Wochenschrift 33 (1920): 809 und Wiener medizinische Wochenschrift 71 (1921): 895. Die urologiche Kompetenz leitete sich angeblich von dem Vorliegen einer Enuresis bei Sexualabstinenz des betroffenen Dienstmädchens her.

18 Österreichische Ärztezeitung 5 (1949/50): 349; bzw. Sondernummer Juni–Juli 1950, S 27.

19 Figdor P P (2007) Biographien österreichischer Urologen. Universimed-Verlag, Wien, S 95.

20 Hubenstorf M (1995) Der Wahrheit ins Auge sehen. Die Wiener Medizin und der Nationalsozialismus - 50 Jahre danach. Wiener Arzt 5: 14-27, hier: 26; Borchard A, Brunn W von (Hrsg.) (1938) Deutsches Chirurgenverzeichnis. J. A. Barth, Leipzig, S 375; Handbuch Reichsgau Wien, Jahrgang 63/64 (1940): 459, Jahrgang 65/66 (1944): 189; Rebhann F M (1978) Wien war die Schule. Das Einsame Gewissen. In: Beiträge zur Geschichte Österreichs 1938 bis 1945, Herold, Wien München, Bd. VIII, S 64; Weinrich B (1990) Niederösterreichische Ärztechronik. Geschichte der Medizin und der Mediziner Niederösterreichs. O. Möbius, Wien, S 548; Tragl K-H (2007) Chronik der Wiener Krankenanstalten. Böhlau Verlag, Wien Köln Weimar, S 275, S 533f.; Figdor P P (2007) Biographien österreichischer Urologen. Universimed-Verlag, Wien, S 145.

21 Ursprünglich waren unter Kapsamer sogar 130 Betten vorgesehen gewesen.

22 Vgl. Boyer J W (2010) Karl Lueger (1844–1910). Christlichsoziale Politik als Beruf. In: Studien zu Politik und Verwaltung, Böhlau, Wien Köln Weimar, Bd. 93, S 323–333, 341f., 534.

23 Kroiss F (1921) Die Urologische Abteilung im Kaiser-Jubiläumsspital der Stadt Wien. Wiener medizinische Wochenschrift 71, Sp. 1696; Figdor P P (2007) Biographien österreichischer Urologen. Universimed-Verlag, Wien, S 145.

24 Verhandlungen der Deutschen Gesellschaft für Urologie. IX. Kongreß, in München. 26. bis 28. September. G. Thieme, Leipzig, 1930, S 20, 419.

25 Borchard A, Brunn W von (Hrsg.) (1938) Deutsches Chirurgenverzeichnis. J. A. Barth, Leipzig, S 93, 290.

26 Nach meiner gegenwärtigen (wahrscheinlich noch unvollständigen) Erhebung ist Kroiss das elfte ärztliche NSDAP-Mitglied in Österreich seit der Partei-Wiedergründung von 1926.

27 BA-B (ehem. BDC), RÄK, Friedrich Kroiss, 5.1.1878; ÖStA (= Österreichisches Staatsarchiv), AdR (= Archiv der Republik), BKA-I, NS-Parteistellen, Kt. 1, Konv. 5, N.S. Ärztebund, Jahresbericht über die Tätigkeit des N.S.D.Ärztebundes, Gau Wien, 9.1.1933, Liste der Obmänner; Parteienliste für die Gemeinderats- und Bezirksvertretungswahlen am 24. April 1932. Amtsblatt der Stadt Wien 41 (1932): 291–317, hier: S. 299; Kroiss F (Verleger, 1933) Der Aerztebund. Mitteilungen des n. s. d. Aerztebundes für Oesterreich (1933), Folge 1–3.

28 Lilienthal G (1985) Der Nationalsozialistische Deutsche Ärztebund (1929 bis 1943/1945): Wege zur Gleichschaltung und Führung der deutschen Ärzteschaft. In: Kudlien F: Ärzte im Nationalsozialismus. Kiepenheuer & Witsch, Köln, S 105–107, 269f.

29 Über drei weitere (H. Meschede, E. von Riedl, W. Zeidler) sind derzeit noch keine Aussagen möglich.

30 Figdor P P (2007) Biographien österreichischer Urologen. Universimed-Verlag, Wien, S 145, nennt – zwar ohne detaillierte Angaben – neun dieser dreizehn Assistenten (bzw. Mitarbeiter), handelt aber (S 37–39, 49, 65–67, 114f.) nur Bertrand Bibus, Eduard Brecher, Rudolf Chwalla und Franz Hawlisch ab. Die von Figdor genannten R[udolf] Bayer und [Anton] Wurnig waren gar keine Fachärzte für Urologie.

31 Fuhrmann E (red., 1915) Aerztliches Jahrbuch für Österreich 1915. Adressenwerk der Aerzte und Apotheker Oesterreichs, Jahrgang X, B. Gross, Wien, S 124; Kroiss F (1921) Die Urologische Abteilung im Kaiser-Jubiläumsspital der Stadt Wien. Wiener medizinische Wochenschrift 71, Sp. 1701; Figdor P P (2007) Biographien österreichischer Urologen. Universimed-Verlag, Wien, S 145. Siegfried Kraft ist 1921 in die DGU aufgenommen worden, wurde aber bereits 1924 nicht mehr als Mitglied geführt.

32 ÖStA, 02/BMI, Gauakt Nr. 54.200; BA-B (ehem. BDC), PK, A0040, Nr. 2741–2754; BA-B (ehem. BDC), RÄK, Karl Allmeder, 7.9.1887; Österreichische Ärztezeitung12 (1957): 611, bzw. 20 (1965): 1367; Weinrich B (1990) Niederösterreichische Ärztechronik. Geschichte der Medizin und der Mediziner Niederösterreichs. O. Möbius, Wien, S 239.

33 BA-B (ehem. BDC), RÄK, Norbert Moro, 19.4.1889; Wiener medizinische Wochenschrift 69 (1919): 1500, bzw. 71 (1921): 908; Mitteilungen des Volksgesundheitsamts Wien 86 (1926); Österreichische Ärztezeitung 13 (1958): 66; Scheiblechner P (2002) „... Politisch ist er einwandfrei ...“ Kurzbiographien der an der Medizinischen Fakultät der Universität Graz in der Zeit von 1938 bis 1945 tätigen WissenschaftlerInnen. In: Publikationen aus dem Archiv der Universität Graz, Akadem. Druck- u. Verlagsanstalt, Graz, Bd. 39, S 172.

34 BA-B (ehem. BDC), RÄK, Leopold Löffler, 7.4.1893; Deutschösterreichische Ärztezeitung 1 (3) (1938): 53; Ärzteblatt für die deutsche Ostmark 1(9/10) (1938): 153; Österreichische Ärztezeitung 18 (1963): 697, bzw. 23 (1968): 849; Figdor P P (2007) Biographien österreichischer Urologen. Universimed-Verlag, Wien, S 145.

35 Figdor P P (2007) Biographien österreichischer Urologen. Universimed-Verlag, Wien, S 49, 145.

36 ÖStA, AdR, 02/BMI, Gauakt Nr. 195.441 (Max Gundel), Bl. 11; BA-B (ehem. BDC), PK, A0171, Nr. 2509–2522; BA-B (ehem. BDC), RÄK, Rudolf Bayer, 24.12.1896; Wiener medizinische Wochenschrift 75 (1925): 1134, bzw. 76 (1926): 837; Petco E (1930) Zehn Jahre Spitalsärzteverband. Mitt. Wirtsch. Organis. Ärzte Wien 10 (1930): 154f.; Ärzteblatt für die deutsche Ostmark 1 (1938): 340, bzw. 2 (1939): 247; Deutsches Ärzteblatt, Ausg. Wien 5 (1942): 139f.; Handbuch Reichsgau Wien, Jahrgang 63/64 (1941): 8; Österreichische Ärztezeitung 26 (1971): 1355, 2377; 32 (1977): 473; 37 (1982): 299; 38 (1983): 1094; Figdor P P (2007) Biographien österreichischer Urologen. Universimed-Verlag, Wien, S 145.

37 Siegl E (Hrsg.,1931), Die Ehrenmitglieder, Alten Herren und Studierenden des CV, des Cartell-Verbandes der katholischen deutschen Studentenverbindungen. Verlag des CV, Wien, S 366; Göttinger E, Plettenbauer A (Hrsg., 1999) Oberösterreichische Ärztechronik 1962-1997. Trauner-Verlag, Linz, S 425f.; Figdor P P (2007) Biographien österreichischer Urologen. Universimed-Verlag, Wien, S 145.

38 Guggenberger E (Hrsg., 1962) Oberösterreichische Ärztechronik. O. Möbius, Wien, S 260; Göttinger E, Plettenbauer A (Hrsg., 1999) Oberösterreichische Ärztechronik 1962–1997. Trauner-Verlag, Linz, S 243; Goldberger J (2004) NS-Gesundheitspolitik in Oberdonau. Die administrative Konstruktion des „Minderwertes“. In: Oberösterreich in der Zeit des Nationalsozialismus, Rudolf Trauner, Linz, Bd. 1, S 113.

39 BA-B (ehem. BDC), PK, B0196, Nr. 699-708; BA-B (ehem. BDC), RÄK, Rudolf Chwalla, 19.4.1900; Mitt. Wirtsch. Organis. Ärzte Wien 14(10) (1934): 159; Borchard A, Brunn W von (Hrsg.) (1938) Deutsches Chirurgenverzeichnis. J. A. Barth, Leipzig, S 92; Österreichische Ärztezeitung 21 (1966): 1449; Tragl, K-H (1985) Das Kaiser Franz Josef Spital. Chronik und Medizingeschichte. Compress Verlag, Wien, S 175f.; Tragl K-H (2007) Chronik der Wiener Krankenanstalten. Böhlau Verlag, Wien Köln Weimar, S 231, 350, 380; Figdor P P

(2007) Biographien österreichischer Urologen. Universimed-Verlag, Wien, S 65–67, 145.

40 ÖStA, AdR, 02/BMI, Gauakt Nr. 19.939; BA-B (ehem. BDC), RÄK, Franz Hawlisch, 10.11.1902; Borchard A, Brunn W von (Hrsg.) (1938) Deutsches Chirurgenverzeichnis. J. A. Barth, Leipzig, S 255; Jahrbuch für die Ärzte und Beamten der Spitäler / Sanatorien und Humanitätsanstalten der Ostmark, Jahrgang 31 (1939): 62; Hentschel E, Neumann H (2005) 60 Jahre Hanusch-Krankenhaus der Wiener Gebietskrankenkasse. Wiener Gebietskrankenkasse, Wien, S. 155f.; Tragl K-H (2007) Chronik der Wiener Krankenanstalten. Böhlau Verlag, Wien Köln Weimar, S 603; Figdor P P (2007) Biographien österreichischer Urologen. Universimed-Verlag, Wien, S 114f., 145.

41 BA-B (ehem. BDC), RÄK, Bertrand Bibus, 26.11.1906; Jahrbuch 1939, S 57; Österreich-Institut (Hrsg., 1958), Österreicher der Gegenwart. Lexikon schöpferischer und schaffender Zeitgenossen, bearbeitet von Dr. Robert Teichl, Österr. Staatsdruckerei, Wien, S 16; Österreichische Ärztezeitung 13 (1958): 505, bzw. 28 (1973): 892; Mitteilungen der Ärztekammer Wien 10(7) (1958): 10, bzw. 25 (1973): 263; Tragl, K-H (1985) Das Kaiser Franz Josef Spital. Chronik und Medizingeschichte. Compress Verlag, Wien, S 112–114.; Tragl K-H (2007) Chronik der Wiener Krankenanstalten. Böhlau Verlag, Wien Köln Weimar, S 285, 381; Figdor P P (2007) Biographien österreichischer Urologen. Universimed-Verlag, Wien, S 37–40, 145.

42 Jahrbuch 1939, S 57; Österreichische Ärztezeitung 22 (1967): 792, 32 (1977): 474, bzw. 37 (1982): 300; Mitteilungen der Ärztekammer Wien 25 (1973): 30.

43 BA-B (ehem. BDC), DS/Wiss., B31, Nr. 2144 (Koloman Haslinger), Prof. Maximinian de Crinis an Gauamtsleiter Dr. [Otto] Planner[-Plann] (Wien), 20.6.1944; Figdor P P (2007) Biographien österreichischer Urologen. Universimed-Verlag, Wien, S 145.

44 Aus der Poliklinik (H. Rubritius) kamen nur 1921 Axel Brenner in Linz., und (nach 1945) Josef Förster in Salzburg; aus der II. Chirurgischen Univ.-Klinik Rudolf Herbst (1949 nach Graz); aus dem Sophienspital H. Meschede (Linz), und aus dem Rudolfspital Bernard Knauer (geb. 1910; nach 1945 Graz)

45 Nationalsozialistische Betriebszellen-Organisation; spielte in Deutschland ab 1933 durch Eingliederung in die DAF (Deutsche Arbeitsfront) keine eigenständige Rolle mehr, in der „illegalen Kampfzeit“ in Österreich (1933-38) waren die NSBO-Zellen die wichtigsten Organisations-Knotenpunkte der Partei.

46 Es handelt sich um das Partei-Hauptquartier der Wiener NSDAP.

47 BA-B (ehem. BDC), PK, B0196, Nr. 702, 704. „Rot“ bedeutete „sozialdemokratisch“, „schwarz“ bedeutete „christlichsozial“ (entspricht etwa der deutschen Zentrumspartei), „Heimwehr“ charakterisierte den österr. Flügel des italienischen Faschismus. Warum sowohl der Ortsgruppenleiter Schottenfeld Nord als auch der Kreisleiter I (Wolfgang Scholz) den Aufnahmeantrag Chwallas ablehnten, ist nicht ersichtlich; das Parteigericht versagte der Ablehnung auch am 8. August 1940 die Zustimmung, weshalb er am 3.9.1941 zum 1.5.1938 aufgenommen wurde.

48 Gehler M (1990) Studenten und Politik. Der Kampf um die Vorherrschaft an der Universität Innsbruck 1918–1938. In: Innsbrucker Forschungen zur Zeitgeschichte, Haymon-Verlag, Innsbruck, Bd. 6; Hartmann G (2006) Für Gott und Vaterland. Geschichte und Wirken des CV in Österreich. Lahn-Verlag, Kevelaer, bes. S 281–300, 324–335.

49 ÖStA, AdR, 02/BMI, Gauakt Nr. 19.939 (F. Hawlisch, 10.11.1902).

50 Angaben nach Haslinger K (1943) Prof. Dr. Hans Rubritius †. Wiener klinische Wochenschrift 56: 385–386; Haslinger K (1943) Nachruf für Prof. Rubritius, Zeitschrift für Urologie 37: 229–231; Henninger H (1943) Professor Hans Rubritius †, Wiener medizinische Wochenschrift 93: 379–380; Schönbauer L (1943) [Nachruf.] Offizielles Protokoll der Wiener Medizinischen Gesellschaft. Wiener klinische Wochenschrift. 56 (1943): 390; Porpaczy P (1989) Urologie. In: Deimer E: Chronik der Allgemeinen Poliklinik in Wien im Spiegel der Medizin- und Sozialgeschichte, D. Göschl, Wien, S 103f.; Hlavackova L, Svobodny P (1998) Biographisches Lexikon der Deutschen Medizinischen Fakultät in Prag 1883–1945. Karolinum, Praha, S 176; Tragl K-H (2007) Chronik der Wiener Krankenanstalten. Böhlau Verlag, Wien Köln Weimar, S 289, 310; Figdor P P (2007) Biographien österreichischer Urologen. Universimed-Verlag, Wien, S 174–176. Porpaczy und Tragl geben das Ende der Vorstandsfunktion der Urologischen Abteilung irrtümlich mit 1941 an!

51 Vgl. den Beitrag von Friederike Butta-Bieck in diesem Band.

52 Schultze-Seemann F (1986) Geschichte der Deutschen Gesellschaft für Urologie 1906–1986. Springer, Berlin Heidelberg New York, S 77, 84–87, 93–95.

53 Rathert P, Moll F (2007) Urologie in Deutschland im Spiegel der Kongresse der Deutschen Gesellschaft für Urologie 1907–2007. In: Arbeitskreis Geschichte der Urologie (Hrsg.), Urologie in Deutschland. Bilanz und Perspektiven. 100 Jahre Deutsche Gesellschaft für Urologie, Springer, Heidelberg S 39. Was mit dem 1. Stellvertretenden Vorsitzenden Rudolf Paschkis (1879–1964), und dem Ausschussmitglied Viktor Blum passierte, kann ich derzeit nicht angeben. Ebenso fehlen mir Hinweise auf Funktionsniederlegungen der Berliner „jüdischen“ Vorstandsmitglieder Eugen Joseph (1879–1933; 2. stellv. Vorsitzender), Leopold Casper (1859–1959) und Alexander von Lichtenberg (1880–1949), bzw. Prof. Theodor Cohn (1867–1935) aus Königsberg.

54 Alken C-E (1937) II. Tagung Reichsdeutscher Urologen. Eisenach vom 7. Bis 9. Oktober 1937. Zschrift der urologischen Chirurgie 43: 540–548, führt Bertrand Bibus, Herbert Weber, Hans Rubritius und Theodor Hryntschak als Vortragende an. Allerdings ist auch die Arbeit von Hutter K (1938) Übergänge von der hyperplastischen Niere zu abweichender Gestaltung des oberen Sammelkelches im Röntgenbild. Zeitschrift für Urologie 32: 305–315, als Vortrag dieser Tagung ausge-

wiesen. Das Programm bei Schultze-Seemann F (1986) Geschichte der Deutschen Gesellschaft für Urologie 1906–1986. Springer, Berlin Heidelberg New York, S 102–105 bestätigt dies, und führt noch Karl Gagstatter als Vortragenden sowie Rudolf Herbst als Diskussionsredner auf.

55 Rubritius war 1921–1932 unter den Herausgebern aufgeführt. Zu den Herausgebern aus Österreich gehörten bis 1938 auch Viktor Blum und Rudolf Paschkis, danach nur noch der Chirurg Julius von Hochenegg (1859–1940) und Friedrich Kroiss. 1939 wurden sie durch Rudolf Chwalla, Koloman Haslinger und Theodor Hryntschak ergänzt.

56 Bis zum Band 41 (1936) der Zeitschrift für urologische Chirurgie gehörten zu den österreichischen Mitherausgebern die 1938 vertriebenen Urologen Rudolf Bachrach, Viktor Blum, Friedrich Necker, Rudolf Paschkis, Raimund Theodor Schwarzwald und der vertriebene Gynäkologe Wilhelm Latzko, sowie die 1938 in Wien verbliebenen Karl Gagstatter, Koloman Haslinger, Julius von Hochenegg, Theodor Hryntschak, Friedrich Kroiss, Hans Gallus Pleschner und Hans Rubritius.

57 Mitteilung. Zeitschrift für Urologie 32 (1938): 72; Wiener klinische Wochenschrift 51 (1938): 31, bzw. Münchner medizinische Wochenschrift 85 (1938): 39.

58 Zeitschrift für Urologie 32 (1938): vor S 145.

59 Tagesgeschichtliche Notizen. Münchner medizinische Wochenschrift 85 (1938): 616.

60 Zeitschrift für Urologie 32 (1938): vor S 433 bzw. vor S 721.

61 Tagesgeschichtliche Notizen. Münchner medizinische Wochenschrift 85 (1938): 1136.

62 So Schultze-Seemann F (1986) Geschichte der Deutschen Gesellschaft für Urologie 1906–1986. Springer, Berlin Heidelberg New York, S 110, 114, der sich ausschließlich auf die Zeitschrift für Urologie verlässt und den Namenswechsel (Gesellschaft Reichsdeutscher Urologen/Gesellschaft für Urologie) ignoriert; ihm folgend: Figdor P P (2007) Biographien österreichischer Urologen. Universimed-Verlag, Wien, S 175, bzw. unklarer Rathert P, Moll F (2007) Urologie in Deutschland im Spiegel der Kongresse der Deutschen Gesellschaft für Urologie 1907–2007. In: Arbeitskreis Geschichte der Urologie (Hrsg.), Urologie in Deutschland. Bilanz und Perspektiven. 100 Jahre Deutsche Gesellschaft für Urologie, Springer, Heidelberg S 40. Allerdings wurde in Zeitschrift für Urologie 33 (1939): 192 von Karl Heusch die Tagung der Gesellschaft Reichsdeutscher Urologen für 28.–30.9.1939 in Wien angekündigt.

63 Deutsche Gesellschaft für Urologie, Ärzteblatt für die deutsche Ostmark 2 (1939): 313; Deutsche Gesellschaft für Urologie, Wiener medizinische Wochenschrift 89 (1939): 912 (2.9.1939), bzw. 942 (16.9.1939), und Wiener klinische Wochenschrift 52 (1939): 604 (23.6.1939), bzw. 903 (29.9.1939). Medizinische Klinik 35 (1939): 1164 (25.8.1939), bzw. Klinische Wochenschrift 18 (1939): 1236 (9.9.1939) meldeten: „Die diesjährige Tagung der reichsdeutschen Gesellschaft für Urologie findet unter dem Vorsitz von Prof. Dr. H. Rubritius vom 12. bis 14. Oktober [nur Medizinische Klinik: 1939] in Wien statt." „Gesellschaft für Urologie" im Original gesperrt. Ebenso Zeitschrift für Urologie 33 (1939): 480 (Juli 1939).

64 Haslinger K, Planner-Plann O (1939) Die Fachgruppenleiter für die Fachgruppen. Wiener klinische Wochenschrift 52: 110.

65 Haslinger K (1943) Protokoll der Sitzung und gleichzeitigen Jahreshauptversammlung der Wiener Urologischen Geselllschaft. Zeitschrift für Urologie 37: 209.

66 Haslinger K (1943) Nachruf für Prof. Rubritius. Zeitschrift für Urologie 37: 230.

67 Vgl. Figdor P P (2007) Biographien österreichischer Urologen. Universimed-Verlag, Wien, S 42f., 91–94, 174, 187f., 190f., 208–210. Figdor kennt Josef Förster und Bruno Frisch anscheinend nicht.

68 Es gibt allerdings 1935/36 zwei publizierte Arbeiten: Sitka B (1935) Zur Naht des Prostatabettes nach suprapubischer Prostatektomie. Zeitschrift für Urologie 29: 75–83; Henninger H, Sitka B (1936) Experimentelle Untersuchungen über die Toxicität des normalen und Hydronephrosenharnes bei Kaninchen und Mitteilung von Befunden einer merkwürdigen Verklebungstendenz innerhalb des Kaninchenharntraktes. Zeitschrift für urologische Chirurgie 42: 101–114. Der Chirurg Bruno Sitka (1904– nach 1983) war 1952–1971 Direktor des Werkskrankenhauses der (verstaatlichten) Gebrüder Böhler & Co. in Kapfenberg/Steiermark und nur 1950 bzw. 1971/72 als Facharzt für Urologie aufgeführt.

69 Zu den erheblichen Zweifeln: Figdor P P (2007) Biographien österreichischer Urologen. Universimed-Verlag, Wien, S 54.

70 Tragl K-H (2007) Chronik der Wiener Krankenanstalten. Böhlau Verlag, Wien Köln Weimar, S 461f.

71 Kunit G (2008) Abteilung für Urologie am KH der Barmherzigen Brüder Salzburg – Modernes Behandlungsspektrum in der Urologie. Der Salzburger Arzt. Mitteilungen der Ärztekammer für Salzburg 21(1): 18.

72 Fuhrmann E (1930) Ärztliches Jahrbuch für Österreich 1930. Adressenwerk der Ärzte und Apotheker Österreichs, Jahrgang XVII, J. Rafael, Wien, S 232; Ärztliche Reform-Zeitung 35 (1933): 107–108.

73 Belege für die Mitgliedschaft gibt es mindestens für: Karl Allmeder, Rudolf Chwalla, Karl Gagstatter, Koloman Haslinger, Franz Hawlisch, Karl (von) Hofmann, Theodor Hryntschak, Friedrich Kroiss, Hans Gallus Pleschner und Hans Rubritius.

74 Der Chirurg Franz Kazda, 1914–1923 an der I. Chirurgischen Universitätsklinik, 1924–1937 Assistent der Wiener Allgemeinen Poliklinik, hatte sich 1928 für Chirurgie habilitiert, trat am 1.5.1933 bzw. 1.5.1938 der NSDAP bei, wurde im Oktober 1938 Mitglied der SS und spielte eine führende Rolle bei der Arisierung der Wiener Privat-Krankenanstalten. In seinem Erfassungsantrag vom 24.5.1938 gab er an: „Im Auftrag des [NS-]Ärztebundes führte ich durch 2 Jahre den Verein d[eutscher] Ärzte in Österreich"; ÖStA, AdR, 02/BMI, Gauakt, Nr. 353.566, fol. 4 re; Fuhrmann E (1935) Ärztliches Jahrbuch für Österreich 1935. Adressenwerk der Ärzte und Apotheker Österreichs, Jahrgang XIX, J. Rafael, Wien, S 234.

75 Vgl. dazu den Beitrag von Matthis Krischel über die Karrieren führender Urologen.

76 Hans G. Pleschner wurde 1938/39 in Wien sowohl als Hochschullehrer wie als Vorstand des Urologischen Ambulatoriums im Kaiserin-Elisabeth-Spital wegen seiner „jüdischen" Ehefrau entlassen, was aber vor 1938 kaum bekannt gewesen sein dürfte, weil er sonst nicht Mitglied des *Vereins deutscher Ärzte in Österreich* gewesen wäre.

77 Das 1931 geschaffene *Urologische Ambulatorium* des Krankenhauses Wieden wurde erst 1938/39 zur Abteilung erweitert.

78 Das Spital des Mariahilfer Ambulatoriums verfügte nur über 43 Betten, die von 24 Ambulatoriumsvorständen (davon zwei Urologen) belegt wurden.

79 Das S. C. Childs-Spital wurde nach einer erfolgreichen Behandlung 1929/30 von dem amerikanisch-jüdischen Lebensmittelindustriellen und Mäzen britischer Herkunft Samuel Canning Childs gestiftet und sollte vor allem der Suche nach neuen Krebstherapien dienen.

80 Bestallungsentzug der jüdischen Aerzte und Zahnärzte. Ärzteblatt für die deutsche Ostmark 1 (1938): 229; Figdor P P (2007) Biographien österreichischer Urologen. Universimed-Verlag, Wien, S 191.

81 Jahrbuch für die Ärzte und Beamten der Spitäler, Sanatorien und Humanitätsanstalten in der Ostmark 1939, Jahrgang 31, Selbstverlag, Wien, [1938], S 61f.; Handbuch Reichsgau Wien, Jahrgang [1940], S 455.

82 Jahrbuch für die Ärzte ... 1939, S 60; Lautsch H, Dornedden H (Hrsg., 1941) Verzeichnis der deutschen Ärzte und Heilanstalten (Vormals Reichs-Medizinal-Kalender für Deutschland, Teil II). Nachtrag 6 zum Ärzteverzeichnis 1937. Verzeichnis der Ärzte und Heilanstalten der Ostmark. G. Thieme, Leipzig, S 90 (§ 1701); Stöckl W (1942) Atypische Metastase bei Hypernephrom, Zeitschrift für Urologie 36: 244–246.

83 Nur das St. Rochus-Spital im XIII. (ab 1939: XIV.) Wiener Gemeindebezirk erhielt keines.

84 In der Datenbank von über 63.200 österreichischen Holocaustopfern (vgl.: http://de.doew.braintrust.at/shoahopferdb.html) scheint bislang kein einziger österreichischer Urologe auf. Vgl. den Beitrag von Friederike Butta-Bieck in diesem Band, die allerdings teilweise Fachärzte (und eine Fachärztin) anderer Fächer berücksichtigt. Dort auch der kaum bekannte, ehemalige Berufsmilitärarzt, Hofrat Fritz (Israel) Tintner (1.5.1873–13.1.1943), der in Wien verstarb.

85 Eduard Brecher (1895–1935), Max Louis Schlifka (1865–1936) und Karl (von) Hofmann (1869–1940).

86 Auswertung von Lautsch H, Dornedden H (Hrsg., 1941) Verzeichnis der deutschen Ärzte und Heilanstalten (Vormals Reichs-Medizinal-Kalender für Deutschland, Teil II). Nachtrag 6 zum Ärzteverzeichnis 1937. Verzeichnis der Ärzte und Heilanstalten der Ostmark. G. Thieme, Leipzig, S 13–44.

87 BA-B (ehem. BDC), RÄK, Karteikarte Hans Droschl, 12.2.1909.

88 Kann E van (1940) Zahl und Gliederung der Fachärzte Deutschlands im Jahre 1940. Ärzteblatt für die deutsche Ostmark 3: 287–288. Die in Übersicht IV angegebene Zahl von drei Urologen im Reichsgau Tirol-Vorarlberg kann nicht stimmen. Neben Leopold Löffler in Innsbruck gab es nur Hans Gallus Pleschner in Seefeld/Tirol, der damals weder Privat- noch Kassenpraxis betrieb; vgl. Lautsch H, Dornedden H (Hrsg., 1941) Verzeichnis der deutschen Ärzte und Heilanstalten (Vormals Reichs-Medizinal-Kalender für Deutschland, Teil II). Nachtrag 6 zum Ärzteverzeichnis 1937. Verzeichnis der Ärzte und Heilanstalten der Ostmark. G. Thieme, Leipzig, S 84.

89 Biographisches nach: Eppinger H (1944) Koloman Haslinger †. Wiener klinische Wochenschrift 57: 170; Hryntschak Th (1944) [Nachruf K. Haslinger.] Protokoll der Sitzung der Fachgruppe Wiener Urologische Gesellschaft, 22.3.1944. Zeitschrift für Urologie 38: 331–333; ÖStA, AdR, 02/B MI, GA Nr. 51.571; BA-B (ehem. BDC), PK, E0010, Nr. 469–482; BA-B (ehem. BDC), DS/Wiss., B0031, Nr. 2139–2154; Tragl K-H (2007) Chronik der Wiener Krankenanstalten. Böhlau Verlag, Wien Köln Weimar, S 223f., 231, 310; Figdor P P (2007) Biographien österreichischer Urologen. Universimed-Verlag, Wien, S 110–113.

90 Schultze-Seemann F (1986) Geschichte der Deutschen Gesellschaft für Urologie 1906–1986. Springer, Berlin Heidelberg New York, S 57, 76, 112; Figdor P P (2007) Biographien österreichischer Urologen. Universimed-Verlag, Wien, S 22, 110–112, 146, 168.

91 Pleschner H G (1914) Bericht über die urologische Abteilung der II. k.k. chirurgischen Universitätsklinik in Wien (Vorstand: Hofrat Prof. Dr. Julius Hoichenegg). Wiener klinische Wochenschrift 27: 427–430; Pleschner H G (1918) Zweiter Bericht über die urologische Abteilung der k.k. chirurgischen Universitätsklinik in Wien. Wiener klinische Wochenschrift 31: 550–553; Haslinger K (1926) Die urologische Station der II. Chirurgischen Universitätsklinik in Wien (III. Bericht). Wiener klinische Wochenschrift 39: 992–996; Uebelhör R (1935) 25 Jahre urologische Station. Wiener klinische Wochenschrift 48 (1935), 1475–1478.

92 Der klinische Hilfsarzt Arthur Weiser (1896– nach 1938), in Budapest geboren, 1921 in Wien promoviert, war mindestens 1923–27 an der Klinik, bereits 1929 als Urologe in Wien niedergelassen, und flüchtete 1938 nach Budapest. Auch der erste Leiter der Station, Robert Lenk (1871–1911), könnte jüdischer Herkunft sein.

93 Haslinger K (1941) Nachruf für Prof. Dr. Julius von Hochenegg. Sitzungsbericht der Wiener Urologischen Gesellschaft vom 13. November 1940. Zeitschrift für Urologie 35: 368–369.

94 2008 wurde der Carl-von-Hochenegg-Preis an den neonazistischen *Bund freier Jugend* verliehen.

95 BA-B (ehem. BDC), PK, E0248, Nr. 2083–2090 (Julie von Hochenegg, 1.11.1863); bzw. PK, F0293, Nr. 1709–1718 (Johanna Kaspar, 28.4.1897).

96 Haslinger K (1943) Mein Lebenslauf. Wien, am 1. Oktober 1943. In: BA-B (ehem. BDC), PK, E 0010, Nr. 472.

97 Ärztliche Reform-Zeitung 325 (1933): 108.

98 Verhandlungen der Deutschen Gesellschaft für Urologie.VI. Kongreß, in Berlin 1.-4. Oktober 1924. G. Thieme, Leipzig, 1925, S 325f.; VII. Kongreß (1927), S 19, 434–436; VIII. Kongreß (1929), S 20, 603–605; IX. Kongreß (1930), S 20, 417, 420f.

99 Figdor P P (2007) Biographien österreichischer Urologen. Universimed-Verlag, Wien, S 112.

100 Dekan Leopold Arzt an Koloman Haslinger. 24.6.1929, zitiert nach Figdor P P (2007) Biographien österreichischer Urologen. Universimed-Verlag, Wien, S 111.

101 ÖStA, AdR, 02/B MI, Gauakt Nr. 51.571, SD-Leitabschnitt Wien an Gaupersonalamt, 6.2.1941.

102 ebda., NSD-Dozentenbundführer Arthur Marchet an Gaupersonalamt, 12.11.1943.

103 Jantsch M (1961) Fischel, Alfred. In: Neue Deutsche Biographie, Bd. 5, S 172; Österreichische Nationalbibliothek (Hrsg., 2002) Handbuch österreichischer Autorinnen und Autoren jüdischer Herkunft 18. bis 20. Jahrhundert, K. G. Saur, München, Bd. 1, S 320.

104 Auswertung von: Übersicht der Akademischen behörden, Professoren, Privatdozenten, Lehrer, Beamten usw. an der Universität zu Wien für das Studienjahr 1928/29, A. Holzhausens nachf., Wien, 1928, S 16–19. Nach dem Rang war die Diskrepanz noch deutlicher: 19 „nichtjüdische" Ordinarien zu fünf, bzw. zwei „nichtjüdische" Extraordinarien zu neun.

105 Verzeichnis der wissenschaftlichen Arbeiten des Doz. Dr. med. habil. Koloman Haslinger (1. Oktober 1943), BA-B (ehem. BDC), PK, E0010, Nr. 474–480.

106 Figdor P P (2007) Biographien österreichischer Urologen. Universimed-Verlag, Wien, S 110–113.

107 Die *Wiener Urologische Gesellschaft* war zugleich die *Fachgruppe Urologie der Wiener Medizinischen Gesellschaft.* Die diesbezügliche Unterscheidung bei Schultze-Seemann F (1986) Geschichte der Deutschen Gesellschaft für Urologie 1906–1986. Springer, Berlin Heidelberg New York, S 109 (als ob es zwei verschiedene Gesellschaften gegeben hätte), beruht auf einem Irrtum. Das ungläubige Staunen von Figdor P P (2007) Biographien österreichischer Urologen. Universimed-Verlag, Wien, 67, 119, 112f., 123, 206, beruht auf einer mangelnden Lektüre der Quellen. Die „Satzungen" der *Wiener Medizinischen Gesellschaft* und ihrer Fachgruppen wurden 1939 prominent an offizieller Stelle abgedruckt: Haslinger K, Planner-Plann O (1939) Wiener Medizinische Gesellschaft. Satzungen. Wiener klinische Wochenschrift 52: 107f.; Haslinger K, Planner-Plann O (1939) Wiener Medizinische Gesellschaft. Geschäftsordung. Wiener klinische Wochenschrift 52: 109; Haslinger K, Planner-Plann O (1939) Wiener Medizinische Gesellschaft. Satzungen der Fachgruppen. Wiener klinische Wochenschrift 52: 109. Die Zusammensetzung des neuen Vorstandes ergibt sich aus Haslinger K (1939) Mitteilungen. In: Wiener Urologische Gesellschaft, Sitzungsbericht vom 22. Februar 1939 (Eröffnungssitzung). Zeitschrift für Urologie 33: 317; bzw. Haslinger K (1941) Mitteilungen. In: Wiener Urologische Gesellschaft, Sitzungsbericht vom 19. März 1941. Zeitschrift für Urologie 35: 392–394; Haslinger K (1943) Mitteilungen. In: Wiener Urologische Gesellschaft, Sitzungsbericht vom 27. Januar 1943. Zeitschrift für Urologie 37: 210f.; Haslinger K (1944) Mitteilungen. In: Wiener Urologische Gesellschaft, Sitzungsbericht vom 22. März 1944. Zeitschrift für Urologie 38: 331–333.

108 Haslinger K (1939) Ziele und Aufgaben der Wiener Urologischen Gesellschaft. Zeitschrift für Urologie 33: 304–309.

109 Haslinger K (1939) Ziele und Aufgaben der Wiener Urologischen Gesellschaft. Zeitschrift für Urologie 33: 305.

110 Haslinger K (1939) Ziele und Aufgaben der Wiener Urologischen Gesellschaft. Zeitschrift für Urologie 33: 304. Es handelte sich um den Venereologen Hermann Edler von Zeissl (1817–1884), den ersten jüdischen Dozenten der Medizinischen Fakultät! In Haslinger K (1943) Nachruf für Prof. Rubritius. Zeitschrift für Urologie 37: 228, wurde aus Leopold Dittel ein Herr Dietel, aus Max Nitze (1848–1906), ein (Friedrich?) Nietzsche. Dies zur „Exaktheit" von Haslinger als Autor, deren Mangel bei „H. Zeisel" vielleicht auch absichtlich war, denn „Ivánchich" war mit dem ungarischen „á" absolut korrekt. Haslinger war ja auch in Ungarn geboren, und hatte eine ungarische Ehefrau (Elisabeth, geb. Kanzsó, 1895–1970)!

111 Haslinger K (1939) Ziele und Aufgaben der Wiener Urologischen Gesellschaft. Zeitschrift für Urologie 33: 305.

112 Pernkopf E (1938) Nationalsozialismus und Wissenschaft. Wiener klinische Wochenschrift 512: 545–548; Hamburger F (1939) Nationalsozialismus und Medizin. Wiener medizinische Wochenschrift 89: 141–146; vgl. Hubenstorf M (2005) Pädiatrische Emigration und die „Hamburger-Klinik" 1930–1945. In: Widhalm K, Pollak A (Hrsg.): 90 Jahre Universitäts-Kinderklinik am AKH in Wien. Umfassende geschichte der Wiener Pädiatrie. Literas, Wien, S 126–147.

113 Als Beispiele: Ostheimer S (1927) Erfahrungen mit Neuro-Yatren. Wiener medizinische Wochenschrift 77: 689; Lardschneider H (1929) Erfahrungen mit Noctal in der nervenärztlichen Praxis. Wiener medizinische Wochenschrift 79: 1435f.; Polland R (1931) Die „Fissan"-Präparate in der dermatologischen Praxis. Wiener medizinische Wochenschrift 81: 36–38; Polland R (1931) Entkeimung der Mundhöhle durch „Silargetten". Wiener medizinische Wochenschrift 81: 274; Polland R (1931) Zur Behandlung „rheumatischer" Erkrankungen mit „Huco"-Tabletten und -Salbe. Wiener medizinische Wochenschrift 81: 893f.; Polland R (1932) Behandlung einiger bakterieller Dermatosen mit Coli-Vakzine in Form der Posterisansalbe. Wiener medizinische Wochenschrift 82: 1206-1207; Polland R (1933) Milkuderm als wirksames Mittel bei schwierigen Ekzemfällen. Wiener medizinische Wochenschrift 83: 233–235.

114 Haslinger K (1939) Ziele und Aufgaben der Wiener Urologischen Gesellschaft. Zeitschrift für Urologie 33: 306f.

115 Ordentliche Geschäftssitzung. In: Verhandlungen der DGU. VII. Kongreß (1927), S 437.

116 Haslinger K (1939) Ziele und Aufgaben der Wiener Urologischen Gesellschaft. Zeitschrift für Urologie 33: 309.

117 Übelhör R (1952) In memoriam Theodor Hryntschak. Wiener klinische Wochenschrift 64: 588f.; Deuticke P (1952) Prof. Dr. Theodor Hryntschak †. Wiener medizinische Wochenschrift 102: 669; Blum V (1952) In memoriam Theodor Hryntschak. Klinische Medizin 7: 448; Fest G (1952) Theodor Hryntschak. Münchner medizinische Wochenschrift 94: 2233–2234; Heuser H (1953) Professor Dr. Theodor Hryntschak †. Zeitschrift für Urologie 46: 1–5; Porpaczy P (1989) Urologie. In: Deimer E: Chronik der Allgemeinen Poliklinik in Wien im Spiegel der Medizin- und Sozialgeschichte, D. Göschl, Wien, S 105–107; Figdor P P (2007) Biographien österreichischer Urologen. Universimed-Verlag, Wien, S 123–127; Tragl K-H (2007) Chronik der Wiener Krankenanstalten. Böhlau Verlag, Wien Köln Weimar, S 310f., 461.

118 Fest G (1952) Theodor Hryntschak. Münchner medizinische Wochenschrift 94: 2234.

119 Fest G (1952) Theodor Hryntschak. Münchner medizinische Wochenschrift 94: 2233.

120 So bei Übelhör R (1952) In memoriam Theodor Hryntschak. Wiener klinische Wochenschrift 64: 588f., Fest G (1952) Theodor Hryntschak. Münchner medizinische Wochenschrift 94: 2233–2234 und Heuser H (1953) Professor Dr. Theodor Hryntschak †. Zeitschrift für Urologie 46: 1–5; danach Schultze-Seemann F (1986) Geschichte der Deutschen Gesellschaft für Urologie 1906–1986. Springer, Berlin Heidelberg New York, S 130. Korrekt: Deuticke P (1952) Prof. Dr. Theodor Hryntschak †. Wiener medizinische Wochenschrift 102: 669; Porpaczy P (1989) Urologie. In: Deimer E: Chronik der Allgemeinen Poliklinik in Wien im Spiegel der Medizin- und Sozialgeschichte, D. Göschl, Wien, S 105–107; Figdor P P (2007) Biographien österreichischer Urologen. Universimed-Verlag, Wien, S 123–127; Tragl K-H (2007) Chronik der Wiener Krankenanstalten. Böhlau Verlag, Wien Köln Weimar, S 310f., 461.

121 Figdor P P (2007) Biographien österreichischer Urologen. Universimed-Verlag, Wien, S 123.

122 BA-B (ehem. BDC), PK, F0051, Nr. 904, 921.

123 Vgl. den Beitrag „Karrieren führender Urologen“ von Matthis Krischel in diesem Band. Das folgende nach: ÖStA, AdR, 02/BMI, Gauakt Nr. 49.800; bzw. BA-B (ehem. BDC), PK, F0051, Nr. 885–921.

124 Die *St. Lukas-Gilde* der katholischen Ärzte war eine 1932 gegründete, besonders kirchennahe Ärztegruppe. Vgl. Löscher M (2009) „... der gesunden Vernunft nicht zuwider...“. Katholische Eugenik in Österreich vor 1938. Studien-Verlag, Innsbruck.

125 Die *Vereinigung Christlich-Deutscher Ärzte* wurde 1934 gegründet, und war mehr standespolitisch bzw. im Rahmen des politischen Katholizismus und der „vaterländischen“ Politik engagiert.

126 ÖStA, AdR, 02/BMI, GA Nr. 49.800, Politische Erhebung durch den Kriminalbeamten Karl Öhlschleger, 16.12.1938.

127 ÖStA, AdR, 02/BMI, Gauakt Nr. 80.784 (Alexander Hryntschak), bzw. ÖStA, AdR, 02/BMI, GA Nr. 49.800, Bewerbung Th. Hryntschak um Vorstandsstelle der Urologischen Abteilung im Krankenhause der Stadt Wien (1937), S. 3f., Th. Hryntschak an Magistratisches Bezirksamt [XVIII], Registrierungsstelle für NS, 22.2.1947, bzw. Eingabe an die Gemeinde Wien, vom 3.3.1947.

128 1938 Vizebürgermeister Wien, 1925 NSDAP (Nr. 51.480), Sanitäts-Sturmführer der SA-Brigade 91.

129 BA-B (ehem. BDC), PK, F0051, Nr. 894 Personal-Fragebogen [zum Erfassungsantrag] vom 24. Juni 1938.

130 BA-B (ehem. BDC), PK, F0051, Nr. 915–916.

131 BA-B (ehem. BDC), PK, F0051, Nr. 917, Josef Richter, vom 22. Sept. 1938, bzw. Nr. 900.

132 BA-B (ehem. BDC), PK, F0051, Nr. 908, Bestätigung Franz Zogelmann, 28. Juni 1938.

133 BA-B (ehem. BDC), PK, F0051, Nr. 900, Ortsgruppenleitung Burg & Rathausviertel, vom 30.7.1938.

134 BA-B (ehem. BDC), PK, F0051, Nr. 913–914, Ritter von Stefenelli an Pg. Spieß, 2.1.1939.

135 „Systemzeit“ = Nazi-Jargon für die austrofaschistische Diktatur 1934–1938.

136 ÖStA, AdR, 02/BMI, GA Nr. 49.800, Politische Begutachtung: Abschrift für das Personalamt. Beurteilt von: Dr. Alexander Pichler, 20.12.1938.

137 ÖStA, AdR, 02/BMI, GA Nr. 49.800, Stab Stellvertreter des Führers an Gauleiter Wien, 3.12.1938, und Urgenz vom 16.1.1939. Die Antworten vom 8.1. und 18.2.1939 ebda.

138 Widmann H (1973). Exil und Bildungshilfe. Die deutschsprachige Emigration in die Türkei nach 1933. Peter Lang, Frankfurt/Main; Grothusen K-D (Hrsg., 1987) Der Scurla Bericht. Bericht des Oberregierungsrates Dr. rer. pol. Herbert Scurla von der Auslandsabteilung des Reichserziehungsministeriums in Berlin über seine Dienstreise nach Ankara und Istanbul vom 11. - 25. Mai 1939: „Die Tätigkeit deutscher Hochschullehrer in der Türkei 1933–1939“. Schriftenreihe des Zentrums für Türkeistudien, Bd. 3, Dağyeli, Frankfurt/Main.

139 Meder I (2004) Offene Welten. Die Wiener Schule im Einfamilenhausbau 1910–1938, Diss. phil., Institut für Kunstgeschichte, Stuttgart, S 339f.; BA-B (ehem. BDC), PK, F0051, Nr. 898.

140 BA-B (ehem. BDC), PK, F0051, Nr. 898, Einlageblatt zum Erfassungsantrags-Fragebogen.

141 ÖStA, AdR, 02/BMI, GA Nr. 49.800, NSDAP-Reichsleitung, Amt für Mitgliedschaftswesen - Schiedsamt an Gauschatzmeister Wien, 11.7.1942 (Original); BA-B (ehem. BDC), PK, F0051, Nr. 896 (Durchschlag).

142 BA-B (ehem. BDC), PK, F0051, Nr. 885-921; es ist nicht erkennbar, warum Teile der lokalen Wiener Parteikorrespondenz, die sich normalerweise im Gauakt finden müssten, in der zentralen Parteikorrespondenz (jetzt in Berlin) liegen. Umgekehrt fehlt in beiden Aktenbeständen die Wien-München-Korrespondenz von 1939 bis 1942, z. B. das Schreiben des Wiener Gauschatzmeisters vom 21.4.1942, auf das im Aufnahmeschreiben Bezug genommen wird.

143 ÖStA, AdR, 02/BMI, GA Nr. 49.800, Th. Hryntschak an Magistratisches Bezirksamt [XVIII], Registrierungsstelle für NS, 22.2.1947. Das Original des Aufnahmeschreibens vom 11. Juli 1942 trägt eindeutig die spätere handschriftliche Signatur „293/29“, und auf dem Deckblatt des Gauaktes ist vermerkt: „Vereint mit: 293/29“, was also nachträglich erfolgte.

144 ÖStA, AdR, 02/BMI, GA Nr. 49.800, Bestätigungen von: General der Infanterie Eugen Ritter von Luschinsky (stellv. Mitglied des leitenden Siebenerausschusses der Österr. Widerstandsbewegung O5), 28.5.1945; Betriebsratsobmann Leopold Dümpfl (Wilhelminenspital), 13.6.1945; Konsul der Niederlande J.H.G. Schouten (beglaubigte Abschrift vom 7.7.1945)

145 Universität Wien (1948) Vorlesungs-Verzeichnis für das Sommersemester 1948. A. Holzhausen's Nachf., Wien, S 26.

146 Sein einziger Auftritt ist der Nachruf auf Koloman Haslinger am 22.3.1944, vgl.: Hryntschak Th (1944) [Nachruf K. Haslinger.] Protokoll der Sitzung der Fachgruppe Wiener Urologische Gesellschaft, 22.3. 1944. Zeitschrift für Urologie 38: 331-333.

147 ÖStA, AdR, 02/BMI, Gauakt Nr. 55.897 (Rudolf Herbst), bzw. BA-B (ehem. BDC), RÄK, Rudolf Herbst, 6.5.1901; Figdor 2007, S. 194f.

148 ÖStA, AdR, 02/BMI, Gauakt Nr. 3.157 (Karl Hutter); Borchard A, Brunn W von (Hrsg.) (1938) Deutsches Chirurgenverzeichnis. J. A. Barth, Leipzig, S 308, 666; Österreich-Institut (Hrsg., 1951), Österreicher der Gegenwart. Lexikon schöpferischer und schaffender Zeitgenossen. Österr. Staatsdruckerei, Wien, S 127; Tragl 2007, S. 380, 461f.; Figdor P P (2007) Biographien österreichischer Urologen. Universimed-Verlag, Wien, S 128, 192. Beinahe „selbstverständlicherweise“ war Karl Hutter Mitglied sowohl der NSV wie der DAF.

149 Zusammengestellt aus den Protokollen in der Zeitschrift für Urologie, bzw. den Ankündigungen in der Wiener klinischen Wochenschrift, 1939–1944.

150 Scheiblechner P (2002) „... Politisch ist er einwandfrei ...“ Kurzbiographien der an der Medizinischen Fakultät der Universität Graz in der Zeit von 1938 bis 1945 tätigen WissenschaftlerInnen. In: Publikationen aus dem Archiv der Universität Graz, Akadem. Druck- u. Verlagsanstalt, Graz, Bd. 39, S 29f.; Biographische Information ebda. und BA-B (ehem BDC), PK, B 0395, Nr. 753--760; Deutschösterreichische Ärztezeitung 1(2) (1938): 36; Österreichische Ärztezeitung 34 (1979): 902; Spath F (1986) Zur Geschichte der Chirurgie an der Karl-Franzens-Universität Graz. Publikationen aus dem Archiv der Universität Graz, Akademische Druck- und Verlagsanstalt, Graz, Bd. 18, S 131; Poier B (2004) Umsetzung einer rassenhygienisch motivierten Gesundheits- und Sozialpolitik in der Steiermark. In: Freidl W, Sauer W (Hrsg.): NS-Wissenschaft als Vernichtungsinstrument: Rassenhygiene, Zwangssterilisation, Menschenversuche und NS-Euthanasie in der Steiermark. Facultas Universitätsverlag, Wien, S 215; bzw. Figdor P P (2007) Biographien österreichischer Urologen. Universimed-Verlag, Wien, S 78.

151 Spath F (1986) Zur Geschichte der Chirurgie an der Karl-Franzens-Universität Graz. Publikationen aus dem Archiv der Universität Graz, Akademische Druck- und Verlagsanstalt, Graz, Bd. 18, S 131, beachtet den Unterschied von Chirurgischer Universitätsklinik in der Ziegelstraße (Prof. Paul Rostock) und Chirurgischer Klinik der Charité (Prof. Ferdinand Sauerbruch) nicht.

152 Droschl H (1942) Zur Technik der Sterilisation beim Mann. Zeitschrift für Urologie 36: 64-67; Scheiblechner P (2002) „... Politisch ist er einwandfrei ...“ Kurzbiographien der an der Medizinischen Fakultät der Universität Graz in der Zeit von 1938 bis 1945 tätigen WissenschaftlerInnen. In: Publikationen aus dem Archiv der Universität Graz, Akadem. Druck- u. Verlagsanstalt, Graz, Bd. 39, S 30 mit dem Zitat: „betrifft eine sehr brauchbare Vereinfachung bei der Sterilisation des Mannes durch die Verwendung einer den Samenstrang fixierenden Zange.“

153 Deutschösterreichische Ärztezeitung 1(2) (1938): 35; Guggenberger E (Hrsg., 1962) Oberösterreichische Ärztechronik. O. Möbius, Wien, S 149; Zazgornik J, Dienstl E (Hrsg., 1990) Das Allgemeine Krankenhaus der Stadt Linz. Eigenverlag, Linz, S 27f., 84, 134; Goldberger J (2004) NS-Gesundheitspolitik in Oberdonau. Die administrative Konstruktion des „Minderwertes“. In: Oberösterreich in der Zeit des Nationalsozialismus, Rudolf Trauner, Linz, Bd. 1, S 24, 112; Figdor P P (2007) Biographien österreichischer Urologen. Universimed-Verlag, Wien, S 54.

154 Mitteilungen des Volksgesundheitsamtes Wien (1926), S 279; (1928), S 107; (1930), S 42; Fuhrmann E (1930) Ärztliches Jahrbuch für Österreich 1930, S 158, bzw Fuhrmann E (1935) Ärztliches Jahrbuch für Österreich 1935, S 156; Guggenberger E (Hrsg., 1962) Oberösterreichische Ärztechronik. O. Möbius, Wien, S 71, 75, 78, 106–109.

155 Goldberger J (2004) NS-Gesundheitspolitik in Oberdonau. Die administrative Konstruktion des „Minderwertes“. In: Oberösterreich in der Zeit des Nationalsozialismus, Rudolf Trauner, Linz, Bd. 1, S 112.

156 Andreas Plenk (1892–1959) und Julius Stecher (1883–1947) am AKH Linz, Fritz Rosenauer (1900–1986) in KH der Barmherzigen Brüder und Erich Reichl (1920–1970) im KH der Barmherzigen Schwestern.

157 Biographie nach: ÖStA, AdR, 02/BMI, Gauakt Nr. 232.768; BA-B (ehem,. BDC), RÄK, Paul Deuticke, 21.4.1901; UA Wien, Med. Fak. 109 ex 1948/49, Protokoll Kommissionssitzung betreffend Titelverleihungen v. 4. Mai 1949; Österreich-Institut (Hrsg., 1951), Österreicher der Gegenwart. Lexikon schöpferischer und schaffender Zeitgenossen. Österr. Staatsdruckerei, Wien, S 42f.; Borchard A, Brunn W von (Hrsg.) (1938) Deutsches Chirurgenverzeichnis. J. A. Barth, Leipzig, S 146f.; Porpaczy P (1989) Urologie. In: Deimer E: Chronik der Allgemeinen Poliklinik in Wien im Spiegel der Medizin- und Sozialgeschichte, D. Göschl, Wien, S 107f.; Tragl K-H (2007) Chronik der Wiener Krankenanstalten. Böhlau Verlag, Wien Köln Weimar, S 311; Figdor P P (2007) Biographien österreichischer Urologen. Universimed-Verlag, Wien, S 68–71; Spring

C A (2009) Zwischen Krieg und Euthanasie: Zwangssterilisationen in Wien 1940–1945. Böhlau-Verlag, Wien, S 243.

158 Inserat. In: Börsenblatt für den deutschen Buchhandel 87 (1938): 1550; vgl. Hall M G (1985) Österreichische Verlagsgeschichte 1918–1938. Bd. I: Geschichte des Österreichischen Verlagswesens. Böhlau, Wien Köln Graz, S 362; bzw. Fritz H P (1989) Buchstadt und Buchkrise. Verlagswesen und Literatur in Österreich 1945–1955. Diss. phil., Wien, S. 25.

159 Hubenstorf M (1987) Österreichische Ärzte-Emigration. In: Stadler F (Hrsg.): Vertriebene Vernuft I. Emigration und Exil österreichischer Wissenschaft 1930–1940. Jugend & Volk, Wien München, S 376, 388, 393; Hubenstorf M (1989) Medizinische Fakultät. In: Heiss G et al. (Hrsg.): Willfährige Wissenschaft. Die Universität Wien 1938–1945. Verlag für Gesellschaftskritik, Wien, S 235, 244, 268f.

160 ÖStA, AdR, 02/BMI, GA Nr. 232.768; die Reichsärztekammerkarteikarte verzeichnet ihn unter NSDAP als „Anwärter". Ein BDC-Akt liegt nicht vor, obwohl es nach einer vermutlichen Zurückstellung 1938/39 einen Briefwechsel Wien-München gegen haben muss.

161 ÖStA, AdR, 02/BMI, GA Nr. 232.768, Beurteilung durch Ortsgruppenleitung Rossau vom 7.10. 1941 (zum Zweck der Ernennung zum Sanitätsoffizier). Die entsprechende Passage wurde am 12.9.1947 der Registrierungsbehörde zur Registrierung der Nationalsozialisten für den 3. Bezirk, am 28.2.1948 der Prüfungsstelle für den Zahlungsverkehr mit dem Ausland der Österreichischen Nationalbank, und am 23.9.1948 dem Passamt mitgeteilt.

162 BA-B (ehem. BDC), RÄK, Wolfram Sorgo, 29.1.1908.

163 Spring C A (2009) Zwischen Krieg und Euthanasie: Zwangssterilisationen in Wien 1940–1945. Böhlau-Verlag, Wien, S 243; bzw. persönliche Mitteilung Claudia Andrea Spring, vom 1.12.2007. Bei Czech H (2003) Erfassung, Selektion und „Ausmerze". Das Wiener Gesundheitsamt und die Umsetzung der nationalsozialistischen „Erbgesundheitspolitik" 1938 bis 1945. In: Forschungen und Beiträge zur Wiener Stadtgeschichte, Deuticke, Wien, Bd. 41, S. 77f. taucht der Name von Paul Deuticke noch gar nicht auf.

164 Bei Einbeziehung der vor 1918 „österreichischen" Städte Triest (Giorgio Nicolich, Carlo Ravasini), Brünn (Ignaz Saudek), Prag (Emanuel Chocholka, Artur Götzl, Alfred Hock, Hans Rubritius), Karlsbad (Richard Hofmeister, Jakob Wasserthal), Krakau (Tadeus Pisarski) oder Lemberg (Samuel Oberländer, Ludwik Rydygier), sähe die Situation natürlich anders aus. (Budapest, Bratislava und Zagreb lagen in der ungarischen Reichshälfte.)

165 Vgl. den Abschnitt über Friedrich Kroiss.

166 Lautsch H, Dornedden H (Hrsg., 1941) Verzeichnis der deutschen Ärzte und Heilanstalten (Vormals Reichs-Medizinal-Kalender für Deutschland, Teil II). Nachtrag 6 zum Ärzteverzeichnis 1937. Verzeichnis der Ärzte und Heilanstalten der Ostmark. G. Thieme, Leipzig, S 70; Österreichische Ärztezeitung 15 (1960): 1315, bzw. 17 (1962): 1194.

167 Lautsch H, Dornedden H (Hrsg., 1941) Verzeichnis der deutschen Ärzte und Heilanstalten (Vormals Reichs-Medizinal-Kalender für Deutschland, Teil II). Nachtrag 6 zum Ärzteverzeichnis 1937. Verzeichnis der Ärzte und Heilanstalten der Ostmark. G. Thieme, Leipzig, S 76; Österreichische Ärztezeitung 11 (1956): 777, bzw. 21 (1966): 2281.

168 Lautsch H, Dornedden H (Hrsg., 1941) Verzeichnis der deutschen Ärzte und Heilanstalten (Vormals Reichs-Medizinal-Kalender für Deutschland, Teil II). Nachtrag 6 zum Ärzteverzeichnis 1937. Verzeichnis der Ärzte und Heilanstalten der Ostmark. G. Thieme, Leipzig, S 63.

169 Hermann Meschede offenbar erst korrespondierendes Mitglied nach 1945.

170 Protokoll. Wiener klinische Wochenschrift 60 (1948): 295.

171 Zu Oldofredi vgl. Figdor P P (2007) Biographien österreichischer Urologen. Universimed-Verlag, Wien, S 159f.

172 Auch der Vorsitzende der Jahre 1958–1960, Rudolf Herbst, war NSDAP-Mitglied geworden, allerdings nach einer politisch bedingten Entlassung von 1938.

173 Zuzüglich des nach 1945 nie mehr rehabilitierten Rudolf Chwalla, und noch dazu seines Lehrers Friedrich Kroiss als Ehrenmitglied!

174 Schultze-Seemann F (1986) Geschichte der Deutschen Gesellschaft für Urologie 1906–1986. Springer, Berlin Heidelberg New York, S 142.

175 Auswertung von: Verzeichnis der Mitglieder der Deutschen Gesellschaft für Urologie. In: Verhandlungen der Deutschen Gesellschaft für Urologie. IX. Kongreß, in München. 26. bis 28. September. G. Thieme, Leipzig, 1930, S 7–32. Weitere 1955 noch lebende sind unter den 1938 zwangsweise emigrierten noch zu vermuten, z. B. Ernst Felber, Siegmund Gottfried, Ernst Kornitzer, Anton Lieben, Karl Lion und Arthur Weiser.

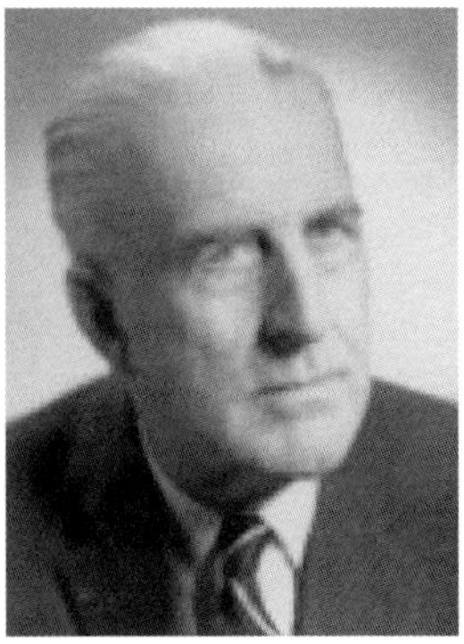

Paul Deuticke (1901–1981)

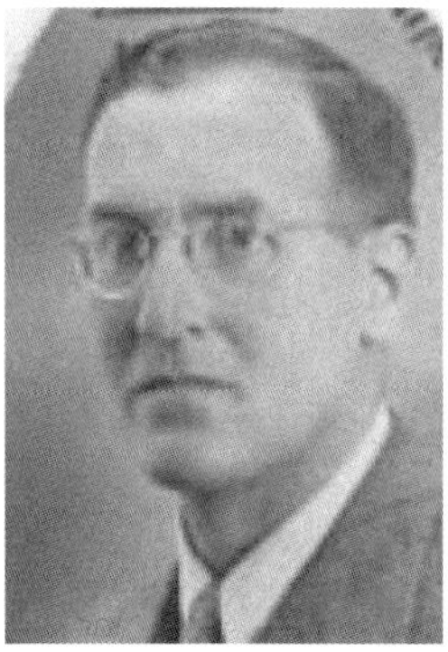

Rudolf Chwalla (1900–1966)

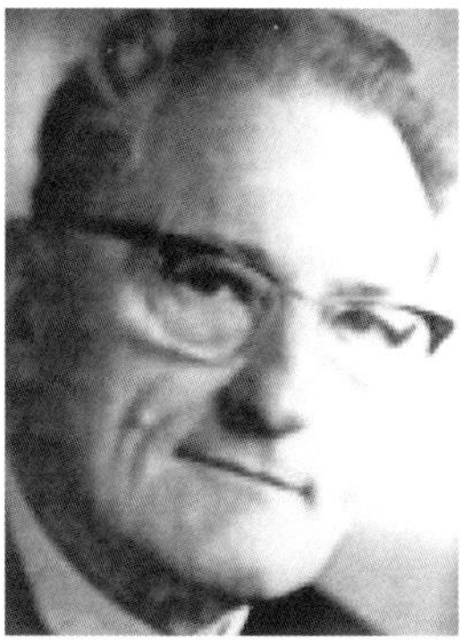

Bertrand Bibus (1906–1973)

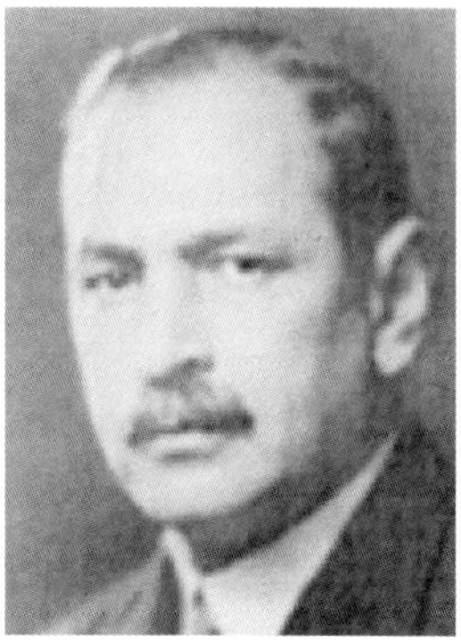

Koloman Haslinger (1889–1944)

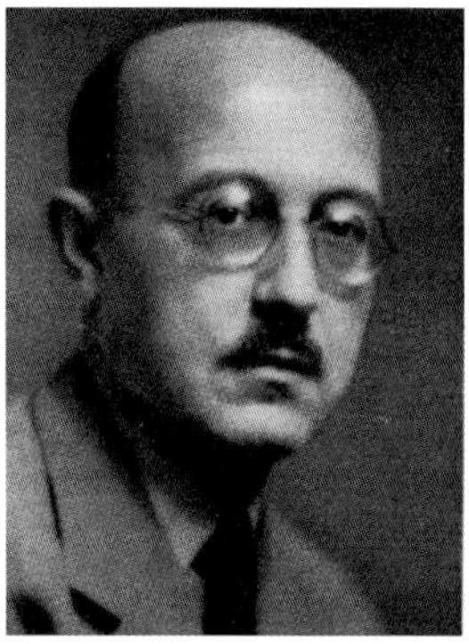

Theodor Hryntschak (1889–1952)

Bilder: Museum und Archiv Deutsche Gesellschaft für Urologie, Repro Keyn, mit freundlicher Genehmigung.

Die Zerschlagung der Sexualwissenschaft – Auswirkungen auf die Fachentwicklung der Andrologie und Sexualmedizin

Dirk Schultheiss

In den 1920er Jahren hatte die junge Disziplin der Sexualwissenschaft in Deutschland ihren Höhepunkt erreicht und eine weltweit führende Stellung eingenommen. Mit der gewaltsamen Auflösung des Institutes für Sexualwissenschaft in Berlin im Mai 1933 und der systematischen Unterbindung aller liberalen sexualwissenschaftlichen Aktivitäten erreichte das nationalsozialistische Regime eine nahezu vollständige Eliminierung dieser als „jüdisch" angesehenen Fachdisziplin. Ersetzt wurde sie durch eine gezielt propagierte Sexualpolitik der Nationalsozialisten, die vorrangig dem Volkswohl und der Förderung erbgesunden und „arischen" Nachwuchses unterworfen war.

Hierzu zählte auch die konsequent durchgeführte Praxis der Zwangssterilisationen von Männern und Frauen.[1] Bemerkenswert dabei ist die Tatsache, dass diese Zwangssterilisationen einigen Ärzten erstmals intensivere Untersuchungen der männlichen Fertilität an einer großen Anzahl von Patienten bzw. Opfern ermöglichten und daraus teilweise eine Weiterentwicklung der Diagnostik und Behandlung von Fruchtbarkeitsstörungen beim Mann resultierte.

Auch die chemische Identifikation und Synthese der Androgene fällt – wenn auch zufällig – in die Zeit des Nationalsozialismus und ermöglichte erstmals eine effiziente hormonelle Behandlung bei bestimmten andrologischen Krankheitsbildern sowie dem schon damals als „Climacterium virile" kontrovers diskutierten Zustand des Androgendefizits beim alternden Mann.

So erhielten zwei wichtige Teilaspekte der heutigen Andrologie in der Zeit des Nationalsozialismus eine wesentliche Prägung und wissenschaftliche Ausrichtung. Sicher auch durch die damit verbunden ethischen Probleme wurden andrologische und sexualmedizinische Aktivitäten nach 1945 jedoch erst sehr spät und mit großen Vorbehalten wieder aufgenommen.

Andrologie und Sexualmedizin: Terminologie und Gründung der Fachgebiete

Die miteinander eng verbundenen Fachgebiete der Andrologie und Sexualmedizin haben sich in Deutschland, wie auch in anderen Ländern, erst seit den 1970er Jahren in der medizinischen Landschaft etabliert und in den letzten Jahren stark an Bedeutung gewonnen. Mittlerweile sind sie durch eigene nationale und internationale Fachgesellschaften vertreten und zeichnen sich durch eine weit gefächerte interdisziplinäre Zusammenarbeit vieler Fachgebiete innerhalb der Medizin aus. In der ersten Hälfte des 20. Jahrhunderts waren diese beiden Termini jedoch nicht geläufig und fanden weder in Deutschland noch in anderen Ländern Anwendung in der medizinischen Fachsprache. Entsprechende medizinische Inhalte waren jedoch durchaus vertreten und wurden nur mit anderen Begriffen umschrieben.

Allerdings war bereits im Jahre 1891 in einem Editorial mit dem Titel "Andrology as a Specialty" des "Journal of the American Association of Medicine" (JAMA) mitgeteilt worden, dass der "Congress of American Physicians and Surgeons" eine Sektion für Andrologie gegründet hatte, die kurz darauf zur "American Andrological Asscociation" erhoben wurde, die aber keinen langen Fortbestand hatte.[2] Im Jahre 1923 benutzte beispielsweise der Urologe Carl Posner (1854–1928) den Begriff in seinem Vortrag „Die Sexualkonstitution in der Andrologie", den er bei einem Symposium vor der „Ärztlichen Gesellschaft für Sexualwissenschaft" in Berlin hielt.[3] Die endgültige Einführung des Terminus „Andrologie" als eigene Spezialität in der Medizin wird allgemein dem Bonner Gynäkologen Harald Siebke (1899–1964) zugeschrieben, der sie im Jahre 1951 als Pendant zur Gynäkologie verstand.[4] Neben den gynäkologisch tätigen Ärzten beschäftigten sich in der unmittelbaren Nachkriegszeit in Deutschland weiter eine Reihe namhafter Dermatologen mit der Fortpflanzungsfähigkeit des Mannes. Zu ihnen gehörte der Hamburger Dermatologe Carl Schirren (geb. 1922) mit seiner Schrift „Fertilitätsstörungen des Mannes – Diagnostik, Biochemie des Spermaplasmas, Hormontherapie".[5] Schirren trieb die Andrologie in Deutschland in wesentlichen Aspekten voran und wurde erster Präsident der im Jahre 1975 gegründeten „Deutschen Gesellschaft für Andrologie (DGA)". Bereits zwei Jahre zuvor hatte sich in Skandinavien die "Nordic Association for Andrology" gebildet. Im Jahr darauf formierte sich die "American Society of Andrology" in Detroit und 1978 schließlich die "International Society of Andrology". Während der Schwerpunkt dieser andrologischen Gesellschaften zunächst auf dem Gebiet der Fertilitätsstörungen lag, spielte die effiziente Behandlung von Erektionsstörungen durch die Etablierung der Penisimplantatchirurgie in den 1970er Jahren und der Schwellkörperinjektionstherapie in den 1980er Jahren eine zunehmende Rolle. Diese Therapien lagen zumeist in der Hand von Urologen, die dann seit den 1980er Jahren mit mikrochirurgischen Verfahren zur Spermiengewinnung und Refertilisierung eine zentrale Bedeutung für die Fertilitätsbehandlung bekamen.

Der Begriff Sexualmedizin wurde ebenfalls schon frühzeitig in der Literatur benutzt, war dort aber mit einem ganz anderen Inhalt belegt. Der Jurist Johannes Werthauer (1866–1938), der später in rechtspolitischen Fragen mit dem Hirschfeld-Institut in Berlin zusammenarbeitete, publizierte in der ersten Ausgabe der „Zeitschrift für Sexualwissenschaft" vom Januar 1908 einen Beitrag zur „Forensischen Sexualmedizin". Hierbei wurde aus rein juristischer Perspektive der Fall eines Triebtäters und seine medizinische Begutachtung vor Gericht erörtert.[6] Auch im einleitenden Programmartikel derselben Ausgabe „Über Sexualwissenschaft" des Herausgebers Magnus Hirschfeld[7] sowie in einem weiteren Artikel „Bemerkungen zur Nomenklatur der Sexualwissenschaft"[8] fand der Terminus Sexualmedizin zu dieser Zeit keine Erwähnung. Erst um 1970 schien der Begriff in internationalen Fachkreisen Verwendung zu finden und Volkmar Sigusch (geb. 1940) benutzte ihn erstmals 1972 öffentlich im Titel seiner Buchpublikation „Ergebnisse zur Sexualmedizin".[9] Im September/Oktober 1973 erschien dann die erste Ausgabe des "British Journal of Sexual Medicine".

Die Entwicklung der Sexualwissenschaft bis 1933

Die Grundlagen der neuen Disziplin der Sexualwissenschaft wurden schon vor 1900 von Ärzten wie Paolo Mantegazza (1831–1910), Richard Freiherr von Krafft-Ebing (1840–1902) oder Sigmund Freud (1856–1939) gelegt.[10] Nach dem Ersten Weltkrieg war Berlin zu einer lebhaften und freizügigen Metropole herangewachsen und nahm auch in der Medizin auf vielen Gebieten eine führende Rolle ein. Auch für die Sexualwissenschaft ist eine Gruppe von Ärzten – zwei von ihnen Dermatologen – prägend, die alle in Berlin vor 1933 tätig waren: Iwan Bloch (1872–1922), Magnus Hirschfeld (1868–1935), Albert Moll (1862–1939) und Max Marcuse (1877–1963). Wie viele der führenden Dermatologen und Urologen der Zeit waren sie, und die Mehrzahl ihrer Mitarbeiter und Schüler, jüdischen Glaubens oder wenigstens jüdischer Abstammung, sodass ihre Arbeit, wenn nicht gar ihr eigenes Leben, nach 1933 ein jähes Ende nahm. Lange Zeit sollten sie in Vergessenheit geraten und erst mit der Aufarbeitung ihrer Werke nach dem Zweiten Weltkrieg, vor allem durch Forscher in Amerika, zu dem ihnen zustehenden Ansehen kommen.[11]

Der Begriff „Sexualwissenschaft" wurde zwar bereits 1898 von Sigmund Freud in einem Essay über die Bedeutung von sexuellen Erlebnissen für die Neurosenbildung erwähnt, aber erst 1907 von dem Dermatologen Iwan Bloch in seinem Buch „Das Sexualleben unserer Zeit" dauerhaft in die Literatur und in den Sprachgebrauch eingeführt und definiert.[12] Hierin führte er aus, dass diese Wissenschaft „nicht bloß vom Standpunkte des Arztes, sondern auch von dem des Anthropologen und Kulturhistorikers betrachtet" werden müsse. Bloch initiierte auch die Monografienreihe „Handbuch der gesamten Sexualwissenschaft", in der er 1912 den ersten Band „Die Prostitution" verfasste. Auch für die Wiederherausgabe der „Zeitschrift für Sexualwissenschaft" (s. u.) war er seit 1914 mitverantwortlich. Darüber hinaus war Bloch ein bibliophiler Gelehrter mit einer Privatbibliothek von geschätzten 40.000 Büchern. Er zeichnete sich verantwortlich für die Wiederentdeckung und Veröffentlichung des Manuskriptes „Die 120 Tage von Sodom" des Marquis de Sade.[13, 14]

Der wohl bekannteste und bedeutendste Sexualwissenschaftler aus dieser Gruppe war Magnus Hirschfeld, der bereits 1897 das „Wissenschaftliche humanitäre Komitee" gründete, das sich für die Erforschung und Dekriminalisierung der Homosexualität einsetzte. 1908 gab er erstmals für ein Jahr die schon erwähnte „Zeitschrift für Sexualwissenschaft" heraus und gründete 1913 zusammen mit Iwan Bloch die „Ärztliche Gesellschaft für Sexualwissenschaft und Eugenik". 1921 gelang es Hirschfeld, den ersten Kongress internationaler Sexualforscher auszurichten. Die Sitzung fand im Langenbeck-Virchow Haus in Berlin statt und bildete die Grundlage für die spätere internationale Zusammenarbeit auf dem Gebiet der Sexualwissenschaft. Zwischen 1926 und 1930 hat er das umfangreichste Standardwerk zum Thema mit dem Titel „Geschlechtskunde" verfasst. Hirschfeld gilt auch zusammen mit dem Regisseur Richard Oswald (1880–1963) als Schöpfer des Sexualfilms. Der bekannteste Film „Anders als die Anderen" stammt aus dem Jahre 1919. In ihm spielte der berühmte Stummfilmstar Conrad Veidt (1893–1943) einen homosexuellen Musiker, der in den Selbstmord getrieben wird.[15, 16]

Hirschfelds wohl wichtigste Errungenschaft war 1919 die Gründung des weltweit bekannten „Instituts für Sexualwissenschaft".

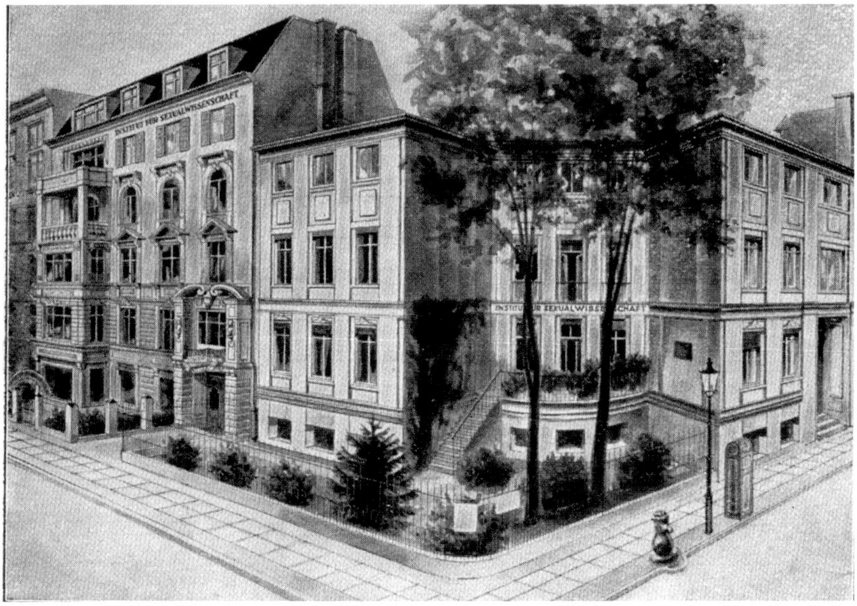

Gebäudekomplex des „Instituts für Sexualwissenschaft" in Berlin (aus einer Verkaufsbroschüre für Titus-Perlen)

Untergebracht in einer Villa in Berlin-Tiergarten, handelte es sich um eine Schulungs- und Informationsstätte für die Öffentlichkeit, Behandlungseinrichtung für Patienten, Gutachtenstelle und gleichzeitig auch eine wissenschaftliche Forschungseinrichtung. Hier arbeiteten und lebten in wechselnder Besetzung eine Vielzahl von Wissenschaftlern und Ärzten, die Mehrzahl von ihnen ebenfalls Juden wie Felix Abraham (1901–1938), der Physiologe Hans Friedenthal (1870–1943), der Psychiater Arthur Kronfeld (1886–1941), der Gynäkologe Ludwig Levy-Lenz (1889–1966) sowie der Dermatologe Bernhard Schapiro (1885–1966).[17] Ebenfalls jüdischer Abstammung war August Bessunger (1887–1943?), der nach einer dermatologischen Ausbildung in Bonn, von den Anfängen bis 1921 am Hirschfeld-Institut tätig war und 1924 seine Fachanerkennung als Urologe erhielt. Mit dieser ist er noch im Reichsmedizinalkalender von 1937 in eigener Praxis in Berlin ausgewiesen.[18, 19]

Gegen Ende der 1920er Jahre war unter zunehmendem Einfluss des Nationalsozialismus die Stimmung in Deutschland stärker gegen Hirschfeld und seine Kollegen gerichtet. Der Stürmer bezeichnet ihn als den „Apostel der Unzucht“ und Hirschfelds eigene Homosexualität wurde neben seiner beruflichen Tätigkeit und seiner jüdischen Abstammung als weiterer Angriffspunkt instrumentalisiert. So verließ er Deutschland, um in den Jahren 1930 bis 1932 eine Vortrags- und Studienreise in verschiedene Kontinente der Welt zu unternehmen. Er hatte mittlerweile weltweite Bekanntheit erlangt und wurde etwa 1931 von einer amerikanischen Zeitung als „Einstein des Sex“ bezeichnet. Im Mai 1933 wurde Hirschfelds Institut von den Nationalsozialisten geplündert und seine Bibliothek zur Vernichtung abtransportiert. Hirschfeld selbst war zu dieser Zeit bereits im Pariser Exil, wohin auch der Rest seines Institutes 1934 verlegt wurde. Es gelang ihm aber aus verschiedensten Gründen nicht, dort ein vergleichbares Zentrum für Sexualwissenschaft aufzubauen. Hirschfeld starb ein Jahr später in Nizza.[20]

In Rivalität zu Bloch und Hirschfeld stand der konservative Nervenarzt und Geheime Sanitätsrat Albert Moll, der ebenfalls als eine der Triebfedern der Sexualwissenschaften gilt. Schon vor 1900 hatte er Monografien zum Hypnotismus, zur Homosexualität und zur Libido sexualis verfasst. Er veröffentlichte 1911 sein „Handbuch der Sexualwissenschaften“ und gründete 1913 als Reaktion auf Blochs und Hirschfelds Aktivitäten die „Internationale Gesellschaft für Sexualforschung“. 1926 richtete er den “International Congress for Sex Research” in Berlin aus, dessen Eröffnungsveranstaltung im Reichstagsgebäude abgehalten wurde. Obwohl er 1895 evangelisch getauft wurde und aus dem Judentum ausgetreten war, unterlag auch er der Judenentrechtung. Ihm wurde 1938 seine Approbation entzogen und er starb 1939 vereinsamt und in ärmlichen Verhältnissen in Berlin.[21] Weder seine deutsch-nationale Gesinnung noch seine ausgezeichneten persönlichen Kontakte in die höchsten Kreise der Berliner Gesellschaft und Politik konnten ihn vor diesem Schicksal bewahren. Die Abneigung Molls gegenüber Hirschfeld wird zusätzlich durch einen bestimmten Sachverhalt deutlich. Sigusch hatte bereits seit 1995 auf einen Briefwechsel Molls mit dem Doyen der Pariser Medizinischen Fakultät sowie dem Reichsminister des Auswärtigen vom Februar 1934 hingewiesen, in dem Moll den nach Paris emigrierten Hirschfeld denunzierte und offensichtlich bewirken wollte, dass dieser sich in Frankreich nicht erneut etablieren sollte: „Magnus Hirschfeld ist nach meinen Informationen aus ganz anderen Gründen aus Deutschland weggegangen, nicht aber weil er als Jude verfolgt wird, auch nicht, weil er Sozialdemokrat sei, sondern weil ihm Verfehlungen nach ganz andrer Richtung nachgesagt wurden.“[22] Moll unterstellte Hirschfeld hiermit ein schlechtes Ansehen als Arzt sowie politischen Opportunismus.

Als vierte zentrale Figur der Sexualwissenschaften in Berlin gilt der Dermatologe Max Marcuse, der ein früher Anhänger der Frauenbewegung war und dabei eine enge Zusammenarbeit mit Helene Stöcker (1869–1943) bei der Bekämpfung des §218 einging. In dem schon früh von ihm begründeten Journal „Sexual-Probleme“ ging 1909 auch vorerst die „Zeitschrift für Sexualwissenschaft“ auf. In Bezug auf das Thema des alternden Mannes scheint sein

Artikel „Zur Kenntnis des Climacterium virile, insbesondere über uro-sexuelle Störungen und Veränderungen der Prostata bei ihm“ aus dem Jahre 1916 noch heute von besonderem Interesse.[23] Noch 1931 konnte Marcuse eine völlig überarbeitete 2. Auflage seiner Monografie zur Empfängnisverhütung vorlegen: „Der Präventivverkehr – In der medizinischen Lehre und ärztlichen Praxis“ (1. Auflage von 1917: „Der eheliche Präventivverkehr“).[24] 1933 wanderte Marcuse nach Palästina aus, wo er weitgehend von der wissenschaftlichen Welt vergessen bis 1963 lebte. Allerdings publizierte er noch 1962 von Tel Aviv aus ein kleines Sexualwörterbuch in Deutschland „ABC – Führer durch Sexualität und Erotik“.[25]

Andrologische Arbeiten in Deutschland und Österreich bis 1933

Eine der ersten Monografien zum andrologischen Themengebiet wurde bereits 1890 vom Urologen Leopold Casper (1859–1959) unter dem Titel „Impotentia et Sterilitas virilis“ verfasst.[26]

Dieses Werk widmet sich auf 168 Seiten in aller Ausführlichkeit und Klarheit den zwei Komplexen der erektilen Dysfunktion (Impotentia virilis) sowie der Störung der männlichen Fruchtbarkeit (Sterilitas virilis). Bemerkenswert zu diesem Zeitpunkt ist die klare Forderung, in einer kinderlosen Partnerschaft immer auch den Mann in die abklärenden Untersuchungen mit einzubinden:

> Die alte Vorstellung, dass ein beischlaffähiger Mann auch zu befruchten imstande sein müsse, lässt uns noch immer vielen Fällen begegnen, in denen bei Kinderlosigkeit der Ehe und Potentia coeundi des Mannes nur die Frau zum Gegenstand der Untersuchung und oft auch langjähriger Behandlung gemacht wird. Da wir nunmehr wissen, dass die Potentia coeundi nicht die Potentia generandi in sich schließt, da die Befruchtungsunfähigkeit bei erhaltener Kohabitationskraft durchaus nicht so selten ist, so ergibt sich daraus die Aufforderung für den Arzt, in jedem Falle von kinderloser Ehe, der ihm zur Prüfung unterbreitet wird, sowohl Mann als Frau in den Kreis seiner Untersuchungen zu ziehen.

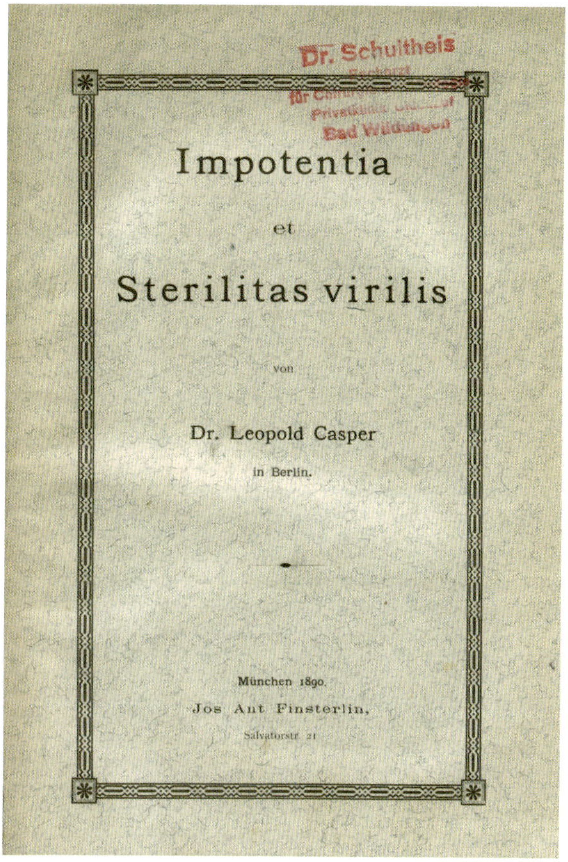
Dr. Schultheis

Impotentia

et

Sterilitas virilis

von

Dr. Leopold Casper

in Berlin.

München 1890.

Jos Ant Finsterlin,

Salvatorstr. 21

„Impotentia et Sterilitas virilis“ 1890 von Leopold Casper (mit gestempeltem Ex libris)

Der ebenso bekannte Urologe Carl Posner (1854–1928) beschäftigte sich nach 1900 mit der Differentialdiagnose der Azoospermie[27] sowie der mikroskopischen Ejakulatuntersuchung mittels Dunkelfeldbeleuchtung.[28] Seine Vorlesungen zur „Hygiene des männlichen Geschlechtslebens“ publizierte er ab 1911 in mehreren Auflagen.
Im Vorwort führt er dazu aus:

> Die hier veröffentlichten Vorträge über die Hygiene des männlichen Geschlechtslebens verdanken ihre Entstehung einer Aufforderung des Vereins Berliner Hochschullehrer

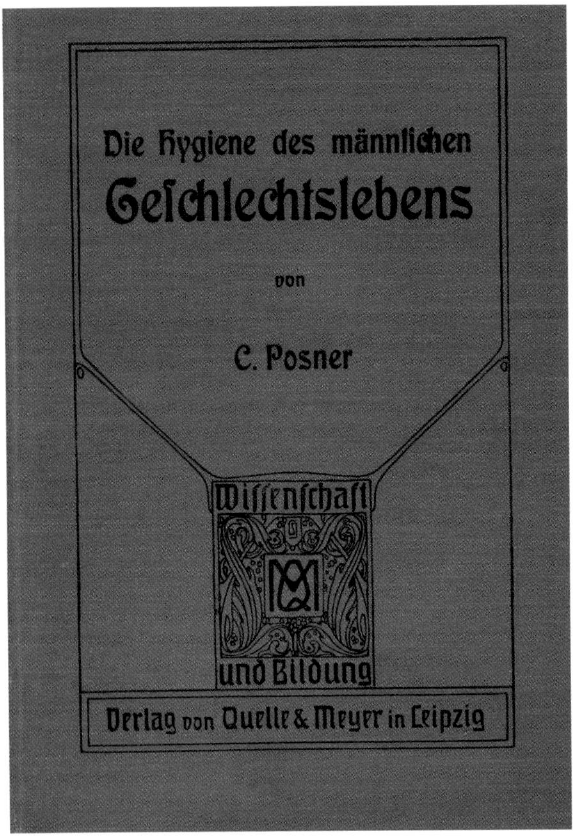

„Vorlesungen zum Geschlechtsleben" 1911 von Carl Posner

> zur Abhaltung volkstümlicher Kurse. So gewagt mir anfangs der Versuch schien, so glaubte ich doch ihn machen zu dürfen; und ich habe diese Vorlesungen seither nicht bloß wiederholt vor einer überaus zahlreichen Zuhörerschaft von Männern aller Stände in den verschiedenen Altersklassen, sondern auch in erweiterter Form und mit tieferem Eingehen auf Einzelheiten als Kolleg vor Studierenden aller Fakultäten gehalten.[29]

1920 wurde Posner zum Vorsitzenden der „Ärztlichen Gesellschaft für Sexualwissenschaft" gewählt.

Im deutschen Sprachraum gehen viele Ursprünge der Andrologie aus dem Fachgebiet der Dermatologie hervor, welche sich durch die Beschäftigung mit den Geschlechtserkrankungen und ihren Folgen bevorzugt mit Fragen der Infertilität und auch der Sexualität befasst hat. Im „Handbuch der Urologie", herausgegeben 1906 von den Wiener Urologen Anton von Frisch (1849–1917) und Otto Zuckerkandl (1861–1921), wird bezeichnenderweise das andrologische Kapitel „Störungen der Geschlechtsfunktionen des Mannes" vom Dermatologen und Venerologen Ernest Finger (1856–1939) verfasst.[30]

Insbesondere der Dermatologe und orthodoxe Jude Bernhard Schapiro (1885–1966) darf mit Recht als ein früher Androloge bezeichnet werden.[31] Nach seiner Ausbildung an der Hautklinik in Breslau unter Joseph Jadassohn (1863–1936) ging er von 1922 bis 1933 an das Hirschfeld-Institut für Sexualwissenschaft in Berlin, wo er schließlich die „Abteilung für Potenzstörungen" leitete und sich besonders intensiv mit endokrinologischen Fragen beschäftigte. Sein bedeutendster Beitrag für die Medizingeschichte dürfte die Begründung der hormonellen Therapie des Maldeszensus testis (angeborener Hodenhochstand) mit Hypophysenextrakt im Jahre 1930 sein.[32] Aber auch Erektionsstörungen sowie Ejakulationsstörungen behandelte er mit verschiedensten hormonellen Organextrakten, da die einzelnen Hormone zu dieser Zeit noch nicht biochemisch identifiziert waren und nicht in reiner Form für die Therapie zur Verfügung standen. Am bekanntesten wurde das 1927 von Magnus Hirschfeld (1880–1944) und Bernhard Schapiro in dem Beitrag „Über die Spezifität der männlichen Sexualhormone" eingeführte Testifortan.[33]

Dieses enthielt neben gefriergetrocknetem und pulverisiertem Hypophysenvorderlappen- und Hodengewebe auch Yohimbin und andere tonisierende Substanzen und war in wechselnder Zusammensetzung in Deutschland noch bis in die 1980er Jahre im Handel. Insbesondere in den frühen 1930er Jahren war das „Testifortan" und das für den Laienvertrieb verschreibungsfreie Analogon „Titus-Perlen" ein kommerzieller Erfolg, der über die Lizenzrechte auch eine gute Einnahmequelle für die Erfinder Hirschfeld und Schapiro sowie für das Institut bot. Mit Zerschlagung des Hirschfeld-Institutes übernahm der Staat die Lizenzrechte für die Substanzen und erzielte erhebliche Einkünfte. Als Schweizer Bürger konnte Schapiro 1933 weitgehend ungehindert mit seiner Familie

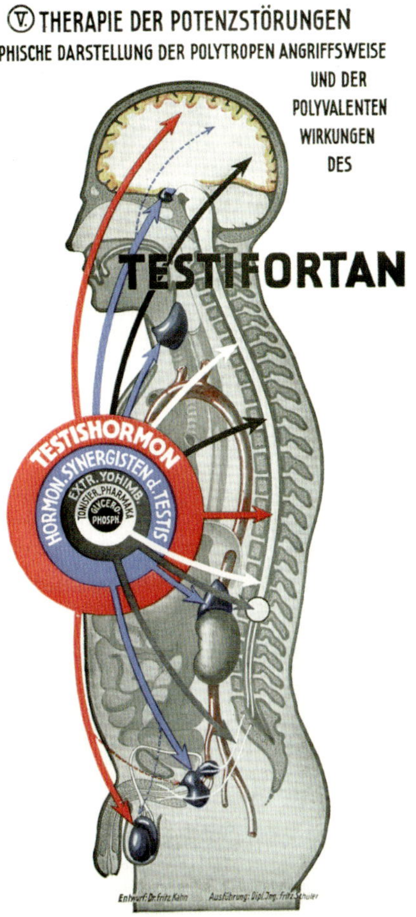

Wirkungsschema von Testifortan (aus einer Verkaufsbroschüre der Firma Promonta in Hamburg von 1932; nach einem Entwurf von Fritz Kahn)

nach Zürich emigrieren und gelangte 1940 nach New York und schließlich 1951 nach Jerusalem. An allen diesen Lebensstationen publizierte er weiter zu andrologische Themen, wie z. B. zur Ejaculatio praecox.

Beispiel einer auflagenstarken Publikation für die breite Ärzteschaft ist die Monografie „Die Impotenz des Mannes – Für Ärzte dargestellt" des Berliner Spezialarztes Paul Orlowski, welche es in den Jahren 1907 bis 1928 auf vier Auflagen brachte.[34] Der Urologe und Dermatologe propagierte hier seine Theorie der Kollikulushypertrophie als Ursache der männlichen Impotenz und schaute auf 1.200 eigene Fälle in der Privatpraxis zurück, die er mittels Urethroscopia posterior diagnostiziert und teilweise mit einer endoskopischen Kollikuluskaustik behandelt hatte. Im Reichsmedizinalkalender von 1937 ist Orlowski nur noch als Dermatologe verzeichnet und hat die urologische Gebietsbezeichnung wie viele seiner Kollegen nicht mehr geführt.

Zu Fragen der Sexualstörungen wurde auch oft von Nervenärzten Stellung bezogen, deren berühmtester Vertreter hierbei sicher Sigmund Freud (1856–1939) in Wien war. Seine umfangreiche und vielschichtige Rolle für die Sexualwissenschaft soll aber an dieser Stelle nicht weiter behandelt werden, zumal die Sexualität zwar in seinen Theorien und Methoden eine zentrale Rolle spielte, er sich aber keinesfalls selbst als Sexualwissenschaftler verstand.[35] Als ein Pionier der Sexualpsychologie und Sexualpathologie galt der bekannte Nervenarzt Leopold Löwenfeld (1847–1924) aus München. Nach seinem Studium hatte er zunächst von 1872 bis 1875 in den USA gearbeitet, bis er wieder in seine Heimatstadt zurückkehrte, wo er vorwiegend als Praktiker und Spezialarzt für Nervenkrankheiten und Elektrotherapie tätig war. 1891 veröffentlichte er unter dem Titel „Die nervösen Störungen sexuellen Ursprungs"[36] erstmals eine Monografie, die sich den Fragen der Abstinenz, Exzesse, Onanie, Präventivverkehr und der Therapie der sexuellen Neurasthenie widmete. Dieses Werk sollte bis 1922 erheblich erweitert unter dem Titel „Sexualleben und Nervenleiden" insgesamt sechs Auflagen erleben.[37] Neben einer freundschaftlichen Verbindung mit Sigmund Freud pflegte Löwenstein auch intensive wissenschaftliche Kontakte mit Magnus Hirschfeld und Max Marcuse.[38]

Wiederum ein Neurologe war es, der 1910 die Problematik des „alternden Mannes" erneut aufgriff, welche schon im 19. Jahrhundert von einigen Ärzten reflektiert worden war.[39] In seinem Aufsatz „Die Wechseljahre des Mannes (Climacterium virile)"[40] wertete Kurt Mendel (1874–1946) die Erfahrungen aus, die er an Patienten seiner gut gehenden Privatpraxis in Berlin gewonnen hatte. Schon Mendels Vater Emanuel Mendel (1839–1907), der bekannte

Professor für Psychiatrie und Nervenheilkunde in Berlin-Pankow, hatte dieses Krankheitsbild beschrieben und in seinen Vorlesungen vorgestellt. Kurt Mendel postulierte erstmals in aller Deutlichkeit einen endokrinologischen Mechanismus für diese Altersveränderungen und brachte die abnehmende Keimdrüsenfunktion mit den Symptomen des Klimakteriums in Verbindung, als er schrieb, er „sehe somit die Hypofunktion der Keimdrüsen als Grundursache des beschriebenen Krankheitsbildes an". Wie bereits erwähnt, wurde diese Assoziation von Veränderungen des männlichen Genitaltraktes mit den Symptomen des Klimakteriums auch von Max Marcuse geteilt, der jedoch der Prostata eine wichtigere Rolle zuwies.

Um das Climacterium virile entbrannte somit in den nächsten beiden Dekaden eine lebhafte Kontroverse.[41] Dabei bleibt zu berücksichtigen, dass der Begriff des Hormons überhaupt erst 1905 eingeführt wurde und keines der uns heute bekannten Sexualhormone bis zum Jahre 1930 chemisch isoliert war. Einer der aktivsten Kritiker Mendels war der Freiburger Psychiater Alfred Erich Hoche (1886–1943), der in seiner 1928 erstmals verlegten Monografie „Die Wechseljahre des Mannes" ein solches eigenständiges Krankheitsbild für die Medizin als nicht belegbar ablehnte und für diese Lebensphase des Mannes nur auf entweder normale oder krankhafte Wandlungen verweist.[42] Hoche ist vor allem bekannt durch seine Schrift „Die Freigabe der Vernichtung lebensunwerten Lebens – Ihr Maß und ihr Ziel", die er 1920 zusammen mit dem Juristen Karl Binding (1841–1920) verfasst hat.[43] Sie gilt als eine der wegweisenden Schriften zur Euthanasie-Frage in der Weimarer Republik. Auch der Wiener Urologe Victor Blum (1877–1954) sprach sich 1936 entschieden gegen den Begriff des Climacterium virile aus, zu dem es nur ein „Chaos von Bekenntnissen des Nichtwissens" gebe.[44]

Zu Beginn des 20. Jahrhunderts wurden auch mehrere Verfahren zur hormonellen Verjüngung des alternden Mannes propagiert, die auf der Gabe von Hodenextrakten und der Transplantation von Hodengewebe basierten.[45] Der Wiener Physiologe Eugen Steinach (1861–1944) verfolgte ein anderes Konzept der Verjüngung, indem er annahm, dass nach Ligatur des Vas deferens der versiegende sekretorische Ausschuss der Keimdrüse durch eine zunehmende inkretorische Leistung ersetzt würde.[46] Mit dieser Theorie der „autoplastischen Altersbekämpfung" erlangte er schließlich weltweite Bekanntheit. Durch den Wiener Urologen Robert Lichtenstern (1874 – ?) ließ er den Eingriff 1918 erstmals gezielt bei einem Patienten vornehmen und löste damit in den folgenden zwei Dekaden eine Welle von Verjüngungs-Vasektomien aus. Sowohl Steinach als auch Lichtenstern war es möglich, während des Nationalsozialismus in die Schweiz zu emigrieren.

Die Isolation des ersten bekannten Androgens „Androsteron" aus dem Urin gelang 1931 unter der wissenschaftlichen Leitung des deutschen Biochemikers Adolf Butenandt (1903–1995) in Göttingen. Vier Jahre später konnte die chemische Synthese von Testosteron von mehreren Arbeitsgruppen veröffentlicht werden, womit in den Folgejahren effektive Androgenderivate auch für eine effektive Androgentherapie in der Medizin zur Verfügung standen. Butenandt wurde für diese Arbeiten 1939 zusammen mit seinem Kollegen Leopold Ruzicka (1887–1976) aus Zürich der Nobelpreis für Chemie zuerkannt. Butenandt musste diese Ehrung allerdings auf Druck der nationalsozialistischen Regierung zunächst ablehnen und konnte sie erst 1949 annehmen.[47]

Im nationalsozialistischen Deutschland wurde das Testosteron-Enantat, das als Testoviron® von der Fa. Schering in Berlin in den Handel gebracht wurde, schnell mit großer Stückzahl produziert. Im Jahr 1943 wurden knapp 700.000 Ampullen dieses Hormonpräparates hergestellt. In welchen medizinischen Institutionen und Kontexten es zur Anwendung kam, konnte der Bonner Medizinhistoriker Hans-Georg Hofer bisher noch nicht ausreichend sicherstellen. Es ist jedoch davon auszugehen, dass die rasche und weite Verbreitung von Testoviron zu Beginn des Zweiten Weltkrieges in engen Zusammenhang mit der nationalsozialistischen Arbeits-, Wehr- und Leistungsmedizin zu sehen ist. Im „totalen Krieg" hatte das Injizieren von

Sexualhormonen, die auch eine anabole Wirkung besitzen, die Reaktivierung und Erhaltung körperlicher Höchstleistungen zum Ziel. Gleichzeitig dienten die Präparate der Unterstützung einer rascheren Rekonvaleszenz und der Behandlung von Anämien von Verwundeten in den Lazaretten.[48]

Besondere Beachtung verdienen im deutschsprachigen Raum die endokrinologischen Arbeiten des Wiener Urologen Rudolf Chwalla (1900–1966), der sich schon seit 1930 mit der Entwicklungsgeschichte des Urogenitaltraktes befasst hatte.[49] Nachdem er 1945 aus seiner zuletzt innegehabten Chefarztstelle an der Urologischen Abteilung am Krankenhaus Wieden entlassen worden war, veröffentlichte er im Jahre 1951 die umfangreiche Monografie „Urologische Endokrinologie", welche er seinem früheren Lehrer in der Urologie Friedrich Kroiss widmete.[50] Die aktive Rolle von Kroiss und einem Großteil seiner Schüler, Chwalla eingenommen, während des Nationalsozialismus ist an anderer Stelle ausführlich beschrieben.[51]

Die Erforschung und Behandlung männlicher Fertilitätsstörungen im Nationalsozialismus

Der Nationalsozialismus zeichnete sich durch eine zielstrebige Bevölkerungspolitik aus, die auf die Förderung des „arischen" und „erbgesunden" Nachwuchses abzielte. Hierzu gehörten so verschiedene Maßnahmen wie die finanzielle Unterstützung der Familie durch Ehestandsdarlehen und Kinderbeihilfe, das Verbot von Verhütungsmitteln, die Bekämpfung der Geschlechtskrankheiten, die Förderung der Frühehe sowie die rechtliche Gleichstellung von ehelichen und unehelichen Kindern.[52] In der Medizin wurde 1936 die Unfruchtbarkeit der Ehefrau als Krankheit anerkannt und die Behandlungskosten von der Krankenkasse übernommen. 1942 wurde dies auch auf Männer sowie unverheiratete Frauen ausgeweitet.[53]

Auf der anderen Seite wurde mit dem bereits im Juli 1933 verabschiedeten „Gesetz zur Verhütung erbkranken Nachwuchses" die aggressive Maßnahme von Zwangssterilisationen initiiert und in den folgenden Jahren auch bei etwa 400.000 Menschen durchgeführt.[54]

Bei Diagnostik und Therapie der Infertilität war die Frau schon lange im Fokus der Medizin gewesen, wohingegen die Medikalisierung des Mannes auf diesem Gebiet erst sehr spät eintrat. Insbesondere Untersuchungen des Ejakulates bei Sterilität des Mannes waren vor 1930 nur sporadisch und in Ansätzen durchgeführt worden, wie beispielsweise 1908 durch Carl Posner „Zur Kenntnis der menschlichen Spermien nach Untersuchungen mittelst der Dunkelfeldbeleuchtung"[55] und 1909 durch Paul Fürbringer (1849–1930) „Zur Würdigung der Spermabefunde für die Diagnose der männlichen Sterilität".[56]

Systematische und umfangreiche Studien, die nicht nur die Motilität der Spermien, sondern auch ausführlich deren Morphologie in Bezug auf die Fertilität des Mannes beschrieben, wurden seit 1926 im Ausland intensiv von dem zuvor in Tübingen arbeitenden Gynäkologen Gerhard Ludwig Moench in New York („Studien zur Fertilität" 1931)[57] und seit 1937 von dem als Jude aus Deutschland vertriebenen Charles A. Joël an der Universitäts-Frauenklinik Basel („Studien am menschlichen Sperma" 1942)[58] untersucht und in Monografien publiziert.

In der Veterinärmedizin bestanden schon in den 1920er Jahren weitgehende Erfahrungen mit der Aufarbeitung, Konservierung und auch der Insemination von Ejakulat, welche auch erfolgreich zur Erhöhung der Produktivität in der Tierzucht eingesetzt wurden.[59]

In der Zeit des Nationalsozialismus gab es eine Reihe von Ärzten, die sich intensiv mit Fragen der Diagnostik und auch Therapie von männlichen Fertilitätsstörungen beschäftigten und dabei auch durch die Ausführung von Zwangssterilisationen einen direkten Zugriff auf Patienten hatten, welche unter das „Gesetz zur Verhütung erbkranken Nachwuchses" fielen. Exemplarisch soll dies an dem Chirurgen Hans Stiasny, dem Gynäkologen Boris Belonoschkin (1906–1988) sowie an dem Urologen Hans Boeminghaus (1893–1979) nachvollzogen werden.

Hans Stiasny war 1937 als Assistenzarzt der Chirurgischen Abteilung am Urban-Krankenhaus in Berlin unter der damaligen Leitung von Erwin Gohrbrandt (1890–1965) tätig und hatte sich bereits 1933 mit dem Thema der Vasektomie beschäftigt.[60] Stiasny war doppelt promoviert für Human- und Veterinärmedizin und hatte dadurch möglicherweise zu einem Wissenstransfer zwischen diesen beiden Wissenschaften beigetragen. 1937 publizierte er zunächst die Monografie „Erbkrankheit und Fertilität – Mikropathologie der Spermien erbkranker Männer" zusammen mit Konstantin D. J. Generales jr. (aus Lowell Massachusetts, USA).[61]

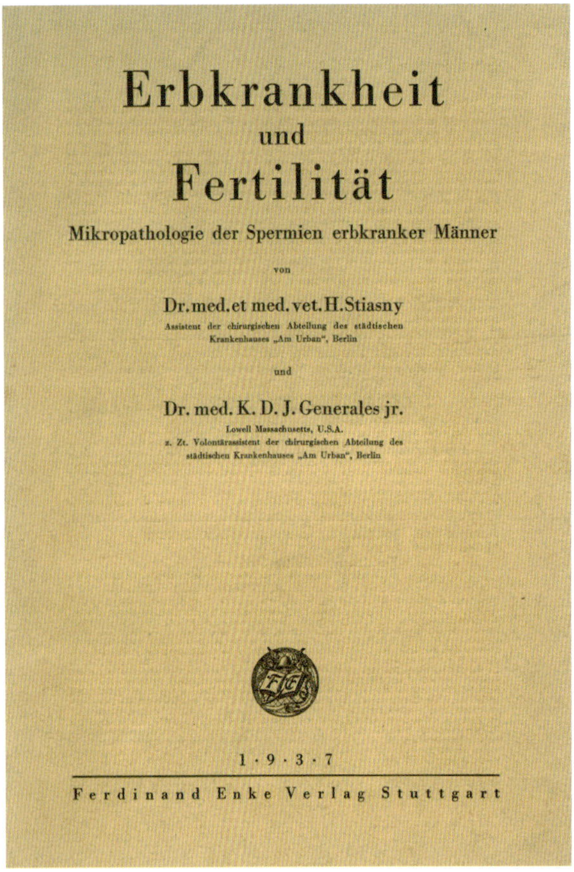
Erbkrankheit
und
Fertilität
Mikropathologie der Spermien erbkranker Männer
von
Dr. med. et med. vet. H. Stiasny
Assistent der chirurgischen Abteilung des städtischen Krankenhauses „Am Urban", Berlin
und
Dr. med. K. D. J. Generales jr.
Lowell Massachusetts, U.S.A.
z. Zt. Volontärassistent der chirurgischen Abteilung des städtischen Krankenhauses „Am Urban", Berlin
1 · 9 · 3 · 7
Ferdinand Enke Verlag Stuttgart

„Erbkrankheit und Fertilität" 1937 von Hans Stiasny und Konstantin D. J. Generales

Dieser hatte 1937 seine Dissertation in Berlin abgeschlossen und war als Volontärassistent am Urban-Krankenhaus tätig. Beide konnten auf ein Untersuchungsgut von 126 Männern zurückschauen, die bis April 1936 in ihrer Abteilung zumeist wegen Epilepsie, angeborenem Schwachsinn oder Schizophrenie zwangssterilisiert wurden. Acht Patienten werden in diesem Buch stehend und vollkommen entkleidet auf Fotos abgebildet. Die Gewinnung von Spermien für Untersuchungszwecke „... bei Erbkranken stieß anfänglich auf Schwierigkeiten, zumal gerade bei geistig Minderwertigen ein Ejakulat nur in den wenigsten Fällen zu bekommen war". Dieses Problem umgingen die Autoren, indem sie einen Siebkatheter in die prostatische Urethra einlegten, der zur Blase hin abschloss und bei Kochsalzspülung über den eröffneten Ductus deferens ein Ausspülen und direktes Auffangen der Spermien aus den zentralen Samenwegen und Samenblasen ermöglichte. Bei der mikroskopischen Untersuchung des Ejakulates bzw. der gewonnenen Spüllösungen wurden die Spermatozoen nach Anzahl, Morphologie und Motilität genauestens differenziert. Insbesondere die Morphologie wurde in etwa 200 verschiedene Anomalien im Kopf-, Hals- und Schwanzbereich unterteilt und in einem kleinen Atlas auf 16 Farbtafeln im Anhang dargestellt. Für die Vereinfachung bei der Auszählung und Differenzierung der Spermien führten die Autoren ein „Spermiogramm" ein, welches alle Abweichungen v. a. der Spermatozoenmorphologie erfasste und ein Hilfsmittel in der Beurteilung der Fertilität sein sollte.

An 53 Fallbeispielen erbkranker Männer wurden von den Autoren die klinischen Erscheinungsformen mit dem Spermiogramm in Beziehung gesetzt. Dabei fanden sich im Durchschnitt bei gesunden fertilen Männern 81 % normal gestaltete Spermien und bei den Erbkranken nur 37,15 %. Bemerkenswert ist die Tatsache, dass der Begriff des Spermiogramms in Folge bis heute im deutschsprachigen Raum für die mikroskopische Untersuchung des Ejakulats beibehalten wurde. Auch die Wirkung von Röntgen- und Radiumstrahlen auf die Beweglichkeit und Morphologie menschlicher Spermien wurde von Stiasny und Generales bis 1937 untersucht. Im Jahre 1944 publizierte Hans Stiasny eine zweite Monografie mit dem Titel „Unfruchtbarkeit beim Manne – Diagnos-

Tabelle C

Vereinfachtes Spermiogramm zur Differenzierung von Spermien.
(Nach Stiasny-Generales)

Datum
Name
Alter u. Beruf
Klinische Diagnose

Journal-No.
Gerichtsaktenzeichen
Fragebogen-No.
Krankenhaus

			0	50	100	150	200	250	300	350	400	450	500
Kopf	1	Normal											
	2	Aplastisch											
	3	Rund											
	4	Schmal											
	5	Verjüngt											
	6	Klein											
	7	Groß											
	8	Riesengroß											
	9	Difformiert											
	10	Zytoplasma-Ausstoßg.											
	11	Endosom. Veränd.											
	12	Solid dunkel											
	13	Phantom											
	14	Umgekehrte Färbung											
Mittelstück	15	Verdickt											
	16	Difformiert											
	17	Zytoplasmareste											
Schwanz	18	Abaxiale Jmplant.											
	19	Doppelter Schwanz											
	20	Nackte Achsenfaden											

1. Motilität
2. Färbungszustand
3. Seltene Formen
   a Spermiden
   b Spermiocyten I. u. II. Ordnung
   c Spermiogonien
   d Doppelköpfe
   e Verdickte Endknöpfchen
4. Atypische Formen

	Normale Spermien	Veränderung des Kopfes	Veränderung des Mittelstückes	Veränderung des Schwanzes
Zahl				
%				

Stiasny-Generales, Erbkrankheit 6

Tabellarische Vorlage für die Anfertigung eines Spermiogramms (aus Stiasny und Generales, 1937)

tik und Therapie mit Verwendung des Spermiogramms“, dessen Manuskript bereits im Winter 1941 fertiggestellt wurde, als der Autor – wie man dem Schlusswort entnehmen kann – offensichtlich in Russland diente.[62] Hierbei handelte es sich um ein umfassendes Lehrbuch zum Thema, welches das Spermiogramm jetzt in etwas vereinfachter Form vorstellte.

Der aus der Mandschurei stammende Boris Belonoschkin beschäftigte sich schon während seines Medizinstudiums in Würzburg mit experimentellen Studien an Spermatozoen und publizierte 1929 während seiner Tätigkeit am dortigen Anatomischen Institut über die Geschlechtswege sowie das Verhalten der Spermatozoen bei Meerestieren.[63] Sein besonderes Interesse galt der Lebensdauer von Spermatozoen, wozu er später als Assistenzarzt an der Danziger Staatlichen Frauenklinik in Langfuhr bis 1939 zahlreiche Untersuchungen durchführte. Hierbei wurde Ejakulat „künstlich“ oder mittels einer „normal vollzogenen Kohabitation“ in die Vagina von Frauen verbracht und dann nach definierter Zeit mikroskopisch untersucht.[64] Nach seiner Habilitation in Breslau 1940 wechselte Belonoschkin 1942 an die Reichsuniversität Posen, die ein Jahr zuvor als Lehrstätte für die Ausbildung der „deutschen Herrenrasse“ im Osten Europas gegründet worden war und wurde 1. Oberarzt der Gaufrauenklinik mit Hebammenlehranstalt in Posen. Hier bot sich ihm eine weitere Variante zur Untersuchung der Überlebensdauer von menschlichen Spermatozoen, die er 1944 in der Monografie „Biologie der menschlichen Spermatozoen im Konzeptionsgeschehen“ folgendermaßen beschrieb: „Die Untersuchungen am frischen menschlichen Hoden konnten wir in 14 Fällen an Decapitierten vornehmen. Die Hoden kamen in lebensfrischem Zustande in das Laboratorium. Das Alter der gesunden Männer lag zwischen 21 und 44 Jahren. Die Zeitspanne zwischen dem Tod und der Untersuchung betrug 50 Minuten bis 5 Stunden.“[65]

Neben zahlreichen Untersuchungen stellte er der Bewegungsdauer der Spermatozoen im Hoden und Nebenhodens auch die Haftdauer der Todeskandidaten tabellarisch gegenüber. Im

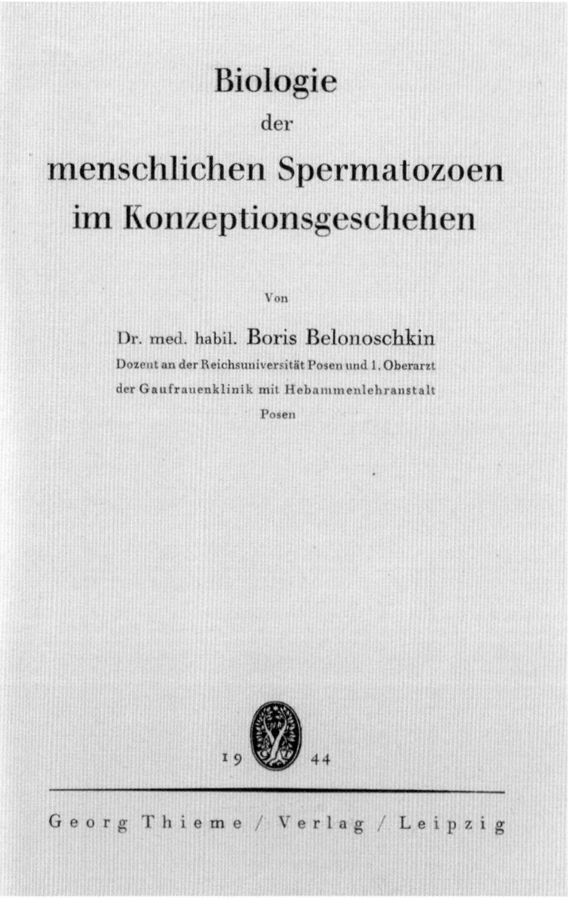
Biologie
der
menschlichen Spermatozoen
im Konzeptionsgeschehen

Von

Dr. med. habil. Boris Belonoschkin
Dozent an der Reichsuniversität Posen und 1. Oberarzt
der Gaufrauenklinik mit Hebammenlehranstalt
Posen

1944

Georg Thieme / Verlag / Leipzig

„Biologie der menschlichen Spermatozoen im Konzeptionsgeschehen“ 1944 von Boris Belonoschkin

Kapitel „Seelische Beeinflussung der Hodenfunktion“ führte er zudem folgende Schlussfolgerung: „Bei einem 27jährigen Mann ließen sich nach einer dreijährigen Haft noch gut bewegliche Spermien, allerdings in geringeren Mengen im Hoden und Nebenhoden nachweisen. Dies muss als Zeichen dafür angesehen werden, dass sich die seelische Belastung des Betreffenden durch die Haft und die Verkündung des Todesurteils 25 Tage vor der Exekution anscheinend nicht so ausgewirkt hat, dass die Spermiogenese völlig aufhörte.“ Derlei Studien an Hingerichteten waren besonders in Posen durchaus üblich und kein Einzelfall. Nach dem Krieg konnte Belanoschkin mit seiner Familie nach Schweden ausreisen und erhielt dort eine Stelle an der Frauenklinik des Karolinksa Krankenhauses in Stockholm. Im

Jahre 1949 publizierte er eine knapp 300seitige Übersichtsmonografie über die „Zeugung beim Menschen – Im Lichte der Spermatozoenlehre".[66] Seine oben beschriebenen Untersuchungen an 14 Todeskandidaten zitierte er hierin allerdings nicht explizit. 1955 wurde er korrespondierendes Mitglied der Deutschen Gesellschaft für Urologie und beschäftigte sich seit den 1960er Jahren vornehmlich mit medizinhistorischen Themen.

Der Urologe Hans Boeminghaus hatte den Schwerpunkt seiner „andrologischen" Forschungen zunächst auf die Perfektion der Vasektomie gelegt und beispielsweise mit den von ihm vorgeschlagenen intraoperativen Rivanol-Spülungen der Samenwege zur Abtötung noch vorhandener Spermien auch weite Verbreitung gefunden.[67] Seine Rolle im Nationalsozialismus ist an anderer Stelle in diesem Buch ausführlich dargestellt.[68] Interessant ist der Sachverhalt, dass Boeminghaus nach 1937 nicht mehr zum Thema der Sterilisation publizierte, sich aber in den Jahren des Weltkrieges dafür in Fachartikeln der konservativen und chirurgischen Therapie der männlichen Unfruchtbarkeit widmete.[69] Zwischen 1937 und 1939 hatte er sechs Eingriffe „Zur chirurgischen Behandlung mechanisch bedingter Unfruchtbarkeit des Mannes (Azoospermie)" durchgeführt und in seiner Veröffentlichung die bestehenden Techniken zur Refertilisierung bei Verschlussazoospermie ausführlich dargestellt und diskutiert.[70] Man kann wohl hieraus folgern, dass angesichts der geschichtlichen Entwicklung auch in der deutschen Medizin ein stärkeres Interesse an der Behandlung der Infertilität und damit an der Stärkung des Deutschen Volkes gefragt war.

Zusammenfassend muss nochmals die teilweise enge Verknüpfung betont werden, die zwischen der weitverbreiteten Durchführung von Zwangssterilisationen und einigen durchgeführten Studien zur männlichen Fertilität bestand. Den teilweise auch aus heutiger Sicht noch bemerkenswerten wissenschaftlichen Erkenntnissen haftet dadurch aber ein moralischer Makel an.

Sexualaufklärung im Nationalsozialismus

Mit der frühzeitigen Zerschlagung der modernen Sexualwissenschaft 1933 hatten die nationalsozialistischen Machthaber jede fundierte Beschäftigung mit Fragen einer selbstbestimmten und vielseitigen Form von Sexualität des Individuums unterbunden. Noch in Deutschland verbliebenen Sexualforschern und deren Verlegern wurde die Möglichkeit der Publikation ihrer Schriften durch Verbot genommen. Dies galt auch für populärwissenschaftliche Werke, die in der Weimarer Republik bis 1933 mit dem Ziel der sexuellen Aufklärung und Liberalisierung weit verbreitet waren.[71] Letzteres stand natürlich dem bevölkerungspolitischen Interesse der Nationalsozialisten entgegen, das auf eine optimierte Förderung und Unterstützung kinderreicher „arischer" Familien ausgerichtet war. Entgegen der allgemeinen Annahme der Prüderie und Ablehnung jeglicher Sexualität propagierten die Nationalsozialisten durchaus einen freizügigen Umgang mit Sexualität, solange sich diese auf fortpflanzungsfähige, erbgesunde und heterosexuelle Personen bezog. Die drei auflagenstärksten Beispiele für populärwissenschaftliche Aufklärungsschriften während des Nationalsozialismus sollen an dieser Stelle kurz vorgestellt werden. Bei zwei Werken handelte es sich erstaunlicherweise lediglich um Wiederbelebungen und Neuauflagen früherer und erfolgreicher Schriften, die nun im nationalsozialistischen Sinne bereinigt und aktualisiert worden waren.

1890 wurde in Deutschland erstmals die Übersetzung des zwei Jahre zuvor in Schweden erschienenen Werkes „Die sexuelle Hygiene und ihre ethischen Konsequenzen" des schwedischen Arztes und Hochschullehrers Seved Ribbing (1845–1921) sehr erfolgreich verlegt. Dieser war seit 1888 Ordinarius für Innere Medizin in Lund und ein Verfechter der sexuellen Zügelung und Enthaltsamkeit. Seine Aufklärungsschrift wurde schon 1911 lobend von Carl Posner im Vorwort seiner „Vorlesungen zur Hygiene des männlichen Geschlechtslebens" erwähnt.[72] Ribbings Schrift wurde nun

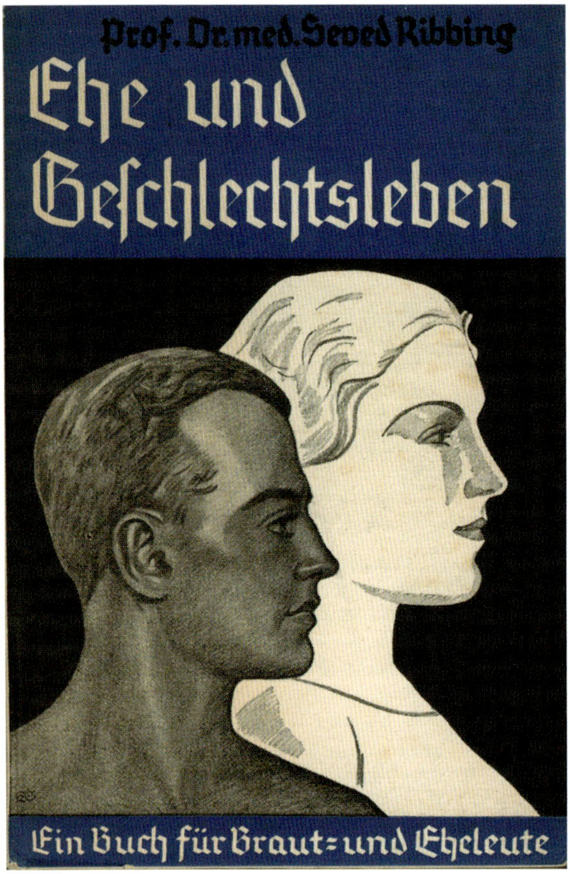

„Ehe und Geschlechtsleben" 1940 von Seved Ribbing

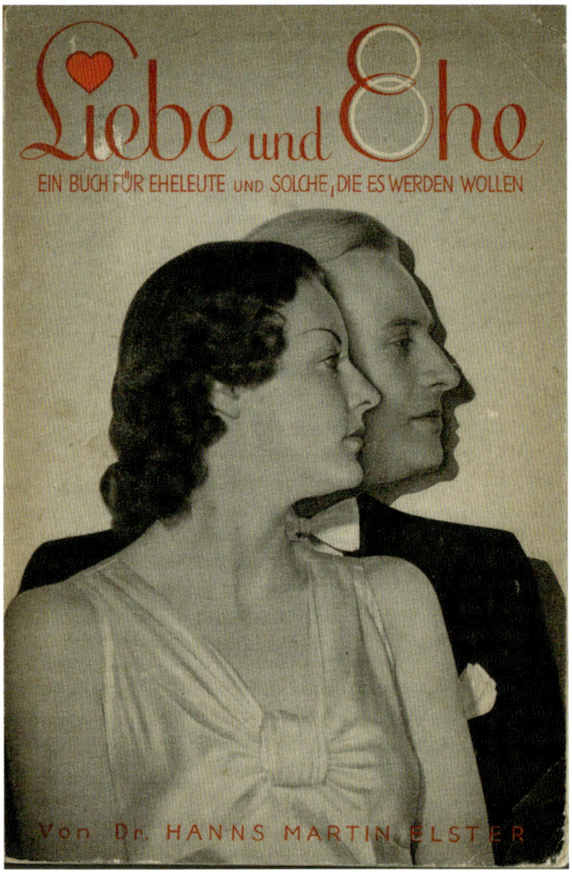

„Liebe und Ehe" 1937 von Hanns Martin Elster

in zwei verschiedene Bände als „Gesundes Geschlechtsleben vor der Ehe"[73] sowie „Ehe und Geschlechtsleben"[74] verteilt.

Die Bücher wurden vom „Reichsausschuss für Volksgesundheitsdienst" empfohlen.

Der deutsche Schriftsteller Hanns Martin Elster (1888–1983) hatte es schon in den 1920er Jahren mit seiner Schrift „Liebe und Ehe – Ein Buch für Eheleute und solche, die es werden wollen"[75] zu einer hohen Auflage gebracht. Eine pathetische Sprache im Stile der NS-Ideologie zeichnete dieses Werk aus. Existenzkampf, Auslese und Rasseneinheit sind zentrale Begriffe seiner Ausführungen in diesem Liebes- und Eheratgeber.

Das Buch „Geschlecht Liebe Ehe – Die Grundtatsachen des Liebes- und Geschlechtsebens in ihrer Bedeutung für Einzel- und Volksdasein"[76] von dem Berliner Psychiater und Psychotherapeut Johannes Heinrich Schultz (1884–1970) aus dem Jahre 1940 stellte den ersten umfangreichen Sexualratgeber dar, der von einem nationalsozialistischen Arzt direkt in der NS-Ideologie verfasst wurde und nicht schon vor 1933 entstanden war.

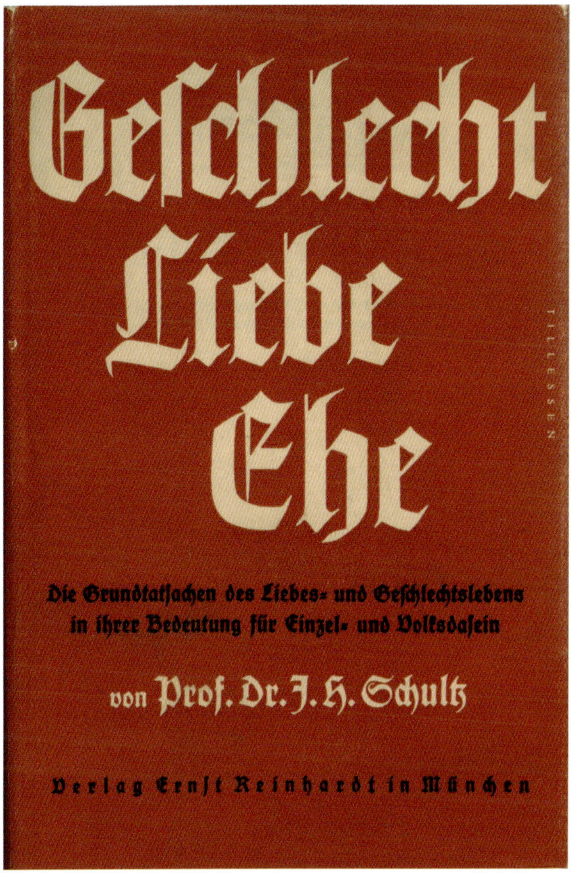

„Geschlecht Liebe Ehe" 1940 von Johannes Heinrich Schultz

Auch die Rolle und Aufgaben des Arztes in diesem System beschreibt er eindrucks- bzw. unheilvoll: „Gerade der Arzt hat besonders nahen Anteil an der Zeitwende unseres Volkes. Er ist nicht mehr hygienischer Berater von Einzelpersonen aufgrund eines Privatvertrags, sondern ihm sind im nationalsozialistischen Staate ganz andere, größere und schwerwiegendere Aufgaben zu Teil geworden."[77] Der abschließende Wunsch des Autors in seinem Vorwort „Möge die Schrift ihren kleinen Teil beitragen, den Weg empor zum Lichte in unserem neu geschenkten Vaterland freizumachen." dürfte sich nicht verwirklicht haben.

Anmerkungen

1 Vgl. Bock G (2010) Zwangssterilisation im Nationalsozialismus. Studien zur Geschlechterpolitik und Rassenpolitik. Monsenstein und Vannerdat, Münster; sowie Krischel M, Moll F Forschung und Praxis zur Sterilisation und Kastration von Männern im Nationalsozialismus.
2 Editorial (1891) Andrology as a Specialty. Journal of the American Medical Association 17: 691.
3 Posner C (1923) Die Sexualkonstitution in der Andrologie. Archiv für Frauenkunde 9: 103–113.
4 Schill WB (1994) Andrologie – geschichtlicher Rückblick und zukünftige Entwicklung. Fortschritte in der Medizin 112: 496–499.
5 Schirren C (1961) Fertilitätsstörungen des Mannes – Diagnostik, Biochemie des Spermaplasmas, Hormontherapie. Ferdinand Enke, Stuttgart.
6 Werthauer J (1908) Forensische Sexualmedizin. Zeitschrift für Sexualwissenschaft 1: 374–379.
7 Hirschfeld M (1908) Über Sexualwissenschaft. Zeitschrift für Sexualwissenschaft 1: 1–19.
8 Kind A (1908) Bemerkungen zur Nomenklatur der Sexualwissenschaft. Zeitschrift für Sexualwissenschaft 1: 34–39.
9 Sigusch V (1972) Ergebnisse zur Sexualmedizin. Wissenschafts-Verlag, Köln.
10 Schultheiss D, Glina S (2010) Highlights from the history of sexual medicine. Journal of Sexual Medicine 7: 2031–2043.
11 Haeberle EJ (1983) Anfänge der Sexualwissenschaft. De Gruyter, Berlin.
12 Bloch I (1907) Das Sexualleben unserer Zeit. Louis Marcus, Berlin.
13 Vgl. Sigusch V, Grau G (2009) Personenlexikon der Sexualforschung. Campus, Frankfurt, S 52–61.
14 Grau G (2007) Iwan Bloch: Hautarzt – Medizinhistoriker – Sexualforscher. Hentrich & Hentrich, Berlin.
15 Vgl. Sigusch V, Grau G (2009) Personenlexikon der Sexualforschung. Campus, Frankfurt, S 284–294.
16 Dose R (2005) Magnus Hirschfeld: Deutscher – Jude – Weltbürger. Hentrich & Hentrich, Berlin.
17 Vgl. Sigusch V (2008) Geschichte der Sexualwissenschaft. Campus, Frankfurt, S. 345–364.
18 Lautsch H, Dornedden H (1937) Verzeichnis der deutschen Ärzte und Heilanstalten: Reichsmedizinalkalender. Georg Thieme, Leipzig.
19 Vgl. Bellmann J Die Lebenswege der jüdischen Urologen während des Nationalsozialismus.
20 Dose R (2005) Magnus Hirschfeld: Deutscher – Jude – Weltbürger. Hentrich & Hentrich, Berlin.
21 Vgl. Sigusch V, Grau G (2009) Personenlexikon der Sexualforschung. Campus, Frankfurt, S 511–521.
22 Vgl. Sigusch V (2008) Geschichte der Sexualwissenschaft. Campus, Frankfurt, S 197–200.
23 Marcuse M (1916) Zur Kenntnis des Climacterium virile, insbesondere über urosexuelle Störungen und Veränderungen der Prostata bei ihm. Neurologisches Zentralblatt 35: 577–591.
24 Marcuse M (1931) Der Präventivverkehr – In der medizinischen Lehre und ärztlichen Praxis. Ferdinand Enke, Stuttgart.
25 Marcuse M (1962) ABC – Führer durch Sexualität und Erotik. C. Stephenson, Flensburg.
26 Casper L (1890) Impotentia et Sterilitas virilis. JA Finsterlin, München.
27 Posner C, Cohn J (1904) Zur Diagnose und Behandlung der Azoospermie. Deutsche Medizinische Wochenschrift 30; 1062–1064.
28 Posner C (1908) Zur Kenntnis der menschlichen Spermien nach Untersuchungen mittelst der Dunkelfeldbeleuchtung. Zeitschrift für Urologie 2; 969–974.
29 Posner C (1911) Die Hygiene des männlichen Geschlechtslebens. Sechs Vorlesungen. Quelle und Meyer, Leipzig.
30 Finger E (1906) Die Störungen der Geschlechtsfunktionen des Mannes. In: Frisch A, Zuckerkandl O (Hrsg.) Handbuch der Urologie. Hölder, Wien, S 946–1008.
31 Borgwardt G (2002) Bernhard Schapiro – Ein orthodoxer Jude als früher Androloge im 20. Jahrhundert. Sudhoffs Archiv 86: 181–197.
32 Schapiro B (1930) Klinische Studien über die Wirkung des Hypophysenvorderlappens auf den männlichen Genitalapparat. Zeitschrift für Klinische Medizin 114, 610–622.
33 Hirschfeld M, Schapiro B (1927) Über die Spezifität der männlichen Sexualhormone. Deutsche Medizinische Wochenschrift 53, 1344–1346.
34 Orlowski P (1928) Die Impotenz des Mannes – Für Ärzte dargestellt. 4. Aufl (1. Aufl. 1907). Curt Kabitzsch, Leipzig.
35 Hartmann U (2009) Sigmund Freud and his impact on our understanding of male sexual dysfunction. Journal of Sexual Medicine 6: 2332–2339.
36 Löwenfeld L (1891) Die nervösen Störungen sexuellen Ursprungs. JF Bergmann, Wiesbaden.
37 Löwenfeld L (1922) Sexualleben und Nervenleiden. Nebst einem Anhang über Prophylaxe und Behandlung der sexuellen Neurasthenie. JF Bergmann, München.
38 Vgl. Sigusch V, Grau G (2009) Personenlexikon der Sexualforschung. Campus, Frankfurt. S 429–433.
39 Schultheiss D, Jonas U, Musitelli S (2002), Some historical reflections on the aging male. World Journal of Urology 20: 40–44.
40 Mendel K (1910) Die Wechseljahre des Mannes (Climacterium virile). Neurologisches Zentralblatt 29: 1124–1146.
41 Hofer HG (2011) Männer im kritischen Alter – Kurt Mendel und die Kontroverse über das männliche Klimakterium. Urologe A 50: 839–845.

42 Hoche A (1928) Die Wechseljahre des Mannes. Julius Springer, Berlin.
43 Binding K, Hoche A (1920) Die Freigabe der Vernichtung lebensunwerten Lebens - Ihr Maß und ihr Ziel. Felix Meiner, Leipzig.
44 Blum V (1936) Das Problem des männlichen Klimakteriums. Wiener Klinische Wochenschrift 49: 1133-1139.
45 Schultheiss D, Denil J, Jonas U (1997) Rejuvenation in the early 20th century. Andrologia 29: 351–355.
46 Steinach E (1920) Verjüngung durch experimentelle Neubelebung der alternden Pubertätsdrüse. Julius Springer, Berlin.
47 Hoberman JM, Yesalis CE (1995) The history of synthetic testosterone. Scientific American 272: 76–81.
48 Hofer HG (2007) Medizin, Altern, Männlichkeit: Zur Kulturgeschichte des männlichen Klimakteriums. In: Medizinhistorisches Journal 42 , 210–245; Hofer, HG (2008) Gefährliche Jahre, eine kurze Geschichte des männlichen Klimakteriums. ars medici 380–383; Roach R (2008) Muscle Smoke and Mirrors. Author House, Bloomington IL.
49 Figdor PP (2007) Biographien österreichischer Urologen. Universimed, Wien, S 65–67.
50 Chwalla R (1951) Urologische Endokrinologie. Julius Springer, Wien.
51 Vgl. Hubenstorf M Urologie und Nationalsozialismus in Österreich.
52 Vgl. Scholz A „Ein Volk mit Geburtenstillstand oder Geburtenrückgang geht unter" - Geschlechtskrankheiten im Nationalsozialismus.
53 Vienne F (2006) Der Mann als Wissensobjekt - Ein blinder Fleck in der Wissenschaftsgeschichte. Internationale Zeitschrift für Geschichte und Ethik der Naturwissenschaften, Technik und Medizin 14: 222-230.
54 Vgl. Krischel M, Moll F Forschung und Praxis zur Sterilisation und Kastration von Männern im Nationalsozialismus.
55 Posner C (1908) Zur Kenntnis der menschlichen Spermien nach Untersuchungen mittelst der Dunkelfeldbeleuchtung. Zeitschrift für Urologie 2; 969–974.
56 Fürbringer P (1909) Zur Würdigung der Spermabefunde für die Diagnose der männlichen Sterilität. Berliner Klinische Wochenschrift 43.
57 Moench GL (1931) Studien zur Fertilität. Ferdinand Enke, Stuttgart.
58 Joël CA (1942) Studien am menschlichen Sperma. Benno Schwabe, Basel.
59 Heinitz AF, Roscher R (2010) The Making of German Sperm. In: Knecht M, Heinitz AF, Burghardt S, Mohr S (Hrsg) Samenbanken - Samenspender. Lit Verlag, Münster, S 29–67.
60 Stiasny H (1933) Beitrag zur Vasektomie. Zentralblatt für Chirurgie 23.
61 Stiasny H, Generales KDJ (1937) Erbkrankheit und Fertilität - Mikropathologie der Spermien erbkranker Männer. Ferdinand Enke, Stuttgart.
62 Stiasny H (1944) Unfruchtbarkeit beim Manne - Diagnostik und Therapie mit Verwendung des Spermiogramms. Ferdinand Enke, Stuttgart.
63 Mildenberger F (2005) Tintenfische und Frauenkörper. Leben und Werk von Boris Belonoschkin (1906–1988). In: Fachprosaforschung - Grenzüberschreitungen, Band 1, Deutscher Wissenschaftsverlag, Baden Baden, S 227–246.
64 Belonoschkin B (1939) Biologie und Klinik der Spermatozoen. Experimentelle Untersuchungen am menschlichen Sperma außerhalb des Körpers und im weiblichen Organismus. Archiv für Gynäkologie 169, 151–183.
65 Belonoschkin B (1944) Biologie der menschlichen Spermatozoen im Konzeptionsgeschehen. Thieme, Leipzig.
66 Belonoschkin B (1949) Zeugung beim Menschen - Im Lichte der Spermatozoenlehre. Sjöbergs, Stockholm.
67 Naujoks H, Boeminghaus H (1934) Die Technik der Sterilisation und Kastration. Ferdinand Enke, Stuttgart.
68 Vgl. Krischel M Karrieren führender Urologen im Nationalsozialismus; Vgl. Krischel M, Moll F. Forschung und Praxis zur Sterilisation und Kastration von Männern im Nationalsozialismus.
69 Boeminghaus H (1942) Ursachen und Behandlung der männlichen Sterilität. Die Medizinische Welt 16, 815–843.
70 Boeminghaus H (1939) Zur chirurgischen Behandlung mechanisch bedingter Unfruchtbarkeit des Mannes (Azoospermie). Zeitschrift für Urologie 33, 193–204.
71 Kühl R (2010) Vom „Schund und Schmutz" zum „Zeitalter der Zärtlichkeit"? Populäre sexuelle Aufklärungsliteratur nach der Zerschlagung der „jüdischen" Sexualwissenschaft 1933. In: Kühl R, Ohnhäuser T, Schäfer G (Hrsg.): Verfolger und Verfolgte - „Bilder" ärztlichen Handelns im Nationalsozialismus. Lit Verlag, Münster, S 111–173.
72 Posner C (1911) Die Hygiene des männlichen Geschlechtslebens. Sechs Vorlesungen. Quelle und Meyer, Leipzig.
73 Ribbing S (1940) Gesundes Geschlechtsleben vor der Ehe. Strecker und Schröder, Stuttgart.
74 Ribbing S (1940) Ehe und Geschlechtsleben. Strecker und Schröder, Stuttgart.
75 Elster HM (1936) Liebe und Ehre - Ein Buch für Eheleute und solche, die es werden wollen. Rudolph, Dresden.
76 Schultz JH (1940) Geschlecht Liebe Ehe - Die Grundtatsachen des Liebes- und Geschlechtslebens in ihrer Bedeutung für Einzel- und Volksdasein. Ernst Reinhardt, München.
77 Vgl. Kühl R (2010) S 154–156.

„Ein Volk mit Geburtenstillstand oder Geburtenrückgang geht unter" – Geschlechtskrankheiten im Nationalsozialismus

Albrecht Scholz

Die Venerologie ist die Brücke zwischen der Dermatologie und der Urologie, weshalb viele Dermatologen urologisch tätig waren und wichtige Beiträge für das Fach geleistet haben. Eine wichtige Ebene der Zusammenarbeit beider Fachrichtungen war die Bekämpfung der Geschlechtskrankheiten unter den verschiedenen politischen und sozialen Bedingungen im Kaiserreich, in der Weimarer Republik und im Dritten Reich. Ein erster Höhepunkt einer einheitlichen Strategie war 1927 mit der Verabschiedung des „Gesetzes zur Bekämpfung der Geschlechtskrankheiten" erreicht.

Der Weg zum Gesetz zur Bekämpfung der Geschlechtskrankheiten

Herausgefordert durch den Anstieg der Geschlechtskrankheiten im Verlauf und nach Ende des Ersten Weltkrieges hatte die deutsche Reichsregierung am 11. Dezember 1918 eine Verordnung zur Bekämpfung der Geschlechtskrankheiten erlassen, die aus der Not geboren viele Kompromisslösungen enthielt, die eine durchgreifende Besserung der Situation verhinderten. Viele Jahre wurde unter maßgeblicher Einflussnahme führender Vertreter der 1902 gegründeten Deutschen Gesellschaft zur Bekämpfung der Geschlechtskrankheiten (DGBG) an einem neuen Gesetz gearbeitet, das letztendlich erst 1928 in Kraft trat. Das Gesetz enthielt alle vom DGBG verlangten Forderungen. Die Behandlung von Patienten mit Geschlechtskrankheiten war approbierten Ärzten vorbehalten, wogegen die Vertreter der Naturheilkunde intensiv gekämpft hatten. Das Gesetz formulierte die unbedingte Pflicht des Erkrankten, sich behandeln zu lassen. Eine Meldepflicht wurde angeordnet. Die reglementierte Prostitution, die polizeiliche Beaufsichtigung, Einschreibung in eine Liste und regelmäßige polizeiärztliche Untersuchung umfasste, wurde aufgehoben. Der Verkauf von Schutzmitteln wurde liberalisiert. Es entstanden so genannte Schutzmittelstellen, die von verschiedenen Frauenverbänden, Organisationen der Arbeiterschaft und der Sexualreformbewegung gegründet und unterhalten wurden. Von Krankenkassen betriebene Ambulatorien gaben ebenfalls Schutzmittel zur Verhütung von Geschlechtskrankheiten ab. Da es für die Strategie in der NS-Zeit erneut Bedeutung erlangen sollte, soll angefügt werden, dass es eine Auseinandersetzung zwischen „Moralisten" und „Pragmatikern" gab. Die an christlichen und bürgerlichen Wertvorstellungen orientierten „Moralisten" setzten sich für die völlige sexuelle Enthaltsamkeit bis zum Beginn einer streng monogam geführten Ehe ein. Für sie waren Verhütungsmittel eine Einladung, ja Aufforderung zum außerehelichen Geschlechtsverkehr. Die Gegenfront, die so genannten Pragmatiker, wusste aus der Erfahrung des täglichen Lebens, dass der Appell zu sexueller Enthaltsamkeit vor der Ehe und der festen Treue während der Ehe eine moralische Forderung ohne genügende Aussicht auf Realisierung darstellte.

Beratungsstellen für Diagnostik und Therapie von Gonorrhoe und Syphilis wurden vermehrt eingerichtet und von Fachärzten betreut. Der

Kampf der führenden Vertreter der DGBG für das neue Gesetz war in den 1920er Jahren mit einer umfassenden Aufklärung über Geschlechtskrankheiten verbunden. Hierzu gehörten organisierte Vorträge, Merkblätter, Ausstellungen u. a. Die Gesellschaft förderte Theateraufführungen und Filmvorführungen mit der Darstellung der Folgen erworbener Geschlechtskrankheiten. Mit Beratung von Vertretern der DGBG entstanden die Theaterstücke „Olaf – die Tragödie eines Sportlers“ von Ernst Lankowski (Uraufführung am 26. März 1926 im Central-Theater Berlin) und „Nicht vor den Leuten“, ebenfalls von Ernst Lankowski (Uraufführung 1931) (Scholz 2003).

Sexualität dient allein der Fortpflanzung

Im Mittelpunkt einer auf die Zukunft des deutschen Volkes gerichteten Politik der nationalsozialistischen Ideologie stand die Förderung der Familie. Die „Familie wurde zum Grundstock des Staates“. Arbeitslosigkeit, Not, Elend, Hunger und eine dramatische Inflation hatten nach dem Ersten Weltkrieg zu einem massiven Rückgang der Geburten geführt. 1932 hatte die Geburtenrate in Deutschland einen historischen Tiefstand erreicht. Die Propaganda drohte mit markigen Worten: „Ein Volk mit Geburtenstillstand oder Geburtenrückgang geht unter!“ Die Syphilis wurde als der Völkertod bezeichnet.

Die NSDAP bemühte sich mit einem ganzen Bündel von Maßnahmen, das Bewusstsein für deutschen Nachwuchs wieder zu erwecken. Die Stellung der Frau, die in der Weimarer Republik den Weg zu einer zunehmenden Emanzipation genommen hatte, wurde erneut auf die Rolle in Familie und Haushalt reduziert. Treue in der Ehe und Mutterschaft mit vielen Kindern waren die Ziele, die die Partei verwirklichen wollte. 1933 wurden sofort verschiedene Formen der finanziellen Unterstützung für kinderreiche Familien eingeführt: Ehestandsdarlehen, ab 1936 Zahlung von monatlicher Kinderbeihilfe. Das Ehegesundheitsgesetz von 1938 führte zur Förderung gesunder und rassisch reiner Kinder Bescheinigungen zur Heiratserlaubnis ein. Im gleichen Gesetz wurde Unfruchtbarkeit eines Ehepartners als Scheidungsgrund anerkannt. Die Vergabe von Mutterkreuzen in Bronze, Silber und Gold für vier, sechs und acht Kinder sollte die Bereitschaft für Kinder erhöhen. Sexualität wurde erneut dem Primat der Fortpflanzung untergeordnet und in ihrer Sinnlichkeit begrenzt. Die in den 1920er Jahren sich langsam entwickelnde Selbstbestimmung der Frau, die durch verschiedene Anwendungsmodelle der Schwangerschaftsverhütung sich ihre Selbstbestimmung erkämpft hatte, wurde durch das grundsätzliche Verbot der Anwendung von Verhütungsmitteln aufgehoben.

Um die Balance zwischen erwünschten Geburten und dafür notwendiger Eheschließung zu erreichen, unterstützte die Partei die Frühehe, die diesen Weg ermöglichen sollte. Gleichzeitig befürwortete die Partei die Gleichstellung ehelicher und unehelicher Kinder, womit sie in der Gesellschaft jedoch auf massiven Widerstand stieß. Um ledigen Müttern „guten Blutes“ die Geburt zu ermöglichen, gründete die SS unter ihrer Kontrolle die Einrichtung des „Lebensborn“. In diesen Geburtshäusern konnten ledige Frauen unter fürsorglicher Betreuung ihre Kinder entbinden, die sie entweder selbst aufzogen oder zur Adoption in „rassereinen“ Familien freigaben. Schwangerschaftsunterbrechungen wurden massiv bekämpft, da Abtreibung ein „Verbrechen gegen die Lebenskraft des deutschen Volkskörpers“ war. (Sigmund 2008). Der Kampf gegen die Geschlechtskrankheiten wurde in das Programm zur Geburtensteigerung einbeschlossen, da die Folgen der Erkrankungen mit Sterilität, kranken Neugeborenen oder Spätfolgen der Syphilis die Volksgemeinschaft belasteten. Deshalb wurde von den Volksgenossen ein rassenhygienisch und erbbiologisch einwandfreies Verhalten gefordert.

Deutsche Gesellschaft zur Bekämpfung der Geschlechtskrankheiten

Seit ihrer Gründung 1902 war die DGBG mit zunehmenden Mitgliederzahlen das Sammelbecken für die Aktivitäten zur Bekämpfung der Geschlechtskrankheiten gewesen. Vertreter medizinischer Fachdisziplinen wie Dermatologen, Urologen, Gynäkologen sowie von verschiedenen Sozialverbänden hatten sich in dieser Gesellschaft zusammengefunden. Die deutschlandweit organisierte Struktur mit Orts- und Landesvereinen koordinierte alle Maßnahmen. Das hohe Engagement für sozial benachteiligte Randgruppen der Gesellschaft hatte dazu geführt, dass sowohl in der Leitung als auch in den Landesverbänden der DGBG jüdische oder getaufte, aus dem Judentum stammende Ärzte auffallend aktiv waren. Gleichermaßen waren Mediziner, die sozialistische Positionen für die Gestaltung des Gesundheitswesens vertraten, in der DGBG stark engagiert.

Die „Aus- und Gleichschaltungspolitik" der Nationalsozialisten führte demgemäß in der Besetzung der Führungspositionen in den ersten Monaten nach der Machtübernahme zu tiefgreifenden Veränderungen. Das am 7. April 1933 erlassene „Gesetz zur Wiederherstellung des Berufsbeamtentums" führte in allen Bereichen von den Universitäten über die Fachgesellschaften bis zu den Vorständen in den Zeitschriften zu Entlassungen der „nicht-arischen" und „politisch unzuverlässigen" Mitarbeiter. Diese Maßnahmen betrafen auch die „Deutsche Gesellschaft zur Bekämpfung der Geschlechtskrankheiten". Der im Jahre 1932 für weitere drei Jahre gewählte Vorstand trat 1933 unter dem Druck des Machtkampfes zurück. Ihm hatten die beiden jüdischen Dermatologen Joseph Jadassohn (1863–1936) als Vorsitzender und Felix Pinkus (1868–1947) als Generalsekretär sowie der politisch zu keinen Zugeständnissen bereite Leo v. Zumbusch (1874–1940) als Beisitzer angehört. Joseph Jadassohn war eine weltweit anerkannte Führungsautori-

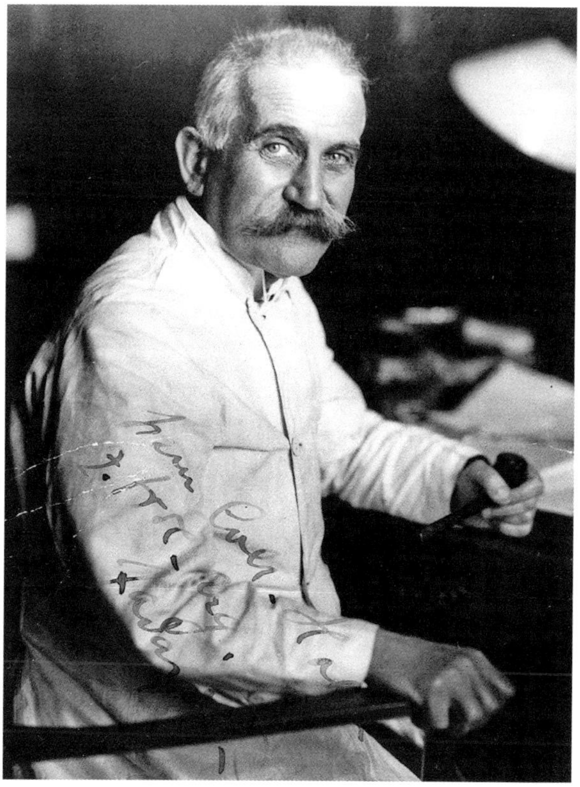

Joseph Jadassohn (1863–1936) Archiv Institut für Geschichte der Medizin Dresden.

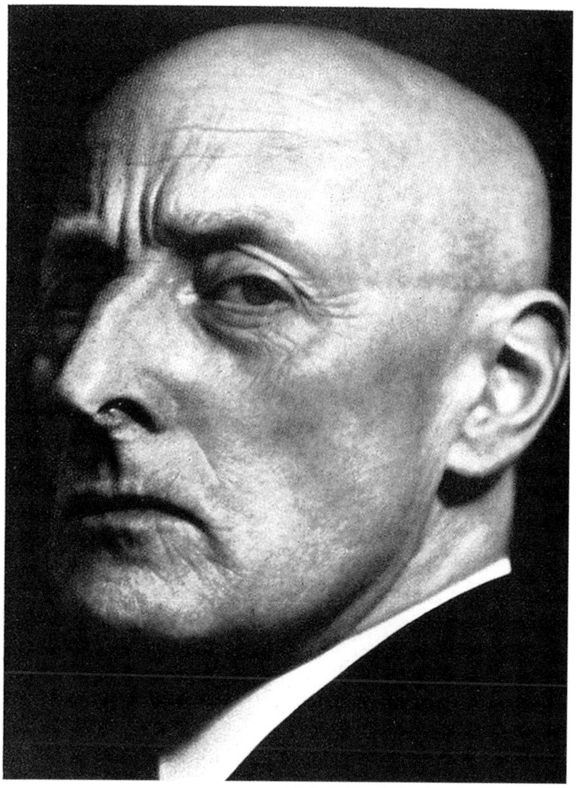

Bodo Spiethoff (1875–1948) Archiv Institut für Geschichte der Medizin Dresden.

tät, was sich für das vorliegende Thema darin zeigt, dass er vom Völkerbund zum Vorsitzenden einer Syphiliskommission ausgewählt worden war, die internationale Empfehlungen zur Bekämpfung und Therapie der Geschlechtskrankheiten erarbeitet hatte.

Als neuer Vorsitzender wurde Bodo Spiethoff (1875–1948), Direktor der Universitäts-Hautklinik Jena, seit 1934 von Leipzig, ohne demokratische Legitimation einer Wahl der DGBG zum Reichskommissar ernannt, der die neuen Anforderungen unmissverständlich formulierte:

> Der aus der nationalen Revolution geborene Staat ist sich dessen bewußt, daß nicht nur hygienische, sondern auch wichtige völkische und ethische Belange mit dem Kampf gegen die Geschlechtskrankheiten verbunden sind. Zur Erreichung dieses Zieles muß der Staat auf die unbedingte Gefolgschaft der Deutschen Gesellschaft zur Bekämpfung der Geschlechtskrankheiten rechnen können (Spiethoff 1936).

Es ist schwer nachvollziehbar, dass Bodo Spiethoff, der einen guten wissenschaftlichen Ruf genoss und jahrelang Salvarsan Therapie betrieben hatte, sich dazu bekannte, nach seiner Grundsatzerklärung in der zitierten Form einen Ausschnitt aus Adolf Hitlers Buch „Mein Kampf" abzudrucken, in dem stand „Die Erfindung eines Heilmittels fraglicher Art sowie dessen geschäftstüchtige Anwendung vermögen bei dieser Seuche nur wenig mehr zu helfen". Spiethoff druckte nicht nur dieses Zitat, sondern einen ganzen Abschnitt in der Zeitschrift ab. Hier formulierte Hitler ebenfalls seine Grundsätze:

> Die Ursache (der Syphilis) liegt in erster Linie in unserer Prostituierung der Liebe [...] Die Verjudung unseres Seelenlebens und Mammonisierung unseres Paarungstriebes werden früher oder später unseren gesamten Nachwuchs verderben ... (Hollander 1981).

Die neue Realität der Bekämpfung der Geschlechtskrankheiten

Die Deutsche Gesellschaft zur Bekämpfung der Geschlechtskrankheiten widmete sich in erster Linie sexualpädagogischen Fragen, wobei in der Aufklärung und der wissenschaftlichen Literatur die Fragen der Bevölkerungs- und Rassenpolitik, die Folgen von Alkoholismus und Geschlechtskrankheiten für die Gesellschaft und das Gesetz für die Verhütung erbkranken Nachwuchses die vorherrschende Rolle spielten.

1936 veröffentlichte Bodo Spiethoff als neu ernannter Vorsitzender der DGBG „Leitsätze für das Verantwortungsbewusstsein im Geschlechtsleben", in denen er Verhaltensregeln für die Achtung vor der Frau, den ausschließlich ehelichen Geschlechtsverkehr und die Warnung vor Geschlechtskrankheiten zusammenfasste. Am Ende gab er die ideologische Richtung:

> Wisse: die Geschlechtskrankheiten sind nicht nur eine Gefahr für Deine Gesundheit, ja Dein Leben, sondern eine ebenso große Gefahr für das Wohl und die Kraft und die Zukunft Deines Volkes! Höre, was Dein Führer Dir sagt: „Die Rasse, welche der Pest der Geschlechtskrankheiten nicht Herr zu werden vermag, wird eben sterben und Gesünderen den Platz räumen [...] Sprich nicht nur vom Nationalsozialismus – lebe ihn." (Spiethoff 1936).

Einzelheiten dieser neuen Strategie zur Prophylaxe der Geschlechtskrankheiten entnehmen wir einem im „Deutschen Ärzteblatt" 1938 von Heinrich Adolf Gottron (1890–1974), dem Direktor der Universitäts-Hautklinik Breslau, veröffentlichten Vortrag zur „Sexualerziehung der Jugend", den er vor den oberschlesischen Bannärzten der Hitlerjugend in Oppeln gehalten hatte. Die erste Forderung war die sexuelle Enthaltsamkeit der Jugend bis zur Eheschließung. Straffste Willensbildung und Verzichtenlernen würden der Jugend helfen

> Herr über die beunruhigenden Regungen des Geschlechtstriebes zu werden. [...] Die

> Erziehung zum Niederkämpfen des Durstes, des Hungers wird förderlich sein für die Niederkämpfung des Geschlechtstriebes [...]. Als Übung für das Verzichtenlernen wird empfohlen, die Mannschaft nach heißem Marsche zur Quelle zu führen und dann nicht trinken zu lassen.

Das in den Köpfen der älteren Generationen sich lange haltende Dogma „Viel körperliche Arbeit verdrängt sexuelle Aktivität“ übernahm H.A. Gottron mit dem Hinweis, dass der Dienst in der Hitlerjugend eine nicht zu unterschätzende Hilfe auf dem Wege zur Enthaltsamkeit sei. *„Die Zeitbeanspruchung, der Dienst in größerer Gemeinschaft und die körperliche Ermüdung lassen keine Zeit und kaum die Möglichkeit zu erotischen Träumereien“*. Die sexuelle Aufklärung sieht H.A. Gottron als spezielle Aufgabe der Ärzte an. *„Diese Aufgabe kann erst gelöst werden, seitdem die Jugend in der Hitlerjugend vereint ist, und vor allem erst dadurch, dass der Führung der Hitlerjugend für diese Aufgabe Ärzte bereitstehen“*. Er geht sogar so weit, dass für ihn *„der Arztdienst in der HJ vordringlicher ist als bei der SS, Sa und sonstigen Gliederungen“*. Als extreme Forderung stellt er auf: *„Die gesetzliche Ordnung des Geschlechtsverkehrs ist eine gesellschaftliche Notwendigkeit“*. In diesen Zusammenhang gehört die gesetzliche Pflicht, sich in Zweifelsfällen untersuchen und im Zweifelsfall behandeln zu lassen. Die geistige Haltung eines deutschen Offiziers kam bei dem Arzt H.A. Gottron noch einmal zum Ausdruck, indem er die Folgen der Geschlechtskrankheiten am Beispiel des Ausfalls für das deutsche Heer demonstrierte. In einer Hochrechnung für das vierte Kriegsjahr im Ersten Weltkrieg führte er aus:

> Der Lazarettaufenthalt infolge einer Geschlechtskrankheit entzog der Front 25.000 Mann. Das bedeutet, dass im erwähnten Kriegsjahr dauernd sieben bis acht kriegsstarke Infanterieregimenter verhindert waren, ihre Kräfte für das Vaterland einzusetzen. Was hätte diese Zahl von Regimentern in entscheidenden Wendepunkten des Weltkriegs für Deutschland leisten können (Gottron 1938).

Die Aufklärungsarbeit wurde von verschiedenen Institutionen gestaltet, die alle in Bezug auf die inhaltlichen Richtlinien unter der Kontrolle der Partei standen. Das nach dem Prozess der politischen Aus- und Gleichschaltung 1933 neu strukturierte und überwiegend mit neuen Personen besetzte Deutsche Hygiene Museum (DHM) in Dresden hatte hierbei eine Schlüsselposition.

1933 wurde auf dem Ausstellungsgelände am Berliner Funkturm die Ausstellung „Die Frau in Familie, Haus und Beruf“ gezeigt. In der Gruppe „Die Frau als Gattin und Mutter“ wurde in zeitgemäßer Bildgestaltung auf die Folgen des häufig wechselnden Geschlechtsverkehrs hingewiesen (DHM Archiv Inv. Nr. 2001/246.129).

Im Rahmen der neu gestalteten Gruppe „Volkskrankheiten“ wurde neben Tuberkulose und Krebs eine Reihe „Geschlechtskrankheiten“ neu konzipiert, die 42 Lichtbilder als

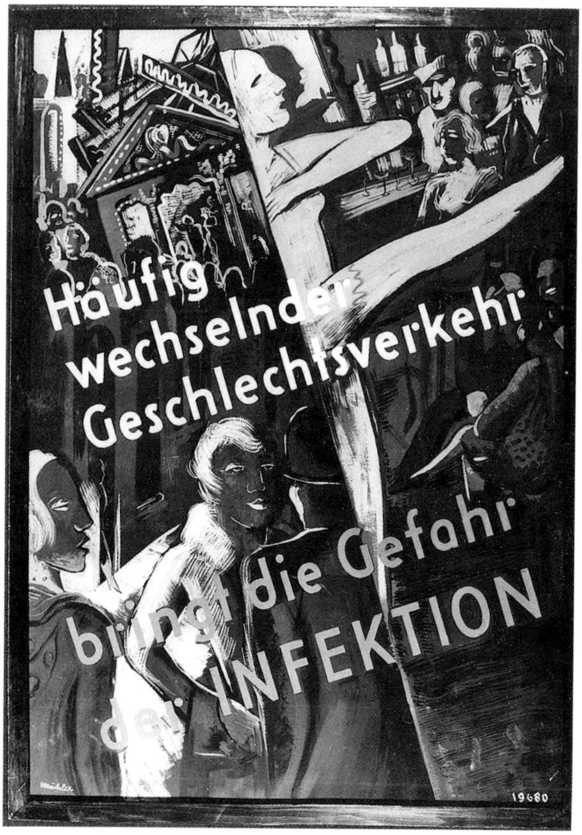

Ausstellungstafel „Häufig wechselnder Geschlechtsverkehr bringt die Gefahr der Infektion" Archiv Deutsches Hygiene Museum, Inv. Nr. 2001/246.129.

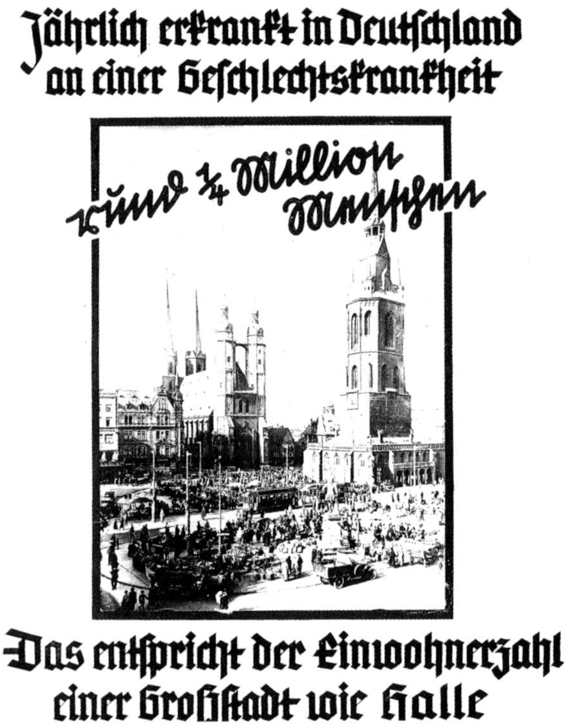

„Jährlich erkrankt in Deutschland an einer Geschlechtskrankheit rund $^1/_4$ Million Menschen“ Dia-Reihe Reichsgesundheitsausschuss. Archiv Institut für Geschichte der Medizin Dresden.

Glasplattenpositive umfasste. Hieraus seien die strategischen Hauptinhalte vorgestellt.

Die Häufigkeit der Geschlechtskrankheiten wurde mit dem Hinweis umgesetzt, dass die jährliche Erkrankungsrate von $^1/_4$ Million Menschen der Einwohnerzahl von Halle entspricht. Auf die bedrohten Altersgruppen verwies der Hinweis, dass jeder vierte Mensch im Alter von 15 bis 49 Jahre, also jeder vierte Mensch in dieser Altersgruppe, an einer Geschlechtskrankheit leide, worauf die Mahnung folgte: So darf es nicht sein! Die Abhängigkeit der Gefährdung an Tripper oder Syphilis zu erkranken wurde mit der Verteilung der Häufigkeit dieser Erkrankungen in Städten oder auf dem Land veranschaulicht. Auf das Verhalten der Menschen bezogen warnte die Aufklärungsreihe in erster Linie vor außerehelichem Geschlechtsverkehr, der der Ansteckung Vorschub leiste, wobei dem Alkoholmissbrauch eine wichtige Rolle zugeordnet wurde. Da für die Ideologen der Partei die Folgen der Infektion, Unfruchtbarkeit oder kranke Kinder und Erwachsene, die stärkste Bedrohung darstellten, benutzten sie hier besonders beängstigende Bilder. Der Geburten-

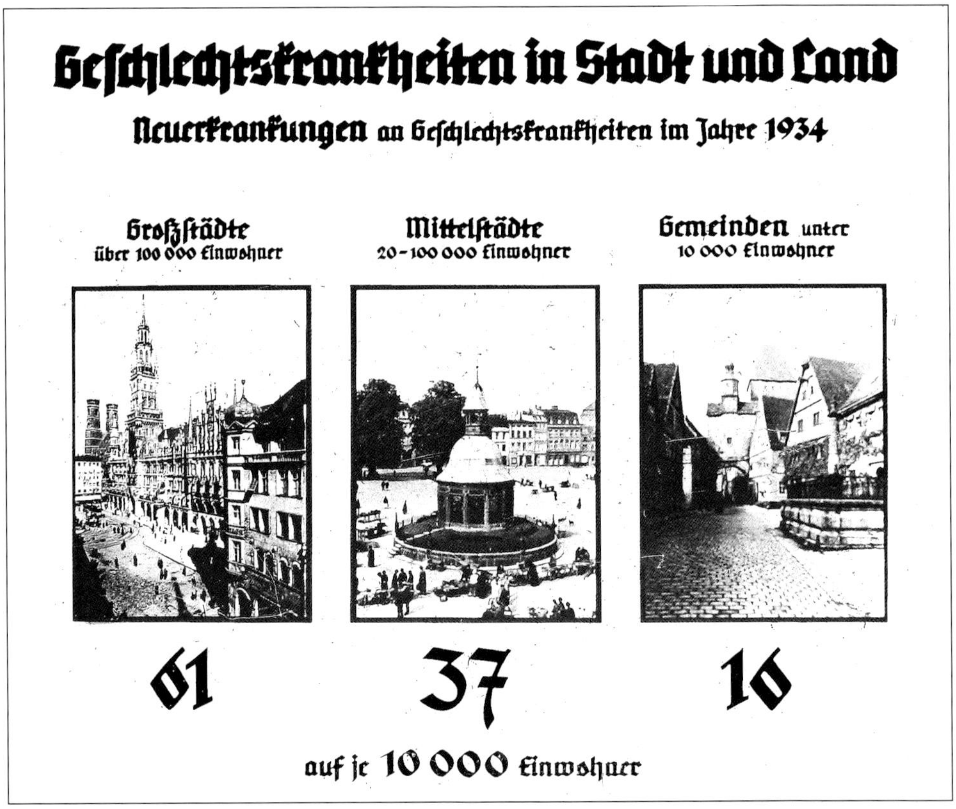

„Geschlechtskrankheiten in Stadt und Land“ Dia-Reihe Reichsgesundheitsausschuss. Archiv Institut für Geschichte der Medizin Dresden.

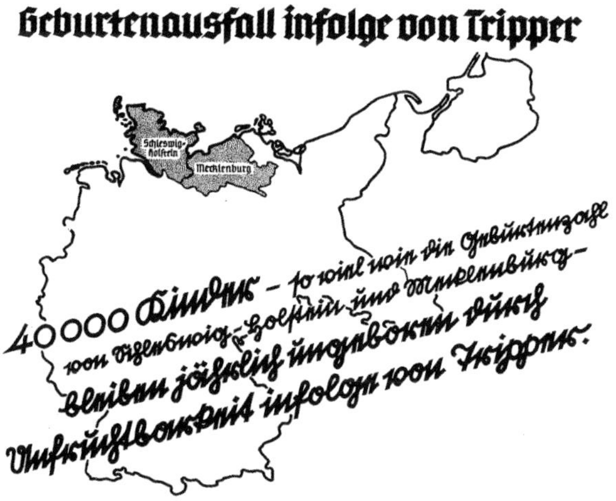

„Geburtenausfall infolge von Tripper" Dia-Reihe Reichsgesundheitsausschuss. Archiv Institut für Geschichte der Medizin Dresden.

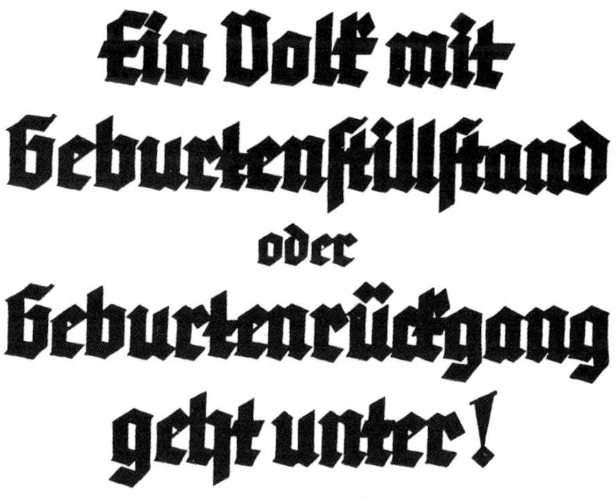

„Ein Volk mit Geburtenstillstand oder Geburtenrückgang geht unter!" Dia-Reihe Reichsgesundheitsausschuss. Archiv Institut für Geschichte der Medizin Dresden.

ausfall durch Gonorrhoe wurde mit folgendem Bild beschrieben: „40.000 Kinder – so viel wie die Geburtenzahl von Schleswig-Holstein und Mecklenburg – bleiben ungeboren durch Unfruchtbarkeit infolge von Tripper". Die Drohungen steigerten sich in den Bildern: „Ein Volk mit Geburtenstillstand oder Geburtenrückgang geht unter" bis hin zu der Prophezeiung „Die Syphilis – der Völkertod". Dieser Inhalt wurde auf Bild 38 mit einem Zitat Adolf Hitlers aus seinem Hauptwerk „Mein Kampf" gekrönt: „Die Rasse, die der Pest der Geschlechtskrankheiten nicht Herr zu werden vermag, wird eher sterben und gesünderen Platz machen. Es gibt keine Freiheit, zu sündigen auf Kosten der Nachkommenschaft" (DHM Archiv Inv. Nr. 1999/3218). Das vom Deutschen Hygiene Museum schon nach dem Ersten Weltkrieg praktizierte Prinzip der Wanderausstellungen wurde mit der Schau „Ewiges Volk" am 30. Oktober 1937 in den Ausstellungshallen am Zoo in Hamburg verwirklicht, die bis zum Kriegsbeginn 1939 in 14 deutschen Großstädten gezeigt wurde. Das DHM arbeitete hier mit dem Hauptamt für Volksgesundheit der NSDAP zusammen. Die Ausstellung „Ewiges Volk" enthielt eine Abteilung zur Aufklärung und Bekämpfung der Geschlechtskrankheiten mit 225 Motiven (DHM Archiv Inv. Nr. 2001/249.74). Im Verlauf des Krieges dehnte das Hauptamt für Volksgesundheit seine gesundheitspolitischen Aufklärungsmaßnahmen auf die von deutschen Truppen besetzten Länder aus. Das DHM hatte im Auftrag der Hauptabteilung Propaganda der Regierung des Generalgouvernements eine zweisprachige Wanderausstellung „Geißel des Lebens" konzipiert, die im Juni 1944 in dem von Deutschen besetzten Krakau von über 60.000 Deutschen und Polen besucht wurde (DHM Archiv Inv. Nr. 2006/479). Die Beispiele belegen, dass der Kampf gegen die Geschlechtskrankheiten die gesamte Zeit der NS-Herrschaft hindurch ein bleibendes Thema in der Aufklärung in Deutschland und den besetzten Gebieten blieb.

Für den Erkrankungsfall nutzte das neue Regime die strengen Bestimmungen des „Gesetzes zur Bekämpfung der Geschlechtskrankheiten" von 1927. Wenn auch die Beratungsstellen „alten Typs", die in der Weimarer Republik von Ärzten betreut wurden, die überwiegend aus dem Judentum oder einem sozialistischen Geist heraus bestimmt stammten, von der NSDAP aufgelöst worden waren, hatte die Partei neue Beratungsstellen mit Ärzten besetzt, die den Prinzipien des Systems ergeben waren. Patienten mit Infektionsverdacht sollten niedergelassene Ärzte oder Beratungsstellen zur

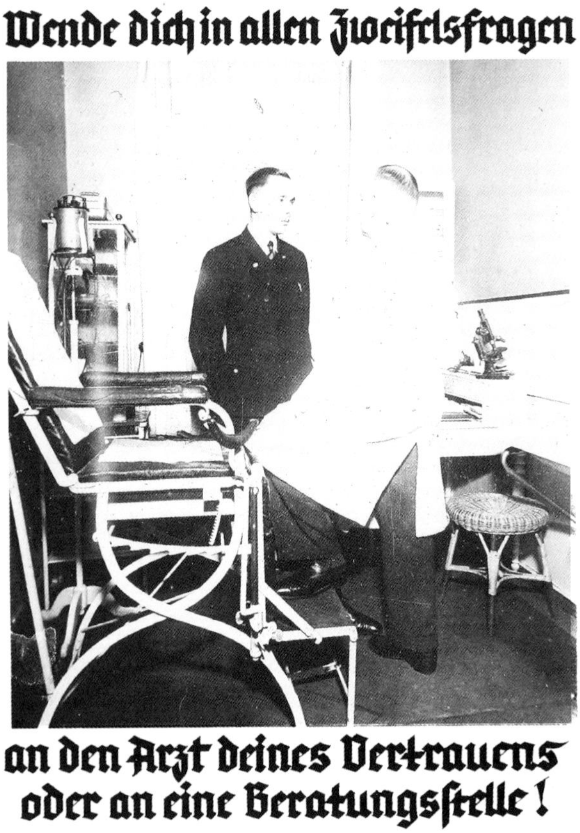

„Wende Dich in allen Zweifelsfragen an den Arzt Deines Vertrauens...!" Dia-Reihe Reichsgesundheitsausschuss. Archiv Institut für Geschichte der Medizin Dresden.

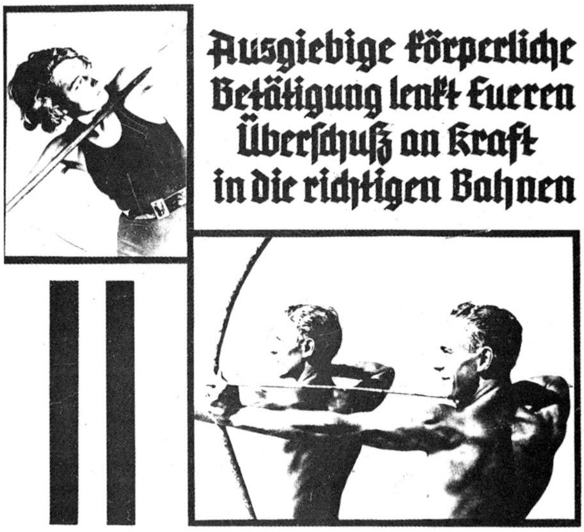

„Ausgiebige körperliche Betätigung..." Dia-Reihe Reichsgesundheitsausschuss. Archiv Institut für Geschichte der Medizin Dresden.

Aufklärung ihrer Befunde aufsuchen. In Fortführung des Gesetzes wird sowohl die Pflicht, die Infektionsquelle zu melden als auch die Behandlungspflicht hervorgehoben. In drakonischer Strenge heißt es „Gefährdung eines Mitmenschen durch einen Geschlechtskranken wird schwer bestraft".

Die einschneidendsten Veränderungen in der Strategie zur Verhütung von Infektionen gegenüber der Weimarer Republik äußern sich in der Maßgabe für das Verhalten. Da die „Aufzucht" einer neuen, gesunden, reinrassigen Bevölkerung im Mittelpunkt stand, wurden alle Wege der mechanischen Verhütung mit keinem Wort erwähnt. Die Maßgaben entsprachen den konservativen, wirklichkeitsfernen Empfehlungen der Moralisten der Weimarer Republik. Dem historisch gewachsenen, jedoch der Realität nicht entsprechenden Schema empfahlen die Parteistrategen „Körperliche Betätigung lenkt den Überschuss an Kraft in die richtigen Bahnen". Als sicherstes Schutzmittel wurde die geschlechtliche Enthaltsamkeit vor der Ehe empfohlen. Bei aller Lebensferne wurde jedoch sofort angefügt, dass geschlechtliche Enthaltsamkeit nicht gesundheitsschädlich sei. Aus der angeführten Tatsache, dass ledige Personen doppelt so häufig als Verheiratete erkranken, leiteten die Gesundheitsstrategen die Empfehlung zur Frühehe ab. Damit sollten Geschlechtskrankheiten vermieden und Kinder für das Land ermöglicht werden.

Die in der Weimarer Republik empfohlene Anwendung mechanischer Verhütungsmethoden als Vorbeugung für den Erwerb einer Geschlechtskrankheit wurde im Dritten Reich radikal abgelehnt, da damit eben auch eine Schwangerschaftsverhütung erfolgte. Das 1933 erlassene Gesetz zur „Abänderung strafrechtlicher Vorschriften" stellte „Die Ankündigung, das Anpreisen und Ausstellen von Mitteln, Gegenständen und Verfahren zum Zweck der Empfängnisverhütung oder Abtreibung" unter Strafe (Reichgesetzblatt 1933). Die Radikalität der Strafverfolgung setzte sich auf diesem Gebiet nicht durch, da Zeitzeugen berichten, dass Präservative in Apotheken und vielfältigen Verkaufsautomaten erhältlich waren.

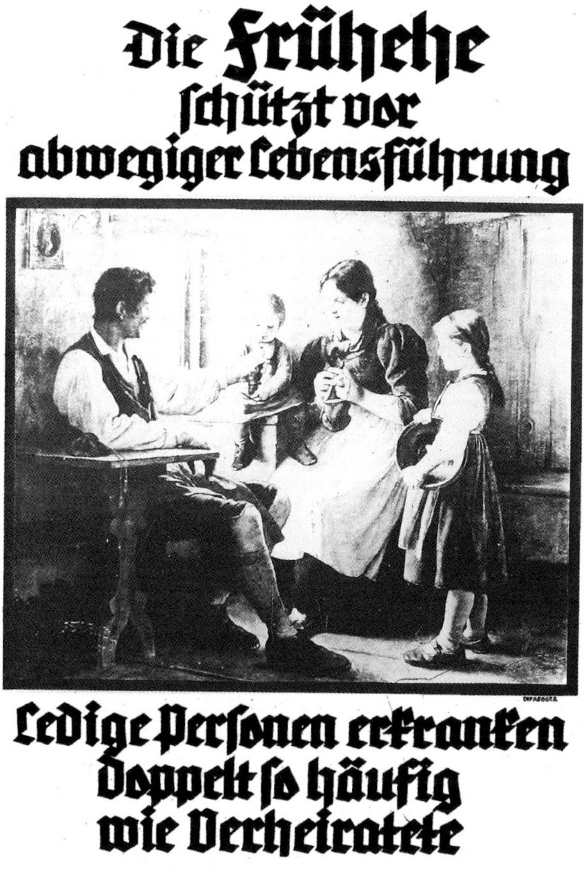

„Die Frühehe schützt vor abwegiger Lebensführung" Dia-Reihe Reichsgesundheitsausschuss. Archiv Institut für Geschichte der Medizin Dresden.

Die Therapie der Geschlechtskrankheiten konnte in der Zeit des Nationalsozialismus durch die Entwicklung der Sulfonamide deutlich verbessert werden.

Gerhard Domagk (1895–1964) hatte zwischen 1932 und 1935 nach systematischen Untersuchungen die antibakterielle Wirksamkeit der Sulfonamide entdeckt. 1935 kam das erste Sulfonamid unter dem Namen „Prontosil" in den Handel, womit in der Therapie bakterieller Infektionen ein entscheidender Durchbruch erzielt wurde (Schreus 1935). Auf dem Gebiet der Venerologie bestand das wichtigste Problem in einer wirksamen Bekämpfung der Gonorrhoe. 1937 erschien von dem Direktor der Bonner Universitäts-Hautklinik Otto Grütz (1886–1963) die erste Mitteilung über die Chemotherapie der Gonorrhoe mit Prontosil in der Münchner Medizinischen Wochenschrift (Grütz 1937). Sowohl für Prontosil als auch für in den Folgejahren entwickelte Sulfonamidderivate wurden die verschiedensten Therapieschemata getestet, Effektivitätsstudien durchgeführt, Nebenwirkungen beschrieben und Kombinationstherapien vorgeschlagen. Einzelne dieser Präparate seien erwähnt: Uliron und Neo-Uliron aus der Gruppe der Diseptale, Globucid als Vertreter der Sulfathiodiazole, Cibazol/Eleudron von den Sulfathiazolen. 1941 wurde para-amino-benzol-sulfamido-pyridon unter dem Namen Eubasin erfolgreich eingeführt. Die meisten Maßnahmen zur Lokalbehandlung der Gonorrhoe wurden fortgesetzt, also mit den neuen internen Behandlungsformen kombiniert. In der Startphase der neuen Therapiemethoden waren 1939 Albucid und Uliron ausgesprochen erfolgreich (Mergelsberg 1939). Bei späteren, vergleichenden Therapieversuchen 1943 erbrachten Eubasin sowie Cibazol/Eleudron die besten Heilungsresultate. In dermatologischen Lehrbüchern der 1930er und 1940er Jahre wird die Kombination von antientzündlicher Lokaltherapie und interner Sulfonamidgabe als die entsprechende Standardtherapie empfohlen Für die chronische Gonorrhoe hatte sich als zusätzliche Behandlungsform die Vakzinetherapie und der Einsatz von Fieber, insbesondere mit Malaria und Pyrifer herausgebildet (Keller 1942). Hier beobachten wir ein weiteres Zeichen für die Brückenfunktion der Venerologie zwischen Dermatologie und Urologie, denn in den urologischen Büchern der Zeit wurde die gleiche Therapie empfohlen. In dem in Erstauflage 1938, in zweiter Auflage 1944 erschienenen „Lehrbuch der Urologie" des Gelsenkirchener Chirurgen Kurt Boshamer werden die erwähnten Sulfonamidpräparate Cibazol/Eleudron in allen Einzelheiten für die Therapie erwähnt. Eine unterstützende Behandlung mit Fieberstößen durch Pyrifer, Typhusvakzine oder auch Olobintin wird hervorgehoben. Der Behandlungserfolg wurde durch Abstrichuntersuchung nach Provokation kontrolliert (Boshamer 1944). In den Jahren 1943–1945 kam es zu klinisch auffälligen Resistenzentwicklungen gegenüber den

Sulfonamiden, so dass 30–40 % der Patienten Rezidive aufwiesen.

Mit der Entdeckung des Salvarsans hatte sich für Jahrzehnte eine Therapie mit hoher Effektivität herausgebildet, die bis in die späten 1940er Jahre angewandt wurde. Die Therapie mit Salvarsan wurde nach unterschiedlichen Schemata mit verschiedenen klassischen antiluischen Mitteln wie Wismut und Quecksilber, teilweise auch mit der Anwendung von Gold oder Jod kombiniert. Im Gegensatz zu dem seit dem 16. Jahrhundert benutzten Quecksilber war Wismut 1921 durch Constantin Levaditi (1874–1953) in die Therapie eingeführt worden. Der Vorteil des Wismut gegenüber dem Quecksilber war die wesentlich bessere Verträglichkeit. Am meisten verbreitet war das von Erich Hoffmann (1868–1959) eingeführte „Bonner maximale Kursystem“. Dieses war die Verbindung von Salvarsan und Wismutinjektionen nach bestimmten Regeln und musste 2- bis 3-mal angewandt werden (Nohara 1938). In Fällen von Neurolues bestand eine weitere Option in der Malariafieberbehandlung.

Sowohl für die Behandlung der Gonorrhoe als auch der Syphilis ist erst nach Kriegsende das in England 1941 erstmals klinisch eingesetzte Penicillin zum Einsatz gekommen, wodurch alle bis dahin angewandten Therapieformen abgelöst wurden.

Neben der medikamentösen Therapie muss erwähnt werden, dass die Behandlungsmaßnahmen und die in dieser Zeit üblichen Nachkontrollen überwiegend stationär erfolgten. Deshalb waren die Behandlungsräume mit den entsprechenden Einrichtungen zur Lokaltherapie ausgerüstet, wobei die Gruppenbehandlungen oft in militärischer Strenge abliefen. Wenn die Patienten sich nicht dem Behandlungsregime unterwarfen, wurden sie in geschlossene Abteilungen eingewiesen. Ein dokumentiertes Beispiel ist die geschlossene Einrichtung für so genannte asoziale weibliche Geschlechtskranke in der Landesheilanstalt in Stadtroda in Thüringen. Einweisung, Therapie und Behandlungskontrolle unterlagen dem Direktor der Universitäts-Hautklinik, Josef Hämel (1894–1969). Die Patientinnen wurden total isoliert und zu Arbeitsleistungen wie Nähen und Waschen herangezogen (Siegling 2004). Ein weiteres extremes Beispiel im Umgang mit Patienten ergibt sich aus einer Analyse von 3.000 Patienten, die von 1933 bis 1945 wegen Geschlechtskrankheiten in der Universitäts-Hautklinik Greifswald behandelt wurden. Der Bericht schilderte speziell eine Gruppe von 120 Kranken, die auf der Grundlage des „Gesetzes zur Bekämpfung der Geschlechtskrankheiten“ durch die Polizei zwangseingewiesen und in der Klinik behandelt wurden. 12 Patienten wurden nach der Behandlung unter dem Vorwand von „Charakterschwäche, Gefahr für die Umgebung, moralischer Haltlosigkeit“ in Arbeitslagern, polizeilicher Verwahrungshaft, Fürsorgeheimen oder Gemeinschafts- und Erziehungslagern untergebracht. Für eine Patientin führte der Weg nach Abschluss der Behandlung der Gonorrhoe aufgrund ihres „liderlichen Lebenswandels“ sogar in ein Frauen-Konzentrationslager. Der Zeitgeist bestimmt die Formulierungen in einem Schreiben eines Gesundheitsamtes:

> Es handelt sich um ein Mädchen mit minderwertigem Erbteil aus einer asozialen Familie, die durch ihr Verhalten die Männer gefährdet. Ich bitte sie in Schutzhaft zu nehmen, in eine solche Stelle, wo die Luesbehandlung zwangsweise durchgeführt werden kann. (Kapp Gadebusch 2011).

Position der Geschlechtskrankheiten in der „Neuen Deutschen Heilkunde“

Die von den nationalsozialistischen Gesundheitspolitikern beförderte „Neue Deutsche Heilkunde“ suchte eine Verbindung zwischen Schulmedizin und Naturheilkunde. Dementsprechend begegnen uns in Lehrbüchern der Zeit, speziell bei dem Greifswalder Ordinarius Wilhelm Richter die aus einer aktualisierten Humoralpathologie ableitbaren Empfehlungen wie Diät, Aderlass, Blutegelbehandlung, Umstimmungstherapie mit Arsen, Gold und Schwefel. Der Hamburger Ordinarius Paul

Mulzer (1880–1947) leitete den Abschnitt „Therapie der Gonorrhoe“ mit hygienisch-diätetischen Maßnahmen ein. Wir begegnen hier Hinweisen, die mental über Jahrzehnte fortgewirkt haben: Körperliche Ruhe, Vermeidung von Tätigkeiten, bei denen der Körper zu sehr erschüttert wird, peinlichste Sauberkeit, Vermeidung sexueller Erregungen, Verbot von Alkohol in jeder Form, Regelung des Stuhlgangs, Tragen gut sitzender Suspensorien. Zitate sollen die Hinweise direkt illustrieren:

> Sogenannte Sportsuspensorien oder die bekannten gehäkelten oder gestrickten Beutel mit schnürenden Gummibändern sind absolut unzweckmäßig [...] Als Getränke sind erlaubt Tee, leichter Kaffee, am besten sog. Milchkaffee [...] Brunnenwasser mit Himbeer- oder Fruchtsäften. Das beste Getränk für Gonorrhoische ist Milch (Mulzer 1939).

Neben diesen moderaten diätetisch-hygienischen Empfehlungen als Ergänzung zur schulmedizinisch gesicherten Therapie gab es jedoch Bestrebungen einer ausschließlich naturheilkundlich orientierten Therapie der Syphilis. Diese wurden von dem Leiter der „Klinik für Naturheilkunde“ am „Rudolf-Heß-Krankenhaus“ in Dresden-Johannstadt Alfred Brauchle (1898–1964) und von Herbert Krauss veröffentlicht und vertreten (Krauß 1938). Ohne Medikamente wurde die Syphilis mit folgenden Maßnahmen behandelt: Diät einschließlich Fasten, Halbbäder abwechselnd mit Lichtkasten, Dampfstrahl für die Genitalgegend, Luft- und Sonnenbäder, Lehmwickel und Heilerdeaufschläge. Als Argumente gegen die medikamentöse Therapie wurden die Nebenwirkungen der Präparate Salvarsan, Wismut und Quecksilber angeführt. Diese Argumentationen riefen die Vertreter der Schulmedizin auf den Plan. Sowohl einzelne Vertreter wie der Coburger Sanitätsrat Dr. Lingel als auch die Vorsitzenden der Deutschen Dermatologischen Gesellschaft, Karl Zieler und der „Gesellschaft zur Bekämpfung der Geschlechtskrankheiten“ widersprachen in scharfer Form einer derartigen Orientierung (Lingel 1940). Sie verwiesen darauf, dass eine Aussage über die Effektivität einer neuen Therapie bei der Syphilis erst nach 10–20 Jahren zu fällen sei. Außerdem betonten sie die Länge der notwendigen Behandlungszeit, die bei der naturheilkundlichen Therapie ein halbes oder sogar ein Jahr in Anspruch nehmen würde, bis die Ansteckungsfähigkeit beseitigt sei. Dementsprechend formulierten sie am Ende ihrer Stellungnahme:

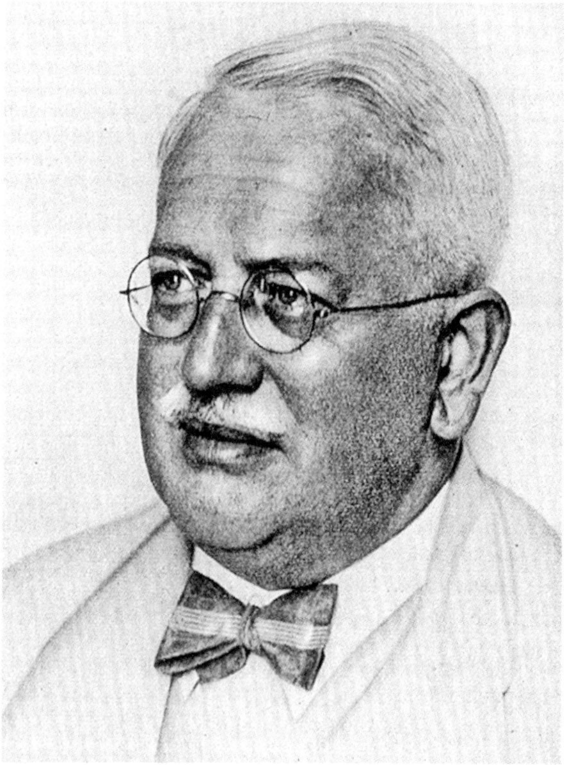

Paul Mulzer (1880–1947) Archiv Institut für Geschichte der Medizin Dresden.

> Wir kommen zu dem Ergebnis, daß jede Ausdehnung der naturheilkundlichen auf Kosten der wissenschaftlichen Syphilisbehandlung eine unabsehbare volksgesundheitliche Gefahr bedeuten würde... (Zieler 1942).

Literatur

Scholz A (2003) Bekämpfung der Geschlechtskrankheiten in verschiedenen politischen Systemen. Hautarzt 54: 664–673

Sigmund A M (2008) „Das Geschlechtsleben bestimmen wir“ Sexualität im Dritten Reich. Wilhelm Heyne Verlag München, S 127–178

Spiethoff B (1936) Verantwortungsbewusstsein im Geschlechtsleben. Münch Med Wochenschr 83: 1621

Hollander A (1981) Geschichtliches aus vergangener Zeit: Politische Bekämpfung der Geschlechtskrankheiten. Fortschr Med 99: 927-028

Spiethoff B (1936) Verantwortungsbewusstsein im Geschlechtsleben. Münch Med Wochenschr 83: 1621

Gottron H A (1938) Sexualerziehung der Jugend. Dtsch Ärztebl 68: 220–225

Reichsgesetzblatt I, 26.5.1933, S 295

Schreus H T (1935) Chemotherapie des Erysipels und anderer Infektionen mit Prontosil. Dtsch Med Wochenschr 61: 255–256

Grütz O (1937) Neue Grundlegung für die Gonorrhoebehandlung. Münch Med Wochenschr 84: 1201–1205

Mergelsberg N N (1939) Weitere Erfahrungen mit der kombinierten Ulirontherapie. Dt Militärarzt 4: 373–374

Keller P (1942) Die Behandlung der Haut- und Geschlechtskrankheiten in der Sprechstunde. Springer, Berlin

Boshamer K. (1944) Lehrbuch der Urologie. 2. überarbeitete Auflage. Gustav Fischer Jena, S 62–63

Nohara F S (1938) Die Entwicklung des Bonner maximalen Kursystems. Dermatol Z 77: 223–231

Siegling C (2004) Prof. Dr. Josef Hämel (1894–1969). Leben und Werk. Med. Diss. Jena, S 83-85

Kapp T, Gadebusch Bondio M.(2011) Die Universitäts-Hautklinik Greifswald im Nationalsozialismus. Hautarzt 62, 219–223

Mulzer P (1939) Die Gonorrhoe in der Allgemeinpraxis. Johann Ambrosius Barth, Leipzig, S 64–65

Krauß H (1938) Über die naturgemäße Behandlung der Syphilis. Hippokrates 9: 781–788

Lingel (1940) Syphilis in der Naturheilkunde. Dtsch Med Wochenschr 66: 288–291

Zieler K, Spiethoff B (1942) Erklärung zur Frage der „naturgemäßen“ Behandlung der Syphilis. Münch Med Wochenschr 89: 113–114

Forschung zur und Praxis der Sterilisation und Kastration von Männern im Nationalsozialismus

Matthis Krischel, Friedrich Moll

Der Begriff „Eugenik“ wurde von dem englischen Anthropologen Francis Galton (1822–1911) geprägt und bezeichnet eine „Wissenschaft, die sich mit der Verbesserung der angeborenen Qualitäten einer Rasse befasst“[1]. Ihre Anhänger verwandten dazu zwei Ansätze: zum einen wurden Personen mit für gut befundenen Erbanlagen dazu aufgefordert und dabei unterstützt, möglichst kinderreiche Familien zu gründen (so genannte positive Eugenik), zum anderen sollte verhindert werden, dass Personen mit für schlecht befundenen Erbanlagen, darunter erbliche Krankheiten und Behinderungen, Nachkommen zeugen (so genannte negative Eugenik). Zu den Instrumenten, die dazu eingesetzt wurden, gehörten u. a. Eheverbot, Asylierung und Sterilisation. Neben erbbiologischen Fragen wurden häufig auch ökonomische Argumente, wie etwa die Betreuungskosten von Menschen mit schweren Behinderungen, für die Eugenik vorgebracht. Im deutschen Sprachraum war die Bezeichnung Rassenhygiene verbreitet.[2] (Siehe dazu auch das Kapitel Fangerau „Urologie im Nationalsozialismus – Eine Medizinische Fachgesellschaft zwischen Professionalisierung und Vertreibung“ in diesem Band.)

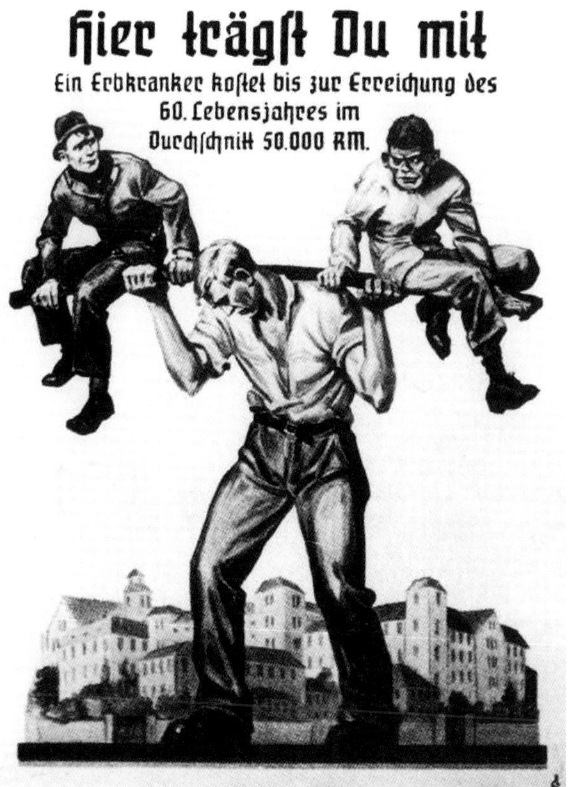

Nationalsozialistisches Propagandaposter, das mit ökonomischen Argumenten für die eugenische Sterilisation wirbt

Zwangssterilisationen und das „Gesetz zur Verhütung erbkranken Nachwuchses“

Das „Gesetz zur Verhütung erbkranken Nachwuchses“ (GVeN) vom 14. Juli 1933 verlangte ab 1934 die Sterilisation von Menschen, die an angeblich erblichen Krankheiten litten. Dazu zählten laut Gesetz „angeborener Schwachsinn, Schizophrenie, zirkuläres (manisch-depressives) Irresein, erbliche Fallsucht [Epilepsie], erblicher Veitstanz (Huntingtonsche Chorea), erbliche Blindheit, erbliche Taubheit [sowie] schwere erbliche körperliche Mißbildung“. Bereits aus psychiatrischer Sicht waren viele der angegebenen Indikationen uneindeutig. Zusätzlich wur-

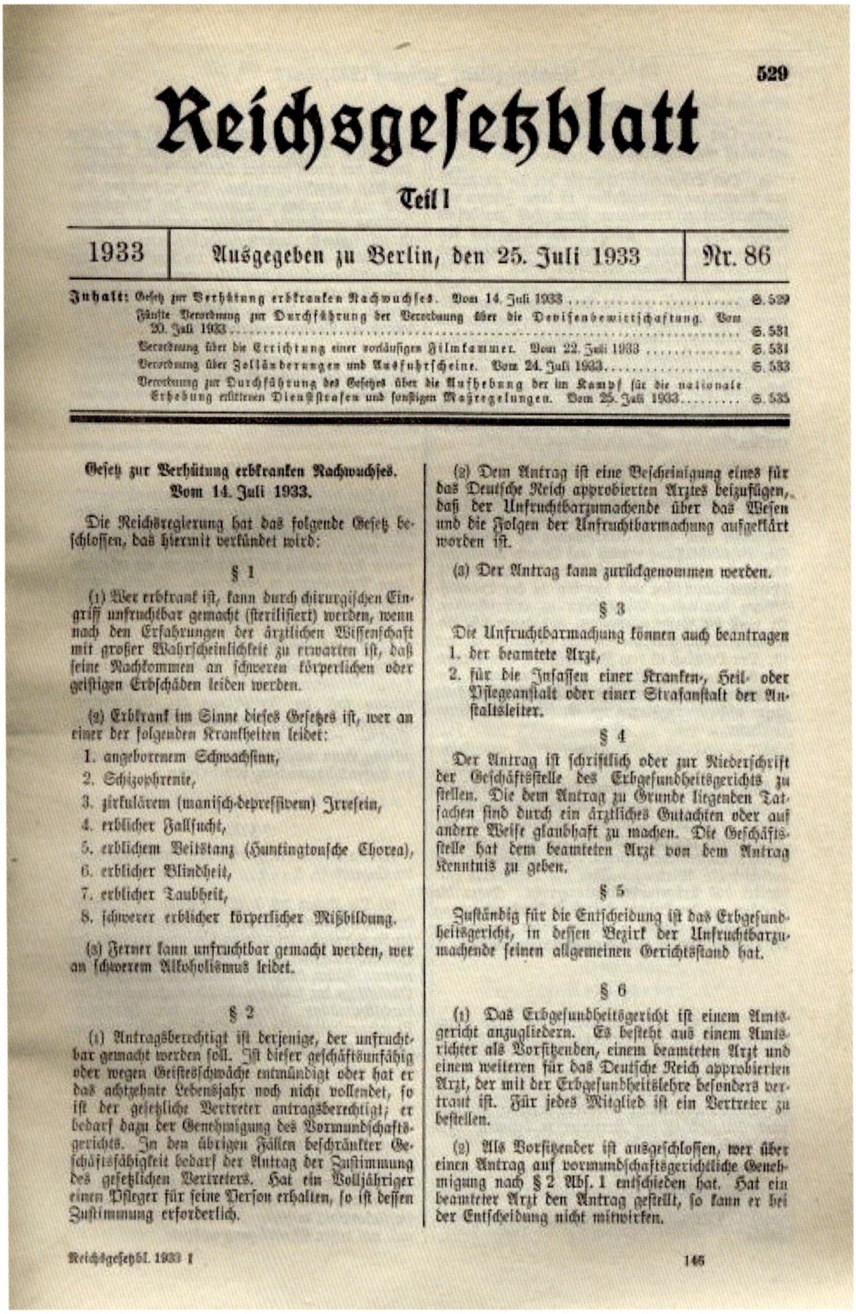

529

Reichsgesetzblatt

Teil I

1933	Ausgegeben zu Berlin, den 25. Juli 1933	Nr. 86

Gesetz zur Verhütung erbkranken Nachwuchses.
Vom 14. Juli 1933.

Die Reichsregierung hat das folgende Gesetz beschlossen, das hiermit verkündet wird:

§ 1

(1) Wer erbkrank ist, kann durch chirurgischen Eingriff unfruchtbar gemacht (sterilisiert) werden, wenn nach den Erfahrungen der ärztlichen Wissenschaft mit großer Wahrscheinlichkeit zu erwarten ist, daß seine Nachkommen an schweren körperlichen oder geistigen Erbschäden leiden werden.

(2) Erbkrank im Sinne dieses Gesetzes ist, wer an einer der folgenden Krankheiten leidet:

1. angeborenem Schwachsinn,
2. Schizophrenie,
3. zirkulärem (manisch-depressivem) Irresein,
4. erblicher Fallsucht,
5. erblichem Veitstanz (Huntingtonsche Chorea),
6. erblicher Blindheit,
7. erblicher Taubheit,
8. schwerer erblicher körperlicher Mißbildung.

(3) Ferner kann unfruchtbar gemacht werden, wer an schwerem Alkoholismus leidet.

§ 2

(1) Antragsberechtigt ist derjenige, der unfruchtbar gemacht werden soll. Ist dieser geschäftsunfähig oder wegen Geistesschwäche entmündigt oder hat er das achtzehnte Lebensjahr noch nicht vollendet, so ist der gesetzliche Vertreter antragsberechtigt; er bedarf dazu der Genehmigung des Vormundschaftsgerichts. In den übrigen Fällen beschränkter Geschäftsfähigkeit bedarf der Antrag der Zustimmung des gesetzlichen Vertreters. Hat ein Volljähriger einen Pfleger für seine Person erhalten, so ist dessen Zustimmung erforderlich.

(2) Dem Antrag ist eine Bescheinigung eines für das Deutsche Reich approbierten Arztes beizufügen, daß der Unfruchtbarzumachende über das Wesen und die Folgen der Unfruchtbarmachung aufgeklärt worden ist.

(3) Der Antrag kann zurückgenommen werden.

§ 3

Die Unfruchtbarmachung können auch beantragen

1. der beamtete Arzt,
2. für die Insassen einer Kranken-, Heil- oder Pflegeanstalt oder einer Strafanstalt der Anstaltsleiter.

§ 4

Der Antrag ist schriftlich oder zur Niederschrift der Geschäftsstelle des Erbgesundheitsgerichts zu stellen. Die dem Antrag zu Grunde liegenden Tatsachen sind durch ein ärztliches Gutachten oder auf andere Weise glaubhaft zu machen. Die Geschäftsstelle hat dem beamteten Arzt von dem Antrag Kenntnis zu geben.

§ 5

Zuständig für die Entscheidung ist das Erbgesundheitsgericht, in dessen Bezirk der Unfruchtbarzumachende seinen allgemeinen Gerichtsstand hat.

§ 6

(1) Das Erbgesundheitsgericht ist einem Amtsgericht anzugliedern. Es besteht aus einem Amtsrichter als Vorsitzenden, einem beamteten Arzt und einem weiteren für das Deutsche Reich approbierten Arzt, der mit der Erbgesundheitslehre besonders vertraut ist. Für jedes Mitglied ist ein Vertreter zu bestellen.

(2) Als Vorsitzender ist ausgeschlossen, wer über einen Antrag auf vormundschaftsgerichtliche Genehmigung nach § 2 Abs. 1 entschieden hat. Hat ein beamteter Arzt den Antrag gestellt, so kann er bei der Entscheidung nicht mitwirken.

Reichsgesetzbl. 1933 I

146

Reichsgesetzblatt vom 25. Juli 1933 mit Gesetz zur Verhütung erbkranken Nachwuchses

de bei der Umsetzung des Gesetzes jedoch in hohem Maß eine soziale Indikation herangezogen.[3] Insgesamt wurden in Deutschland (in den Grenzen von 1937) etwa 360.000 Menschen, im deutschen Einflussbereich insgesamt etwa 400.000 Menschen, gegen ihren Willen sterilisiert. Dabei machen Frauen und Männer je etwa die Hälfte aus.[4]

Sowohl in Sammelbänden zur Geschichte der Medizin im Nationalsozialismus,[5] in den Standardwerken zur Zwangssterilisation in Deutschland[6] und in Detailstudien zu dem Thema[7] wird der Schwerpunkt auf die juristischen Grundlagen, die Indikationsstellung und die Rolle der Ärzte und Psychiatrien gelegt, während die eigentlichen Operationen und ihre Folgen häufig nur am Rande erwähnt werden.

Für das Jahr 1935 gaben die nationalsozialistischen Behörden und zeitgenössische Veröffentlichungen ein Todesrisiko von 0,5 % für Frauen und 0,1 % für Männer an. Gisela Bock weist jedoch darauf hin, dass diese Zahlen die Mortalität deutlich herunterspielen, da insbesondere bereits vor der Operation geschwächte oder an indirekten, etwa psychischen Operationsfolgen (Suizide) verstorbene Personen nicht eingerechnet wurden. Indem sie diese Faktoren mitbetrachtet, schließt sie auf insgesamt 4.500 Frauen und 500 Männer, die an den Operationsfolgen starben.[8] Auf jeweils 200.000 Frauen und Männer berechnet, deutet dies auf eine Mortalität von 2,25 % für Frauen und 0,25 % für Männer hin. In der neueren Literatur wurden diese Zahlen kritisch hinterfragt. So zeigen Regionalstudien zur Zwangssterilisation in Köln, Göttingen, Marburg und Homburg eine Mortalität als direkte Operationsfolge von 0,3 % bis 0,98 % für Frauen.[9] Diese Zahlen lassen jedoch den Tod als indirekte Folge der Sterilisation außer Acht und es bleibt unklar, wie repräsentativ sie für Deutschland allgemein sind.

Diese deutlich häufigeren Todesfolgen sowie die Tatsache, dass historisch die Verbindung von Frauen und Mutterrolle enger war als zwischen Männern und Vaterrolle, mögen Gründe dafür sein, dass in der Aufarbeitung der Zwangssterilisation Frauen bisher mehr Beachtung gefunden haben als Männer. So ist auch die Rolle der Gynäkologie im Nationalsozialismus[10] besser dokumentiert als die der Urologie oder der sich in dieser Zeit entwickelnden Forschung zur männlichen Zeugungsfähigkeit.[11] Trotzdem hat die Historiographie in den letzten Jahren auch Männer als Wesen mit Geschlecht erkannt, wie aus einigen Publikationen zu ersehen ist, die mit Methoden der Geschlechterforschung Männer betrachten,[12] ebenso wie aus

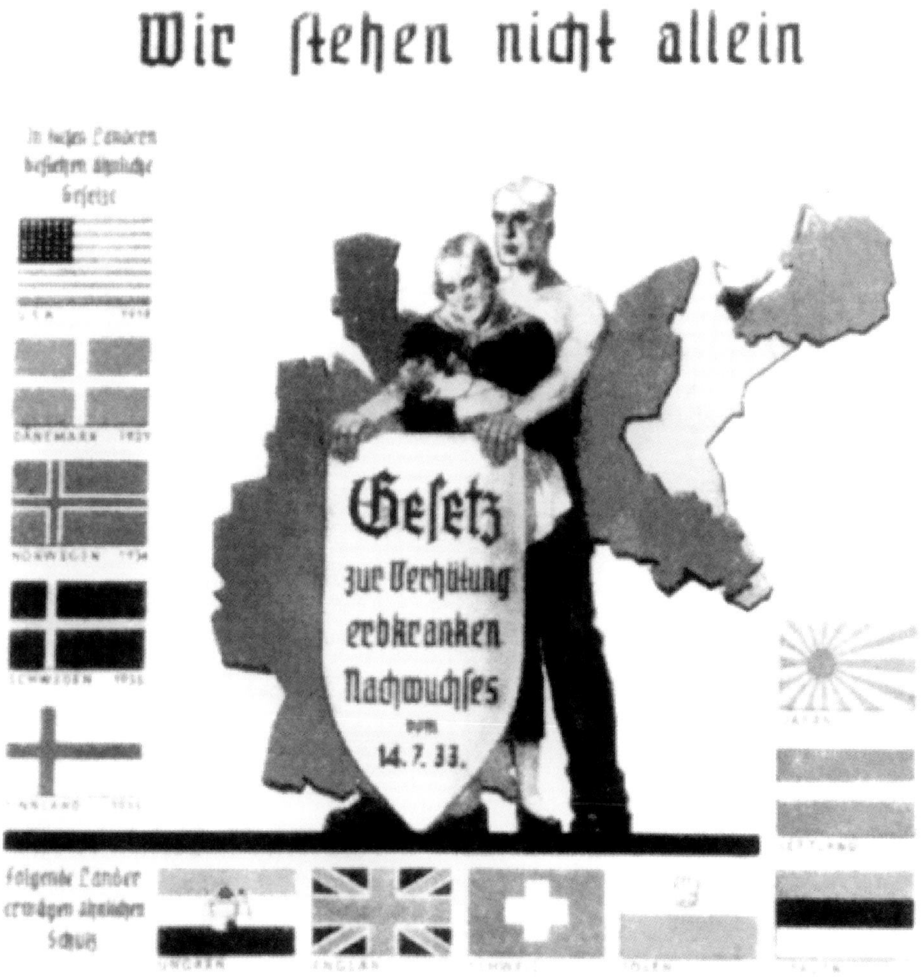

Ein nationalsozialistisches Propagandaplakat wirbt für das GVeN und zeigt die Flaggen von Ländern mit bestehenden oder geplanten eugenischen Sterilisationsgesetzen im Jahr 1933.

dem geänderten Untertitel des 2010 wiedererschienenen Standardwerks zur Zwangssterilisation von Gisela Bock, in dem jetzt statt „Frauenpolitik“ die „Geschlechterpolitik“ erscheint.[13]

Zur Sterilisation des Mannes war die Vasektomie[14] seit Beginn des 20. Jahrhunderts anerkannt und praktiziert worden. Dabei wurde sie zunächst als Therapie bei vergrößerter Prostata und dann als „Verjüngungsoperation“[15] eingesetzt. Neben den Aspekt der Familienplanung, der seit der Einführung der Operation auch eine Rolle gespielt hatte, trat rasch auch die Sterilisation aus eugenischen Gründen, die teils freiwillig, und bereits seit 1907 teils unter Zwang durchgeführt wurde.[16]

Die Zwangssterilisation aus eugenischen Gründen war schon vor 1933 in Deutschland von Rassenhygienikern gefordert worden. Bereits 1932 wurde ein entsprechendes Gesetz in den Reichstag eingebracht, das jedoch zunächst keine Mehrheit fand. Nach der Verabschiedung des Gesetzes 1933 wurden Sterilisation und Operationstechniken in allgemeinmedizinischen, chirurgischen und urologischen Fachzeitschriften breit diskutiert. Im Folgenden sollen vor allem die bisher nur wenig beachtete Sterilisation des Mannes, die dazu verwendeten Techniken, die dazu betriebene Forschung sowie der medizinische Kontext, indem die Sterilisationen erfolgten, aufgezeigt werden.

Für eine Analyse der in den 1930er Jahren bereitstehenden und produzierten Literatur zur Sterilisation des Mannes wurden der Kommentar zum „Gesetz zur Verhütung erbkranken Nachwuchses“ von Arthur Gütt, Ernst Rüdin und Falk Ruttke (1. Auflage 1934, 2. Auflage 1936), sowie urologische, uro-chirurgische und chirurgische Zeitschriften ausgewertet. Diese wurden nach nach Originalartikeln und Rezensionen zu den Themen Sterilisation und Kastration durchsucht. Dazu sollte angemerkt werden, dass in den 1930er Jahren in wissenschaftlichen und medizinischen Zeitschriften Besprechungen eine wichtige Kategorie innerhalb der Zeitschriften waren. Besprochen wurden nicht nur Bücher, sondern auch Artikel aus Zeitschriften angrenzender Fachgebiete, so dass die überlieferten Besprechungen gute Indikatoren für die Wahrnehmung von Beiträgen im Fach sind. Auf das von Hans Boeminghaus und Hans Naujoks 1934 herausgegebene Lehrbuch zur Sterilisations- und Kastrationsoperation ist an anderer Stelle bereits hingewiesen worden.[17]

Die Techniken der Sterilisationsoperation

Im Kommentar zum „Gesetz zur Verhütung erbkranken Nachwuchses“ (1. Auflage 1934, 2. Auflage 1936) finden sich jeweils von Ärzten verfasste Kapitel über die zur Unfruchtbarmachung und Kastration vorgesehenen Operationen an Männern und Frauen. In beiden Auflagen findet sich ein vom Münchener Chirurgen Erich Lexer (1867–1937) verfasstes Kapitel mit dem Titel „Die Eingriffe zur Unfruchtbarmachung des Mannes und zur Entmannung“, das 1934 acht Seiten, davon drei ganzseitige Abbildungen und 1936 12 Seiten, davon vier ganzseitige Abbildungen, umfasst.

In der ersten Auflage empfiehlt Lexer zur Sterilisation des Mannes die „Durchschneidung des Samenleiters (Vas deferens), Vasotomie.“[18] Diese Operation, ebenso wie die zur „Entmannung“ durch Entfernung des Hodens und Nebenhodens, wird sachlich und aus rein chirurgischer Perspektive geschildert. Lexer gibt an:

> Zu beiden Operationen benötigt man keine allgemeine Betäubung, die örtliche genügt vollkommen. Man verwendet 1prozentige Novokainlösung mit Zusatz von Suprarenin oder andere Mittel. [...] Bei beiden Operationen drohen, wenn sie von nicht chirurgisch geschulten Ärzten ausgeführt werden, die Gefahren der Nachblutung und der Wundinfektion. Sie lassen sich durch genaue Befolgung der heutigen Operationsregeln vermeiden.[19]

Hinweise auf gute „handwerklich-ärztliche“ Praxis finden sich auch im Gesetzestext selbst. So heißt es in § 11: „Der zur Unfruchtbarmachung nötige chirurgische Eingriff darf nur in einer Krankenanstalt von einem für das

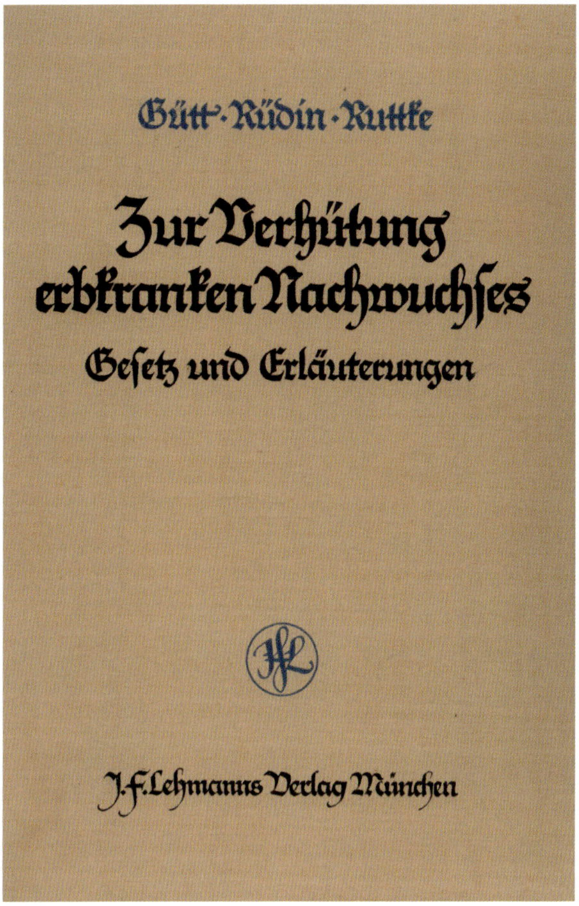

Frontispiz des Kommentars zum GVeN aus dem J. F. Lehmanns Verlag in München, Repro Keyn, mit freundlicher Genehmigung.

Deutsche Reich approbierten Arzt ausgeführt werden.“ Der Gesetzeskommentar erläutert dies weiter:

> Sowohl bei staatlichen wie kommunalen Kranken-, Heil- und Pflegeansalten ist die Forderung zu stellen, daß sie über eine ausreichende chirurgische Einrichtung und einen chirurgisch geschulten Arzt verfügen [...]. Als ‚chirurgisch geschult‘ wird ein Arzt anzusehen sein, wenn er als Facharzt für Chirurgie oder für Frauenheilkunde und Geburtshilfe oder für beide Spezialfächer anerkannt ist. Eine gesetzliche Regelung der Anerkennung als Facharzt ist nicht erfolgt, sondern die Anerkennung regelt sich nach Leitsätzen des Deutschen Ärztevereinsbundes zur Facharztfrage, die auf dem Ärztetag in Bremen 1924 beschlossen sind (s. Deutsches Ärzteblatt Nr. 1317 vom 11.8.1924 Spalte 261–64).[20]

Da in den 1930er Jahren viele chirurgisch arbeitende Urologen Fachärzte für Chirurgie waren und der Gesetzgeber außerdem auf die Selbstverwaltung der Ärzteschaft verweist, kann nicht davon ausgegangen werden, dass es Zweck oder Folge des Gesetzes war, Urologen von der Sterilisationspraxis auszuschließen.

In dem Beitrag Lexers zur zweiten Auflage des Gesetzeskommentars von 1936 lässt sich deutlich ablesen, dass die sichere Fortpflanzungsverhinderung des Mannes in der Zwischenzeit ein aktives Forschungsfeld war. Das Kapitel ist vor allem deshalb länger, weil sein Autor auf durchgeführte Studien und erschienene Literatur verweist. Zwar ist die Struktur des Beitrags gleich und es werden einige Sätze oder Absätze im gleichen Wortlaut wiedergegeben, aber einige Ansichten des Verfassers haben sich in der Zwischenzeit geändert. So schreibt er etwa:

> Zur dauerhaften Unterbrechung der Samenleiter ist die einfache Vasotomie oder Durchschneidung des Vas deferens nicht zuverlässig genug. Ihr gegenüber ist die Vasoresektion oder Vasektomie, d. h. die Ausschneidung einer mindestens 5 cm betragenden Strecke auszuführen.[21]

Unter den Alternativen, der Verknotung des Stumpfes des Samenleiters und der Entfernung eines Stückes, spricht Lexer sich für die zweite aus. Außerdem empfiehlt er, „daß der operierende Arzt sich für alle Falle den Beweis der richtig durchgeführten Operation“ sichern sollte, durch eine „mikroskopische Untersuchung der auf jeder Seite herausgenommenen Stücke“[22]. Im Folgenden stellt der Autor zwei Operationstechniken vor, die Unterbrechung des Samenleiters „unterhalb der Leistenpforte“ und „innerhalb des Hodensacks“ und weist darauf hin, dass in einigen Fällen „natürlich nur der Leistenschnitt in Frage [kommt], mit dem sowohl der Leistenhoden als der Bauchhoden leicht erreichbar ist“[23]. Schließlich spricht sich Lexer auch für „das von Boeminghaus empfohlene Durchspülen der ableitenden Samenwege" mit einer Rivanollösung aus (s. unten).[24] Das Kapitel endet mit einer kurzen Bibliographie, die neben zwei Lehrbüchern zur Sterilisation und Kastration[25] auch auf Beiträge aus den Zeitschriften „Archiv für klinische Chirurgie", „Der Chirurg" und dem „Zentralblatt für Chirurgie" verweist.[26] Es scheint also, als sei der Diskurs über die Operationen zur Sterilisation des Mannes hauptsächlich in chirurgischen Zeitschriften geführt worden.

Für eine weitere Analyse wurden die „Zeitschrift für Urologie", die „Zeitschrift für Urologische Chirurgie", das „Zentralblatt für Chirurgie" und „Der Chirurg" einbezogen und nach Originalartikeln und Rezensionen zu den Themen Sterilisation und Kastration durchsucht.

In allen genannten Zeitschriften finden sich sowohl Originalartikel als auch Besprechungen von Büchern und Beiträgen aus anderen Zeitschriften, die sich mit der Sterilisation des Mannes als auch der Frau auseinandersetzen. Aus den Rezensionen ist zu erkennen, dass der Diskurs zu Operationen an Frauen zu einem großen Teil in gynäkologischen Zeitschriften geführt wurde. Entsprechend ist zu erwarten, dass in den urologischen, uro-chirurgischen und chirurgischen Zeitschriften die Operationen an Männern breit diskutiert wurden; dies lässt sich durch die Auswertung bestätigen.

In der Zeitschrift für Urologie finden sich insgesamt vier Originalartikel, davon drei zu Operationen und der Operationstechnik an Männern, und fünf Rezensionen, davon vier zu Männern. In der Zeitschrift für urologische Chirurgie finden sich keine Originalarbeiten zur Sterilisations- oder Kastrationsoperation, es wurden aber 29 Beiträge zur Operation an Männern, fünf Beiträge zur Operation an Frauen, drei Beiträge zur Operationstechnik allgemein und einer zu rechtlichen Aspekten besprochen.

Die beiden Zeitschriften „Der Chirurg" und das „Zentralblatt für Chirurgie" waren in den 1930er Jahren, aus denen die untersuchten Veröffentlichungen fast ausnahmslos stammen, für Urologen ebenso bedeutsam wie die namentlich urologischen Zeitschriften. Durch die enge institutionelle Bindung der Urologie an die Chirurgie, sowohl in Ausbildung als auch in klinischer Praxis, ist zu erwarten, dass chirurgisch arbeitende Urologen entweder unter der Bezeichnung „Chirurg und Urologe" oder nur

	Artikel/Rezensionen zur Operation an Frauen	Artikel/Rezensionen zur Operation an Männern	Artikel/Rezensionen zur Operation an beiden Geschlechtern	Artikel/Rezensionen zur berufspolitischen, -rechtlichen oder ethischen Dimension
Der Chirurg	6/10	5/17	4/2	4/3
Zentralblatt für Chirurgie	18/15	2/10	5/4	9/1
Zeitschrift für Urologie	3/4	1/1	–/–	–/–
Zeitschrift für urologische Chirurgie	–/29	–/5	–/5	–/1

Tabelle 1: Anzahl der Originalartikel und Rezensionen zur Sterilisations- und Kastrationsoperation in den Zeitschriften „Der Chirurg", „Zentralblatt für Chirurgie", „Zeitschrift für Urologie" und „Zeitschrift für urologische Chirurgie".

„Chirurg“ firmierten. So finden sich in der Zeitschrift „Der Chirurg“ 19 Originalartikel zur Sterilisation oder Kastration, davon sechs zu Männern, fünf zu Frauen, vier allgemeine und vier zu rechtlichen oder berufspolitischen Dimensionen. Dazu kamen 32 Besprechungen, davon zehn zur Operation an Männern, 17 zu der an Frauen, zwei allgemeine und drei zu rechtlichen Themen. Das „Zentralblatt für Chirurgie“ schließlich scheint das Medium gewesen zu sein, in dem die Zwangssterilisation innerhalb der chirurgischen Fächer am intensivsten und gelegentlich sogar kontrovers diskutiert wurde. Hier finden sich 34 Originalien, davon 18 zur Operation an Männern, zwei zu der an Frauen, fünf allgemeine und neun zu rechtlichen und berufspolitischen Themen. Dazu kommen noch einmal 30 Besprechungen, davon 15 zur Operation an Männern, zehn zu der an Frauen, vier allgemeine und eine zu rechtlichen Fragen. Neben technischen Fragen zur Operation wurde im „Zentralblatt für Chirurgie“ auch die berufspolitische und -ethische Dimension der Sterilisation zumindest angerissen. So findet sich ein Artikel zu „Menschliche und technische Fragen zur gesetzlichen Sterilisierung“[27], der sich kritisch mit der Gesetzgebund auseinandersetzt. Obwohl offene Kritik an der neuen Gesetzgebung selten erfolgte, wurde doch zumindest diskutiert, ob angeborene, aber leicht chirurgisch zu korrigierende körperliche Behinderungen eine Indikation zur Sterilisation sein sollten.[28] Die hier gegen die Sterilisation vorgebrachten Argumente bleiben aber an der Denkfigur der „Volksgesundheit“ orientiert, da der „Wert“ der mit einer Behinderung geborenen, aber durch eine Operation arbeits- und kriegsdienstfähig gemachten, Personen betont wird.

Insgesamt finden sich in den ausgewerteten Zeitschriften 27 Originalartikel zur Sterilisationsoperation am Mann. Dies ist, im Vergleich zu anderen Zeitschriften und dem von zeitgenössischen Autoren häufig betonten niedrigen „Schwierigkeitsgrad“ der Operation, eine große Anzahl und dürfte, zusammen mit den Rezensionen, einen Großteil des Diskurses zu dem Thema abbilden. Ein Desiderat stellt bisher noch die Erforschung der Wahrnehmung dieser Literatur in den weitverbreiteten medizinischen Zeitschriften, wie etwa der „Klinischen Wochenschrift“, der „Münchner Medizinischen Wochenschrift“ oder der „Wiener Medizinischen Wochenschrift“ dar.

Einer der Ärzte, die einen großen Anteil an der Forschung zur Sterilisation des Mannes beigetragen haben, ist Hans Boeminghaus. Seine Veröffentlichungen, darunter ein Lehrbuch und sieben Originalartikel zur Sterilisation, sind im Kapitel „Karrieren führender Urologen im Nationalsozialismus“ bereits thematisiert worden.

Die Veröffentlichungen Boeminghaus' zur Sterilisationsforschung in den 1930er Jahren entsprechen stilistisch und inhaltlich denen seiner Kollegen. Zum einen schließen sie an einige seiner Vorarbeiten, etwa zur Physiologie und Punktion des Samenleiter von vor 1933 an, gleichzeitig sind sie aber konform mit der nationalsozialistischen Ausrichtung der Medizin an der „Volksgesundheit“ orientiert statt am individuellen Patientenwohl. Nach 1945 war die Forschung zur Sterilisation beim Mann ein Ansatzpunkt für die sich in Deutschland etablierende Disziplin der Andrologie und weiteren Forschungen zur männlichen Sterilität.[29]

In der zweiten Ausgabe des Kommentars zum GVeN findet sich der Hinweis auf die „Entfernung der Keimdrüsen [...] beim Manne“. Diese durfte im Rahmen dieses Gesetzes nur mit Einwilligung des „Patienten“ erfolgen. Indikationen waren, dass „ein Arzt sie nach den Regeln der ärztlichen Kunst zur Abwendung einer ernsten für das Leben oder die Gesundheit“ (für Männer und Frauen) und gemäß Absatz 2 insbesondere bei Männern „um ihn von einem entarteten Geschlechtstrieb zu befreien, der die Begehung weiterer Verfehlungen im Sinne der §§ 175–178, 183, 223 bis 226 des Strafgesetzbuches befürchten läßt. Die Anordnung der Entmannung im Strafverfahren oder im Sicherungsverfahren bleibt unberührt.“[30] Die genannten Paragraphen schließen insbesondere „widernatürliche Unzucht“ (homosexuelle Handlungen), „Nötigung zur Unzucht, die Schändung, die Unzucht mit Kindern und die Notzucht, [...] die Erregung öffentlichen Ärgernisses durch unzüchtige

Handlungen [...] und die zur Erregung oder Befriedigung des Geschlechtstriebes begangenen Körperverletzungen“ ein.[31] Dies entspricht den Gesetzesübertretungen, die auch im Gesetz gegen Gewohnheitsverbrecher die „Entmannung“ erlauben.

Die Frage der „Freiwilligkeit“ der Einwilligung – die Alternative war häufig das Konzentrationslager – wird später noch thematisiert werden. Auch die gesetzliche Gleichbehandlung von homosexuellen Handlungen zwischen freiwillig handelnden Erwachsenen und Vergewaltigung sowie sexuellen Handlungen mit Kindern erscheint aus heutiger Perspektive inhuman.

Kastration

Die Kastration gehört mit der Beschneidung, der Hydrozelenpunktion und der Entlastung von Flankenabszessen neben der Trepanation sicherlich zu den ältesten überlieferten operativen Eingriffen, wobei die Folgen des Eingriffes in Hinblick auf den Hormonausfall gewünscht waren. Die Ursprünge der Kastration verlieren sich im „Dunkel der Geschichte“, wie die meisten Autoren übereinstimmend feststellen. Magische, kultische, religiöse, sittliche, ästhetische, machtpolitische, rassistische, medizinische und kriminalpräventive Motive werden über die Zeiträume angeführt.[32] Interessanterweise fand der Eingriff aufgrund seiner vielschichtigen Betrachtungsmöglichkeiten, die sich nicht allein auf die operative Technik beschränken, in der engeren urologiegeschichtlichen Literatur im Gegensatz zu gender-orientierten Analysen[33], Untersuchungen zur Rechtsgeschichte[34] oder Aufarbeitung von der Verstrickung der Justiz in das nationalsozialistische Unrecht, bisher selten Beachtung.[35]

Aus politischen oder religiösen Gründen wurde der Eingriff in Europa, China oder Afrika vorgenommen. Die Kastration an Männern wurde in der gesamten Geschichte und vielen Kulturen durchgeführt: an Feinden zur Demütigung und um ihnen leichter ihre Frauen nehmen zu können und an Sklaven – besonders solchen, die einen Harem bewachen sollten. Erwachsene Kriegsgefangene oder Sklaven wurden überdies kastriert, um sie gefügsamer zu machen, da durch die starke Reduzierung des Testosterons die Aggressionsbereitschaft nachlässt.

Laut verschiedenen Quellen soll die mythische assyrische Königin Semiramis, Gattin von Schamschiadad V., eine der ersten Herrscherinnen gewesen sein, welche die Kastration gefangener Feinde um 800–700 v. Chr. befahl. Auch konnten im Assyrischen Reich Eunuchen in die höchsten Hofämter aufsteigen.[36] Hans Boeminghaus bezieht sich in seinem gemeinsam mit Hans Naujoks herausgegebenen Lehrbuch auf die mythische Königin und schreibt dort: „es zeugt sicherlich von großer Staatsmännischer Klugheit, wenn man hört, dass die Königin Semiramis die Kastration von kränklichen und elenden Männern empfohlen habe, um auf diese Weise eine schwache Nachkommenschaft zu verhüten.“[37]

In der urologischen Literatur gewann der Themenkomplex an Bedeutung, nachdem in der Mitte des 19. Jahrhunderts die pathophysiologischen Zusammenhänge in den Blickpunkt der Forschung rückten.[38] Der englische Mediziner John Hunter (1728–1793) dokumentierte schon 1767 tierexperimentelle Transplantationen von Hodengewebe des Hahns in die Bauchhöhle von Hennen. Dabei war er allerdings mehr an technischen Fragen der Transplantation und kaum an sekundären sexual- und geschlechtscharakteristischen Effekten interessiert. Seine Arbeiten waren jedoch Anregung für Arnold Adolph Berthold (1801–1863), Professor für Zoologie und vergleichende Anatomie in Göttingen, der 1849 erneut die Verbindung zwischen männlichen Sexual- und Verhaltenscharakteristika und einer von den Hoden sezernierten Substanz herstellte. Er formulierte die These, dass transplantierte Hoden diese Effekte durch die Sekretion einer Substanz in die Blutbahn verursachten und gilt somit als Begründer der modernen Endokrinologie.

Der Wiener Physiologe Eugen Steinach (1861–1944) begann schon vor der Wende zum 20. Jahrhundert mit Tierexperimenten, um über testikuläre Transplantation mehr über die postulierte hormonelle Funktion der Gonaden und die Auswirkungen auf die sexuelle Differenzierung der Tiere zu erfahren. Weiterhin diente die Entfernung eines oder beider Hoden zur Behandlung der Hodentuberkulose[39], Syphilis des Hodens sowie der Hodentumoren. Auch wurde der Eingriff bei technisch schwierigen Leistenhernien zum optimalen Bruchpfortenverschluss empfohlen, stand aber als technisch einfach auszuführender Eingriff wie die Vasektomie weder unter einem besonderen Augenmerk von Urologen noch von Allgemeinchirurgen.[40] Erst nach dem Zweiten Weltkrieg diente die „Orchiektomie" zur Hormonablation bei metastasiertem Prostatakarzinom[41], nachdem Charles Huggins (1901–1997) entsprechende Zusammenhänge nachweisen konnte und dafür später (1966) den Nobelpreis erhielt.[42]

Weder das Werk von Joaquin Albarran (1860–1912) „Operative Chirurgie der Harnwege"[43] noch das Handbuch von Leonhard Murphy zur Geschichte der Urologie[44] widmet dem Eingriff ein eigenes Kapitel. In der Voelckerschen Operationslehre[45] stellt Oskar Orth (1876–1958)[46] fest, dass die Indikation zur Kastration eingeengt sei durch konservativeres Vorgehen bei Entzündungen und nur noch bei Verletzungen, Tumoren und Tuberkulose reserviert sei.

Kastration von „Sittlichkeitsverbrechern"

Bereits vor der Machtergreifung forderten Vereine und Verbände die Schaffung einer Kastrationsgesetzgebung, die als kostengünstiger Ersatz der lebenslangen Asylierung Krimineller, insbesondere Sittlichkeitstätern, dienen sollte. Gerade die wirtschaftlich schwierige Situation der ausgehenden Weimarer Republik bot solchen Argumenten besondere Nahrung.[47] Somit gestaltete sich die soziale Dimension der Indikation ähnlich wie bei der Sterilisation. So wie unter Rassenhygienikern die Diskussion um eine Zwangsregelung zur Sterilisation bereits in der Weimarer Republik aufgekommen war, wurde auch im Diskurs um „Sexualität und Kriminalität"[48] von einigen Autoren die zwangsweise Kastration gefordert.[49]

Im „Gesetz zur Verhütung erbkranken Nachwuchses" (GVeN), das ganz unter dem Grundgedanken eugenischer Rassenaufartung stand, wurde dem Staat nunmehr die Möglichkeit gegeben, Zwang anzuwenden, was am Ende der Weimarer Republik noch nicht durchsetzbar gewesen war. Das Gesetz ermöglichte die zwangsweise Sterilisation von „erblich Belasteten", wozu auch nach den damaligen Vorurteilen – gerade der bürgerlichen Mittelschicht – Schulversagen, Vorstrafen und Armut gehörten, die dann unter der Diagnose „angeborener Schwachsinn" zusammengefasst wurden.[50]

Für die Kastration verhält es sich ähnlich. Während in der Weimarer Republik die zwangsweise Entmannung, der ein Schwinden von Libido und Potenz zugebilligt wurde, als gegen den Willen der Betroffenen vorgenommener operativer Eingriff nach § 224 StGB als schwere Körperverletzung noch ein Straftatbestand war,[51] sollte sich dies nach der „Machtergreifung" der Nationalsozialisten rasch ändern. Dass auf wissenschaftlicher Ebene zu diesem Themenkomplex 1933 noch keine gesicherten Erkenntnisse vorlagen und bekannte Ergebnisse widersprüchlich waren, spielte keine entscheidende Rolle.[52]

Die zwangsweise Entmannung wurde am 24.11.1933 im „Gesetz gegen gefährliche Gewohnheitsverbrecher und Maßregeln der Sicherung und Besserung" (RGBl I 1933 S. 997) verabschiedet. Nach § 41k konnte das Gericht die Strafe der Kastration bei über 21-Jährigen alten als „gefährlich eingestuften Sittlichkeitsverbrechern" anordnen.[53] Darunter konnten auch Homosexuelle fallen, wobei man sich bei diesen „Tätern" nicht mit der die Fortpflanzung „verhindernden" Sterilisation zu Frieden gab, sondern gerade die den Sexualtrieb angeblich abtötende Kastration forderte. Im Mittelpunkt der nationalsozialistischen Sexualforschung stand nämlich die Auseinandersetzung mit dem reproduktiven Verhalten der Bevölkerung und unter diesem Gesichtspunkt wurde auch die Homosexuellenfrage diskutiert.[54] Im Bestreben, Grundsätzen nationalsozialistischer Bevölkerungspolitik auch mit den Mitteln des Strafrechtes Geltung zu verschaffen, wurden dann die

Indikationen zu einer zwangsweisen Kastration von Sexualdelikten bis 1945 erheblich ausgeweitet.[55]

Im klinischen Alltag wurde der relativ risikoarme Eingriff oft von den jüngeren Assistenten in Ausbildung erledigt. Da die Kastrationen nach Verurteilung jedoch häufig in Polizeigefängnissen oder Konzentrationslagern ausgeführt wurden, liegen teils nur bruchstückhafte Überlieferungen vor, da viele Akten, etwa der Gestapo, heute nicht mehr aufzufinden sind.

Bei stichprobenartigen Untersuchen anhand gut in der Sekundärliteratur dokumentierter Einzelschicksale konnten bisher bei den Operateuren in den KZ keine Urologen ausgemacht werden, wobei die Grenzen zwischen urologisch arbeitenden Chirurgen und chirurgischen Urologen jedoch fließend waren. Eine quantitative Analyse, insbesondere in den Polizeigefängnissen wird Gegenstand weiterer Untersuchungen sein.

In einer Dissertation aus dem Jahre 1937 von Hans Puvogel (1911–1999), dem späteren Justizministers des Landes Niedersachsen,[56] werden Sterilisation und Kastration als zwei Werkzeuge der nationalsozialistischen Bevölkerungspolitik beschrieben. Endziel sei es, „durch geeignete Maßnahmen die wertvollen Erbströme unseres Volkes immer stärker fließen zu lassen, die minderwertigen hingegen nach und nach zum Erliegen zu bringen [...]. Die Entmannung beraubt den Verbrecher seiner Zeugungsfähigkeit und verhindert auf diese Weise eine weitere Verseuchung des Volkes mit dieser Verbrechensneigung".[57] Die Maßregel der Entmannung stand in Konkurrenz zu der durch das „Gewohnheitsverbrechergesetz" eingeführten Maßregel der „Sicherungsverwahrung".

Neben der „Entmannung" als gerichtlich angeordnete Strafe war mit der Änderung des „Gesetzes zur Verhütung erbkranken Nachwuchses" vom 20.6.1935 auch eine Voraussetzung zur freiwilligen Kastration geschaffen. Hierzu war ein amts- oder gerichtsärztliches Gutachten notwendig. Der Gutachter hatte festzustellen, dass die Entfernung der Keimdrüsen einen Mann von einem „entarteten Geschlechtstrieb" befreien würde. Der dem § 14 eingefügte Absatz 2 erlaubte und regelte nunmehr die „kriminalpolitisch indizierte Kastration". Indikationen waren „Neigung zu oder Verurteilungen wegen Homosexualität", „sexuelle Nötigung", „Kindesmißbrauch", „Vergewaltigung" oder „Exhibitionismus".[58] Notwendige Voraussetzung war die Einwilligung des Betroffenen.

Der Eingriff war nur zulässig, wenn bereits einschlägige Verurteilungen vorlagen oder befürchtet werden mussten. Mit einem Runderlass vom 23.1.1936 hatte der Gesetzgeber festgelegt, dass die Freiwilligkeit durch keinen, auch nicht mittelbaren, Zwang beeinträchtigt werden dürfe.[59] Dies setzte der Reichsführer SS Heinrich Himmler mit Erlass vom 20.5.1939 außer Kraft, in dem er kastrierten Männern eine frühzeitige Entlassung in Aussicht stellte. Auch hier ist die Parallele zur Sterilisation augenscheinlich: Dort wurde Personen die Entlassung aus geschlossenen Psychiatrien in Aussicht gestellt, wenn sie durch eine Sterilisation die eigene Fortpflanzung ausschlossen und so die Asylierung überflüssig machten. Der Erlass des Reichssicherheitshauptamtes vom 12.7.1940 sollte die Situation noch verschärfen, besonders bei homosexuellen Männern, die verurteilt wurden, weil sie mehr als einen Partner „verführt" hatten: Sie wurden in Konzentrationslager deportiert.[60] Justiz- und Polizeiorganen war damit ein Druckmittel in die Hand gegeben, diese Männer zu veranlassen, in ihre Kastration einzuwilligen. Ein Erlass vom 23.9.1940 des Reichskriminalpolizeiamtes verfügte: „Von einer Einweisung in ein Konzentrationslager kann abgesehen werden, wenn einschlägig verurteilte Männer sich vorher kastrieren lassen."[61] Dies macht das Maß an „Freiwilligkeit" deutlich, das in der größten Zahl der Fälle herrschte.

Während die Ministerialbürokratie mit Juristen und Ärzten noch diskutierte, ob die Zwangskastration von Kriminellen durch einen Zusatz im Strafgesetz verfügt werden oder das Inkrafttreten des Gesetzes zur Behandlung von „Gemeinschaftsfremden" abgewartet werden sollte[62], ermächtigte ein Geheimerlass des Wirtschafts- und Verwaltungshauptamtes der SS vom 14.1.1942 die Kommandanten der KZ, die Unfruchtbarmachung in nicht gesetzlich geregelten Fällen befehlen zu können. Somit war die Zwangskastration legalisiert.[63]

Sterilisations- und Kastrationsversuche in Konzentrationslagern im Kontext der nationalsozialistischen Bevölkerungspolitik

Insbesondere in den Kontext der nationalsozialistischen Bevölkerungspolitik einordnen lassen sich in Konzentrationslagern durchgeführte Versuche, die eine Sterilisation oder Kastration ohne chirurgische Eingriffe ermöglichen sollten. Nach dem für Deutschland siegreichen Ende des Zweiten Weltkriegs sollte „Siedlungsraum im Osten" gewonnen werden, um dort deutschstämmige Bevölkerung anzusiedeln. Dazu war eine Verdrängung oder Beschränkung der Reproduktion der ursprünglich dort ansässigen Bevölkerung geplant, wobei die zweite Option den Vorteil mit sich brächte, weiterhin „ihre Arbeitskraft ausnutzen zu können."[64]

Versuche zur medikamentösen Sterilisation

Nachdem im Jahr 1940 im Tierversuch die sterilisierende Wirkung der ursprünglich aus Südamerika stammenden Pflanze Schweigrohr (Dieffenbachia seguine) deutlich geworden war, schrieben unabhängig voneinander zwei Männer, der Dermatologe Adolf Pokorny und der Gauleiter Karl Gerland, an Heinrich Himmler, den „Reichsführer SS", um ihn auf die Möglichkeit der medikamentösen Sterilisation aufmerksam zu machen. In seinem Brief aus dem Oktober 1941 schrieb Pokorny:

> Getragen von dem Gedanken, daß der Feind nicht nur besiegt sondern vernichtet werden muß, fühle ich mich verpflichtet, Ihnen [...] folgendes zu unterbreiten:
> Dr. Madaus veröffentlichte das Ergebnis seiner Forschungen über medikamentöse Sterilisierung. [...] Wenn es gelänge, auf Grund dieser Forschungen sobald als möglich ein Medikament herzustellen, das nach relativ kurzer Zeit eine unbemerkte Sterilisation beim Menschen erzeugt, so stände uns eine neue wirkungsvolle Waffe zur Verfügung. Allein der Gedanke, daß die 3 Million momentan in deutscher Gefangenschaft befindlichen Bolschewisten sterilisiert werden könnten, so daß sie als Arbeiter zur Verfügung stünden, aber von der Fortpflanzung ausgeschlossen wären, eröffnet weitgehendste Perspektiven.[65]

Pokorny fuhr fort, einen Plan für die Nutzbarmachung vorzuschlagen. Dieser sah vor, Madaus weitere Publikationen zu verbieten („Feind hört mit!"), die Pflanze in Gewächshäusern zu züchten, „sofortige Versuche an Menschen (Verbrecher!)" vorzunehmen und Forschungen zu beginnen, um den Wirkstoff zu isolieren und zu synthetisieren.[66] Obwohl ein Forschungsprogramm in Konzentrationslagern begonnen wurde, stellte sich schon der Versuch einer Kultivierung der Pflanze im großen Maßstab als nicht erfolgreich heraus. Dennoch wurde Pokorny im Nürnberger Ärzteprozess angeklagt. Zu seiner Verteidigung dort gab er an, dass er auf Grund seiner „besonderen Erfahrungen als Spezialist für Haut- und Geschlechtskrankheiten" gewußt habe, dass die vorgeschlagene medikamentöse Sterilisation unwirksam wäre und durch seinen Brief an Himmler andere Programme bremsen wollte.[67] Obwohl Pokorny also als Dermatologe firmiert, zeigt sich hier, dass er durch seine Tätigkeit als

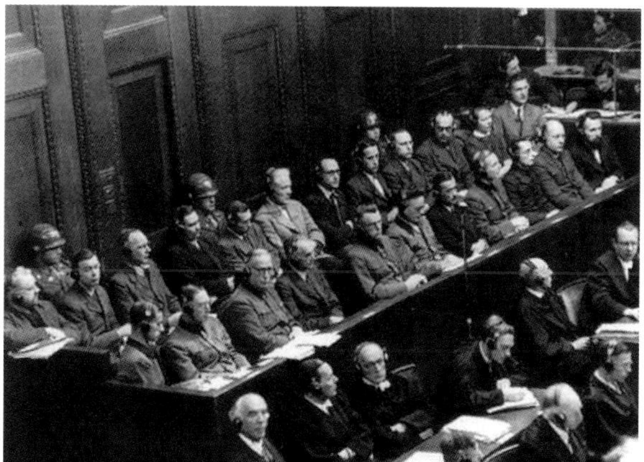

Die Angeklagten beim Nürnberger Ärzteprozess 1946/47, darunter auch Victor Brack, zweite Reihe, Dritter von links.

Venerologe auch urologisch ausgebildet war und diese Ausbildung wohl im Zusammenhang mit seinem Interesse an der Sterilisationsforschung steht.

Versuche zur radiologischen Sterilisation und Kastration

Während im Rahmen des „Gesetzes zur Verhütung erbkranken Nachwuchses" ab 1938 bei Frauen ab 48 Jahren die Röntgenkastration eine Option darstellte, wohl weil sie trotz massiver Nebenwirkungen für weniger lebensbedrohlich als die offene Bauchoperation gehalten wurde, wurde aus den gleichen bevölkerungspolitischen Überlegungen, die auch Grundlage der Schweigrohrversuche gewesen waren, zur gleichen Zeit auch erwogen, ob durch Röntgenstrahlen eine große Zahl Personen effektiv und möglicherweise ohne ihr Wissen sterilisiert werden könnten. Versuche dazu wurden 1942–1943 in den Konzentrationslagern Auschwitz-Birkenau durch den Chirurgen und Medizinalbürokraten Horst Schumann sowie im Konzentrationslager Ravensbrück durchgeführt.[68]

Die Auswirkungen der Versuche beschrieb ein ehemaliger Häftling im Nürnberger Ärzteprozesse wie folgt:

> Ich arbeitete 4 Wochen beim Straßenbau, als plötzlich abends der Blockschreiber rief: ‚Sämtliche arbeitsfähige Juden im Alter von 20 bis 24 Jahren haben sich zu melden.' Ich habe mich nicht gemeldet. [...] Eine Woche später wurden wieder 20 Juden im Alter von 20–24 Jahren ausgewählt. Aber diesmal wurden sie alphabetisch ausgesucht. Ich war gleich einer der ersten. Wir wurden nach Birkenau in ein Frauenarbeitslager transportiert. Dort erschein ein hochgewachsener Arzt in einer grauen Luftwaffenuniform. Wir mußten uns ausziehen und die Geschlechtsteile wurden unter einen Apparat gebracht und für 15 Minuten unter dem Apparat gehalten. Der Apparat hat die Geschlechtsteile und Umgebung stark gewärmt, und nachher haben sich diese Teile schwärzlich gefärbt. Nach dieser Aktion mußten wir sofort wieder arbeiten. Im Verlaufe von einigen Tagen haben die Geschlechtsteile bei den meisten Kameraden geeitert, und sie hatten sehr große Schwierigkeiten beim gehen. Sie mußten aber trotzdem arbeiten, bis sie umfielen. Die Umgefallenen kamen zur Vergasung. [...]
> Wir kamen nach Auschwitz I in den Krankenbau, Block 20. Dort hat man uns operiert. Wir bekamen eine Spritze in den Rücken, worauf die untere Körperhälfte gefühllos wurde, während der obere Teil des Körpers vollkommen normal blieb. Beide Hoden wurden entfernt. Es erfolgte keine vorherige Untersuchung über Samenflüssigkeit. Ich habe den Vorgang im Spiegelglas einer chirurgischen Lampe beobachten können. Es wurde auch keine Einwilligung zur Operation eingeholt. Man hat nur gesagt: ‚Du gehst.' Daraufhin wurde man wortlos auf den Operationstisch geschickt. Der Leiter der Sterilisations- und Kastrationsexperimente in Auschwitz war ein Dr. Schumann.[69]

Im Rahmen der Versuche stellte sich heraus, dass eine unbemerkte Sterilisation nicht möglich war und dass eine Strahlendosis, die eine dauerhafte Sterilisation bewirkte, immer auch die Kastration zur Folge hatte. Daraus folgerte Viktor Brack, der als Oberdienstleiter in der Kanzlei des Führers die Versuche veranlasst hatte, dass „[d]ie operative Kastration, die, wie ich mich selbst überzeugt habe, nur 6–7 Minuten dauert, ist [...] zuverlässiger und schneller zu bewerkstelligen als die Kastration mit Röntgenstrahlen."[70]

Fazit

Eine freiwillige Kastration Erwachsener (über 25 Jahre) ist in Deutschland bei Vorliegen der im Gesetz über die freiwillige Kastration und andere Behandlungsmethoden aus dem Jahr 1969 genannten Vorgaben insbesondere nur bei Einwilligung des Patienten möglich. Bei Einwilligungsunfähigen ist jedoch die Kastration auch durch Einwilligung des Betreuers und Genehmigung des Vormundschaftsgerichtes im Rahmen dieses Gesetzes möglich.[71]

Hieraus wird deutlich, dass einige der Problemkomplexe, neben der Kastration etwa auch die Empfängnisverhütung bei Patienten geschlossener psychiatrischer Kliniken, bis heute andauern.

Zur eigentlichen Sterilisations- und Kastrationsoperation, auch bei der Frau, aber insbesondere beim Mann, bestehen weiterhin Forschungsdesiderate. Insbesondere zur Diskussion der medizinethischen und standesrechtlichen Dimension der Eingriffe ist die Forschungslage bisher noch bescheiden. Neben diesen Aspekten bleibt ein Forschungsauftrag für die Zukunft, in den bestehenden und noch entstehenden Regionalstudien zur Zwangssterilisation und zur Kastration neben der Rolle der Chirurgen auch die Rolle der Urologen herauszuarbeiten und dabei die in vielen Fällen schwierige Abgrenzung zwischen den Vertretern der beiden Fachgebiete in den 1930er und 40er Jahren zu problematisieren.

Anmerkungen

1 Galton F (1883) Inquiries into Human Faculties and its Deveopnent. Macmillan, London.
2 Zur Rassenhygiene im NS Kontext, siehe Schmuhl H-W (1987) Rassenhygiene, Nationalsozialismus, Euthanasie. Vandenhoeck & Ruprecht, Göttingen; im breiteren Kontext, siehe: Weingart P, Kroll J, Bayertz K (1988) Rasse, Blut und Gene. Geschichte der Eugenik und Rassenhygiene in Deutschland. Suhrkamp, Frankfurt.
3 Zum Entstehen des Gesetzes, siehe etwa Benzenhöfer U (2006) Zur Genese des Gesetzes zur Verhütung erbkranken Nachwuchses. Klemm & Oelschläger, Münster.
4 Bock G (2008) Nationalsozialistische Sterilisationspolitik. In: Henke K-D (Hrsg.): Tödliche Medizin im NS, Böhlau, Köln; Bock G (2010) Zwangssterilisation im Nationalsozialismus. Monsenstein & Vannerdat, Münster.
5 Etwa Kudlien F (1985) Ärzte im Nationalsozialismus. Kiepenheuer & Witsch, Köln; Bleeker J, Jachertz N (1989) Medizin im Dritten Reich. Deutscher Ärzteverlag, Köln.
6 Ley A (2004) Zwangssterilisation und Ärzteschaft. Campus Verlag, Frankfurt/Main; Bock G (2010) Zwangssterilisation im Nationalsozialismus. Monsenstein & Vannerdat, Münster.
7 Für einen Überblick sei verwiesen auf das Kapitel Schmuhl H (2011) Zwangssterilisation und die Bibliographie. In Jütte R (2011): Medizin und Nationalsozialismus, Wallstein, Göttingen, S 201ff.
8 Bock G (2010) Zwangssterilisation im Nationalsozialismus. Monsenstein & Vannerdat, Münster S 372–375.
9 Braß C (2004) Zwangssterilisation und ‚Euthanasie' im Saarland 1933–1945. Schöningh, Paderborn.
10 Horban C (1999) Gynäkologie und Nationalsozialismus: Die zwangssterilisierten, ehemaligen Patientinnen der I. Universitätsfrauenklinik heute – eine späte Entschuldigung. Utz, München; Doetz S (2010) Alltag und Praxis der Zwangssterilisation. Die Berliner Universitätsfrauenklinik unter Walter Stoeckel 1942–1944. Dissertation FU Berlin.
11 Vienne F (2006) Der Mann als Wissensobjekt – Ein blinder Fleck in der Wissenschaftsgeschichte. Internationale Zeitschrift für Geschichte und Ethik der Naturwissenschaften, Technik und Medizin 14: 222–230.
12 Hofer H-G (2010) Medizin, Altern, Männlichkeit. Eine Medizin- und Wissenschaftsgeschichte des männlichen Klimakterium s. Habilitationsschrift. Universität Bonn; sowie Stoff H (2004) Weige Jugend. Böhlau. Wien.
13 Siehe dazu auch Endres S (2010) Zwangssterilisation in Köln. Emos-Verlag, Köln, S 15 und die dort genannten Verweise.
14 Zu deren Geschichte s. Drake M, Mills I, Cranston D (1999): On the cequered history of Vasectomy. BJU International 84: 475–481; Shenkin Y (2009) History of Vasectomy. Urol Clin N Am 36: 285–294.
15 Stoff H (2004) Weige Jugend. Böhlau. Wien.
16 Gugliotta A (1998) „Dr. Sharp with His Little Knife": Therapeutic and Punitive Origins of Eugenic

Vasectomy - Indiana, 1892 - 1921. J Hist Med 53: 371–406.
17 Krischel M (2010): Hans Boeminghaus und die urologische Sterilisationsforschung. Urologische Nachrichten 10: 14–15.
18 Lexer E (1934) Die Eingriffe zur Unfruchtbarmachung des Mannes und zur Entmannung. In: Kommentar zum „Gesetz zur Verhütung erbkranken Nachwuchses", J. F. Lehmanns Verlag, München, S 219.
19 Lexer E (1934) Die Eingriffe zur Unfruchtbarmachung des Mannes und zur Entmannung. In: Kommentar zum „Gesetz zur Verhütung erbkranken Nachwuchses", J. F. Lehmanns Verlag, München, S 222.
20 Kommentar zum „Gesetz zur Verhütung erbkranken Nachwuchses", J. F. Lehmanns Verlag, München, 1934, S 159–60.
21 Lexer E (1936) Die Eingriffe zur Unfruchtbarmachung des Mannes und zur Entmannung. In: Kommentar zum „Gesetz zur Verhütung erbkranken Nachwuchses", J. F. Lehmanns Verlag, München, 2. Auflage, S 319.
22 Lexer E (1936) Die Eingriffe zur Unfruchtbarmachung des Mannes und zur Entmannung. In: Kommentar zum „Gesetz zur Verhütung erbkranken Nachwuchses", J. F. Lehmanns Verlag, München, 2. Auflage, S 319.
23 Lexer E (1936) Die Eingriffe zur Unfruchtbarmachung des Mannes und zur Entmannung. In: Kommentar zum „Gesetz zur Verhütung erbkranken Nachwuchses", J. F. Lehmanns Verlag, München, 2. Auflage, S 323.
24 Lexer E (1936) Die Eingriffe zur Unfruchtbarmachung des Mannes und zur Entmannung. In: Kommentar zum „Gesetz zur Verhütung erbkranken Nachwuchses", J. F. Lehmanns Verlag, München, 2. Auflage, S 323f.
25 Naujoks H und Boeminghaus H (1934) Die Technik der Sterilisation und Kastration. Enke, Stuttgart; Bauer K H, Mikulicz-Radecki F v (1935) Die Praxis der Sterilsierungsoperationen. Johann Ambrosius 6: 176
26 Bauer K H (1935) Über die Technik und Methodik der Sterilisation beim Mann. Achiv für klin. Chir. 183: 611, Aussprache, S. 30; Fromme A (1934) Über Sexualoperationen. Der Chirurg 6 (19): 665–681 mit Schriften; Schörcher F (1935) Sterilisation und Befunde am Samenstrang. Zentralbl. f. Chir. 50: 2946–2947.
27 Hilgenfeldt O (1935) Menschliche und technische Fragen zur gesetzlichen Sterilisierung. Zentralblatt für Chirurgie 10: 559–568.
28 Siehe etwa: Tagung der Deutschen Gesellschaft für Chirurgie 62 (1928) Ist der angeborene Klumpfuß und die Hüftverrenkung ein schweres körperliches Erbleiden im Sinne des Gesetzes? Kreuz, Berlin, Zentralblatt für Chirurgie 22: 1255–1256.
29 Vienne F (2006) Der Mann als Wissensobjekt – Ein blinder Fleck in der Wissenschaftsgeschichte. Internationale Zeitschrift für Geschichte und Ethik der Naturwissenschaften, Technik und Medizin 14: 222–230.
30 Gütt A J, Rüdin E, Ruttke F (1936) Kommentar zum „Gesetz zur Verhütung erbkranken Nachwuchses", J. F. Lehmanns Verlag, München, 2. Auflage, S 294.
31 Gütt A J, Rüdin E, Ruttke F (1936) Kommentar zum „Gesetz zur Verhütung erbkranken Nachwuchses", J. F. Lehmanns Verlag, München, 2. Auflage, S 294.
32 Gute kulturhistorische Überblicke zum Themenkomplex bei Scholz P O (1996) Der entmannte Eros. Eine Kulturgeschichte der Eunuchen und Kastraten. Artemis & Winkler. Düsseldorf; Tuchel S (1998) Kastration im Mittelalter. Droste. Düsseldorf; Taylor G (2000) Castration: An Abbreviated History of Western Manhood. Routledge, New York; Cheney V (2006) A Brief History Of Castration. Autorhouse, Bloomington; Unser S (2009) Der Kastrat und seine Männlichkeit: Gesangskastraten im 17. und 18. Jahrhundert. Diplomica, Hermannstal; Fritz H (1994) Kastratengesang. Hormonelle, konstitutionelle und pädagogische Aspekte. Schneider, Tutzing; Pelikan (1876) Gerichtlich-medizinische Untersuchungen über das Skopezentum in Russland nebst historischen Notizen. Gießen; Melicow M M (1977) Castration down the ages. NY State J Med. 77: 804-806; Melicow M M, Pulrang S (1974) Castrati choir and opera singers. Urology 3: 663–670; Cumming E D (1931–1937) Eunuchry: a manuscript collection on the history of human castration with notes on the personalities of eunuchs. Scarsdale. New York. Academy of Medicine Library (59 Bände).
33 Barbier P (1998) Über die Männlichkeit der Kastraten. In: Dinges M (Hrsg): Hausväter, Priester, Kastraten: zur Konstruktion von Männlichkeit im Spätmittelalter und frühen Neuzeit. Vandenhoeck, Göttingen, S 123–152.
34 Browe P (1936) Zur Geschichte der Entmannung. Eine religions- und rechtsgeschichtliche Studie (Breslauer Studien zur historischen Theologie, NF 1). Müller & Seiffert, Breslau.
35 Ein seltenes Gegenbeispiel ist etwa: Nieschlag E, Behre H M, Nieschlag S (2009) Andrologie, - Grundlagen und Klinik der reproduktiven Gesundheit des Mannes, Springer, Heidelberg, 3. Auflage, S 202–204.
36 Sachs A (1970) Absolute Dating from Mesopotamian Records. Philosophical Transactions of the Royal Society of London, Series A, Mathematical and Physical Sciences 269 S 19–22.
37 Naujoks H und Boeminghaus H (1934) Die Technik der Sterilisation und Kastration. Enke, Stuttgart, S 7.
38 Freeman E A, Bloom D, McGuire E (2001) A brief history of testosterone. J. Urol 165: 371-373; Schultheiss D (2010) Eine kurze Geschichte des Testosterons. Urologe 49: 51–55.
39 Vgl. Beck P (1906) Zur Kastration bei Hodentuberkulose. Langenb. Arch Klin. Chir 84: 16–28.
40 Kocher Th (1887) Die Krankheiten der Männlichen Geschlechtsorgane. In: Von Billroth, Th. Lücke (Hrsg): Deutsche Chirurgie. Bd 50b, Enke, Stuttgart; der den Wissenstand am Ende des 19. Jahrhunderts gut zusammenfaßt.
41 Vgl. Lurz L, Lurz H (1961) Die Eingriffe an den Harnorganen, Nebennieren und männlichen Geschlechtsorganen. Die Entfernung des Hodens. In: von Guleke N, Zenker R (Hrsg), begr. von Krischner M: Allgemeine und spezielle Chirurgische Operationslehre. 2. Auflage, 8. Band, Springer, Heidelberg, S 502-504 ohne überhaupt Erwähnung einer kriminologischen Indikation! In der ersten Ausgabe (Kirscher M (1937) Allgemeine und spezielle Chirurgische Operationslehre. 1. Auflage,

5. Band, 2. Teil: Die Eingriffe am Harnapparat und den männlichen Geschlechtsteilen, Springer, Berlin, S 334.) noch: „Die Ausrottung beider Hoden erfolgt in der Regel zum Zwecke der Entmannung (Castratio), um den Kranken der Libido sexualis zu berauben.“

42 Huggins C (1942) Effect of orchiectomy and irradiation of the prostate. Ann Surg 115: 1192–1200; Riba L W (1942) Subcapsular castration for carcinoma of the prostate. J Urol 48: 384–387.

43 Albarran J (1910) Operative Chirurgie der Harnwege Normale Anatomie und Chirurgische Pathologische Anatomie. Deutsche Übersetzung: Grunert E. Fischer, Jena.

44 Murphy L (1972) The History of Urology. Thomas, Springfield.

45 Orth O (1921) Operationen am Hoden und Nebenhoden mit Berücksichtigung ihrer rudimentären Gebilde. In: von Voelker F, Wossidlo H (Hrsg.): Urologische Operationslehre. 2. Auflage (1. Aufl. 1917), Thieme, Leipzig.

46 Orth, Chirurg, Leiter Landeskrankenhaus Homburg, Saar, geriet 2000–2001 wegen der Beteiligung an Zwangssterilisationen in öffentliche Diskussion. Braß C (1993) Rassismus nach innen – Erbgesundheitspolitik und Zwangssterilisation in der Reihe Braune Jahre – wie die Bevölkerung an der Saar die NS-Zeit erlebte. (Beiträge zur Regionalgeschichte 14) Dissertation; Braß C (2004) Zwangssterilisation und „Euthanasie“ im Saarland 1935–1945. Schöningh, Paderborn.

47 Kompisch K (2009) „Zur Verhinderung schwerster Sexualverbrechen“: Sterilisations- bzw. Kastrationsdiskurse in Bezug auf Kriminelle in der Massenpresse der Weimarer Republik und des Nationalsozialismus. In: Justizministerium des Landes NRW (Hrsg.): Justiz und Erbgesundheit. Zwangssterilisation, Stigmatisierung, Entrechtung: „Das Gesetz zur Verhütung erbkranken Nachwuchses“ in der Rechtsprechung der Erbgesundheitsgerichte 1934–1945 und seine Folgen für die Betroffenen bis in die Gegenwart, Juristische Zeitgeschichte NRW, Band 17, S 27–38, insbes. 27–28.

48 Hirschfeld M (1924/2007) Sexualität und Kriminalität. Überblick über Verbrechen geschlechtlichen Ursprungs. Interterritorialer Verlag, Wien Berlin Leipzig New York, S. 66. Nachdruck VDM Müller, Saarbrücken, 2007.

49 Merloth (1925) Die Verhütung schwerster Sexualverbrechen. Dt. Juristen-Zeitung 30: 860–863.

50 Ganssmüller C (1987) Die Erbgesundheitspolitik des Dritten Reiches. Planung, Durchführung und Durchsetzung. Böhlau, Köln Wien.

51 Jellonnek B (1990) Homosexuelle unter dem Hakenkreuz. Schöningh, Paderborn, S 140.

52 Finke H (1934) Eine Reichszentralstelle für Kastrationsuntersuchungen. Dt. Justiz 96: 1472.

53 Über die Anwendung der in § 42k geregelten Bestimmungen im Gebiet des deutschen Reiches liegen keine genauen Zahlenangaben vor, weshalb das Ausmaß der Anordnung der zwangsweisen Entmannung Homosexueller nicht genau ermittelt werden kann. Man geht von aus, vgl. Fußnote 248 Zitat 25.

54 Von Bülow C (2000) Der Umgang der nationalsozialistischen Justiz mit Homosexuellen. Dissertation. Universität Oldenburg, S 48.

55 Grau G (2004) Die Kastration als Instrument repressiver Politik in Homosexualität in der NS-Zeit. Dokumente einer Diskriminierung und Verfolgung. Fischer, Frankfurt, S 305.

56 zu Puvogel vgl. Spoo E (1980) Zumutungen. Jahn und Puvogel beispielsweise. In: Bittner W, Düvel H, Holtfort W, Spoo E (Hrsg.): Sturmfest und erdverwachsen. Schwarze Geschichten über Ernst Albrecht und die CDU. Steidl-Verlag, Göttingen; Jellonnek B (1990) Homosexuelle unter dem Hakenkreuz. Schöningh, Paderborn, S 142, Fußnote 8.

57 Puvogel H (1937) Die leitenden Grundgedanken bei der Entmannung gefährlicher Sittlichkeitsverbrecher. Düsseldorf 1937. Diss. jur. Göttingen, S 9, 12.

58 Vgl. Kompisch K (2009) „Zur Verhinderung schwerster Sexualverbrechen“: Sterilisations- bzw. Kastrationsdiskurse in Bezug auf Kriminelle in der Massenpresse der Weimarer Republik und des Nationalsozialismus. In: Justizministerium des Landes NRW (Hrsg.): Justiz und Erbgesundheit. Zwangssterilisation, Stigmatisierung, Entrechtung: „Das Gesetz zur Verhütung erbkranken Nachwuchses“ in der Rechtsprechung der Erbgesundheitsgerichte 1934–1945 und seine Folgen für die Betroffenen bis in die Gegenwart, Juristische Zeitgeschichte NRW, Band 17, S 27-38, insbes. S 32.

59 Zur fragliche Freiwilligkeit bei Homosexuellen vgl. Sparing F (1997) Zwangskastrationen im Nationalsozialismus. Das Beispiel der Kriminalbiologischen Sammelstelle Köln. In: Justizministerium des Landes NRW (Hrsg): Kriminalbiologie Juristische Zeitgeschichte Nordrhein Westfalen 6. Grupello. Düsseldorf, S 169–212; Sparing F (1997) „... wegen Vergehen nach § 175 verhaftet“. Die Verfolgung der Düsseldorfer Homosexuellen während des Nationalsozialismus. Grupello, Düsseldorf; Jellonnek B (1990) Homosexuelle unter dem Hakenkreuz. Schöningh, Paderborn, S 152.

60 Jellonnek B (1990) Homosexuelle unter dem Hakenkreuz. Schöningh, Paderborn, S 139.

61 Grau G (2004) Die Kastration als Instrument repressiver Politik in Homosexualität in der NS-Zeit. Dokumente einer Diskriminierung und Verfolgung. Fischer, Frankfurt, S 306.

62 Vgl. auch Rodenberg C H (1941) Das Problem „Entmannung“ im Rahmen des kriminalbiologischen Dienstes der Reichsjustizverwaltung. Dt. Justiz: 802-804. Rodenberg (1904–1995) war Leiter der Reichszentrale zur Bekämpfung der Homosexualität und Abtreibung. Er gab an, seine Untersuchungen über einen therapeutischen Erfolg von Kastrationen hätten sich nur auf Sittlichkeitsverbrecher bezogen, nicht jedoch auf Homosexuelle schlechthin. Seine Behauptung, es sei ihm gleichgültig gewesen, „auf welche Weise erwachsene Homosexuelle freiwillig unter sich ihren Sexualtrieb befriedigen“, stand im Widerspruch zu Rodenbergs Veröffentlichungen in der Zeit des Nationalsozialismus. Vgl. Jellonnek B (1990) Homosexuelle unter dem Hakenkreuz. Schöningh, Paderborn, S 127.

63 Grau G (2004) Die Kastration als Instrument repressiver Politik in Homosexualität in der NS-Zeit. Dokumente einer Diskriminierung und Verfolgung. Fischer, Frankfurt, S 305–323.
64 Winau R (2005) Medizinische Experimente in Konzentrationslagern. In: Benz W (Hrsg): Der Ort des Terrors: Geschichte der nationalsozialistischen Konzentrationslager. Beck, München, S 175; Zur nationalsozialistischen Bevölkerungspolitik, siehe etwa Heinemann I (2003) Rasse, Siedlung, deutsches Blut. Göttingen, Wallstein.
65 Mitscherlich A, Mielke F (1962) Medizin ohne Menschlichkeit. Fischer, Frankfurt, S 237.
66 Mitscherlich A, Mielke F (1962) Medizin ohne Menschlichkeit. Fischer, Frankfurt, S 237–8.
67 Mitscherlich A, Mielke F (1962) Medizin ohne Menschlichkeit. Fischer, Frankfurt, S 238.
68 Mitscherlich A, Mielke F (1962) Medizin ohne Menschlichkeit. Fischer, Frankfurt, S 343–5.
69 Mitscherlich A, Mielke F (1962) Medizin ohne Menschlichkeit. Fischer, Frankfurt, S 243–4.
70 Brief Bracks an Himmler, Zititert nach Mitscherlich A, Mielke F (1962) Medizin ohne Menschlichkeit. Fischer, Frankfurt, S 243.
71 Dettmeyer R (2001) Medizin & Recht für Ärzte. Grundlagen, Fallbeispiele, medizinrechtliche Fragen. Springer, Heidelberg, S 64–65.

Zur Emigration von Urologen während der Zeit des Nationalsozialismus

Friedrich Moll, Rainer Engel

Die Emigration bildete einen einschneidenden Lebensabschnitt der betroffenen Urologen, da der Neuanfang im Exil in jedem Fall schwer war. Auch kehrten nur wenige jüdische oder sonst verfolgte Urologen nach 1945 nach Deutschland zurück.[1]

Es gilt als sicher anzunehmen, dass bis 1937 5.500 Ärzte bis zum Ende des Jahres 1937 aus dem Altreich emigriert waren.[2] Bis 1944 emigrierten 133.000 Juden bzw. aus dem Judentum stammende Deutsche in die USA, was ungefähr der Hälfte der gesamten jüdischen Einwanderung in die USA im 19. Jahrhundert entsprach.[3] Die meisten waren Akademiker. Der Anteil der nicht jüdischen, politischen Emgranten kann mit ungefähr sechs Prozent angenommen werden. Bei allgemeinen Untersuchungen fanden Urologen bisher keine wesentliche Beachtung.

Was die Lebenswege einzelner Emigranten aus dem medizinischen Fachgebiet der Urologie angeht, die erstmals genauer rekonstruiert werden konnten, so waren sie zwar je nach Aufnahmeland sehr unterschiedlich, im Ganzen jedoch, bedingt natürlich durch die Themenstellung, häufig Erfolgsgeschichten, obwohl auch die teilweise großen Schwierigkeiten, die zu überwinden waren, hinreichend deutlich wurden.

Wissenschaftler, die schon einen Namen in ihrem Fach hatten, konnten naturgemäß leichter und schneller wieder Fuß fassen als niedergelassene praktische Ärzte und Fachärzte, wobei auch hier je nach Bedarf die Verhältnisse in den Aufnahmeländern unterschiedlich waren. Als sehr verschiedenartig erwiesen sich auch die Einflüsse, die von den Emigranten in den Gastländern ausgingen: Abgesehen von speziellen Fachrichtungen waren sie zum Beispiel in den USA eher gering, in Palästina dagegen sowohl in der Wissenschaft als auch im Gesundheitswesen insgesamt sehr groß, ebenso in der Türkei, dort allerdings beschränkt auf die wissenschaftliche Sphäre.[4]

Am Beispiel einzelner Emigranten können auch allgemeinere Aspekte dargestellt werden wie etwa das Problem Akkulturation und Dekulturation (Rosenstein, Casper, von Lichtenberg), der relativ seltene Fall der Rückkehr aus der Emigration nach Deutschland (Heinz Schmeidler, Edmund Loeb), die Versuche von Emigranten, durch ein Mitteilungsorgan aus dem Ausland Informationen zu verbreiten („Internationales Ärztliches Bulletin") oder Formen der „der inneren Emigration".

Der überwiegende Teil der Ärzte wie auch der Urologen emigrierte in die USA (Casper, Blum)[5], es folgten Palästina[6], Großbritannien und die lateinamerikanischen Länder (von Lichtenberg, Rosenstein)[7]. 84 % eines allgemein untersuchten Kollektivs wanderten in die USA, Palästina und Großbritannien aus.[8] Während im Jahre 1933 nur 11,4 % der Ärzte in die USA emigrierten[9], waren es 1936 schon 50 %. Auch in der Folgezeit blieben die USA das wichtigste Einwanderungsland. Bis heute bildet die deutschstämmige Immigrantengruppe den größten Teil der US-amerikanischen Bevölkerung mit ca. 58 Millionen Menschen.[10]

Oftmals waren die USA aber nicht der erste Ort, der von den Nazis Verfolgten erreicht wurde. (vgl. z. B. Leopold Casper) Viele erreichten das Land erst nach 1945 und blieben auch dort. Dass die USA so häufig gewählt wurden, hatte

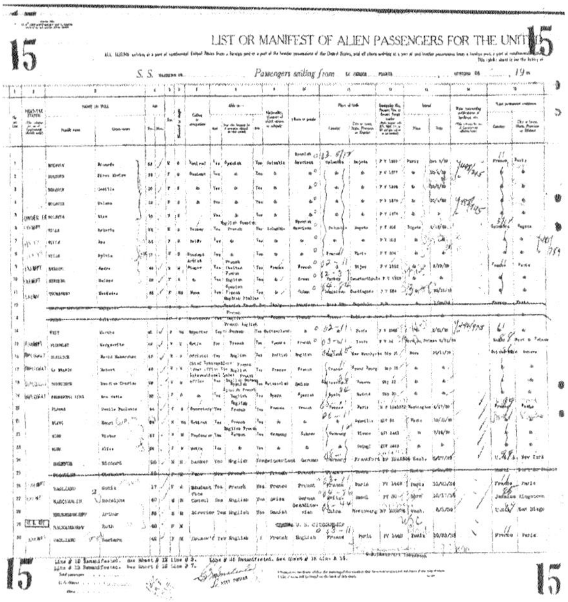
15 LIST OR MANIFEST OF ALIEN PASSENGERS FOR THE UNITED 15

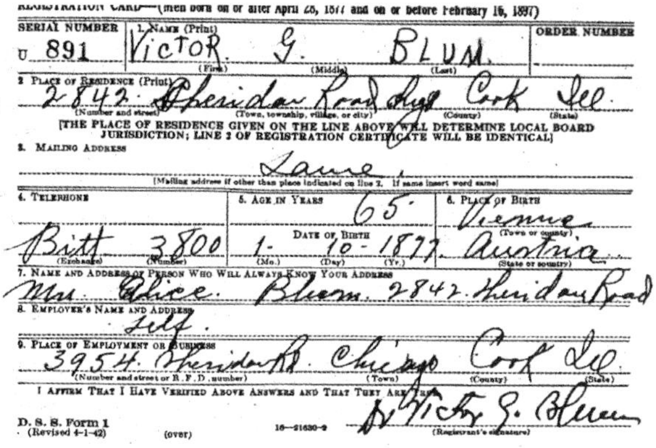
REGISTRATION CARD—(Men born on or after April 28, 1877 and on or before February 16, 1897)

SERIAL NUMBER 1. NAME (Print) ORDER NUMBER
U 891 Victor G. Blum
(First) (Middle) (Last)
2. PLACE OF RESIDENCE (Print)
2842 Sheridan Road Chgo Cook Ill.
(Number and street) (Town, township, village, or city) (County) (State)
[THE PLACE OF RESIDENCE GIVEN ON THE LINE ABOVE WILL DETERMINE LOCAL BOARD JURISDICTION; LINE 2 OF REGISTRATION CERTIFICATE WILL BE IDENTICAL]
3. MAILING ADDRESS
Same
[Mailing address if other than place indicated on line 2. If same insert word same]
4. TELEPHONE 5. AGE IN YEARS 65 6. PLACE OF BIRTH Vienna
Bitt. 3800 DATE OF BIRTH 1-10-1877 Austria
(Exchange) (Number) (Mo.) (Day) (Yr.) (Town or county) (State or country)
7. NAME AND ADDRESS OF PERSON WHO WILL ALWAYS KNOW YOUR ADDRESS Mrs. Alice Blum 2842 Sheridan Road
8. EMPLOYER'S NAME AND ADDRESS Self
9. PLACE OF EMPLOYMENT OR BUSINESS 3954 Sheridan Rd. Chicago Cook Ill.
(Number and street or R. F. D. number) (Town) (County) (State)
I AFFIRM THAT I HAVE VERIFIED ABOVE ANSWERS AND THAT THEY ARE TRUE.
D. S. S. Form 1 (Revised 4-1-42) (over) 16—21630-2 Dr. Victor G. Blum (Registrant's signature)

Passagierliste und Registration Card des österreichischen Urologen Viktor Blum für die USA. Anhand der Listen lassen sich oftmals die Familienzusammenhänge oder Reisegruppen bei der Auswanderung rekonstruieren. W. P. Didusch Center for Urologic History, Repro T. Stevens, nach Recherche Ellis Island, New York, with permission

neben den oben beschriebenen historischen Gründen sicher auch den Grund, dass Ärzte und Urologen oft über bessere Auslandskontakte verfügten und auch bessere finanzielle Möglichkeiten besaßen, die ihnen eine Auswanderung nach Übersee ermöglichten.[11] Weiterhin besaß die Medizin auch nach der Isolierung nach dem Ersten Weltkrieg immer noch einen höheren Internationalisierungsgrad als andere gesellschaftliche Gruppen.

Wie sah es in den USA aus?

Hier fanden die Immigranten eine wissenschaftlich fundierte und institutionell verankerte Medizin vor, die den Vergleich mit dem alten Kontinent nicht zu scheuen brauchte.[12] Wie in allen anderen Zuwanderungsländern waren die ausländischen Ärzte deutlichen Zulassungsbeschränkungen unterworfen.

Die American Medical Association hatte die Zulassungsmöglichkeiten für ausländische Ärzte erheblich eingeschränkt. Hierzu kam ein manifester Antisemitismus, der auch amerikanische Ärzte betraf, besonders wenn sie im Ausland studiert hatten.

Über das Ausmaß des amerikanischen Antisemitismus zu dieser Zeit gibt eine Umfrage der Roper Organization aus dem Jahre 1939 Aufschluss. Danach erklärten 53 % der Befragten: „Jews are different and should be restricted“ („Juden sind andersartig und sollten abgegrenzt werden“), 10 % befürworteten sogar eine Deportation.[13] FBI-Beamte sowie Mitarbeiter im Kriegs- und Außenministerium brachten Juden mit einer angeblich drohenden kommunistischen Unterwanderung in Verbindung.[14] Der US Immigration Act (1924–1965) bestimmte die Einwanderung in den USA zur Zeit des Holocaust. Während zwischen 1938 und 1939 9.780 Flüchtlinge nach England gelangen konnten, konnten nur 6.507 Menschen in die USA einwandern.[15]

Für die Auswanderer in die USA ergab sich die kafkaeske Situation einerseits ein Affidavit, eine beglaubigte Bürgschaftserklärung von Bekannten oder Verwandten zur Einreise – teils mit Zusicherung der Unterhaltsgewährung – zu erhalten, um somit ihren Nazi-Häschern auf dem Kontinent zu entkommen, andererseits Visa von mehr oder weniger freundlichen Konsulatsmitarbeitern der Vereinigten Staaten zu erbitten, die seit dem Immigration Act von 1924 eine wichtige Rolle der Immigrationskontrolle besaßen und dann noch eine Bewilligung von weiteren Durchreiseländern zu erhalten.[16] Allgemein wurde sowohl dem Berliner US-Generalkonsul Georg S. Messersmith (1883–

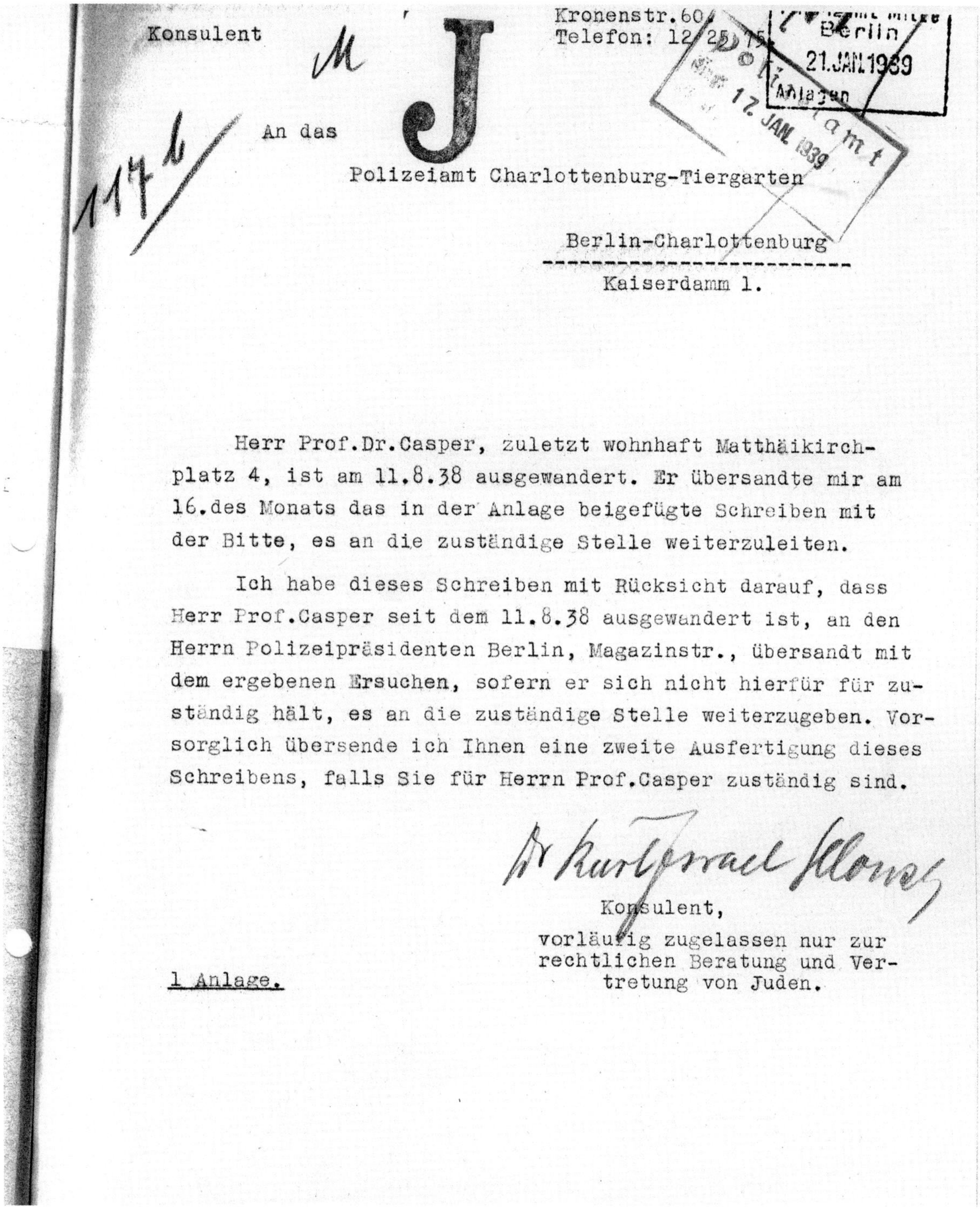

Konsulent

Kronenstr. 60
Telefon: 12 25 75

An das

Polizeiamt Charlottenburg-Tiergarten

Berlin-Charlottenburg

Kaiserdamm 1.

Herr Prof.Dr.Casper, zuletzt wohnhaft Matthäikirchplatz 4, ist am 11.8.38 ausgewandert. Er übersandte mir am 16.des Monats das in der Anlage beigefügte Schreiben mit der Bitte, es an die zuständige Stelle weiterzuleiten.

Ich habe dieses Schreiben mit Rücksicht darauf, dass Herr Prof.Casper seit dem 11.8.38 ausgewandert ist, an den Herrn Polizeipräsidenten Berlin, Magazinstr., übersandt mit dem ergebenen Ersuchen, sofern er sich nicht hierfür für zuständig hält, es an die zuständige Stelle weiterzugeben. Vorsorglich übersende ich Ihnen eine zweite Ausfertigung dieses Schreibens, falls Sie für Herrn Prof.Casper zuständig sind.

Dr Kurt Israel Alonys

Konsulent,
vorläufig zugelassen nur zur rechtlichen Beratung und Vertretung von Juden.

1 Anlage.

Meldung der Auswanderung Leopold Caspers durch seinen Konsulenten, so mussten sich Rechtsanwälte analog zu den Krankenbehandlern ab 1938 nennen. Mit der fünften Verordnung zum Reichsbürgergesetz vom 27.9.1938 entzog der NS-Staat allen „nicht-arischen" Rechtsanwälten im Reichsgebiet die Zulassung mit Wirkung zum 30.11.1938 und setzte einige von ihnen als Konsulenten ein. Den Schwerpunkt ihrer Arbeit bildete die Beratung von auswanderungswilligen Juden. Konsulenten verhandelten mit Finanz- und Devisenämtern oder traten als Bevollmächtigte emigrierter Juden auf. Repro Keyn, JUVA Akte Leopold Casper Bundesamt für zentrale Dienste und offene Vermögensfragen C2.06-VV 6000–553 / 07–RE, JuVa-Akte Leopold Casper

1960) wie auch seinem Nachfolger Raymond Geist hier eine eher liberale Haltung mit Ausschöpfung der Kontingente zugeschrieben.[17]

Erst mit dem Eintritt der USA in den Zweiten Weltkrieg beschleunigte das Kriegsministerium die Einbürgerungsverfahren für Flüchtlinge im Militärdienst. Nach der Grundausbildung war für viele jüdische Flüchtlinge aus Deutschland und anderen europäischen Staaten die nächste Station das Military Intelligence Training Center Camp Ritchie in Maryland, das wichtigste Schulungszentrum der US-Armee für geheimdienstliche Aufgaben.[18]

Die „State Medical Boards“ schlossen in 20 der 48 Staaten eine Zulassung aus. Für die Lizenzerteilung wurde in 10 Staaten ein vollständiges Studium an einer US-Fakultät vorgeschrieben, 13 Staaten forderten ein unbezahltes Internship mit Schlussexamen an einer dafür zugelassenen Klinik. Der hierzu notwendige Erwerb der US Bürgerschaft dauerte in der Regel fünf Jahre. Nur vier Staaten, nämlich Ohio, Kalifornien, Illinois und New York, erkannten bis 1936 ausländische Examina problemlos an.[19, 20] Das traf Ärzte mit langjähriger Berufserfahrung und mit hoher technisch-manueller Spezialisierung wie Chirurgen und Urologen besonders hart, da sie darauf angewiesen waren, durch praktische Berufsarbeit trainiert zu bleiben. Paul Rosenstein spricht diese Umstände in seiner Autobiographie an.[21] Ebenfalls beschreibt er anschaulich, dass der Erwerb der englischen Sprache als mühsam und schwierig angesehen wurde. Dies wird vor dem Hintergrund, dass bis in die 1980er Jahre Latein und Griechisch häufig die ersten Fremdsprachen an deutschen Gymnasien waren, besonders verständlich.

Dies erschwert auch die Weiterverfolgung der Schicksale von Urologen. Da es vielen nicht gelang, unter den geschilderten Verhältnissen als Arzt zu arbeiten, wichen sie auf andere Berufe im Gesundheitssystem, besonders die Krankenpflege, während der Zeit des Erwerbs des Board Exams aus.

Dem österreichischen Urologen Viktor Blum (1877–1954)[22], Präsident des 6. Kongresses der Internationalen Gesellschaft für Urologie in Wien 1936, sowie Kongresspräsident des 7. Deutschen Urologenkongresses in Wien 1926, gelang es, nach seiner Emigration in den USA an der Loyola Universität Chicago als Associate Professor wieder wissenschaftlich tätig zu werden sowie am Columbus Hospital, Lincoln Park, Chicago.[23] Er besaß u. a. Gemälde, Miniaturen, Plastiken und Reliefs, die teilweise aus dem 14. Jahrhundert stammten. 1941 erfolgte die Beschlagnahmung des bei der Spedition Schenker & Co. eingelagerten Übersiedlungsgutes und Veräußerung über die „Verwaltungsstelle für jüdisches Umzugsgut der Geheimen Staatspolizei“ (VUGESTA) bzw. das Wiener Dorotheum[24, 25, 26] Die Restitutionen sollten sich bis ins Jahr 2010 hinziehen.

Auch die British Medical Association versuchte in Großbritannien, die Zahl der Praktiker gering zu halten.[28] Auch hier wurde der deutsche Abschluss nicht anerkannt, so dass Urologen wie auch Ärzte erneut eine Qualifikation erwerben mussten.[29] Häufig wurde Einwanderern auch hier unterstellt, nicht verfolgt zu sein („bogus asylum seekers“) oder aus wirtschaftlichen Gründen („economic migrants“) das Land zu wechseln und die Bedrohung von Leib und Leben der Asylsuchenden wurde ausgeblendet. Auch wurde argumentiert, höhere Einwanderungszahlen von Juden würden antisemitische Reaktionen der Bevölkerung hervorrufen.[30] In Palästina führte die Ärzteemigration zu einer höheren Ärztearbeitslosigkeit, gleichzeitig aber auch zu einem Innovationsschub und Entwicklung der medizinischen Spezialfächer.[31, 32]

Die einzige Stadt der Welt, die von vertriebenen Juden weder Visum noch den Nachweis des gesicherten Lebensunterhalts verlangte, war Shanghai.[33]

Die meisten Urologen kehrten nach dem Krieg, wie auch die übrigen Ärzte der anderen Spezialfächer, nicht mehr in ihre Heimat zurück.[34] Die erfahrenen Demütigungen, die Ermordung von Angehörigen und vor allem der Holocaust machte es ihnen unmöglich, wieder zurückzukehren. Auch hatten sie sich in den Emigrationsländern eine neue Existenz aufgebaut und konnte „weltliche Kultur- und Lebensart“ besser außerhalb jenes Landes pflegen, das einen vertrieben hatte. Nicht ohne Schwierigkeiten und erheblichen Anstrengungen, aber mit großer Beherztheit und einer kräftigen Portion ironischer Selbstreflexion, trugen deutsche Juden – weltläufig, säkular und ein bisschen kommunistisch, aber auch pünktlich, kleinbürgerlich und gemütlich – ihr Rüstzeug

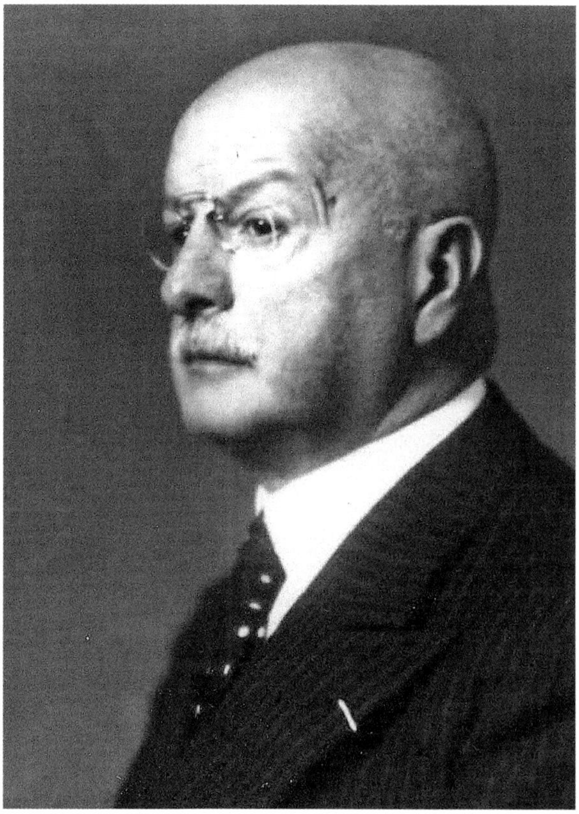

Viktor Blum (1877–1954) Mitte der 1930er Jahre. 1938 wurde ihm seine Venia legendi entzogen, und er wurde am 22.4.1938 seines Amtes enthoben und von der Universität Wien vertrieben.[27]

und ihre Weltanschauungen aus der Weimarer Republik in ihre neue Diaspora. Leopold Casper beschreibt in seinen Lebenserinnerungen mit über 90 Jahren seine Situation in New York mit einer Mischung aus eingefahrenen Gewohnheiten und Flexibilität mit Offenheit für Neues sehr detailliert. In manchem hielt er an Gewohnheiten und Symbolen seines Berliner Lebens fest, aber doch mit einer tiefen Loyalität zu seinem neuen Heimatland.[35] Somit gibt das Alltagsleben am ehesten Aufschluss darüber, wie kosmopolitisch – oder auch nicht – deutsche Juden tatsächlich waren. Die vorhandene Begrifflichkeit für Emigration und Exil reicht nicht immer aus, um die einzigartige und vielschichtige deutsch-jüdische Situation angemessen zu erfassen. Und der Neuanfang war überschattet vom Verlust geliebter Menschen. Je mehr das Nazi-Regime darauf abzielte, das, was als deutsche Kultur bekannt war – sowohl Wilhelminische Tradition als auch innovative Moderne der Weimarer Zeit –, zu zerstören, desto konsequenter entwickelten sich die Flüchtlingsgruppen in aller Welt zu einem nichtterritorialen „anderen Deutschland“, das in einer Vielzahl unterschiedlicher nationaler Kontexte deutsche Kultur aus der Zeit vor dem Nationalsozialismus aufrecht erhielt.[36]

Die Szene in dem Nachkriegsfilm „Der Ruf“ (1949, Regie Josef von Báky, Objektiv Film, 106 Min.), in der dem betagten Professor Mauthner (dargestellt von Fritz Kortner 1892–1970) in der Emigration die (de facto ziemlich unrealisti-

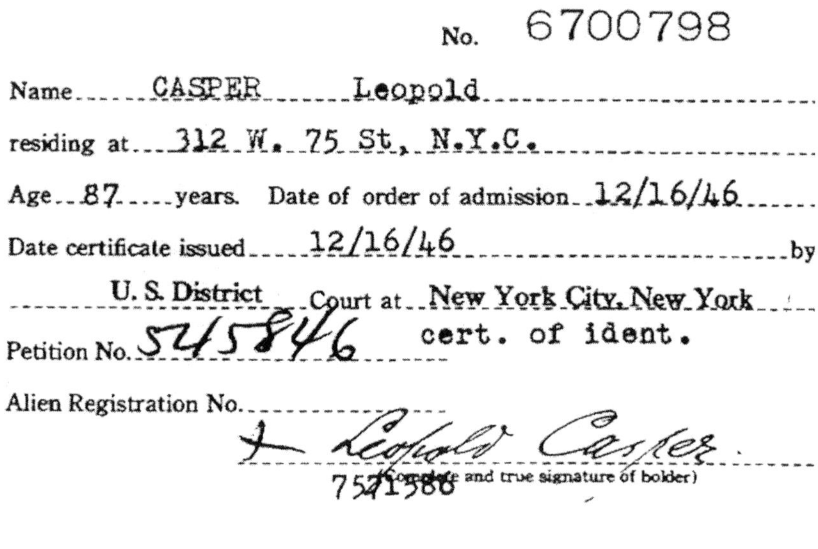

No. 6700798

Name CASPER Leopold

residing at 312 W. 75 St, N.Y.C.

Age 87 years. Date of order of admission 12/16/46

Date certificate issued 12/16/46 by

U. S. District Court at New York City, New York

Petition No. 545846 cert. of ident.

Alien Registration No.

Leopold Casper

(Complete and true signature of holder)

7521580

Naturalization Certificate von Leopold Casper aus dem Jahr 1946. Es ist für die Situation der Emigranten typisch, dass sich der formale Prozess der Einbürgerung viele Jahre hinzog und immer wieder aufgrund von Unwägbarkeiten zu starken psychischen Belastungen der unsicheren Existenz führte. W. P. Didusch Center for Urologic History, Repro T. Stevens, mit freundlicher Genehmigung

sche) Möglichkeit in Aussicht gestellt wird, wieder einen Ruf an eine deutsche Universität zu erhalten, beschreibt das Lebensgefühl sehr prägnant. Auf die Frage seiner Haushälterin (dargestellt von Lina Carstens 1892–1978), ob er denn in Kalifornien nicht happy sei, antwortet er wie aus der Pistole geschossen: „Happy ja, aber nicht glücklich".[37]

Die Wiedergutmachung stellte für die geschändeten Leben der jüdischen NS-Opfer einen Beitrag zur Heilung von Biographien dar – nicht mehr, aber auch nicht weniger.

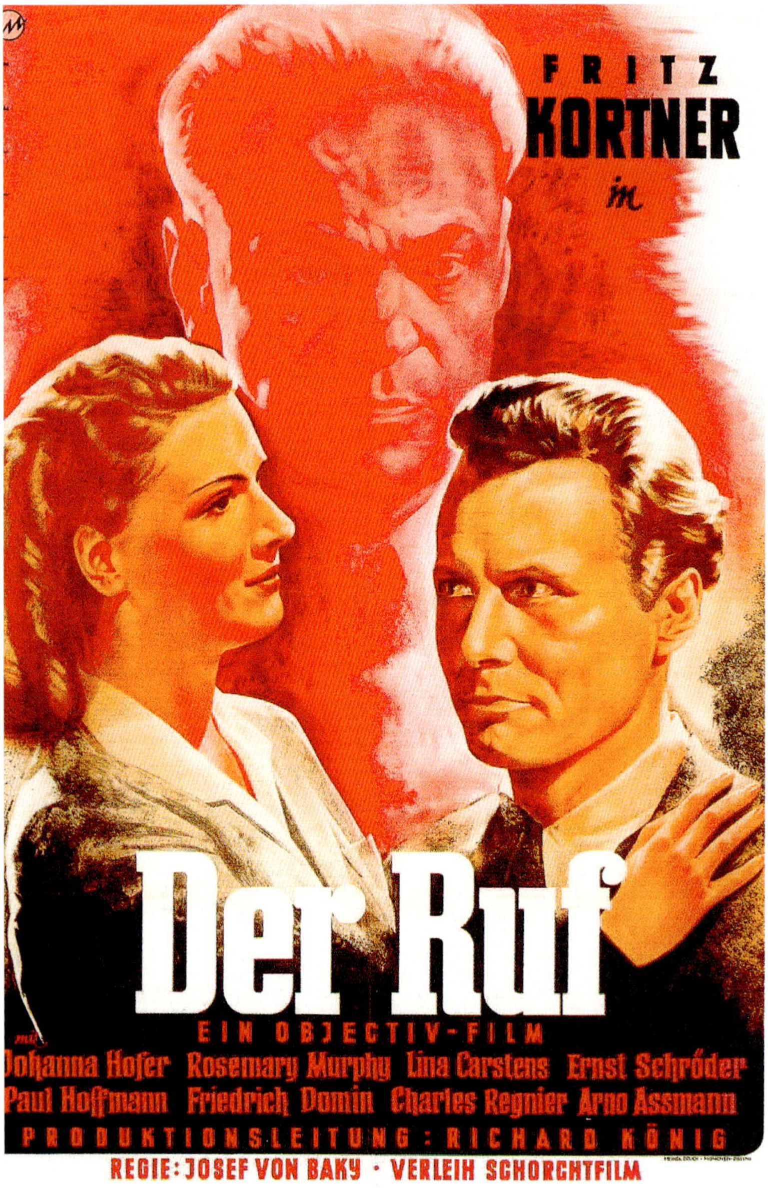

Der Ruf (1949) München. Der Film erzählt die Geschichte des jüdischen Professors Mauthner, der aus der Emigration in Kalifornien wieder nach Deutschland zurückkehrt. Die Hauptrolle spielt der Remigrant Fritz Kortner. Sammlung Keyn, Repro Keyn, mit freundlicher Genehmigung.

Anmerkungen

1 Damskis L L (2009) Zerrissene Biographien. Jüdische Ärzte zwischen nationalsozialistischer Verfolgung, Emigration und Wiedergutmachung. Alliteras, München; Kugelmann C (Hrsg.) (2006) Heimat und Exil. Emigration der deutschen Juden nach 1933. Jüdischer Verlag, Frankfurt; Quack S (1995) Between Sorrow and Strength. Women Refugees of the Nazi Period. Cambridge University Press, Cambridge UK; Strauss H A (1980, 1981) Jewish Emigration from Germany – Nazi Policies and Jewish Responses. Leo Baeck Institute, Yearbook 25: 313–362; 26: 343–410.

2 Kröner H-P (1989) Die Emigration deutschsprachiger Mediziner im Nationalsozialismus. Berichte zur Wissenschaftsgeschichte 12: 1–43, insb. S 15.

3 Moser P, Voena A, Waldinger F (2011) German-Jewish émigrés and invention, http://econ-www.mit.edu/files/6698, Recherche 20.5.2011.

4 Heidel C P (2003) Review of, Medizin und Judentum: Emigrantenschicksale. H-Soz-u-Kult, H-Net Reviews. http://www.h-net.org/reviews/showrev.php?id=28895 Recherche 4. 6. 2011; zur Immigration von Physikern in die USA vgl. Holten G (1984) The Migration of physicists to the United States. Bulletin of the Atomic Scientists 40: 18–24; allgemein vgl. Krohn C-D, Mühlen P von zur, Paul G, Winkler L (1998) Handbuch der Deutschsprachigen Emigration 1933–1945 in Zusammenarbeit mit der Gesellschaft für Exilforschung. Wiss. Buchgesellschaft, Darmstadt; zur Einwanderung in die Türkei vgl. Reisman A (2006) Turkey's Modernization: Refugees from Nazism and Atatürk's Vision, New Academia Publishers, Washington DC.

5 Von 241 untersuchten jüdischen Urologen emigrierten 57 in die USA, vgl. Kapitel Bellmann in diesem Band.

6 Von 241 untersuchten jüdischen Urologen emigrierten 27 nach Palästina, vgl. Kapitel Bellmann in diesem Band.

7 Nach Großbritannien wanderten 12, mit unbekanntem Ziel 5, Frankreich 5, Niederlande 4, Ägypten 3, Südafrika, Schweden, China 2, Belgien, Brasilien, Bolivien, Chile, Kanada, Mexiko, Ecuador, Siam, Mandschuko, Uruguay wanderten jeweils 1 Urologe aus, vgl. Artikel Bellmann in diesem Band; Lesser J (1994) Vom Antisemitismus zum Philosemitismus: Das wechselnde Bild deutsch-jüdischer Einwanderer in Brasilien 1935–1945. In: Kohut K, von zur Mühlen P: Alternative Lateinamerika: Das deutsche Exil in der Zeit des Nationalsozialismus [Akten des Internationalen Symposiums „Exil in Spanien, Portugal und Lateinamerika" vom 30. September bis 2. Oktober 1991 am Ibero-Amerikanischen Institut Preussischer Kulturbesitz]. Vervuert, Frankfurt, S 89–104.

8 Kröner H-P (1989) Die Emigration deutschsprachiger Mediziner im Nationalsozialismus. Berichte zur Wissenschaftsgeschichte 12: 17.

9 Kröner H-P (1989) Die Emigration deutschsprachiger Mediziner im Nationalsozialismus. Berichte zur Wissenschaftsgeschichte 12: 17.

10 Vgl. http://histclo.com/country/us/imm/cou/imm-ger.html, Recherche 20. 5. 2011.

11 Kröner H-P (1989) Die Emigration von Medizinern unter dem Nationalsozialismus. Berichte zur Wissenschaftsgeschichte 12: 19; eine Untersuchung von Urologen erfolgte nicht.

12 Kröner H-P (1993) Die Emigration von Medizinern unter dem Nationalsozialismus. In: Blecker H, Jachertz N (Hrsg): Medizin im „Dritten Reich". Deutscher Ärzteverlag, Köln, S 79.

13 Ne'eman Arad G (2000) America, its Jews, and the Rise of Nazism. Indiana University Press, Bloomington IN.

14 Sarles R (2003) A Story of America First: The Men and Women who Opposed US Intervention in World War II. Praeger, Westport CT; Remy St P (2006) Deutsch-jüdische Flüchtlinge in der US- Armee. In: Heimat und Exil. Emigration der deutschen Juden nach 1933. Hrsg: Stiftung Jüdisches Museum Berlin und Stiftung Haus der Geschichte der Bundesrepublik Deutschland. Jüdischer Verlag im Suhrkamp Verlag, Frankfurt, S 201–203.

15 Hartung-von Doetinchem D, Winau R (1989) Zerstörte Fortschritte. Das Jüdische Krankenhaus in Berlin 1761, 1861, 1914, 1989. Hentrich & Hentrich, Berlin, Anmerkung 32: 263.

16 Sachar H (1992) A History of the Jews in America. Knopf Publishing Group, New York, S 495.

17 Daniels R (2002) Immigation Encyclopedia of American Foreign Policy. Encyclopedia.com. http://www.encyclopedia.com, Recherche 15. 5. 2011.

18 Remy St P (2006) Deutsch-jüdische Flüchtlinge in der US- Armee. In: Heimat und Exil. Emigration der deutschen Juden nach 1933. Hrsg: Stiftung Jüdisches Museum Berlin und Stiftung Haus der Geschichte der Bundesrepublik Deutschland. Jüdischer Verlag im Suhrkamp Verlag, Frankfurt, S 201.

19 Seidler E (1998) Das Schicksal jüdischer Kinderärzte im Nationalsozialismus. Ein Vorbericht. Monatsschrift Kinderheilkunde 146: 750; Kümmel W F (1993) „Die Ausschaltung" – Wie die Nationalsozialisten die jüdischen und die politisch missliebigen Ärzte aus dem Beruf verdrängten – Emigrantenschicksale. In: Blecker J, Jachertz N: Medizin im „Dritten Reich". 2. Auflage, Deutscher Ärzteverlag, Köln, S 74–76.

20 Pearle K M (1984) Ärzteemigration nach 1933 in die USA. Der Fall New York. Medizinhistorisches Journal 19: 111–137.

21 Rosenstein P (1954) Narben bleiben zurück. Kindler und Schiermeyer, Bad Wörishofen; Leopold Casper war in der englischen Sprache aufgrund von Aufenthalten in Großbritannien sowie eigene Übersetzungstätigkeit besser geschult.

22 Figdor P P (2007) Biographien österreichischer Urologen. Universimed, Wien, S 44–47.

23 Österreichisches Staatsarchiv, Bundesministerium der Finanzen, Vermögensverkehrsstelle, Vermögensanmeldung Zl 27423 Viktor Blum.

24 Schulz-Hoffmann C, Mühlen I von zur (2005) Provenienzforschung an den Bayerischen Staatsgemäldesammlungen. In: Museum im Zwielicht. Ankaufspolitik 1933–1945. Kolloquium vom 11. und 12. Dezember 2001 in Köln / die eigene Geschichte. Provenienzforschung an deutschen Kunstmuseen im internationalen Vergleich. Tagung vom 20. bis 22. Februar 2002 in Hamburg, bearb. von Ulf Häder (= Veröffentlichungen der Koordinierungsstelle für Kulturgutverluste, 3), Magdeburg, S 336.

25 Anderl G, Caruso A (2005) Kunstraub in Österreich und die Folgen. Studien Verlag, Innsbruck, S 11–25.

26 Zehnter Bericht des amtsführenden Stadtrates für Kultur und Wissenschaft über die gemäß dem Gemeinderatsbeschluss vom 29. April 1999 erfolgte Übereignung von Kunst- und Kulturgegenständen aus den Sammlungen der Museen der Stadt Wien sowie der Wienbibliothek im Rathaus vom 1. 2. 2010 http://www.wienmuseum.at/fileadmin/user_upload/PDFs/Restitutionsbericht_2009.pdf.

27 Vgl. Merinsky J (1980) Die Auswirkungen der Annexion Österreichs durch das Deutsche Reich auf die Medizinische Fakultät im Jahre 1938 – Biographien entlassener Professoren und Dozenten. Ungedruckte phil. Diss. Univ. Wien, Wien.

28 Kröner H-P (1993) Die Emigration von Medizinern unter dem Nationalsozialismus. In Blecker H, Jachertz N (Hrsg.): Medizin im „Dritten Reich". Deutscher Ärzteverlag, Köln, S 81.

29 Vgl. Snowman D (2002) The Hitler Emigrés: The Cultural Impact on Britain of Refugees from Nazism. Chatto & Windus, London UK.

30 London L (2000) Whitehall and the Jews 1933–1948. Cambridge University Press, Cambridge UK; Wasserstein B (1979) Britain and the Jews of Europe. 1st edition, Clarendon Press, Oxford UK.

31 Kröner H-P (1993) Die Emigration von Medizinern unter dem Nationalsozialismus. In Blecker H, Jachertz N (Hrsg.): Medizin im „Dritten Reich". Deutscher Ärzteverlag, Köln, S 81.

32 Kröner H-P (1991) Zwischen Arbeitslosigkeit und Berufsverbot: Die deutschsprachige Ärzte-Emigration nach Palästina 1933–1945. Berichte zur Wissenschaftsgeschichte 14: 1–14.

33 Vgl. Lohfeld W, Hochstadt St (o. J.) Die Emigration jüdischer Deutscher und Österreicher nach Shanghai als Verfolgte im Nationalsozialismus. http://www.exilarchiv.de/grafik/themen/exilstationen/shanghai.pdf, Recherche 20. 5. 2011.

34 Hier lassen sich nur Hans Schmeidler aus Ägypten, Edmund Loeb aus Frankreich für die Urologie ausmachen, vgl. Aufsatz Bellmann in diesem Band.

35 Casper L (1953) Skizzen aus der Vergangenheit (Manuskript). Druck Zechnall, Stuttgart, S 88–92.

36 Grossmann A (2006) Provinzielle Kosmopoliten: Deutsche Juden in New York und Anderswo. In: Heimat und Exil. Emigration der deutschen Juden nach 1933. Hrsg: Stiftung Jüdisches Museum Berlin und Stiftung Haus der Geschichte der Bundesrepublik Deutschland. Jüdischer Verlag im Suhrkamp Verlag, Frankfurt, S 201–203; Lepenies W (2000) Exile and Emigration. Survival of German Culture. Occasional Paper No. 7, School of Social Science, Institute for Advanced Study, Princton.

37 Völker K (1993) Aufklärung ist wichtiger als Verurteilung: Zu Fritz Kortners Film Der Ruf. FilmExil 3: 5–12.

38 Winstel T (2003), Über die Bedeutung der Wiedergutmachung im Leben der jüdischen NS-Verfolgten. Erfahrungsgeschichtliche Annäherungen. In: Hockerts H G, Kuller Chr (Hrsg): Nach der Verfolgung. Wiedergutmachung nationalsozialistischen Unrechts in Deutschland? Wallstein, Göttingen, S 199–227, hier S. 211; Fangerau H., Krischel M. (2001) Der Wert des Lebens und das Schweigen der Opfer. Zum Umgang mit den Opfern der nationalsozialistischen Verfolgung in der Medizinhistoriographie In: Westermann S., Kühl R., Ohnhäuser T. (Hrsg.) NS-„Euthanasie" und Emigration. Vergangenheitsaufarbeitung – Gedenkformen – Betroffenenperspektive Lit, Bielefeld S. 19–29.

Urologie in Ost und West nach 1945 – Kontinuitäten und Brüche*

Thorsten Halling

„Ich erhoffe von dieser ersten Tagung nach dem Kriege, dass sie den Anstoß gibt, an die alte, gute Tradition der Deutschen Gesellschaft für Urologie anzuknüpfen und sie fortzuführen."[1]

Mit diesen Worten beschloss Hans Boeminghaus (1893–1979) seine Begrüßungsansprache der ersten Urologentagung nach Ende des Zweiten Weltkrieges. Dieser Kongress fand im September 1948 in Düsseldorf statt und war ein wichtiger Schritt zur Neubegründung der Deutschen Gesellschaft für Urologie 1949 in München. Sein Wunsch „an die alte, gute Tradition der Deutschen Gesellschaft für Urologie anzuknüpfen" klammert den 1935 durch die Gründung der „Gesellschaft Reichsdeutscher Urologen" vollzogenen Traditionsbruch aus. Boeminghaus selbst hatte für 1938 einen vermeintlichen Zusammenschluss mit der alten DGfU angekündigt.[2] Nun, 10 Jahre später, übernahm Boeminghaus „auf vielfache Anregung" und „trotz der zeitbedingten Schwierigkeiten" die Aufgabe des Neubeginns.

Für viele Urologen gab es diesen Neubeginn in Deutschland nicht. Im Beitrag von Julia Bellmann wurde bereits ausführlich auf die prominenten, aber auch die unbekannten deutschen Urologen eingegangen, die aus politischen oder rassischen Gründen verfolgt, vertrieben und ermordet oder aber in den Selbstmord getrieben worden waren, so wie etwa Eugen Joseph (1879–1933), seit 1929 stellvertretender Vorsitzender der Deutschen Gesellschaft für Urologie. Im Gegensatz dazu konnten die während des Nationalsozialismus aktiven Funktionsträger auch in der Urologie zu großen Teilen nach 1945 ihre Karrieren mit nur kurzen Unterbrechungen fortsetzen und – so die weitgehend anerkannte These – setzten sich nicht oder nur zögerlich mit der eigenen Vergangenheit und der ihrer Kollegen sowie der Zunft als Ganzes auseinander.[3]

Im Anschluss an die in diesem Sammelband erfolgten Detailstudien zur Urologie im Nationalsozialismus soll im Folgenden ein Ausblick auf die Entwicklung der deutschen Urologie in Ost- und West-Deutschland nach 1945 gegeben werden. Vor dem Hintergrund genereller Umbrüche in Gesellschaft und Wissenschaft werden beispielhaft personelle, institutionelle und wissenschaftliche Kontinuitäten und Brüche untersucht. Welche Auswirkungen hatten die unterschiedlichen Gesundheitssysteme auf die Urologie, wie wurde in der zunächst ungeteilten Fachgesellschaft mit der NS-Vergangenheit führender Vertreter des Fachs umgegangen, welche inhaltlichen Anknüpfungen an NS-ideologische Forschungsfelder sind festzustellen und wie gelang es, den Anschluss an die internationale Forschung wiederherzustellen? Die Urologie ist zugleich – so die These – ein prägnantes Beispiel für eine, trotz „Kalter Krieg"-Rhetorik auf beiden Seiten, bis in die späten 1960er Jahre überraschend eng verzahnte deutsche-deutsche Wissenschaft.

Medizin und Gesellschaft nach 1945 in Ost und West

Wiederaufbau und Neuordnung des Gesundheitswesens nach dem Zweiten Weltkrieg waren wie in vielen anderen Bereichen auch stark von den unterschiedlichen Vorstellungen der jeweiligen Besatzungsmacht abhängig. Ihre spezifischen gesundheitspolitischen Konzepte und Maßnahmen bestimmten die Gesundheitspolitik „ihrer" Besatzungszone. Trotz vorhandener Überschneidungen in der Bevölkerungspolitik erschien es sinnvoll an die partiell vorbildliche Gesundheits- und Fürsorgepolitik Weimarer Prägung anknüpfen, andererseits sich deutlich von der nationalsozialistischen Gesundheits- bzw. Rassenpolitik abzugrenzen.

Zunächst standen die Behörden beim Aufbau des Gesundheitswesens in allen vier Besatzungszonen vor den gleichen Herausforderungen: Die gesundheitlichen Folgen des Weltkrieges, vor allem Mangelernährung und Epidemien mussten bekämpft werden. In der sowjetischen Besatzungszone (SBZ) fand schon früh eine Zentralisierung des Gesundheitswesens statt. Die „Deutsche Zentralverwaltung für das Gesundheitswesen" bildete als Vorläuferin des späteren DDR-Gesundheitsministeriums die erste Institution dieser Art in der Geschichte der deutschen Gesundheitspolitik. Insbesondere die Seuchenbekämpfung erfolgte unter Leitung der Sowjetischen Militäradministration in Deutschland (SMAD) nach sowjetischen Muster und erwies sich als ausgesprochen erfolgreich. Schon 1948 konnte die Verbreitung von ansteckenden Krankheiten auf Vorkriegsniveau reduziert werden.[4] Darüber hinaus orientierte sich die Gesundheitspolitik der SED in der unmittelbaren Nachkriegsphase an den präventionsorientierten Vorstellungen der Weimarer Republik, wie etwa das Fürsorgesystem, mit dem insbesondere Säuglinge, Kinder und Jugendliche in einem System von vorbeugenden Maßnahmen erfasst wurden.[5] Auch der damit verbundene und in Weimarer Tradition stehende bevölkerungspolitische Diskurs wurde vergleichsweise offen fortgeführt – in einer Art klassenkämpferischen Transformation der seit dem späten 19. Jahrhundert virulenten Angst vor der Degeneration des eigenen Volkes. In den 1950er Jahren kam für die DDR-Demographie das durch eine selektive Migration verschärfte Problem der Überalterung hinzu.

In den westlichen Zonen und in der späteren Bundesrepublik kam es sehr schnell zu einer Rekonstruktion des bis Kriegsende bestehenden Gesundheitswesens.[6] Unter weitgehender Zurückdrängung der Rassenhygiene als bevölkerungspolitischem Paradigma setzten zentrale Institutionen, wie die Gesundheitsämter und ein großer Teil der Akteure ihr Wirken unter nahezu unveränderter Gesetzgebung fort. Mit Blick auf die Systemkonkurrenz im beginnenden „Kalten Krieg" galten Anknüpfungen an die präventionsorientierte Sozialhygiene der Weimarer Zeit als ein „Machwerk" von „extrem links gerichteten, antidemokratischen Kräften."[7] Präventive Gesundheitspolitik konnte nicht mehr die Bedeutung zurückgewinnen, die sie in der Weimarer Republik hatte.

In den 1950er Jahren ist, zuerst in den USA und in Westeuropa, dann weltweit der Aufstieg einer individuell-kurativen Medizin festzustellen.[8] Der Erfolg von Antibiotika und immer differenziertere diagnostische und therapeutische, insbesondere technische Verfahren weckten die Hoffnung, dass auch Massenkrankheiten kurativ zu besiegen seien. Zu den Beispielen erfüllter Hoffnungen gehören in der Urologie die bildgebenden Verfahren, die extrakorporale Schockwellenlithotripsie (ESWL) und die Nierentransplantation.[9]

Entnazifizierung und Remigration

Im Kontext zweier konkurrierender Gesundheitssysteme mussten sich auch die Urologen nach 1945 zunächst den politischen Konsequenzen der besonders engen ideologischen und personellen Einbindung der deutschen Ärzte während des Nationalsozialismus stellen. Mit 45 Prozent NSDAP-Mitgliedern wiesen die Mediziner den höchsten Anteil unter den Berufsgruppen auf. An den Hochschulen lag die Quote sogar bei drei Viertel.[10] Wie kaum eine andere Berufsgruppe hatte die Ärzteschaft nach 1933 von den gesundheitspolitischen Maßnahmen der Nationalsozialisten profitiert. Die ideelle, standespolitische und ökonomische Aufwertung ihrer Profession honorierten die Ärzte mit zahlreichen Parteieintritten zwischen 1933 und 1939. Mit den Nürnberger Ärzteprozessen rückten vor allem jene Ärzte in den Mittelpunkt des Interesses, die mittel- oder unmittelbar an Patientenmorden und Menschenversuchen an KZ-Häftlingen beteiligt waren. Im Zuge der Entnazifizierungsverfahren führte dann aber auch allein die Mitgliedschaft in der NSDAP für die Mehrzahl der akademischen Mediziner zur Suspendierung oder Entlassung aus dem Hochschuldienst. Die 1945 und 1946 von den alliierten Besatzungsmächten in gemeinsamen Kontrollratsdirektiven beschlossenen Maßnahmen zur Entnazifizierung der Hochschulen umfassten die entsprechende Säuberung des Lehrkörpers, die Entfernung von nationalsozialistischen Lehrinhalten und regelten die Kriterien für die Aufnahme von Studenten.[11] Wiederum sind erhebliche Unterschiede zwischen den vier Besatzungszonen festzustellen. So wurden in der amerikanischen Zone 1.654 Personen in die Kategorie „Hauptschuldige" und 22.122 in die Kategorie „Schuldige / Belastete" eingestuft, in der britischen Zone keine Einzige. Dies veranlasste belastete Hochschullehrer in einigen Fällen zur „Flucht" in die britische oder auch die französische Zone.[12] Zur Aufrechterhaltung des Krankenhausbetriebes verfügte die Sowjetische Militäradministration (SMAD) speziell für Mediziner, die NSDAP-Mitglieder gewesen waren, Sonderregelungen zur Weiterbeschäftigung.[13] Abgesehen von wenigen ausgesprochenen Exponenten der NS-Medizin konnten die meisten Hochschullehrer nach Abschluss der Revisionsverfahren in Ihre Ämter zurückkehren.

Inwieweit deutsche Urologen nach 1945 – zumindest zeitweise – als belastet galten, kann nur beispielhaft beantwortet werden.[14] Otto Ringleb (1875–1946), der einzige deutsche Lehrstuhlinhaber für Urologie, war aufgrund seiner engen Verbindungen zur NS-Elite 1945 seines Amtes enthoben worden. Der Lehrstuhl wurde nicht wieder besetzt, Ringleb starb 1946. Interessant ist, dass zwei führende Fachvertreter der Nachkriegszeit, Hans Boeminghaus und Karl Heusch (1894–1986), nicht oder nur zeitweise an ihre alten Wirkungsstätten in Berlin zurückgingen. Nach der Kategorisierung von Mitgliedschaften in NS-Organisationen gehörten Boeminghaus und Heusch in die Kategorie C, der zumindest formal „schwerer Belasteten". Darunter fielen alle NSDAP-Mitglieder, die außerdem einer Gliederung (SA, SS) oder einem Berufsverband sowie zusätzlich dem NSKK/NSFDK oder dem Förderverein der SS angehörten.[15] Boeminghaus trat 1933 in die NSDAP ein, gehörte von 1933 kurz der SA, ab 1933 dann der SS an, außerdem war er Mitglied des Ärztebundes. Heusch war seit 1930 Mitglied im NS-Ärztebund, seit 1933 NSDAP-Mitglied und Fördermitglied der SS, ab 1944 auch SS-Sturmbannführer. Beide waren Mitarbeiter von Ringleb, der als erster Lehrstuhlinhaber für Urologie in Deutschland die deutsche Urologie während des NS-Zeit maßgeblich bestimmte. Nach einer Internierung war Heusch 1945 zunächst nach Berlin zurückgekehrt und hatte dort eine neue urologische Abteilung am damaligen Siemens-Krankenhaus aufgebaut.[16] Die Motive für Ihre Übersiedlung ins Rheinland – in die britische Besatzungszone – (Boeminghaus 1946 nach Düsseldorf, Heusch 1947/48 nach Aachen) sind nicht völlig geklärt. Boeminghaus stammte aus Duisburg und übernahm die Leitung der urologischen Privatklinik Golzheim. Heusch, gebürtiger Aachener, hatte Berlin aus politischen Gründen verlassen, wobei diese bislang nicht spezifiziert werden

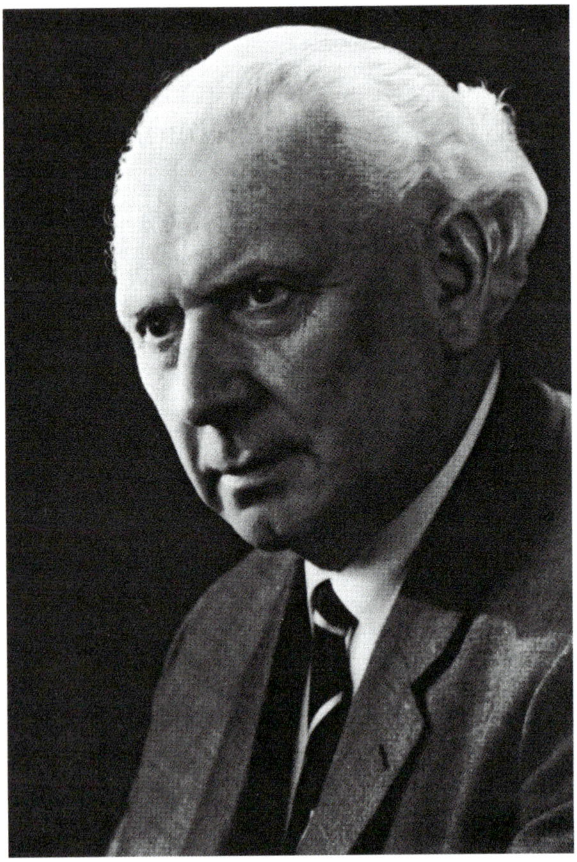

Karl Heusch (1894–1986), ca. 1953, Museum und Archiv Deutsche Gesellschaft für Urologie, Repro Keyn, mit freundlicher Genehmigung.

konnten.[17] Beide bekleideten ab den 1950er Jahren wieder akademische Ämter und waren einflussreiche Fachvertreter der Urologie.

Festzuhalten ist, dass die Generation von Heusch und Boeminghaus, zu der auch Ferdinand Hüdepohl (1902–1980) gehörte, überproportional stark nationalsozialistisch orientiert waren. Inwieweit ideologische, ökonomische oder eher karrierepolitische Erwägungen im Vordergrund standen, muss individuell beurteilt werden. Bei den Ordinarien, und insgesamt bei den habilitierten Medizinern stieg der Anteil der NS-belasteten Hochschullehrern nach 1945 sowohl in der frühen Bundesrepublik[18] als auch in der DDR[19] zunächst für eine Dekade an, um dann langsam wieder zu sinken, bevor eine Generation nachrückte, die den Zweiten Weltkrieg nur als Studenten oder junge Ärzte erlebt hatten und dementsprechend zumindest formal deutlich weniger belastet waren.

Für die Opfer der Vertreibung an deutschen Hochschulen gab es nach 1945 in der Regel keine dauerhafte Rückkehr nach Deutschland – trotz offizieller Bekenntnisse zur Remigration. Unter Druck der Militärregierung hatte die Rektorenkonferenz der Universitäten in der britischen Besatzungszone bereits im September 1945 beschlossen, rückkehrwilligen Hochschulprofessoren zur Wiedereinsetzung oder zu vergleichbaren Positionen zu verhelfen.[20] Beamtenrechtliche Voraussetzung waren allerdings Lehrstuhlvakanzen oder dauerhafte Amtsenthebungen im Rahmen der Entnazifizierungsverfahren. Für die 128 vertriebenen Urologen, die überlebt hatten (36 Deportierte, davon 35 ermordet),[21] stellte sich die Problematik der Rückberufung nicht, da es mit Ausnahme Berlins keine Lehrstühle für Urologie gegeben hatte. Dozenten oder außerplanmäßige Professuren gehörten grundsätzlich nicht in den Kreis

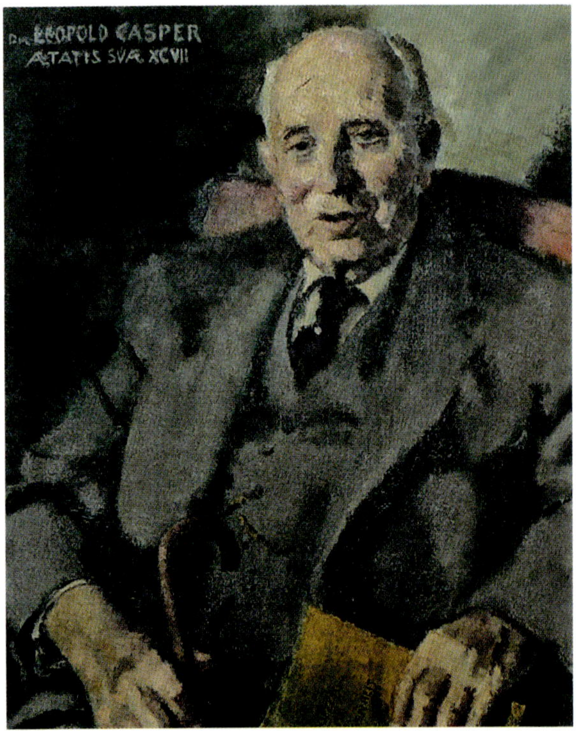

Leopold Casper (1859–1959), ca. 1957. Zusammen mit Alexander von Lichtenberg gehört Casper zu den ganz wenigen der während des Nationalsozialismus vertriebenen Urologen, derer schon unmittelbar nach Kriegsende gedacht wurde. Museum und Archiv Deutsche Gesellschaft für Urologie, Repro Keyn, mit freundlicher Genehmigung.

dieser ohnehin eher unsystematisch, zurückhaltend oder sogar bewusst bürokratisch durchgeführten Rückkehrverfahren. Die allermeisten von Ihnen hegten verständlicherweise kein Bedürfnis in die „Hölle“ zurückzukehren, der man nur knapp entronnen war – wie es Leopold Casper (1859–1959) in seinen „Skizzen der Vergangenheit“[22] ausdrückte.

In Hinblick auf politische Verfolgung ist der Österreicher Richard Übelhör (1901–1977) ein seltenes Beispiel für eine Nachkriegskarriere in der deutschsprachigen Urologie, wobei die Verhältnisse im Nachkriegsösterreich nicht mit denen in Deutschland vergleichbar sind. Ab 1937 Dozent für Chirurgie an der Universität Wien und Chefarzt der Urologischen Abteilung im Krankenhaus Lainz (Wien), wurde er 1938 wegen seiner „weltanschaulichen Einstellung“ seines Postens enthoben, 1939 wurde ihm auch die Dozentur aberkannt. Im Krieg als Militärarzt tätig, wurde er nach Kriegsende rehabilitiert und 1962 erster Vorstand (außerordentliche Professur) der neu gegründeten Urologischen Klinik in Wien. Im gleichen Jahr übernahm Übelhör auch den Vorsitz der Deutschen Gesellschaft für Urologie.[23]

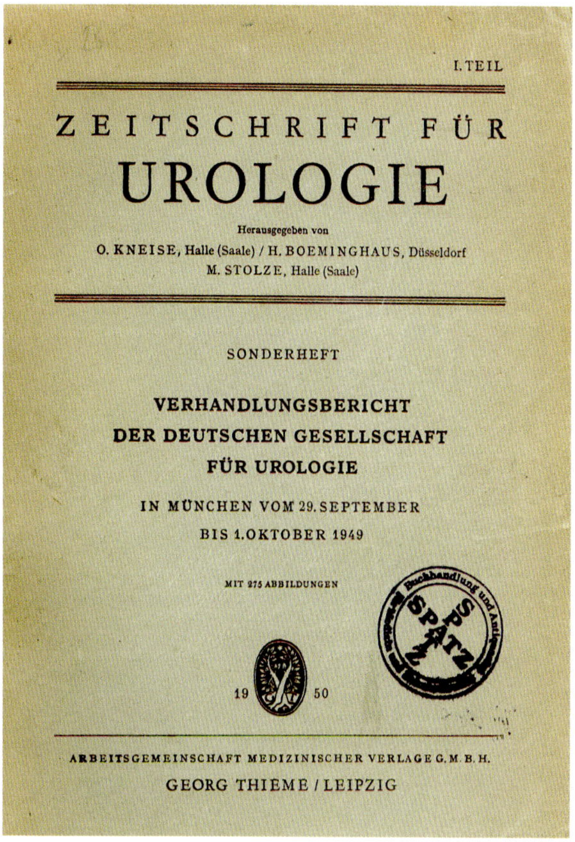

I. TEIL

ZEITSCHRIFT FÜR

UROLOGIE

Herausgegeben von

O. KNEISE, Halle (Saale) / H. BOEMINGHAUS, Düsseldorf

M. STOLZE, Halle (Saale)

SONDERHEFT

VERHANDLUNGSBERICHT DER DEUTSCHEN GESELLSCHAFT FÜR UROLOGIE

IN MÜNCHEN VOM 29. SEPTEMBER BIS 1. OKTOBER 1949

MIT 275 ABBILDUNGEN

19 50

ARBEITSGEMEINSCHAFT MEDIZINISCHER VERLAGE G.M.B.H.

GEORG THIEME / LEIPZIG

Der unscheinbare Einband des Kongressbandes von 1949 verdeutlicht sehr prägnant Kontinuitäten und Brüche deutscher Nachkriegsgeschichte zum Zeitpunkt der Wiederbegründung der Deutschen Gesellschaft für Urologie: Während Boeminghaus seine Karriere in der Zeit mit großer Nähe zum Regime vorangetrieben hatte, waren Otto Kneise (1875–1953) und Martin Stolze (1900–1989) nicht parteipolitisch aktiv gewesen. Gemeinsam waren sie nach 1945 maßgeblich an der Wiederbelebung der Zeitschrift für Urologie beteiligt, inzwischen wirkten Sie allerdings in zwei Staaten mit höchst unterschiedlichen gesundheitspolitischen Vorstellungen. Auch wenn alle Kongresse in Westeutschland (inklusive Berlin) oder Österreich stattfanden, gedruckt wurden die Verhandlungsberichte bis 1961 bei Thieme in Leipzig.

Wiederbegründung der DGU, Wiedergutmachung, Erinnerungspolitik

Kontinuitäten und Brüche im Hinblick auf die Wiederbegründung der DGU 1949 in München zu untersuchen, erweist sich als ausgesprochen komplex.[24]

Obwohl die DGfU niemals aus dem Vereinsregister gestrichen worden war, sah man sich genötigt eine „neue DGU“ zu gründen. In seiner „Kassenabrechnung der alten Deutschen Gesellschaft für Urologie“ gab Willibald Heyn (1890–1953), der 1933 die Geschäfte des Schatzmeisters von Rothschild übernommen hatte, eine zynische, aus heutiger Sicht zumindest naive Erklärung: „Eine offizielle Liquidierung der ehemaligen Gesellschaft ist niemals erfolgt, zum Teil wohl aus dem Grunde, weil die damaligen Machthaber sich vielleicht doch scheuten, das Vermögen des Vereins, das zu einem sehr erheblichen Teil aus ‚nichtarischen‘ Beiträgen stammte, an sich zu reißen.“ Praktisch, so Heyn weiter, „bestand die Gesellschaft jedoch nicht mehr“, da keine „Tagungen mehr abgehalten und keine Mitgliedsbeiträge mehr erhoben“ wurden.[25] Erst 1955 wurde die alte DGfU durch

Beschluss von 15 anwesenden Mitgliedern endgültig aufgelöst.

Das Vermögen der Gesellschaft war ebenfalls Thema der Mitgliederversammlung, denn die Vermögensteile (u.a. eine alte Nitze-Preis-Stiftung von Alexander von Lichtenberg) sollten zum „Maximilian-Nitze-Preis“ zusammengefasst werden. Der doch recht naheliegende Antrag aus dem freien Vermögen „notleidende ehemalige Mitglieder“ zu unterstützen, lehnte die Mitgliederversammlung mit Hinweis auf die Statuten ab.[26]

Personell knüpfte die „neue“ DGU eher an die Gesellschaft Reichsdeutscher Urologen als an die DGfU von 1933 an. Heusch hatte das Amt des Schriftführers bekleidet, Boeminghaus war als Tagungspräsident von 1938 vorgesehen. Auch die späteren Präsidenten der Gesellschaft Ferdinand May (1898–1978) und Carl E. Alken (1909–1986) hatten bereits an den Kongressen der Gesellschaft Reichsdeutscher Urologen mitgewirkt.[27] Die Standes- und vor allem die Erinnerungspolitik der DGU nach 1945 wurde von zwei miteinander verwobenen „(Ge-)Denkkollektiven“ geprägt, die zum einen auf die Schule Alexander von Lichtenbergs und zum Anderen auf das Karrierenetzwerk Ringlebs zurückgehen. Bis in die 1970er Jahre wirkten diese Traditionslinien besonders intensiv und wurden auch offensiv in das kollektive Gedächtnis der Gesellschaft eingebracht. Eine kritische Reflexion der NS-Vergangenheit fand weder auf persönlicher noch auf institutioneller Ebene statt.[28] Ringleb-Schüler und Mitarbeiter amtierten in erster und zweiter Generation insgesamt fünf Mal als Präsidenten der DGU (Boeminghaus 1948 und 1951, Heusch 1953, Bischoff 1955, Zoedler 1975), aus dem großen Kreis der Lichtenberg-Schüler ebenso viele (May 1949, Alken 1961, Dettmar 1965, Büscher 1972, Arnholdt 1977).[29] Zwischen diesen Polen standen einflussreiche Funktionäre, wie der erste Nachkriegsschriftführer der DGU, Kurt Tzschirntsch (1897–1957).[30] Selbst auch Lichtenberg-Schüler, trug er gemeinsam mit Boeminghaus maßgeblich zur Wiederbelebung der DGU bei.[31] Unmittelbar nach der Neugründung bemühten sich Vertreter der Fachgesellschaft Kontakt zu prominenten Altmitgliedern aufzubauen. 1951 verlieh man Leopold Casper die Ehrenmitgliedschaft. Auf Betreiben von Willibald Heyn wurde 1953 auch Paul Rosenstein die Ehrenmitgliedschaft angetragen.[32] Der sich angesichts seiner erzwungenen Emigration überraschend überschwänglich für die Ehrung bedankte.[33] Auch wenn diese Ehrungen durchaus als Wiedergutmachung für erlittenes Unrecht im Nationalsozialismus verstanden werden können, stand deren Reputation als Wissenschaftler im Vordergrund, weniger die Verfolgung. Im Nachruf für Hans Gallus Pleschner (1883–1950), seit 1949 Ehrenmitglied, dem 1938 aufgrund rassischer Verfolgung die venia legendi entzogen worden war, werden beispielsweise seine wissenschaftlichen Arbeiten genannt und nur beiläufig erwähnt: „Um politischen Konflikten auszuweichen, zog er sich damals von der Öffentlichkeit zurück und übersiedelte in sein geliebtes

Vorsitzender:

Ich danke Herrn Heusch für seinen Bericht. Damit wurde die alte Deutsche Gesellschaft für Urologie, die seit 1929 ruhte, durch allgemeinen Beschluß der alten Mitglieder aufgelöst und kann in die neue Deutsche Gesellschaft für Urologie übergeführt werden. Die neue Deutsche Gesellschaft für Urologie ist also die direkte Nachfolgerin, so daß Kontinuität und Tradition der Deutschen Gesellschaft für Urologie gewahrt sind.

Im Zuge der formalen Auflösung der alten DGfU 1955 wird hier suggeriert, dass nach dem letzten Kongress 1929 die Gesellschaft ihre Tätigkeit eingestellt hatte, also unabhängig von der Machtübernahme der Nationalsozialisten. Faktisch ist dies aber erst durch die Verdrängung der jüdischen Vorstandsmitglieder 1933 eingetreten. Aus: Verhandlungsbericht der Deutschen Gesellschaft für Urologie. Georg Thieme, Leipzig, 1955, S 501.

Landhaus in Seefeld in Tirol."[34] Solche Sprachregelungen, die verharmlosen oder ganz verschweigen, sind auch für die Biographien der Opfer weder ein spezifisch für die Urologie kennzeichnendes noch allein zeitgenössisches Phänomen. Eine auch nur annähernd systematische oder zumindest symbolische Wiedergutmachung gegenüber den während des Nationalsozialismus verfolgten Urologen blieb aus.[35] Erst in den 1980er Jahren begann die Medizingeschichte die eben nicht singulären, sondern strukturellen ideologischen Verflechtungen, Verbrechen und Verfolgungen innerhalb der Medizin und durch Mediziner während des Nationalsozialismus zu untersuchen.[36] Daran anschließend beschäftigten sich dann auch Institutionen, wie Universitäten und Fachgesellschaften mit der eigenen Geschichte im Nationalsozialismus. Den erwähnten Urologen Pleschner würdigte die Universität Wien 2008 im Rahmen eines Mahnmals für Opfer des Nationalsozialismus.[37]

Insgesamt erscheint das Verhältnis der Urologen zur eigenen Tätigkeit im Nationalsozialismus schon unmittelbar nach Kriegsende unreflektiert oder vielleicht auch ausgesprochen selbstbewusst, im Falle der verfolgten Urologen als überaus nachsichtig. Mit der Ehrenmitgliedschaft für Pleschner wird diese u.a. auch für Ludwig Kielleuthner (1876–1972), Präsident der DGfU von 1929 und 2. Vorsitzender der Gesellschaft Reichsdeutscher Urologen und Eduard Pflaumer (1872–1957) ausgesprochen, der deren zweite Tagung 1937 in Eisenach leitete und aus diesem Anlass „dem Führer des Vaterlandes" einen „dankbaren Gruß und das Gelöbnis freudiger Gefolgschaft und Arbeit" telegrafierte.[38] Insbesondere Karl Heusch baute die Traditionslinie zur „alten" DGfU, die mit den erwähnten Ehrenmitgliedschaften begonnen hatte, in mehreren Schritten weiter aus. 1955 wurden quasi „über Nacht" – ein entsprechender Beschluss findet sich nicht – verstorbene Ehrenmitglieder wieder in der Liste der Ehrenmitglieder aufgeführt. Dazu gehörten u.a. die bereits erwähnten Eugen Joseph und der 1936 vertriebene von Lichtenberg. Augenfällig wird der zunehmend unbefangene Umgang auch in der Zählung der DGU-Kongresse. Sprach May 1949 in seiner Begrüßungsrede noch vom ersten Kongress der (neuen) DGU, so entschloss man sich 1961 zu einer durchgängigen Zählung ab 1907, unter Einschluss der beiden Tagungen der Gesellschaft Reichsdeutscher Urologen.[39] Bereits anlässlich des 50-jährigen Gründungsjubiläums der DGU 1957 hatte Heusch eine Stammbaumgraphik in Auftrag gegeben, mit der die Gesellschaft Reichsdeutscher Urologen in die Traditionslinie der Gesellschaft integriert wurden. Eventuell zu erwartender Widerstand oder zumindest die Äußerung von Missbilligung, etwa von nach 1933 diskriminierten, ausgeschlossenen und vertrieben Mitgliedern, sind nicht überliefert.

In seinem Festvortrag interpretierte Heusch die von ihm ganz wesentlich mitgetragene Gründung der Gesellschaft Reichsdeutscher Urologen als Provisorium, dass den politischen Druck (den überproportionalen Anteil jüdischer Mitglieder in der DGfU erwähnte er nicht), der auf der alten, ruhenden DGfU lastete, genommen habe.[40] Heuschs Lesart der institutionellen Geschichte der Urologie wirkte bis weit in die 1980er Jahre. 1979 beispielsweise nahm man den „100. Jahrestag der ersten Zytoskopie am lebenden Menschen", von Nitze in Wien durchgeführt, zum Anlass die Eröffnungsreden aller Präsidenten zu den DGU Kongressen zu edieren und somit auch die Entwicklung des Faches in der Tradition Nitzes zu dokumentieren. Im Geleitwort rechtfertigen die Herausgeber den „nach reiflicher Überlegung" ungekürzten und „ungereinigt[en]" Abdruck der Reden, die anlässlich der beiden Tagungen der „Gesellschaft der Reichsdeutschen Urologen" in Eisenach gehalten wurden und den üblichen Führerkult enthielten. Der Hinweis, dass der Grund für die Wahl des Tagungsortes Nitzes Grabstätte gewesen sei, erscheint fast etwas gewollt legitimierend. Die Anpassung an die herrschende Ideologie wurde damit begründet, „daß ein Überleben unserer Gesellschaft in einer Diktatur nur so möglich war, da bis 1933 viele führende Urologen jüdischen Glaubens waren."[41] Nicht genug das hier Ursache und Wirkung verdreht werden, war ein Absatz zuvor konstatiert worden: „Die Tradition unserer Gesellschaft mußte in den Jahren zwischen 1933 bis zum Kriegsende

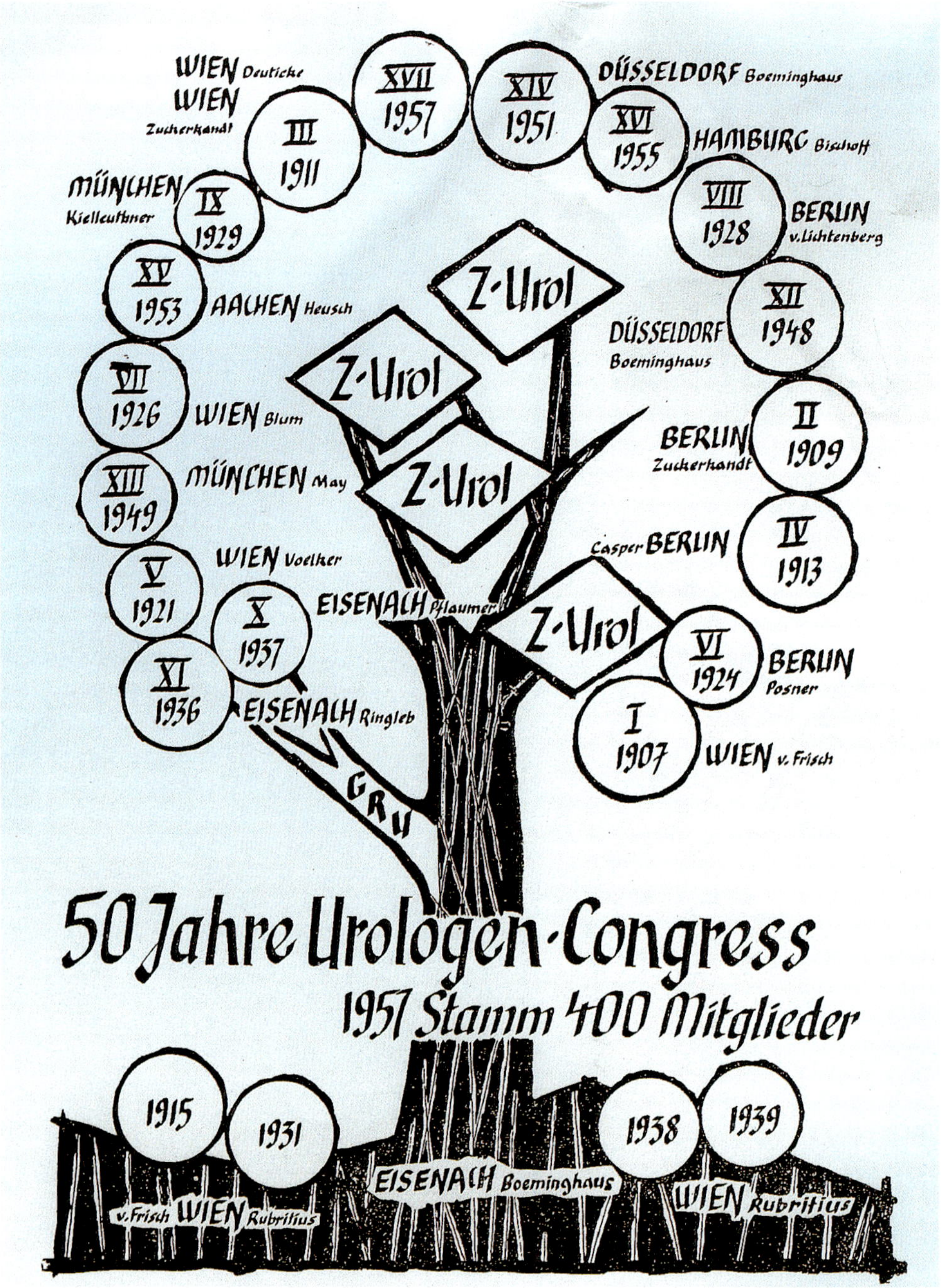

Etablierung von Traditionslinien in der Deutschen Gesellschaft für Urologie. Heusch K (1958) Fünfzig Jahre Deutsche Gesellschaft für Urologie. In: Verhandlungsbericht der Deutschen Gesellschaft für Urologie. Georg Thieme Verlag, Leipzig, S 20.

aus vorwiegend politischen Gründen unterbrochen werden.“ In der von Heusch erstellten Zeittafel wird für 1935 als Ereignis, die „Zeitbedingte Umwandlung der Dtsch. Ges. Urol. in eine ‚Gesellschaft der Reichsdeutschen Urologen‘“ vermerkt.[42] Obwohl hier also ein erster Versuch gewagt wurde, die Urologie in der NS-Zeit zumindest zu problematisieren, verblieb die letztendliche Deutungshoheit bei der unmittelbar beteiligten Generation.

Nicht weiter bemerkenswert ist das offenkundige Desinteresse der nachfolgenden Generation, wie es für die gesamte Ära Adenauer typisch war. Interessant ist, dass dieses Desinteresse besonders innerhalb der Medizin auch in der DDR unter den ideologischen Vorzeichen des Antifaschismus’ kaum eine Debatte über die individuelle NS-Vergangenheit aufkommen ließ und diese für die allermeisten Ärzte ohne Konsequenzen blieb.[43] So berichtet auch Moritz

Mebel (*1923), einer der einflussreichsten Urologen in der DDR, dass ihn zunächst vor allem interessiert habe, beruflich in der jungen DDR Fuß zufassen. Für den als Kind mit seiner jüdischen Familie aus politischen Gründen emigrierten, in Moskau sozialisierten Mebel, der politischen Sympathie für den Nationalsozialismus unverdächtig, war die NS-Vergangenheit seiner Kollegen kein Thema.[44]

Erst 1986, Heusch war vor Abschluss des Manuskripts verstorben, konnte der damalige Archivar der DGU, Fritz Schultze-Seemann (1916–1987), in einer ersten größeren Studie zur Geschichte der Deutschen Gesellschaft für Urologie, das Erinnerungspanorama erweitern. Auch wenn er den Kampf um Anerkennung und Selbstständigkeit zur Leitfrage erhob, ist das Kapitel zur Zeit zwischen 1933 und 1945 durchaus im Sinne einer ersten vorsichtigen Auseinandersetzung mit der deutschen Urologie im Nationalsozialismus zu verstehen.[45] Auch wenn wiederum Heuschs Deutung zur Gründung der „Gesellschaft Reichsdeutscher Urologen" vorangestellt wird, so werden u.a. die Verdrängung von Eugen Joseph als Redakteur der Zeitschrift für Urologie 1933 sowie das ungeklärte Schicksal von bis 1933 amtierender Vorstandsmitglieder (Kassenführer Rothschild und Schriftführer A. Lewin) erwähnt.

Erinnerung an Maximilian Nitze

Eine große, über alle Epochen der deutschen Geschichte im 20. Jahrhundert hinweg gehende Konstante im kollektiven Gedächtnis der deutschen Urologen ist die Verehrung Maximilian Nitzes (1848–1906). Der Erfinder des Zystoskops ist die übergreifende Identifikationsfigur für mehrere Generationen. 1928 stiftete der damalige Präsident der DGfU, Alexander von Lichtenberg (1880–1949), der ebenfalls große Strahlkraft auf die nachfolgenden Urologen entwickelte, den Nitze-Preis, der bis heute verliehen wird.[46] Zu einem wichtigen Erinnerungsort entwickelte sich das Grab Nitzes in Eisenach.

1936 hielt Ringleb dort anlässlich der ersten Tagung der „Gesellschaft der Reichsdeutschen Urologen" eine Rede. Interessanterweise empfand er in der späteren Begrüßungsrede „ein gewisses Bedauern, daß die alte deutsche Gesellschaft für Urologie, die nach Nitzes Tod gegründet war, in die Brüche ging."[47] Nur ein Jahr später bezeichnete Pflaumer die „Gesellschaft der Reichsdeutschen Urologen" an gleicher Stelle dann als „Wahrerin des Andenkens und Vermächtnisses" Nitzes und enthüllte eine von der Urologischen Gesellschaft Argentiniens gestiftete Gedenktafel.[48] Unter veränderten politischen Verhältnissen 1963 fand in Eisenach die 3. wissenschaftliche Tagung der Arbeitsgemeinschaft der Urologen in der DDR statt. Auch dieser Kreis legte feierlich einen Kranz am Grab Nitzes nieder. In seiner Eröffnungsansprache betonte der Vorsitzende Emil Hienzsch (1914–1988) die Bedeutung Nitzes und damit indirekt auch Eisenachs für die Entwicklung der Urologie und schließt diesen Gedanken mit den Worten: „Die Wahl Eisenachs als Tagungsort kommt daher nicht überraschend. Und es ist nicht das erste Mal, daß sich Urologen hier versammeln."[49] Auch hier fand also keine kritische Auseinandersetzung mit der Urologie in der NS-Zeit statt.

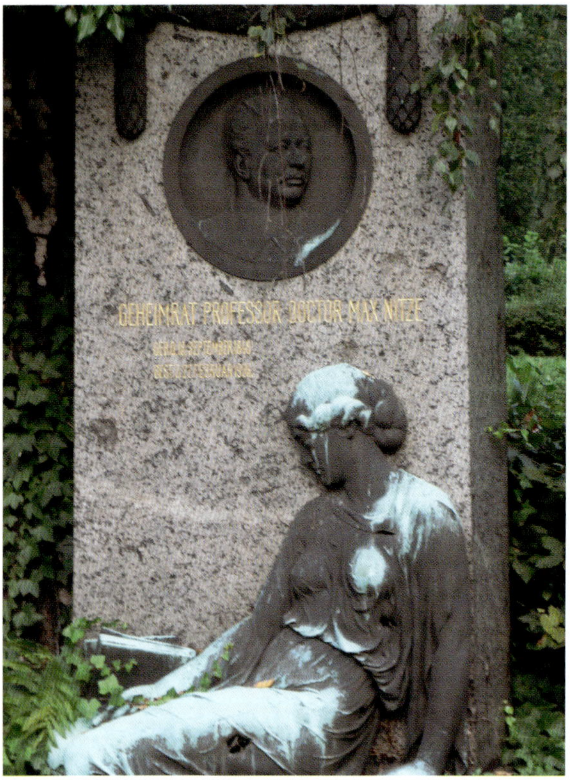

Ein zentraler Erinnerungsort der deutschen Urologie im 20. Jahrhundert: Grab von Maximilian Nitze in Eisenach, 2009, Foto Moll, mit freundlicher Genehmigung.

Forschung in der Urologie nach 1945

Der wissenschaftliche Alltag, so der Eindruck, den die Zeitschriften der unmittelbaren Nachkriegszeit vermitteln wollten, knüpfte mehr oder minder nahtlos an die lange Tradition herausragender wissenschaftlicher Erfolge an, in der Urologie beispielsweise die Pionierleistungen von Maximilian Nitze. So bedauerte Otto Kneise (1875–1953) im Geleitwort zur ersten Ausgabe 1947 lediglich die kurzzeitige Einstellung der Zeitschrift für Urologie 1945 und betont die Bedeutung der deutschen Wissenschaft, insbesondere der Medizin „in der Welt“:

> Die deutsche Wissenschaft, sonderlich auch die Medizin, galt etwas in der Welt, und ich glaube, daß Deutschland auch jetzt nach seinem grausigen Zusammenbruch den anderen Nationen nicht mehr zu bieten hat als sein hohes Wissen auf allen Gebieten.[50]

Wie in fast allen medizinischen Disziplinen waren auch in der Urologie eugenische Fragestellungen nach 1945 nicht mehr opportun. In der Urologie war es der schon vielfach erwähnte Hans Boeminghaus, der intensiv an der Sterilisationsforschung mitgewirkt hatte.[51] In den wichtigen urologischen Zeitschriften erschienen nur noch kleinere Miszellen zum Thema Sterilisierung, so referierte Martin Stolze 1948 einen zwei Jahre zuvor in „Der Chirurg“ erschienen Artikel zum Thema „Wiederherstellung der Samenwege bei sterilisierten Männern“.[52] In seinem Referat zur „Entwicklung der Urologie in den letzten 50 Jahren“ erwähnte Ferdinand May die Sterilisationsforschung nicht. Er betonte die Fortschritte auf dem Gebiet der Tuberkulose-Therapie, verwies aber auch auf die bescheidenen Erfolge in der Behandlung des Krebses, besonders des Blasenkarzinoms.[53]

Die Isolation der deutschen Urologie hinsichtlich der internationalen Forschung nach 1945 konnte verhältnismäßig rasch überwunden werden. Mitglieder der DGU durften bereits 1952 wieder an der Tagung der Internationalen Gesellschaft für Urologie in New York teilnehmen.[54] Die Kongresse der DGU wurden schon ab 1948 und dann stark zunehmend von internationalen Fachkollegen besucht. Die internationalen Kontakte knüpften nahtlos an jene an, die noch von der Gesellschaft Reichsdeutscher Urologen gepflegt wurden. So wurde beispielsweise der Schwede Einar Ljunggren, Mitglied der alten DGfU und mindestens Kongressteilnehmer der Gesellschaft Reichsdeutscher Urologen, korrespondierendes Mitglied der neuen DGU und Mitherausgeber der Zeitschrift für Urologie, schon 1951 zum Ehrenmitglied ernannt. 1959 wurde auf Vorschlag von Stolze der damalige Präsident der Italienischen Gesellschaft für Urologie, Franco de Gironcoli, mit dem Hinweis, dass dieser „seit einer Generation in Krieg und Frieden ein treuer Freund der deutschen Urologen gewesen“ sei, zum Ehrenmitglied ernannt.[55] Auch de Gironcoli hatte am Kongress 1937 in Eisenach mit einem Vortrag teilgenommen.[56]

Deutsch-deutsche Netzwerke vor und nach dem Mauerbau 1961

Wie bereits angedeutet gab es in Ost und West ähnliche Tendenzen im Umgang mit personellen und institutionellen Kontinuitäten in der Urologie nach 1945. Der Traditionsbruch, den die deutschsprachige Urologie durch die politischen Ereignisse in den 1930er Jahren zu verzeichnen hatte, nämlich die Gründung eigener Fachgesellschaften in Österreich und der Schweiz, setzte sich nach Ende des Zweiten Weltkriegs durch die Gründung zweier deutscher Staaten fort. Institutionell änderte sich zunächst – aus heutiger Sicht vielleicht überraschend – kaum etwas. Die DGU war auch nach 1949 eine gesamtdeutsche Fachgesellschaft, obwohl es für die ostdeutschen Mitglieder schwierig war an den Kongressen, die ausnahmslos im Westen stattfanden, teilzunehmen. Die Berichte zu den DGU-Kongressen und später zu den Tagungen der „Gesellschaft der Urologen in der DDR" geben interessante Hinweise auf sehr ambivalente Beziehungen. Bei der ersten Tagung 1948 begrüßte Boeminghaus die Teilnehmer aus allen Teilen Deutschlands und hob die ausländischen Gäste hervor. Dies tat ausführlich auch May ein Jahr später – beide deutschen Staaten waren bereits faktisch gegründet.[57] Im Jargon des Kalten Krieges klingt seine Begrüßung der „Kollegen aus der Ostzone" aus heutiger Perspektive fast schon ein wenig herablassend: „Auch sie seien herzlich willkommen, ich hoffe, daß sie sich überzeugen können, dass wir in der Westzone Sie nicht vergessen haben."[58] Diese Formulierung legt nahe, dass die „Ostzone" für den Münchner May mental bereits 1949 sehr weit entfernt schien.

In der Phase von der doppelten Staatsgründung bis zum Mauerbau wird heute von einem schleichenden „Entfremdungsprozess" ausgegangen mit dem so genannten Kalten Krieg als zentraler Bezugsgröße.[59] Insbesondere für Berlin überwogen allerdings zunächst soziale, administrative und ökonomische Verflechtungen. Im Gesundheitswesen waren der personelle Austausch und die Auswanderung, die zunächst in Ost- und Westberlin errichteten Polikliniken sowie die Medikamentenhilfe von West nach Ost brisante Politikfelder.[60]

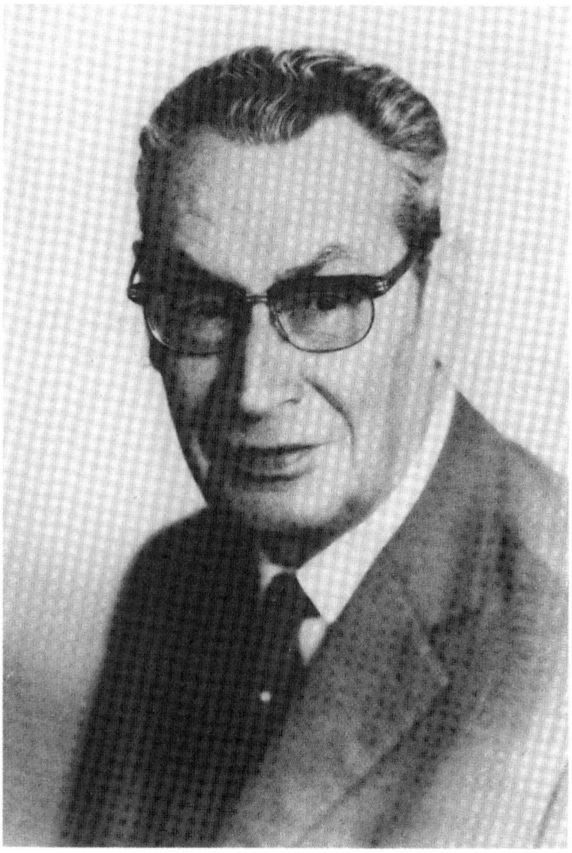

Ferdinand May (1898–1978), 1949, Museum und Archiv Deutsche Gesellschaft für Urologie, Repro Keyn, mit freundlicher Genehmigung.

Bis zum Mauerbau wohnten viele Ärzte und Pfleger im Westteil, arbeiteten aber in Krankenhäusern in Ost-Berlin, darunter auch der Urologe Heinrich Götz (Berlin-Friedrichshain).[61] Als Götz 1961 seine Position als Chefarzt wegen der neuen politischen Situation aufgeben musste, folgte ihm der erwähnte Moritz Mebel. Da zwischen 1952 und 1961 über 4.000 Ärzte die DDR verlassen hatten, entwickelte sich die zunächst „unbeachtete Abwanderung" sukzessive zu einem existenziellen Problem für das DDR-Gesundheitswesen.[62]

Ein weiteres Beispiel für die unmittelbare Systemkonkurrenz in Berlin war die Auseinandersetzung um die Errichtung von Polikliniken. Auch wenn das System der Polikliniken, d.h. der ambulanten medizinischen Versorgung, im

Gegensatz zur Privatpraxis in deutlich größeren Organisationseinheiten schon in der Weimarer Zeit praktiziert wurde, bildete es – jetzt vor allem nach sowjetischem Vorbild – den Kern des sozialistischen Gesundheitswesens in der DDR. Nach Kriegsende wurden Polikliniken gegen erhebliche Widerstände der niedergelassenen Kassenärzte auch im Westteil Berlins eingerichtet, um die angespannte medizinische Versorgungslage zu verbessern. Urologische Polikliniken gab es allerdings immer nur in Ost-Berlin (Krankenhaus im Friedrichshain, St. Hedwig Krankenhaus, Charité).[63]

Sehr unterschiedlich gestaltete sich in Berlin schon bald die Versorgung mit Medikamenten, da der Großteil der Arzneimittelhersteller im Westteil ansässig war, bestand für den Osten eine entsprechende Abhängigkeit. Zudem wurde ganz bewusst versucht diese Monopolstellung auszubauen in dem Ost-Medikamente ab 1949 nicht mehr West-Berliner Apotheken verkauft werden durften. Anfang der 1950er Jahre entwickelte sich die Medikamentenhilfe dann zu einem Instrument der politischen Destabilisierung, so heißt es in einem Vermerk des Bundesministeriums für gesamtdeutsche Fragen von 1952: „Die Durchführung der Medikamentenhilfe in die SBZ ist im Interesse der Stärkung der Widerstandskraft der Sowjetzonenbevölkerung wichtig."[64]

Der Import von bestimmten Medikamenten und moderner Medizintechnik und das Problem der dazu notwendigen Devisen, blieb im DDR-Gesundheitswesen bis in die 1980er Jahre virulent: „Es gab z. B. Medikamente, die du nur importieren konntest, die im Westen hergestellt wurden. Man hat sie in der Regel bekommen, aber du musstest einen Antrag stellen an das Ministerium für Gesundheitswesen", so Moritz Mebel.[65] Im Gegensatz zur praktischen Verflechtung konnte der wissenschaftliche Austausch zwischen den Berliner Urologen erst verhältnismäßig spät wieder aufgenommen werden. Auf Initiative von Walter Paetzel, Chefarzt der Urologischen Abteilung im Krankenhaus Neukölln, wurde die traditionsreiche Berliner Urologische Gesellschaft 1955 von Urologen aus beiden Teilen der Stadt wieder begründet.[66]

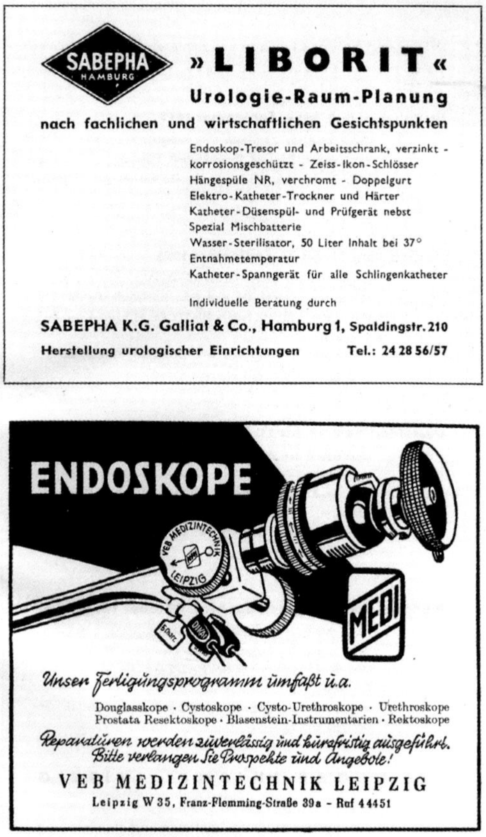

Werbung für Zystokope. Bis zum Bau der Mauer 1961 fand die „Systemkonkurrenz" zwischen beiden Staaten auch in der Reklame für Medizintechnik statt. Verhandlungsbericht der Deutschen Gesellschaft für Urologie. Georg Thieme, Leipzig, 1958, Anhang Werbeteil.

Wird für Berlin als geographischen Raum in neueren Forschungsarbeiten eine systemübergreifende „Verflechtungsgesellschaft" konstatiert,[67] so kann dies auch die Wissenschaft, hier die Urologie, als intellektueller Raum für sich beanspruchen.[68] Ausgangspunkt ist die These, dass die Wissenschaftsbeziehungen sich gegenüber den politischen Frontstellungen bemerkenswert resistent zeigten. In der Urologie beschränkten sich diese auch keineswegs nur auf intellektuellen Austausch, sondern waren institutionell verankert. Die DGU-Mitglieder aus der DDR fanden auch in den 1950er Jahren in den Begrüßungsansprachen der Präsidenten auf den DGU-Kongressen immer spezielle Erwähnung. Während Boeminghaus 1951 noch viele kurzfristige Absagen vermelden musste, vermerkte Heusch für 1953 die diesmal größere Zahl und fügt pathetisch hinzu: „So dienen wir auf beiden Seiten allein mit dem bescheidenen Anteil unserer stillen Arbeit dem Frieden zwischen Ost und West.“[69] Auch in Hamburg, zwei Jahre später, erschienen die Kollegen aus der DDR „allen Schwierigkeiten zum Trotz“ in großer Zahl.[70] Bis 1959 wurden zudem knapp 30 neue Mitglieder aus der DDR aufgenommen.[71] Im gleichen Jahr leitete mit Martin Stolze (1900–1989) aus Halle erst- und einmalig ein DDR-Bürger den DGU-Kongress, der allerdings in West-Berlin abgehalten wurde.

An dem Kongress 1961 in Köln konnten die DDR-Mitglieder dann nicht mehr teilnehmen.[72] Trotz Mauerbaus wurde der Dresdner Johannes Keller (1899–1970) in Köln zum ersten Archivar der DGU ernannt und blieb dies bis zu seinem Tod.[73]

Eine enge Kooperation gab es seit 1949 auch bei der Zeitschrift für Urologie, deren Erscheinen 1945 eingestellt und 1947 auf Initiative von Otto Kneise (Halle) – der schon vor dem Zweiten Weltkrieg langjähriger Mitherausgeber gewesen war – wieder aufgenommen worden war. 1949 wurden Boeminghaus und Stolze Mitherausgeber der Zeitschrift für Urologie. Ab 1950 demonstrierten die ständigen Mitarbeiter C.E. Alken (Homburg-Saar), Th. Hryntschak (Wien), L. Kielleuthner (München), F. May (München), F. Suter (Basel), K. Tzschirntsch (Iserlohn), R. Übelhör (Wien) und E. Wildbolz (Bern) den Willen die ganze deutschsprachige Urologie zu repräsentieren. Trotz Mauerbaus – der keine Erwähnung fand – war die Zeitschrift für Urologie 1964 (Band 57) zugleich Organ der Deutschen Gesellschaft für Urologie (BRD), der Arbeitsgemeinschaft der Urologen in der Deutschen Gesellschaft für klinische Medizin (DDR), der Österreichischen Gesellschaft für Urologie, der Nordrhein-Westfälischen Gesellschaft für Urologie und der Südwestdeutschen Gesellschaft für Urologie. Boeminghaus blieb noch bis 1972 (Band 65) zusammen mit Harald Dutz (1914–2010, Berlin-Ost) und Martin Stolze (Halle/Saale) Herausgeber. Ihm folgte 1973 Moritz Mebel, die Zeitschrift war nun Organ

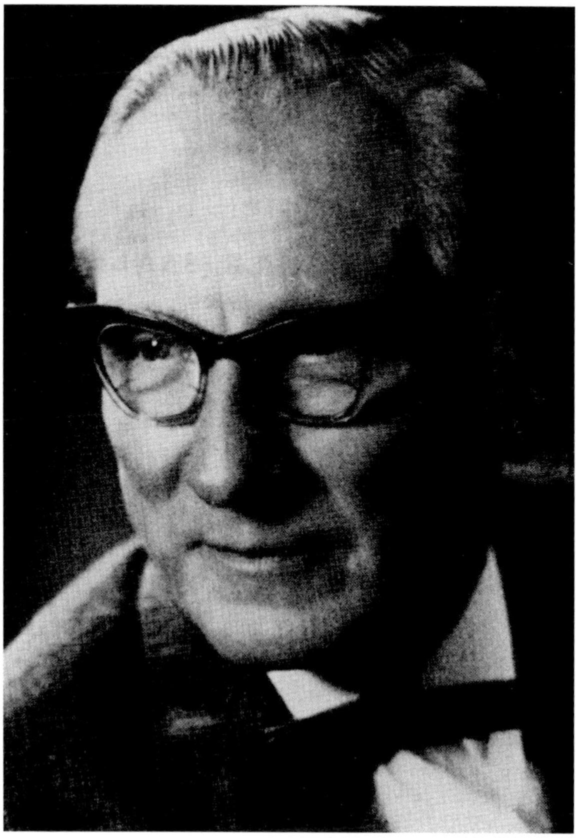

Martin Stolze (1900–1989), 1959, in: Martin Stolze; Rockstroh H (Hrsg) (1971) Verhandlungsbericht 10. Kongreß der Gesellschaft für Urologie der DDR zusammen mit der Gesellschaft für Nephrologie der DDR und internationaler Beteiligung. Georg Thieme, Leipzig, S 21.

der Gesellschaft für Urologie der DDR und der Gesellschaft für Nephrologie der DDR. Auch wenn der wissenschaftliche Beirat weiterhin mit Urologen aus Westdeutschland, Österreich und der Schweiz besetzt war, kommen die Beiträge fast ausschließlich aus der DDR.[74]
Beiträge von DDR-Urologen finden sich dagegen selten in der bundesrepublikanischen Gegengründung, ‚Der Urologe‘, seit 1965 u.a. von Carl E. Alken (Homburg/Saar) herausgegeben. Allerdings war Emil Hienzsch, Gründer der ersten Urologischen Universitätsklinik der DDR in Jena, bis zu seiner Emeritierung 1979 Mitherausgeber dieser Zeitschrift.

Der Mauerbau 1961 beendete die Einheit der Fachgesellschaft, beschränkte Kongress- und Tagungsreisen für die Kollegen aus der DDR.

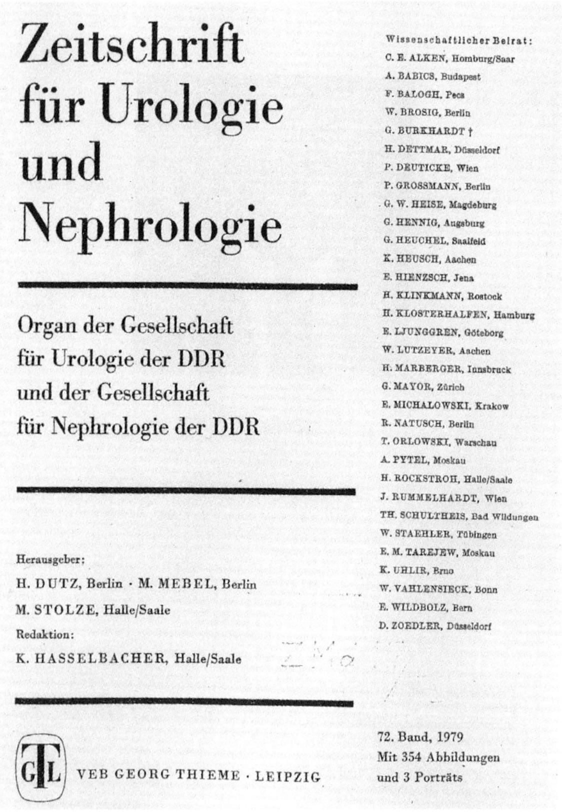

Zeitschrift für Urologie und Nephrologie

Organ der Gesellschaft für Urologie der DDR und der Gesellschaft für Nephrologie der DDR

Herausgeber:
H. DUTZ, Berlin · M. MEBEL, Berlin
M. STOLZE, Halle/Saale
Redaktion:
K. HASSELBACHER, Halle/Saale

Wissenschaftlicher Beirat:
C. E. ALKEN, Homburg/Saar
A. BABICS, Budapest
F. BALOGH, Pecs
W. BROSIG, Berlin
G. BURKHARDT †
H. DETTMAR, Düsseldorf
P. DEUTICKE, Wien
P. GROSSMANN, Berlin
G. W. HEISE, Magdeburg
G. HENNIG, Augsburg
G. HEUCHEL, Saalfeld
K. HEUSCH, Aachen
E. HIENZSCH, Jena
H. KLINKMANN, Rostock
H. KLOSTERHALFEN, Hamburg
E. LJUNGGREN, Göteborg
W. LUTZEYER, Aachen
H. MARBERGER, Innsbruck
G. MAYOR, Zürich
E. MICHALOWSKI, Krakow
R. NATUSCH, Berlin
T. ORLOWSKI, Warschau
A. PYTEL, Moskau
H. ROCKSTROH, Halle/Saale
J. RUMMELHARDT, Wien
TH. SCHULTHEIS, Bad Wildungen
W. STAEHLER, Tübingen
E. M. TAREJEW, Moskau
K. UHLIR, Brno
W. VAHLENSIECK, Bonn
E. WILDBOLZ, Bern
D. ZOEDLER, Düsseldorf

72. Band, 1979
Mit 354 Abbildungen
und 3 Porträts

VEB GEORG THIEME · LEIPZIG

Zeitschrift für Urologie und Nephrologie: Auch nach 1961 mit einem deutsch-deutschen Wissenschaftlichen Beirat.

1970 wurden die Reiseregelungen weiter verschärft und Westreisen auf die Reisekader, einen begrenzten Personenkreis begrenzt, der als politisch besonders zuverlässig galt.[75] Dazu gehörten schon 1965 die Repräsentanten der Arbeitsgemeinschaft der Urologen in der DDR. So konnte Hermann Dettmar (1918–1995) 1965 eine hochrangige DDR-Delegation zum DGU-Kongress begrüßen:

> Eine ganz besondere Freude ist es mir aber, daß wir in diesem Jahre Herrn Hientzsch aus Jena, Herrn Lange aus Aschersleben, Herrn Mebel aus Berlin-Friedrichshain, Herrn Müller aus Magdeburg, Herrn Nette aus Leipzig und Herrn Stolze aus Halle a.d. Saale hier in Düsseldorf bei uns haben.[76]

Dettmar hatte ein Jahr zuvor die 5. Tagung der ostdeutschen Arbeitsgemeinschaft der DDR-Urologen in Wernigerode besucht. Angesichts der politischen Spannungen nach dem Mauerbau 1961 war die Begrüßung der westdeutschen Delegation bemerkenswert:

> Mein besonderer Dank gilt nun aber den Kollegen aus der Bundesrepublik, in deren Mitte ich den Präsidenten der Deutschen Gesellschaft für Urologie, Herr Professor Dr. Dettmar, herzlich willkommen heiße. Wissenschaftliche Verbindungen und die Bande der Freundschaft und Verwandtschaft sind die Mittler zwischen unseren beiden Saaten und erkennen die unnatürliche Grenzbildung nicht an, ja, sie sind das Unterpfand für die Einheit unseres Vaterlandes, die wir mit heißem Herzen herbeisehnen und für die zu kämpfen es sich wahrlich lohnt.[77]

Freundschaftliche Kontakte waren im Reisekadersystem allerdings ausdrücklich nicht erwünscht.[78] Private Westkontakte mussten abgebrochen werden oder führten zum Ausschluss. Erst in 1980er Jahren fanden die Regelungen weniger strenge Anwendung. Persönliche Beziehungen nivellierten auf der fachwissenschaftlichen Ebene durchaus offen gelebte ideologische Differenzen, so konstatiert Mebel:

> Ich hatte gute Verbindungen ins Ausland und war ja auch Gründungsmitglied der Europäischen Gesellschaft für Urologie und ich hatte gute Verbindungen mit Marberger aus Österreich und gute Verbindungen mit Prof. Alken aus Homburg […] – wir waren einfach Freunde.[79]

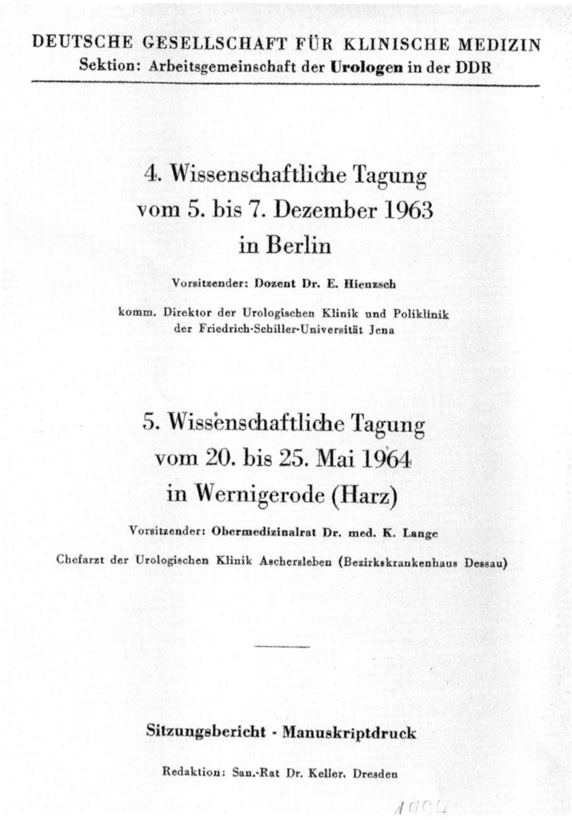

DEUTSCHE GESELLSCHAFT FÜR KLINISCHE MEDIZIN
Sektion: Arbeitsgemeinschaft der **Urologen** in der DDR

4. Wissenschaftliche Tagung
vom 5. bis 7. Dezember 1963
in Berlin

Vorsitzender: Dozent Dr. E. Hienzsch
komm. Direktor der Urologischen Klinik und Poliklinik
der Friedrich-Schiller-Universität Jena

5. Wissenschaftliche Tagung
vom 20. bis 25. Mai 1964
in Wernigerode (Harz)

Vorsitzender: Obermedizinalrat Dr. med. K. Lange
Chefarzt der Urologischen Klinik Aschersleben (Bezirkskrankenhaus Dessau)

Sitzungsbericht · Manuskriptdruck

Redaktion: San.-Rat Dr. Keller, Dresden

Tagungsberichte der Arbeitsgemeinschaft der Urologen in der DDR.

Anerkennung und Selbstständigkeit der Urologie

Auch nachdem die Einheit der Fachgesellschaft in Folge des Mauerbaus verloren gegangen und die deutsch-deutschen Kontakte erschwert worden waren, blieb der Kampf um die Selbstständigkeit des Faches, insbesondere um von der Chirurgie unabhängige Lehrstühle und um eine staatliche Anerkennung als eigenständiges Prüfungsfach und einer staatlich anerkannten Facharztausbildung einigendes Interesse der Urologen in beiden deutschen Staaten. Schon auf dem zweiten Nachkriegskongress der Deutschen Gesellschaft für Urologie 1949 beschäftigte sich führende Fachvertreter in einer eigenen Sektion ausführlich mit „Facharztfragen".[80] Zum selben Anlass veröffentlichte die DGU eine Denkschrift „Zur Stellung der Urologie an den Hochschulen".[81] Gefordert wurde „das Recht ihr Fach in der gleichen freien Weise in Lehre und Forschung an den Hochschulen vertreten zu sehen, wie es allen anderen grösseren und kleineren Disziplinen der Heilkunde zugestanden wird". Vor allem solle das dienstliche Abhängigkeitsverhältnis zur Chirurgie gelöst werden. Vorbild hierfür ist den Verfassern die Orthopädie. Betont wird mehrfach, nicht Chirurgen, Internisten oder Gynäkologen „Krankengut" entziehen zu wollen. Die deutsche Gesellschaft für Chirurgie forderte daraufhin in einem Schreiben an alle Ordinarien für Chirurgie diese auf, keinen Habilitationen für Urologie zuzustimmen, sondern nur denen „für Chirurgie und Urologie, also für ein Fach, für welches ein Ordinariat vorhanden ist"[82]. Den unversöhnlichen Gegensatz löste in der Bundesrepublik u.a. der Düsseldorfer Herzchirurg Ernst Derra (1901–1979). 1961 erklärte Derra während des 19. Kongresses der Deutschen Gesellschaft für Urologie:

> Grundsätzlich bin ich der Meinung, [dass] die Neurochirurgie, die Gesichts-, die plastische Chirurgie und die Urologie so wohlfundierte Arbeitsgebiete sind, [dass] sie ihre Eigenständigkeit verdienen und beanspruchen dürfen. (...)[83]

Auf der Tagung der DGU 1951 hatte Alken bereits einen Ausschuss für Standesfragen bzw. für die Wahrung von beruflichen Interessen vorgeschlagen.[84] Die Gründung des Berufsverbandes der Fachärzte für Urologie Deutschlands erfolgte in Aachen 1953.[85] Im Ergebnis unterschieden sich die Entwicklungen in der DDR und der Bundesrepublik kaum. Im Rahmen von allgemeinen Reformen des Medizinstudiums konnte die Urologie schließlich 1966 in der DDR[86] und 1970 in der Bundesrepublik als selbstständiges Lehr- und Prüfungsfach etabliert werden. 1986 sprach Schultze-Seemann von einem „unendlich schweren und langen Kampf der Urologie um ihre Anerkennung [...], den drei bis vier Urologen-Generationen bestreiten mußten"[87]. „Denn der Kampf um die Selbständigkeit der Urologie, das war auch zur Zeit der DDR ein schwerer Kampf. Die Chirurgen wollten nicht einfach so die Urologie hergeben."[88]

Dass der Kampf für die Eigenständigkeit für die kleineren Fächer im Allgemeinen allerdings ein Kontinuum bleibt, zeigte sich auch für die Urologie bei der Auseinandersetzung um die neue Ärztliche Approbationsordnung von 2002.[89]

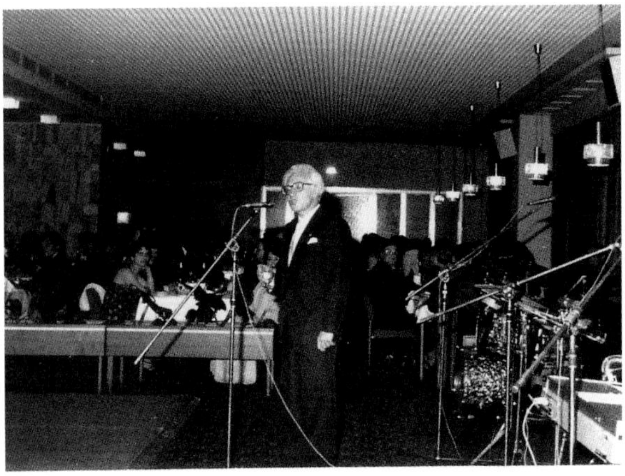

Moritz Mebel, Nestor der Nierentransplantation in der DDR und Lehrstuhlinhaber für Urologie an der Charité in Berlin, hier auf dem 15. Kongress der Gesellschaft für Urologie der DDR 1980 in Schwerin (Leitung H. Schott); Foto: Privatbesitz Moritz Mebel, Berlin.

Forschungsausblick

Eine Auseinandersetzung mit der eigenen Vergangenheit fand nach 1945 in der Gesellschaft für Urologie zumindest öffentlich nicht statt. Der Umgang mit ehemaligen, aus politischen oder rassischen Gründen verfolgten und vertriebenen Mitgliedern war widersprüchlich. Eine generelle Wiederaufnahme und symbolische Geste gab es nicht, einzelnen herausragenden Fachvertretern wurde allerdings schon 1951 bzw. 1953 die Ehrenmitgliedschaft angetragen.

Trotz ihrer gemessen an der Gesamtbevölkerung – nicht aber gemessen an der Ärzteschaft insgesamt – überproportionalen Mitgliedschaft in NS-Organisationen oder der Beteiligung an der Sterilisationsforschung – etwa durch Boeminghaus – während des Nationalsozialismus konnten auch führende Fachvertreter nach 1945 ihre Karrieren mehr oder minder nahtlos fortsetzen. Trotz massiver antifaschistischer Propaganda spielte dies auch in der DDR – wie das Beispiel Boeminghaus eindrücklich zeigt – keine Rolle. Inhaltlich verzichtete man auf die Wiederaufnahme von erbbiologischen Themen und die Veröffentlichung neuer Sterilisierungstechniken, ob bewusst oder aus Mangel an praktischer Nachfrage muss offen bleiben. Die Urologie unterscheidet sich damit auch in der Aufarbeitung der NS-Vergangenheit nicht von den meisten anderen medizinischen Fachgebieten.

Am Beispiel der Urologie konnten auch die verschiedenen Ebenen der deutsch-deutschen Wissenschaftsbeziehungen verdeutlicht werden. Auf der einen Seite die vor allem intellektuelle, aber auch institutionelle Verflechtung innerhalb der DGU und nach 1962 zwischen den Fachgesellschaften, auf der anderen Seite bis zum Mauerbau in Berlin eine Systemkonkurrenz um Personen, Ideen, Ressourcen. Die trotz ideologisch entgegengesetzter Gesundheitssysteme zunächst noch eng verzahnte Nachkriegsentwicklung in der Bundesrepublik und der DDR konnte hier nur als Problemaufriss dargestellt werden und muss unter Hinzuziehung der Zeitzeugen weiter untersucht werden.[90]

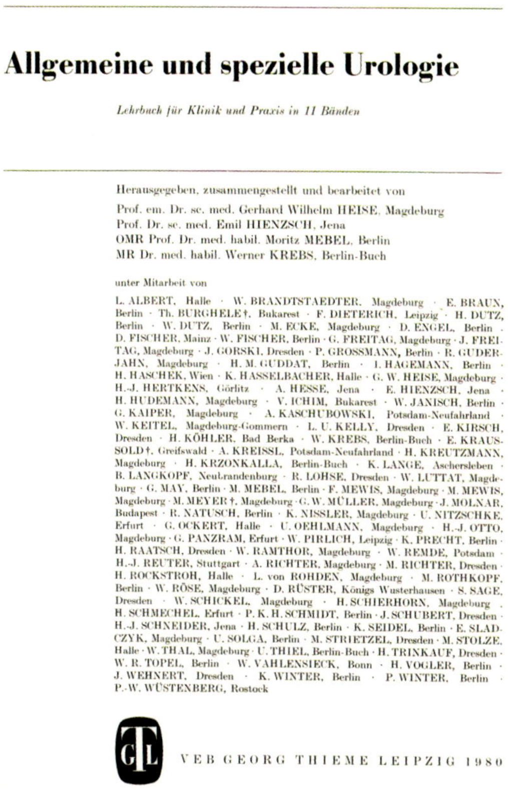

Allgemeine und spezielle Urologie

Lehrbuch für Klinik und Praxis in 11 Bänden

Herausgegeben, zusammengestellt und bearbeitet von
Prof. em. Dr. sc. med. Gerhard Wilhelm HEISE, Magdeburg
Prof. Dr. sc. med. Emil HIENZSCH, Jena
OMR Prof. Dr. med. habil. Moritz MEBEL, Berlin
MR Dr. med. habil. Werner KREBS, Berlin-Buch

unter Mitarbeit von

L. ALBERT, Halle · W. BRANDTSTAEDTER, Magdeburg · E. BRAUN, Berlin · Th. BURGHELE †, Bukarest · F. DIETERICH, Leipzig · H. DUTZ, Berlin · W. DUTZ, Berlin · M. ECKE, Magdeburg · D. ENGEL, Berlin · D. FISCHER, Mainz · W. FISCHER, Berlin · G. FREITAG, Magdeburg · J. FREITAG, Magdeburg · J. GORSKI, Dresden · P. GROSSMANN, Berlin · R. GUDERJAHN, Magdeburg · H. M. GUDDAT, Berlin · I. HAGEMANN, Berlin · H. HASCHEK, Wien · K. HASSELBACHER, Halle · G. W. HEISE, Magdeburg · H.-J. HERTKENS, Görlitz · A. HESSE, Jena · E. HIENZSCH, Jena · H. HUDEMANN, Magdeburg · V. ICHIM, Bukarest · W. JANISCH, Berlin · G. KAIPER, Magdeburg · A. KASCHUBOWSKI, Potsdam-Neufahrland · W. KEITEL, Magdeburg-Gommern · L. U. KELLY, Dresden · E. KIRSCH, Dresden · H. KÖHLER, Bad Berka · W. KREBS, Berlin-Buch · E. KRAUSSOLD †, Greifswald · A. KREISSL, Potsdam-Neufahrland · H. KREUTZMANN, Magdeburg · H. KRZONKALLA, Berlin-Buch · K. LANGE, Aschersleben · B. LANGKOPF, Neubrandenburg · R. LOHSE, Dresden · W. LUTTAT, Magdeburg · G. MAY, Berlin · M. MEBEL, Berlin · F. MEWIS, Magdeburg · M. MEWIS, Magdeburg · M. MEYER †, Magdeburg · G. W. MÜLLER, Magdeburg · J. MOLNAR, Budapest · R. NATUSCH, Berlin · K. NISSLER, Magdeburg · U. NITZSCHKE, Erfurt · G. OCKERT, Halle · U. OEHLMANN, Magdeburg · H.-J. OTTO, Magdeburg · G. PANZRAM, Erfurt · W. PIRLICH, Leipzig · K. PRECHT, Berlin · H. RAATSCH, Dresden · W. RAMTHOR, Magdeburg · W. REMDE, Potsdam · H.-J. REUTER, Stuttgart · A. RICHTER, Magdeburg · M. RICHTER, Dresden · H. ROCKSTROH, Halle · L. von ROHDEN, Magdeburg · M. ROTHKOPF, Berlin · W. RÖSE, Magdeburg · D. RÜSTER, Königs Wusterhausen · S. SAGE, Dresden · W. SCHICKEL, Magdeburg · H. SCHIERHORN, Magdeburg · H. SCHMECHEL, Erfurt · P. K. H. SCHMIDT, Berlin · J. SCHUBERT, Dresden · H.-J. SCHNEIDER, Jena · H. SCHULZ, Berlin · K. SEIDEL, Berlin · E. SLADCZYK, Magdeburg · U. SOLGA, Berlin · M. STRIETZEL, Dresden · M. STOLZE, Halle · W. THAL, Magdeburg · U. THIEL, Berlin-Buch · H. TRINKAUF, Dresden · W. R. TOPEL, Berlin · W. VAHLENSIECK, Bonn · H. VOGLER, Berlin · J. WEHNERT, Dresden · K. WINTER, Berlin · P. WINTER, Berlin · P.-W. WÜSTENBERG, Rostock

VEB GEORG THIEME LEIPZIG 1980

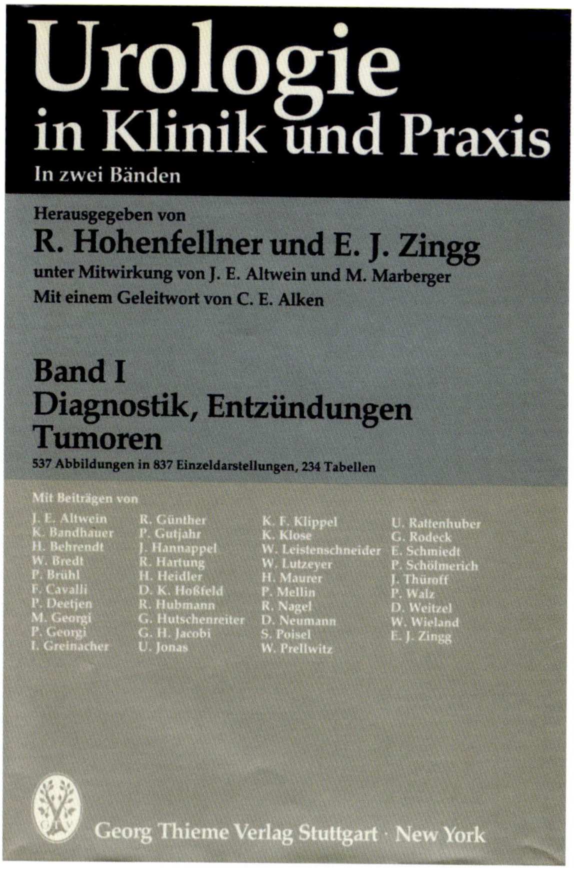

Urologie in Klinik und Praxis

In zwei Bänden

Herausgegeben von
R. Hohenfellner und E. J. Zingg
unter Mitwirkung von J. E. Altwein und M. Marberger
Mit einem Geleitwort von C. E. Alken

Band I
Diagnostik, Entzündungen Tumoren
537 Abbildungen in 837 Einzeldarstellungen, 234 Tabellen

Mit Beiträgen von

J. E. Altwein, K. Bandhauer, H. Behrendt, W. Bredt, P. Brühl, F. Cavalli, P. Deetjen, M. Georgi, P. Georgi, I. Greinacher, R. Günther, P. Gutjahr, J. Hannappel, R. Hartung, H. Heidler, D. K. Hoßfeld, R. Hubmann, G. Hutschenreiter, G. H. Jacobi, U. Jonas, K. F. Klippel, K. Klose, W. Leistenschneider, W. Lutzeyer, H. Maurer, P. Mellin, R. Nagel, D. Neumann, S. Poisel, W. Prellwitz, U. Rattenhuber, G. Rodeck, E. Schmiedt, P. Schölmerich, J. Thüroff, P. Walz, D. Weitzel, W. Wieland, E. J. Zingg

Georg Thieme Verlag Stuttgart · New York

„Einheit" in Forschung und Lehre. Während im Lehrbuch (Ost) „Allgemeine und spezielle Urologie" von Heise/Hienzsch/Mebel/Krebs (11 Bde. 1980–1985) Autoren aus der Bundesrepublik beteiligt sind, finden sich im Lehrbuch (West) „Urologie in Klinik und Praxis" von Hohenfellner/Zingg (2 Bde. 1982) keine Autoren aus der DDR mehr.

Anmerkungen

* Für viele wichtige Hinweise danke ich Julia Bellmann (Ulm), Prof. Dr. Moritz Mebel (Berlin), Dr. Wolfgang Müller (Saarbrücken), Prof. Dr. Peter Rathert (Düsseldorf) und ganz besonders den Herausgebern dieses Bandes, Dr. Friedrich Moll und Matthis Krischel.

1 Boeminghaus H (1949) Begrüssung durch den Vorsitzenden. In: Verhandlungsbericht der Urologentagung in Düsseldorf vom 15.–17. September 1948. Georg Thieme Verlag, Stuttgart, S 8.

2 Mitteilung. Zeitschrift für Urologie 32 (1938): Einlageblatt; zit. nach: Schultze-Seemann F (1986) Geschichte der Deutschen Gesellschaft für Urologie 1906 bis 1986. Springer, Berlin, S 108.

3 Schleiermacher S (2007) Die universitäre Medizin nach dem Zweiten Weltkrieg – institutionelle und persönliche Strategien im Umgang mit der Vergangenheit. In: Oehler-Klein S, Roelcke V (Hrsg): Vergangenheitspolitik in der universitären Medizin nach 1945. Institutionelle und individuelle Strategien im Umgang mit dem Nationalsozialismus. Steiner, Stuttgart, S 21–42.

4 Ernst A-S (1997) Die beste Prophylaxe ist der Sozialismus: Ärzte und medizinische Hochschullehrer in der SBZ/DDR 1945–1961. Waxmann, Münster, S 27.

5 Vgl. Moser G (2002) Im Interesse der Volksgesundheit...: Sozialhygiene und öffentliches Gesundheitswesen in der Weimarer Republik und der frühen SBZ, DDR. Ein Beitrag zur Sozialgeschichte des deutschen Gesundheitswesens im 20. Jahrhundert. VAS, Frankfurt.

6 Vgl. Ellerbrock D (2004) Healing Democracy – Demokratie als Heilmittel. Gesundheit, Krankheit und Politik in der amerikanischen Besatzungszone 1945–1949. Dietz, Bonn und Sons H-U (1983) Gesundheitspolitik während der Besatzungszeit. Das öffentliche Gesundheitswesen in Nordrhein-Westfalen 1945–1949. Hammer, Wuppertal.

7 Trüb P (1964) Grundlagen und Zielsetzung des Gesetzes über die Vereinheitlichung des Gesundheitswesens. 30 Jahre Gesetz über die Vereinheitlichung des Gesundheitswesens. Der Öffentliche Gesundheitsdienst 26: 321–49.

8 Labisch A, Woelk W (2006) Geschichte der Gesundheitswissenschaften. In: Hurrelmann K, Laaser U, Razum O (Hrsg): Handbuch Gesundheitswissenschaften. Weinheim, München, 4. Aufl., S 49–91, hier S 72.

9 Vgl. Arbeitskreis Geschichte der Urologie (Hrsg) (2007) Urologie in Deutschland. Bilanz und Perspektiven. Springer, Heidelberg.

10 Vgl. Kater M H (2000) Ärzte als Hitlers Helfer. Europa Verlag, Hamburg Wien, S 396.

11 Malycha A (2010) Hochschulpolitik in den vier Besatzungszonen. In: Schleiermacher S, Schagen U (Hrsg): Wissenschaft macht Politik. Hochschule in de politischen Systembrüchen 1933 und 1945. Walter de Gruyter, Berlin New York, S 29–47, hier S 31.

12 Chroust P (1997) Der verordnete Neubeginn. Grundzüge der Entnazifizierungspolitik an den deutschen Hochschulen. In: Aumüller G, Lauer H, Remschmidt H (Hrsg): Kontinuität und Neuanfang in der Hochschulmedizin nach 1945. Schüren, Marburg, S 102–117, hier S 106.

13 Malycha A (2010) Hochschulpolitik in den vier Besatzungszonen. In: Schleiermacher S, Schagen U (Hrsg): Wissenschaft macht Politik. Hochschule in de politischen Systembrüchen 1933 und 1945. Walter de Gruyter, Berlin New York, S 29–47, hier S 33.

14 Vgl. Beitrag von Matthis Krischel in diesem Band.

15 Malycha A (2010) Hochschulpolitik in den vier Besatzungszonen. In: Schleiermacher S, Schagen U (Hrsg): Wissenschaft macht Politik. Hochschule in de politischen Systembrüchen 1933 und 1945. Walter de Gruyter, Berlin New York, S 29–47, hier S 32.

15 Schultze-Seemann F (1986) Geschichte der Deutschen Gesellschaft für Urologie 1906 bis 1986. Springer, Berlin, S 116.

16 Wenske S (2009) Die Herausbildung urologischer Krankenabteilungen in Berlin. Ein Beitrag zur Berliner Medizingeschichte. Logos, Berlin, S 158.

17 Koppitz U, Halling T, Fangerau H (2009) Nazifizierung und Entnazifizierung am Beispiel der Medizinischen Akademie Düsseldorf. In: Schleiermacher S, Schagen U (Hrsg.): Wissenschaft macht Politik: Hochschule in den politischen Systembrüchen 1933 und 1945. Steiner, Stuttgart, S 149–169.

18 Ernst A-S (1997) Die beste Prophylaxe ist der Sozialismus: Ärzte und medizinische Hochschullehrer in der SBZ/DDR 1945–1961. Waxmann, Münster, S 1501.

19 Jacobs G, Bayer K (2003) Vertriebene jüdische Hochschullehrer – Rückkehr erwünscht? In: Woelk W Sparing F, Bayer K,. Esch M G: Nach der Diktatur. Die Medizinische Akademie Düsseldorf nach 1945. Essen, S 117.

20 Vgl. die Beiträge von Julia Bellmann und Friedrich Moll in diesem Band.

21 Casper L (1953) Skizzen aus der Vergangenheit, Zechnall Druck, Stuttgart, S 78; vgl. zu Casper auch Moll, F., Rathert, P. Fangerau, H. (2009) Urologie und Nationalsozialismus am Beispiel von Leopold Casper Urologe 48 S 1094–1102.

22 Vgl. hierzu auch das Forschungsprojekt: Eliten/dis/kontinuitäten im Wissenschaftsbereich in der Zweiten Republik. Zur Reintegration der im Nationalsozialismus aus ‚politischen' Gründen vertriebenen Lehrenden der Universität Wien nach 1945.

23 http://www.univie.ac.at/universitaet/forum-zeitgeschichte/projekte/elitendiskontinuitaeten/ [12.05.2011].

24 Vgl. u.a. Rathert P, Moll F (2007) Urologie in Deutschland im Spiegel der Kongresse der Deutschen Gesellschaft für Urologie 1907–2007. In: Arbeitskreis

Geschichte der Urologie (Hrsg): Urologie in Deutschland. Bilanz und Perspektiven. Springer, Heidelberg, S 33-47, hier S 40–42; Schultze-Seemann F (1986) Geschichte der Deutschen Gesellschaft für Urologie 1906 bis 1986. Springer, Berlin, S 116–153.

25 Heyn W (1950) Kassenabrechnung der alten Gesellschaft für Urologie. In: Verhandlungsbericht der Deutschen Gesellschaft für Urologie, Georg Thieme, Leipzig, S XVI.

26 Verhandlungsbericht der Deutschen Gesellschaft für Urologie. Georg Thieme, Leipzig, 1955, S 501.

27 Programm der „2. Tagung der Gesellschaft Reichsdeutscher Urologen, 7., 8. u. 9. Oktober 1937 zu Eisenach-Wartburg“, vgl. Abdruck in Anhang Band 2.

28 Vgl. Schleiermacher S (2007) Die universitäre Medizin nach dem Zweiten Weltkrieg – institutionelle und persönliche Strategien im Umgang mit der Vergangenheit. In: Oehler-Klein S, Roelcke V (Hrsg): Vergangenheitspolitik in der universitären Medizin nach 1945. Institutionelle und individuelle Strategien im Umgang mit dem Nationalsozialismus. Steiner, Stuttgart, S 21–42.

29 Mauermayer W, Schultze-Seemann F (Hrsg) (1979) Deutsche Gesellschaft für Urologie 1907–1978. Eröffnungsreden der Präsidenten 1.–30. Kongress. Springer, Berlin Heidelberg New York.

30 Vgl. zu Tzschirntsch: Schmandt W, Ohnhaus M (1997) Geschichte der Urologie in Nordrhein-Westfalen 1903–1984, Münster, S 53–55.

31 Auf die neu (Bayerische Urologenvereinigung 1949, Nordrhein-Westfälische Gesellschaft für Urologie 1957, Südwestdeutsche Gesellschaft für Urologie 1960, Norddeutsche Gesellschaft für Urologie 1962) oder wieder begründeten (Berliner Urologische Gesellschaft 1955) regionalen Fachgesellschaften für Urologie und ihren Umgang mit der NS-Vergangenheit ihrer Mitglieder bzw. des Fachs kann hier nicht eingegangen werden.

32 Verhandlungsbericht der Deutschen Gesellschaft für Urologie. Georg Thieme, Leipzig, 1955, S 153.

33 Rathert P (2007) National – international: die weltweiten Beziehungen der deutschen Urologen. In: Arbeitskreis Geschichte der Urologie (Hrsg): Urologie in Deutschland. Bilanz und Perspektiven. Springer, Heidelberg, S 49–51, hier S 51.

34 Einleitungsvortrag des Vorsitzenden. In: Verhandlungsbericht der Deutschen Gesellschaft für Urologie. Georg Thieme, Leipzig, 1952, S XI; vgl. zu Pleschner: Mühlberger K (1993) Vertriebene Intelligenz 1938. Der Verlust geistiger und menschlicher Potenz an der Universität Wien 1938–1945. 2. Auflage, Wien.

35 Vgl. Damskis L (2009) Zerrissene Biografien. Jüdische Ärzte zwischen nationalsozialistischer Verfolgung, Emigration und Wiedergutmachung. Allitera, München; Drexler-Gormann B (2009) Jüdische Ärzte in Frankfurt am Main 1933–1945. Mabuse, Frankfurt.

36 Zum aktuellen Stand der Forschung vgl. Jütte R, Eckart W U, Schmuhl H-W (2011) Medizin und Nationalsozialismus – Ein Forschungsbericht. Wallstein, Göttingen.

37 http://www.meduniwien.ac.at/homepage/news-und-topstories/?tx_ttnews%5Btt_news%5D=168&cHash=b6420318b1 [15.05.2011].

38 Pflaumer E (1937) Eröffnungsansprache. Zeitschrift für Urologie 31: 793.

39 Verhandlungsbericht der Deutschen Gesellschaft für Urologie 19. Tagung 1961 in Köln. Springer, Berlin Heidelberg New York, 1962.

40 Heusch K (1958) Fünfzig Jahre Deutsche Gesellschaft für Urologie. In: Verhandlungsbericht der Deutschen Gesellschaft für Urologie. Georg Thieme Verlag, Leipzig, S 13–21.

41 Mauermayer W, Schultze-Seemann W (Hrsg) (1979) Deutsche Gesellschaft für Urologie 1907–1978. Eröffnungsreden der Präsidenten 1.–30. Kongress. Springer, Berlin Heidelberg New York, [V.].

42 Heusch K (1979) Zeittafel zur Geschichte der Deutschen Gesellschaft für Urologie. In: Mauermayer W, Schultze-Seemann W (Hrsg) (1979) Deutsche Gesellschaft für Urologie 1907–1978. Eröffnungsreden der Präsidenten 1.–30. Kongress. Springer, Berlin Heidelberg New York, S 3.

43 Ernst A-S (1997) Die beste Prophylaxe ist der Sozialismus: Ärzte und medizinische Hochschullehrer in der SBZ/DDR 1945–1961. Waxmann, Münster, S 339.

44 Gespräch mit Moritz Mebel vom 03.12.2010, Transkription, in: Archiv der deutschen Gesellschaft für Urologie, Düsseldorf, o. Sign. Vgl. zu Mebel u.a. Engelberg A (2007) Wer verloren hat, kämpfe. Dietz, Berlin; Vogt A (2006) Moritz Mebel. In: Wer war wer in der DDR? 4. Aufl. Ch. Links, Berlin, Bd 2; Schütt H-D (1999) Rot und Weiß, Gespräche mit Moritz Mebel. Dietz, Berlin 1999.

45 Schultze-Seemann F (1986) Geschichte der Deutschen Gesellschaft für Urologie 1906 bis 1986. Springer, Berlin, S 91–115.

46 Krischel M, Moll F (2011) Alexander von Lichtenberg (1880-1949): Scholar, Physician, Migrant. In: Schultheiss D (ed): De Historia Urologiae Europaeae. Arnhem, vol. 18: 203–213.

47 Otto Ringleb (1936) Begrüßung. Zeitschrift für Urologie 30: 821.

48 Pflaumer E (1937) Eröffnungsansprache. Zeitschrift für Urologie 31: 793.

49 Hienzsch E (1936) Eröffnungsrede. Deutsche Gesellschaft für Klinische Medizin, 3. Wissenschaftliche Tagung 5.–7. Juni 1963 in Eisenach, Redaktion Dr. Keller, o.O. o.J., S 7. Interessanterweise hat Eisenach in Nitzes Leben und Werk eigentlich keine Bedeutung. Geboren und verstorben in Berlin, erfolgreich gewirkt in Wien, hatte der Wohnort seiner Mutter zur Beisetzung in Eisenach geführt. Vgl. Reuter M A (2002) Maximilian Nitze. In: Schultheiss D, Rathert P, Jonas U: Wegbereiter der Urologie. 10 Biographien. Springer, Berlin, S 48–56, hier: S 56.

50 Kneise O (1947) Geleitwort zur ersten Ausgabe. Zeitschrift für Urologie 40: 2.

51 Vgl. hierzu den Beitrag von Matthis Krischel in diesem Band.

52 Stolze M (1948) Referat zu „Wiederherstellung der Samenwege bei sterilisierten Männern", Der Chirurg 1946. Zeitschrift für Urologie 41 (1948), S. 98.
53 Vgl. May F (1958) Die Entwicklung der Urologie in den letzten 50 Jahren. In: Verhandlungsbericht der Deutschen Gesellschaft für Urologie. Georg Thieme Verlag, Leipzig, S 21–27, hier S 26.
54 Verhandlungsbericht der Deutschen Gesellschaft für Urologie. Georg Thieme, Leipzig, 1955, S 390.
55 Generalversammlung, Verhandlungsbericht der Deutschen Gesellschaft für Urologie. Georg Thieme, Leipzig, 1961, S 450.
56 Programm der „2. Tagung der Gesellschaft Reichsdeutscher Urologen, 7., 8. u. 9. Oktober 1937 zu Eisenach-Wartburg", abgedruckt in: Schultze-Seemann F (1986) Geschichte der Deutschen Gesellschaft für Urologie 1906 bis 1986. Springer, Berlin, S 102–105, hier S 105.
57 Von 189 Mitgliedern hatten zu diesem Zeitpunkt nur 19 ihren Wohnsitz in der gerade gegründeten DDR. Vgl. Gerber A, Berg W (2003) Emil Hienzsch (1914–1988). Gründer der ersten Urologischen Universitätsklinik der DDR in Jena. Akademie Gemeinnütziger Wissenschaften, Erfurt, S 29.
58 May F (1950) Begrüßung durch den Vorsitzenden. In: Verhandlungsbericht der Deutschen Gesellschaft für Urologie. Georg Thieme Verlag, Leipzig, S 1.
59 Jarausch K H (2004) Die Umkehr. Deutsche Wandlungen 1945-1995. Bonn, Schriftenreihe der Bundeszentrale für Politische Bildung, Bd. 469.
60 Arnt M (2009) Gesundheitspolitik im geteilten Berlin 1948–1961. Böhlau, Köln, S 136–245.
61 Hausmann H (1984) 113 Jahre Urologie in Berlin. Die Entwicklung der Urologie in Berlin von 1871–1984. Diss. Med., Berlin (Ost), S 86.
62 Melis D van, Bispink H (Hrsg) Republikflucht. Flucht und Abwanderung aus der SBZ/DDR 1945ç1961. München, S 19.
63 Hausmann H (1984) 113 Jahre Urologie in Berlin. Die Entwicklung der Urologie in Berlin von 1871–1984. Diss. Med., Berlin (Ost), S 88.
64 Zit. nach Arnt M (2009) Gesundheitspolitik im geteilten Berlin 1948-1961. Böhlau, Köln, S 210.
65 Gespräch mit Moritz Mebel vom 03.12.2010, Transkription, in: Archiv der deutschen Gesellschaft für Urologie, Düsseldorf, o. Sign.
66 Dietrich H G (2006) Die Berliner Urologische Gesellschaft von 1912–2006. Der Urologe 45: 1103–1108.
67 Vgl. zu diesem Forschungsansatz Lemke M (Hrsg) (2006) Schaufenster der Systemkonkurrenz. Die Region Berlin-Brandenburg im Kalten Krieg. Böhlau, Köln Weimar Wien; insbes. Ders., Einleitung, S. 22 und Lemke L (Hrsg) (2008) Konfrontation und Wettbewerb. Wissenschaft, Technik und Kultur im geteilten Berliner Alltag (1948–1973). Metropol, Berlin.
68 Vgl. Niederhut J (2007) Wissenschaftsaustausch im Kalten Krieg. Die ostdeutschen Naturwissenschaftler und der Westen. Böhlau, Köln Weimar Wien.
69 Verhandlungsbericht der Deutschen Gesellschaft für Urologie. Georg Thieme Verlag, Leipzig, 1954, S 2. Bis mindestens 1953 sind die „Ostzonenmitglieder" vom Jahresbeitrag befreit, ebd., S 153.
70 Verhandlungsbericht der Deutschen Gesellschaft für Urologie. Georg Thieme Verlag Leipzig, 1957, S 1.
71 Verhandlungsberichte der Deutschen Gesellschaft für Urologie, Georg Thieme, Leipzig 1957–1961. Auch auf dem Kongress im September 1961.
72 Begrüßungsansprache des Präsidenten. In: Verhandlungsbericht der Deutschen Gesellschaft für Urologie 19. Tagung 1961 in Köln. Springer, Berlin Heidelberg New York, 1962, S 2.
73 Moll F, Schultheiss D, Rathert P (2009) Johannes Keller (1895–1970). In: Schultheiss D, Moll F (Hrsg): Urologie in Dresden. Springer, Heidelberg, S 125–132, hier S 131.
74 Vgl. zu Alken Müller W (2004) Prof. Dr. Carl-Erich Alken (12. Okt. 1909 – 21. Dez. 1986) – Biographische Annäherungen an den Nestor der deutschen Urologie. In: Gib K-M (Hrsg): Geschichte der Urologie im Saarland, Saarbrücken, S 18–41.
75 Vgl. Niederhut J (2005) Die Reisekader, Auswahl und Disziplinierung einer privilegierten Minderheit in der DDR. Evangelische Verlagsanstalt, Leipzig.
76 Dettmar H (1965) Begrüßungsansprache des Präsidenten. In: Verhandlungsbericht der Deutschen Gesellschaft für Urologie 21. Tagung 1965 in Düsseldorf. Springer, Berlin Heidelberg New York, 1966, S 1.
77 Lange, Eröffnungsansprache, 5. Wissenschaftliche Tagung vom 20.–25. Mai 1965 in Wernigerode (Harz). o. O., 1964, S 46.
78 Niederhut J (2005) Die Reisekader, Auswahl und Disziplinierung einer privilegierten Minderheit in der DDR. Evangelische Verlagsanstalt, Leipzig, S 87–88.
79 Gespräch mit Moritz Mebel vom 03.12.2010, Transkription, in: Archiv der Deutschen Gesellschaft für Urologie, Düsseldorf, o. Sign.
80 Vgl. Verhandlungsbericht der Deutschen Gesellschaft für Urologie, Georg Thieme, Leipzig, S 261–272.
81 Zitiert nach Schultze-Seemann F (1986) Geschichte der Deutschen Gesellschaft für Urologie 1906 bis 1986. Springer, Berlin, S 119–123.
82 Zitiert nach Schultze-Seemann F (1986) Geschichte der Deutschen Gesellschaft für Urologie 1906 bis 1986. Springer, Berlin, S 124–125.
83 Derras E (1961) Eröffnungsansprache am ersten Sitzungstag des 19. Kongresses der Deutschen Gesellschaft für Urologie vom 04.09.1961, zit. nach Mauermayer M, Schultze-Seemann F (Hrsg) Deutsche Gesellschaft für Urologie 1907–1978. Eröffnungsreden der Präsidenten 1.–30. Kongress. Springer, Berlin Heidelberg New York, 1979, S 227–230.
84 Verhandlungsbericht der Deutschen Gesellschaft für Urologie. Springer, Berlin Heidelberg New York, 1951, S 389.
85 Schultze-Seemann F (1986) Geschichte der Deutschen Gesellschaft für Urologie 1906 bis 1986. Springer, Berlin, S 140.
86 1967 wurden Ausbildung und Anerkennung der Fachärzte für Urologie geregelt. Vgl. Mebel M (1979) Die Urologie – ein fester Bestandteil des sozialistischen

Gesundheitswesens, Zeitschrift für Urologie und Nephrologie 72: 635–639, hier S 636.
87 Schultze-Seemann F (1986) Geschichte der Deutschen Gesellschaft für Urologie 1906 bis 1986. Springer, Berlin, S VI.
88 Gespräch mit Moritz Mebel vom 03.12.2010, Transkription, in: Archiv der Deutschen Gesellschaft für Urologie, Düsseldorf, o. Sign.
89 Klebingat K J (2007) Forschung, Lehr-, Aus-, Fort- und Weiterbildung. In: Arbeitskreis Geschichte der Urologie (Hrsg): Urologie in Deutschland. Bilanz und Perspektiven. Springer, Heidelberg, S 63–71.
90 Vgl. von Plato A (2010) Oral History. In: Herrn R, Hottenrott L (Hrsg) Die Charité zwischen Ost und West (1945–1992). Zeitzeugen erinnern sich. Be.bra-Wiss-Verl, Berlin Brandenburg, S 19–23.

Autoren

Julia Bellmann
wissenschaftliche Mitarbeiterin am Institut für Geschichte, Theorie und Ethik der Medizin an der Universität Ulm. Sie studierte von 2002 bis 2007 Mittelalterliche Geschichte und Germanistik an der TU Dresden und schloss mit dem Magister ab. Ihre Abschlussarbeit widmete sich der militärischen Geschichte des deutschen Ordens an seinen verschiedenen Wirkungsstätten vom 12. bis zum 15. Jahrhundert. Nach einer kurzfristigen Tätigkeit als wissenschaftliche Hilfskraft arbeitet sie seit 2009 schwerpunktmäßig im Forschungsprojekt „Urologie im Nationalsozialismus" der Deutschen Gesellschaft für Urologie. Ihre Hauptinteressen liegen in der Medizin- und Militärgeschichte der jüngeren Vergangenheit wie auch des Mittelalters und der frühen Neuzeit.

Friederike Butta-Bieck
seit Oktober 2009 Mitarbeiterin am Projekt „Urologie im Nationalsozialismus". Ausbildung zur Diplomierten Psychiatrischen Krankenschwester im Otto Wagner-Spital in Wien (früher: Psychiatrisches Krankenhaus Baumgartner Höhe). Später Studium der Geschichte mit Schwerpunkt Medizin im Nationalsozialismus. Thema der Diplomarbeit: Rotkreuzschwestern im Zweiten Weltkrieg. Danach Mitarbeit an den Wiener medizinhistorischen Forschungsprojekten „100 Jahre Geriatriezentrum Wienerwald" und „Medizinisch tätige Frauen im Nationalsozialismus".

Rainer Engel
langjähriger Curator des W. P. Didusch Centers for Urologic History und seit 2010 Archivar der American Urological Association. Bis 1975 war er Mitglied der Medizinischen Fakultät der Johns Hopkins University, Baltimore. Danach Gründung und Tätigkeit in einer großen urologischen Gemeinschaftspraxis, seither der Fakultät als Associate Professor verbunden. Wissenschaftliche Schwerpunkte sind die Geschichte der Urologie mit Schwerpunkt der Fachdifferenzierung in den USA und der konsekutive Wissenschaftstransfer USA-Europa, die Technikgeschichte und Entwicklung der Endoskopie sowie die Medizinische Museologie, insbesondere die der Urologie mit Entwicklung einer modernen, fachadaptierten Szenographie.

Heiner Fangerau
Lehrstuhlinhaber für Geschichte, Theorie und Ethik der Medizin an der Universität Ulm. Von 2002 bis 2003 war er wissenschaftlicher Mitarbeiter am Institut für Ethik und Geschichte der Medizin der Georg-August-Universität Göttingen, von 2003 bis 2008 war er wissenschaftlicher Assistent am Institut für Geschichte der Medizin der Heinrich-Heine-Universität Düsseldorf. Seit Dezember 2008 leitet er das Institut für Geschichte, Theorie und Ethik der Medizin der Universität Ulm. Seine Forschungsschwerpunkte sind die Biomedizin des ausgehenden 19. und beginnenden 20. Jahrhunderts, die Geschichte der Rassenhygiene/Eugenik, Historische Netzwerkanalysen sowie Klassifikation und Evolution in der medizinischen Diagnostik.

Thorsten Halling
Historiker und seit 2009 wissenschaftlicher Mitarbeiter am Institut für Geschichte, Theorie und Ethik der Medizin der Universität Ulm. Zwischen 2002 und 2009 bearbeitete er als wissenschaftlicher Mitarbeiter am Institut für Geschichte der Medizin der Heinrich-Heine-Universität Düsseldorf dort u. a. DFG-Projekte zum „Wert des Menschen in den Bevölkerungswissenschaften" und zur „Darstellung als Problem und Promotor medizinischer Diagnostik".

Seine Forschungsschwerpunkte umfassen verschiedene Aspekte der Wissenschaftsgeschichte und der Geschichte von Gesundheits- und Sozialpolitik im 19. und 20. Jahrhundert.

Michael Hubenstorf

studierte Medizin, Anthropologie, Politikwissenschaften und Soziologie in Wien. Nach der medizinischen Promotion 1980 wandte er sich der Medizingeschichte zu. Von 1984 bis 1998 war er wissenschaftlicher Mitarbeiter am Institut für Geschichte der Medizin in Berlin, danach ging er nach Toronto/Kanada, wo er von 1998 bis 2001 eine Professur für Medizingeschichte innehatte. Seit 2001 ist er Professor für Zeitgeschichte der Medizin in Wien und übernahm bald darauf die Leitung des Institutes für Geschichte der Medizin, das als Teil des „Centers für Public Health" zur Medizinischen Universität Wien gehört. Seine Forschungsschwerpunkte sind die Medizin im Nationalsozialismus, Emigration von Medizinern, Geschichte der Sozialen Medizin/Public Health, Bakteriologie und Psychiatrie.

Matthis Krischel

seit 2009 wissenschaftlicher Mitarbeiter am Institut für Geschichte, Theorie und Ethik der Medizin der Universität Ulm. Studium der Wissenschafts- und Technikgeschichte an der Technischen Universität Berlin, Bibliothekswissenschaft an der Humboldt-Universität zu Berlin und Wissenschaftsgeschichte an der University of Oklahoma; M.A. 2007. Er forscht zur Geschichte der Biologie, Geschichte der Urologie und Medizin im Nationalsozialismus.

Friedrich Moll

Facharzt für Urologie und Kurator des Museums und Archivs zur Geschichte der Urologie in Düsseldorf sowie Lehrbeauftragter am Institut für Geschichte, Theorie und Ethik der Medizin, Universität Ulm. Er gehörte 1999 zu den Gründungsmitgliedern des AK Geschichte der Urologie und ist seit 2008 Vorsitzender des Arbeitskreises. Seine Forschungsschwerpunkte sind Fragen zur Fachkonstitution und -entwicklung in der Medizin, insbesondere am exemplarischen Beispiel der Urologie und operativen Medizin, Technikgeschichte der Endoskopie und urologischen Diagnostik, der internationale Wissenstransfer sowie Analysen zur Museologie der Medizin und Urologie.

Albrecht Scholz

von 1958 bis 1964 Studium der Medizin in Berlin und Dresden. Von 1980 bis 1996 war er Leiter der Hautpoliklinik der Medizinischen Akademie Dresden, von 1996 bis 2005 Direktor mit Lehrstuhl am Institut für Geschichte der Medizin der Medizinischen Fakultät Carl Gustav Carus Dresden. Zudem war er von 1997 bis 2001 Präsident der Deutsch-Polnischen Gesellschaft für Geschichte der Medizin und von 2002 bis 2006 Vorsitzender der Arbeitsgemeinschaft „Geschichte der Dermatologie" der Deutschen Dermatologischen Gesellschaft. Seine Arbeitsgebiete umfassen die Operative Dermatologie, Phlebologie und Kryotherapie sowie die Dresdner Medizingeschichte, Medizin und Judentum, Geschichte der Dermatologie, Kunst und Medizin.

Dirk Schultheiss

Archivar der Deutsche Gesellschaft für Urologie (DGU) und Chairman des History Office der European Association of Urology (EAU). Von 1995 bis 2005 wissenschaftlicher Assistent und Oberarzt an der Urologischen Klinik der Medizinischen Hochschule Hannover. 2004 Habilitation für das Fach Urologie mit dem Thema „Isolation primärer Zellkulturen des humanen Corpus cavernosum penis". Seit 2006 niedergelassener Facharzt für Urologie in Gießen und Belegarzt am Evangelischen Krankenhaus Mittelhessen. 2009 Ernennung zum außerplanmäßigen Professor für das Fach Urologie an der Medizinischen Hochschule Hannover.

Personen- und Stichwortregister

Personenregister

Stichwortregister